"十四五"职业教育国家规划教材

供中职药剂、医学检验技术、康复技术、医学影像技术、
口腔修复工艺等相关专业使用

疾 病 概 要

（第三版）

主　编　吴红侠
副主编　刘鸿业　崔　燕
编　者　（按姓氏汉语拼音排序）

白　洁（山西省晋中市卫生学校）

陈依妮（辽宁省沈阳市中医药学校）

陈禹西（新疆石河子卫生学校）

崔　燕（山西省长治卫生学校）

杜冬梅（辽宁省沈阳市化工学校）

刘鸿业（山东省青岛第二卫生学校）

刘艳芳（山西省晋中市卫生学校）

刘云霞（山西省太原市卫生学校）

吴红侠（辽宁省沈阳市中医药学校）

张芝娟（山西省晋中市卫生学校）

科 学 出 版 社

北 京

内 容 简 介

本教材共分 8 篇,主要对常见病、多发病的病因病机、临床特征、辅助检查、诊治原则等进行了重点介绍。本教材语言简洁,图片清晰,并在正文中适当增加了链接、案例,章后附有自测题,旨在激发学生的学习兴趣,引导学生思考,拓展学生相关知识,有助于学生全面掌握专业知识,提高对接工作岗位的能力。

本教材可供中职药剂、医学检验技术、康复技术、医学影像技术、口腔修复工艺等相关专业使用。

图书在版编目（CIP）数据

疾病概要 / 吴红侠主编. —3 版. —北京：科学出版社，2021.1
"十四五"职业教育国家规划教材
ISBN 978-7-03-066675-8

Ⅰ.疾… Ⅱ.吴… Ⅲ.疾病–诊疗–职业教育–教材 Ⅳ.R4

中国版本图书馆 CIP 数据核字（2020）第 215819 号

责任编辑：池　静 / 责任校对：郑金红
责任印制：赵　博 / 封面设计：蓝正设计

科学出版社 出版
北京东黄城根北街 16 号
邮政编码：100717
http://www.sciencep.com

北京中科印刷有限公司印刷
科学出版社发行　各地新华书店经销
*

2010 年 7 月第　一　版　开本：850×1168　1/16
2021 年 1 月第　三　版　印张：20
2025 年 1 月第二十七次印刷　字数：608 000
定价：**59.80 元**
（如有印装质量问题，我社负责调换）

前　言

党的二十大报告指出："人民健康是民族昌盛和国家强盛的重要标志。把保障人民健康放在优先发展的战略位置，完善人民健康促进政策。"贯彻落实党的二十大决策部署，积极推动健康事业发展，离不开人才队伍建设。党的二十大报告指出："培养造就大批德才兼备的高素质人才，是国家和民族长远发展大计。"教材是教学内容的重要载体，是教学的重要依据、培养人才的重要保障。本次教材修订旨在贯彻党的二十大报告精神和党的教育方针，落实立德树人根本任务，坚持为党育人、为国育才。

本教材的第二版自 2016 年出版以来，在全国多所医药院校使用，得到广泛好评。为贯彻《国家职业教育改革实施方案》文件精神，落实教育部《中等职业学校专业教学标准》要求的课程建设标准，适应我国"十四五"中等卫生职业教育发展与改革的需要，充分体现我国医学理论和临床工作日新月异的发展变化，特组织编写第三版。

在第三版教材编写的过程中，我们沿袭第二版教材以能力为本位，以就业为导向，以培养专业就业所需为目标，强调知识、技能、素养，三位一体的综合培养，内容力求新、准、简、实，以案例形式重点讲述应知应会的临床基本知识和基本理论，主要对常见病与多发病的病因病机、临床特征、辅助检查、诊疗原则做了重点介绍，以案例引入教学内容等特点。并在此基础上，力求体现以下三大特点。

1. 知识点丰富，紧贴临床　涵盖了药剂及相关专业学生应知应会的大量有关基础医学、临床医学的知识点。

2. 案例丰富，病种齐全　以典型案例将临床疾病相关知识进行浓缩、梳理，利于学生思考，理论结合实际。

3. 创新融合，与时俱进　在教材中不断纳入新技术、新理论，使内容紧随医学发展。

敬请各位老师和同学在使用中提出宝贵意见，以便今后不断完善，最终更好地服务于师生。

编　者
2023 年 1 月

配 套 资 源

欢迎登录"中科云教育"平台，**免费**数字化课程等你来！

本系列教材配有图片、视频、音频、动画、题库、PPT 课件等数字化资源，持续更新，欢迎选用！

"中科云教育"平台数字化课程登录路径

电脑端

▶ 第一步：打开网址 http://www.coursegate.cn/short/C5RAC.action

▶ 第二步：注册、登录

▶ 第三步：点击上方导航栏"课程"，在右侧搜索栏搜索对应课程，开始学习

手机端

▶ 第一步：打开微信"扫一扫"，扫描下方二维码

▶ 第二步：注册、登录

▶ 第三步：用微信扫描上方二维码，进入课程，开始学习

PPT课件，请在数字化课程中各章节里下载！

目 录

第1篇 绪 论

第1章 疾病概述 /1
第1节 疾病学概论 /1
第2节 疾病过程中常见的病理解剖变化 /4

第2篇 诊断学基础

第2章 问诊 /8
第1节 问诊的方法及注意事项 /8
第2节 问诊的内容 /8
第3章 常见症状 /11
第1节 发热 /11
第2节 水肿 /12
第3节 呼吸困难 /12
第4节 咳嗽与咳痰 /13
第5节 咯血 /14
第6节 胸痛 /15
第7节 腹痛 /15
第8节 黄疸 /16
第9节 呕血与便血 /17
第10节 意识障碍 /18
第4章 体格检查 /20
第1节 体格检查的基本方法 /20
第2节 体格检查的基本内容 /22
第3节 头颈部检查 /23
第4节 胸部检查 /24
第5节 腹部检查 /29
第6节 神经反射检查 /34
第7节 肛门、直肠和外生殖器检查 /35
第8节 脊柱和四肢检查 /36
第5章 辅助检查 /39
第1节 实验室检查 /39
第2节 特殊检查 /44

第3篇 内科疾病

第6章 呼吸系统疾病 /47
第1节 急性上呼吸道感染 /47
第2节 急性气管-支气管炎 /48
第3节 支气管哮喘 /49
第4节 慢性支气管炎、慢性阻塞性肺疾病 /51
第5节 肺炎链球菌性肺炎 /54
第6节 肺结核 /55
第7章 循环系统疾病 /59
第1节 心力衰竭 /59
第2节 心律失常 /62
第3节 原发性高血压 /64
第4节 冠状动脉粥样硬化性心脏病 /66
第5节 风湿性心脏瓣膜病 /70
第6节 猝死 /73
第8章 消化系统疾病 /76
第1节 慢性胃炎 /76
第2节 消化性溃疡 /78
第3节 肝硬化 /80
第4节 急性胰腺炎 /82
第9章 泌尿系统疾病 /85
第1节 慢性肾小球肾炎 /85
第2节 尿路感染 /86
第3节 慢性肾衰竭 /88
第10章 血液系统与造血系统疾病 /91
第1节 贫血性疾病 /91

第2节　出血性疾病　　　　　　　　/ 94
第3节　白血病　　　　　　　　　　/ 96
第11章　内分泌系统与代谢性疾病　　/ 100
第1节　甲状腺功能亢进症　　　　/ 100
第2节　糖尿病　　　　　　　　　/ 102
第3节　痛风　　　　　　　　　　/ 106
第4节　血脂异常　　　　　　　　/ 107

第5节　骨质疏松症　　　　　　　　/ 108
第12章　结缔组织疾病　　　　　　　/ 111
第1节　类风湿关节炎　　　　　　/ 111
第2节　系统性红斑狼疮　　　　　/ 114
第13章　神经系统疾病　　　　　　　/ 117
第1节　脑血管病　　　　　　　　/ 117
第2节　癫痫　　　　　　　　　　/ 124

第4篇　外科疾病

第14章　外科学基础　　　　　　　　/ 128
第1节　手术基本知识　　　　　　/ 128
第2节　体液与酸碱平衡失调　　　/ 131
第3节　休克　　　　　　　　　　/ 135
第4节　心肺脑复苏　　　　　　　/ 136
第15章　颅脑疾病　　　　　　　　　/ 140
第1节　颅内压增高　　　　　　　/ 140
第2节　颅脑损伤　　　　　　　　/ 142
第16章　颈部疾病　　　　　　　　　/ 147
第1节　甲状腺腺瘤　　　　　　　/ 147
第2节　甲状腺癌　　　　　　　　/ 147
第17章　胸部疾病　　　　　　　　　/ 149
第1节　乳房疾病　　　　　　　　/ 149
第2节　胸部肿瘤　　　　　　　　/ 151

第18章　腹部疾病　　　　　　　　　/ 155
第1节　急性腹膜炎　　　　　　　/ 155
第2节　腹外疝　　　　　　　　　/ 157
第3节　肠道疾病　　　　　　　　/ 159
第4节　肝胆疾病　　　　　　　　/ 163
第5节　肛周疾病　　　　　　　　/ 166
第6节　腹部肿瘤　　　　　　　　/ 169
第19章　泌尿及男性生殖系统疾病　　/ 176
第1节　泌尿系统结石　　　　　　/ 176
第2节　前列腺增生症　　　　　　/ 178
第3节　泌尿系统肿瘤　　　　　　/ 179
第20章　运动系统疾病　　　　　　　/ 183
第1节　骨折及关节脱位　　　　　/ 183
第2节　骨与关节感染　　　　　　/ 188
第3节　腰腿痛和颈肩痛疾病　　　/ 191
第4节　骨肿瘤　　　　　　　　　/ 195

第5篇　妇产科疾病

第21章　生理产科　　　　　　　　　/ 197
第1节　妊娠诊断　　　　　　　　/ 197
第2节　孕期保健　　　　　　　　/ 198
第3节　正常分娩　　　　　　　　/ 199
第4节　正常产褥　　　　　　　　/ 200
第22章　妊娠并发症　　　　　　　　/ 201
第1节　流产　　　　　　　　　　/ 201
第2节　异位妊娠　　　　　　　　/ 202
第3节　妊娠期高血压疾病　　　　/ 203
第23章　女性生殖系统炎症　　　　　/ 207
第1节　阴道炎　　　　　　　　　/ 207
第2节　子宫颈炎症　　　　　　　/ 209

第24章　女性生殖系统肿瘤　　　　　/ 211
第1节　子宫肌瘤　　　　　　　　/ 211
第2节　子宫颈癌　　　　　　　　/ 212
第3节　卵巢肿瘤　　　　　　　　/ 213
第25章　女性生殖系统其他疾病　　　/ 216
第1节　不孕症　　　　　　　　　/ 216
第2节　生殖内分泌疾病　　　　　/ 216
第26章　计划生育　　　　　　　　　/ 219
第1节　药物避孕　　　　　　　　/ 219
第2节　工具避孕　　　　　　　　/ 220
第3节　人工流产　　　　　　　　/ 220

第6篇　儿科疾病

第27章　营养障碍性疾病　/221
　第1节　维生素D缺乏性佝偻病　/221
　第2节　维生素D缺乏性手足搐搦症　/222
　第3节　营养性缺铁性贫血　/224
第28章　小儿肺炎　/227
第29章　小儿腹泻　/230
第30章　风湿热　/234

第31章　急性肾小球肾炎　/237
第32章　小儿传染病　/240
　第1节　麻疹　/240
　第2节　水痘　/241
　第3节　流行性腮腺炎　/242
　第4节　手足口病　/243

第7篇　眼耳鼻喉口腔疾病

第33章　眼部疾病　/246
　第1节　结膜炎　/246
　第2节　青光眼　/248
　第3节　白内障　/250
　第4节　屈光不正　/252
第34章　耳部疾病　/255
第35章　鼻部疾病　/258
　第1节　鼻炎　/258
　第2节　鼻窦炎　/260

　第3节　鼻出血　/262
第36章　咽喉部疾病　/264
　第1节　慢性咽炎　/264
　第2节　急性扁桃体炎　/265
　第3节　急性喉炎　/265
第37章　口腔疾病　/268
　第1节　龋病　/268
　第2节　牙龈炎　/269
　第3节　复发性口腔溃疡　/269

第8篇　传染病及性传播疾病

第38章　传染病概述　/271
第39章　常见传染病　/276
　第1节　病毒性传染病　/276
　第2节　细菌性传染病　/281

第40章　性传播疾病　/287
　第1节　淋病　/287
　第2节　梅毒　/288
　第3节　尖锐湿疣　/289
　第4节　艾滋病　/290

实训指导　/293
　实训1　病史的问诊和体格检查　/293
　实训2　内科疾病（一）　/294
　实训3　内科疾病（二）　/295
　实训4　外科疾病（一）　/296
　实训5　外科疾病（二）　/297
　实训6　妇科疾病　/298
　实训7　儿科疾病　/301
参考文献　/303
教学基本要求　/304
自测题参考答案　/307

第 1 篇 绪 论

第 1 章 疾病概述

人类长期以来面临各种疾病的困扰，是什么原因导致了疾病的出现？疾病过程中身体会发生怎样的变化？本章的学习将会使你对以上问题有所了解。

第 1 节 疾病学概论

一、健康与疾病

（一）健康的概念

世界卫生组织（WHO）提出：健康不仅是没有疾病和病痛，而是躯体上、精神上和社会上处于完好状态。所以健康包括身体健康、心理健康和社会适应健康三方面。身体健康，指没有疾病和不虚弱；心理健康，指个体能依照对环境条件的感受，进行理智上和情绪上的调整；社会适应健康，指在复杂的、激烈变化着的社会环境和人际关系中，能进行积极应对和产生适应行为，进行令人满意的活动。因此，一个健康的人，机体内部表现为结构的完整、结构与功能的协调，通过各种调节，保持内环境的相对恒定；外部表现为在其所处的环境中进行有效活动和工作的能力，并且与环境保持协调关系。

（二）疾病的概念

疾病是机体在一定病因的作用下，因自我调节紊乱而发生的异常生命活动过程。体内发生损伤与抗损伤反应，机体组织、细胞发生形态结构功能和代谢的病理变化，并出现许多临床表现和社会行为的异常。

二、疾病发生的原因和条件

疾病的发生往往是致病原因和条件综合作用的结果，因此，所谓病因，应当包括致病原因和条件（包括诱因）两方面的因素，它们在疾病的发生发展中起着不同的作用。

（一）致病原因

致病的原因是指引起疾病所必不可少的、决定疾病特异性的因素，称为致病因素，简称病因。例如，痢疾杆菌能引起痢疾、流感病毒能引起流感，感染痢疾杆菌就是痢疾的病因，感染流感病毒就是流感的病因，没有病因，相应的疾病就不可能发生。病因的种类繁多，一般分为以下几大类。

1. **生物性因素** 是最常见的致病原因，包括各种病原微生物（如细菌、病毒、立克次体、螺旋体和真菌等）、寄生虫（如原虫、蠕虫等）以及它们产生的某些代谢产物、毒素等。它们引起的疾病，往往具有一定的特异性，如有一定的疾病经过、病理特征及临床表现等，其致病力与侵入数量和侵袭力有关。

2. **理化因素** 物理因素是指一定强度的各种机械力（引起创伤、震荡、骨折等）、温度（引起烧伤或中暑、冻伤或过冷）、电流（引起电击伤）、电离辐射（引起放射病）、大气压（引起高山病或减压病）等。化学因素是指一定浓度的或有毒的化学物质（强酸、强碱、一氧化碳、农药和某些药物如巴比妥类等），可造成化学损伤或中毒，如强酸、强碱引起的烧伤，有机磷农药或战争毒气中毒等。对机体的影响取决于进入机体的量和速度、作用于机体的时间以及机体对该毒物的排泄速度。

3. 营养因素 是指机体正常生命活动所必需的物质（如水、蛋白质、糖、脂肪、维生素、矿物质等）过多或缺乏。因营养因素引起的疾病有肥胖病、营养不良、佝偻病、夜盲症等。对机体的影响与营养素的种类及过多或不足的程度有关，也与体质有关。

4. 遗传因素 可分为两种情况：直接遗传引起的遗传性疾病，如色盲、血友病、唐氏综合征等，是亲代生殖细胞中遗传物质缺陷（基因异常或染色体畸变）遗传给后代的结果；遗传易患性引起的疾病，是某种遗传缺陷和条件因素共同导致的疾病，如蚕豆病、高血压、糖尿病等。这些因素与机体敏感性、外界某些诱因和遗传物质改变的种类有关。

5. 先天性因素 是指能损害胎儿发育的因素，而不是遗传物质的异常，如早期孕妇患风疹，则风疹病毒可能损害胎儿，引起先天性心脏病。影响程度取决于孕妇患病时的受孕周数。

6. 免疫性因素 某些个体的免疫反应过强可发生变态反应性疾病，如荨麻疹、过敏性哮喘；由个体免疫功能不足或缺乏所引起的疾病称为免疫缺陷病，如艾滋病（AIDS）、肿瘤；某些个体能对自身组织抗原发生免疫反应，并引起自身组织的损伤，称为自身免疫性疾病，如类风湿关节炎、自身免疫性溶血性贫血。

7. 精神、自然、社会因素 长期精神紧张、忧思过度或精神创伤会引起某些疾病，如高血压、溃疡、神经衰弱，甚至精神分裂症等。自然因素，包括气候条件、地理环境、水土特点等。如水土微量元素缺乏会引发地方病如地方性甲状腺肿。社会因素主要指社会的环境和条件，包括社会生产力、科学文化水平、劳动及生活条件、社会管理制度等。

（二）条件

疾病发生的条件是指影响疾病发生发展的因素。疾病发生的条件包括内部条件和外部条件。致病条件本身不能引起疾病，但可以左右病因对机体的影响。临床上把能促进疾病发生发展的因素称为诱因。原因和条件是相对的，同一因素可以是某一疾病发生的原因，也可以是另一疾病发生的条件，如寒冷是冻伤的原因，也可以是感冒、肺炎的条件。

三、疾病发展过程中的共同规律

不同原因引起的疾病，有其不同的发展规律，但又存在一些共同规律。现将疾病发展过程中的共同规律概括如下。

（一）机体稳态的紊乱

正常机体在不断变化的内、外环境中，通过神经、体液的调节，使各系统器官的功能和代谢维持在正常范围内，保持内环境的相对稳定，称为自稳调节下的自稳态。疾病时，由于致病因素对机体的损伤作用，机体的自稳态调节功能紊乱，引起相应功能和代谢的改变，导致严重的生命活动障碍。

（二）损伤与抗损伤反应

致病因素作用于机体，引起机体的损伤时，机体则调动各种防御、代偿功能来对抗致病因素所引起的损伤。损伤与抗损伤的斗争贯穿于疾病的始终，双方力量的较量决定着疾病的发展方向和转归。当损伤占优势时，则疾病向恶化的方向发展，甚至导致人体死亡；反之，当抗损伤占优势时，疾病则好转，人体趋向痊愈。因此，促进抗损伤反应，减轻和消除损伤反应，对促进疾病的康复具有极其重要的意义。

（三）因果转化规律

因果转化是指在疾病发生发展的过程中，原因与结果的相互转化、互为因果，形成一个链式发展的疾病过程。一般来说，有因不一定有果，但有果一定有因。即上一个变化过程的结果转化为下一个变化过程的原因，引起新的结果，依此类推。例如，外伤性大失血（因）引起血容量减少，血压下降，（因果转化）使回心血量和心排血量进一步减少，（因果转化）导致器官功能障碍。如此交替，可推动疾病过程的不断发展，使病情形成恶性循环。医务人员应注意恶性循环的发生和发展，阻断恶性循环，防止病情恶化，同时采取积极有效的防治措施，建立良性循环，使病情向有利于健康的方向发展，有利于患者的康复。

（四）局部和整体

局部的病变，可能通过神经和体液的途径影响整体，而机体的全身功能状态，也可以通过这些途径影响局部病变的发展过程。在研究疾病过程中整体与局部的关系时，应该认识到局部和整体随病情的发展，两者间的联系不断变化，同时还可以发生彼此间的因果转化，此时究竟是全身病变，还是局部病变占主导地位，应进行具体分析。

四、疾病的转归

大多数疾病在经历一定时间或若干阶段以后，终将趋于结束，这就是疾病的转归，而诊断和治疗是否及时正确，对疾病的转归起着极为重要的作用，疾病的转归有康复和死亡两种情况。

（一）康复

康复分为完全康复和不完全康复两种情况。完全康复是指机体战胜了致病因素，病因消除，症状逐渐消失，机体的功能代谢活动完全恢复正常，形态结构得以完全修复，社会行为包括劳动力也完全恢复正常；不完全康复是指损伤性变化得到了控制，主要症状已经消失，但体内仍存在着某些病理变化，通过代偿反应维持相对正常的生命活动。

（二）死亡

死亡是生命活动的终止，也就是机体完整性的解体。死亡可由生命重要器官（如心、脑）发生严重的不可恢复的损伤所致；也可由慢性消耗性疾病（如重症结核病、恶性肿瘤）引起的全身极度衰竭所致；还可由失血、休克、窒息、中毒等原因引起各器官系统之间的功能活动发生严重的协调障碍所致。

1. **死亡过程** 按照死亡的传统概念可将死亡过程分为下述3个阶段。

（1）濒死阶段（又称临终状态）：机体各系统的功能发生严重障碍，中枢神经系统的脑干以上部分处于深度抑制状态，表现为血压下降、心搏减弱、体温降低、反应迟钝、意识模糊、呼吸微弱或不规则。持续时间因病而异。例如，心搏、呼吸骤停的患者，常无明显濒死阶段，而直接进入临床死亡期，称为猝死。因慢性疾病死亡的患者，其濒死阶段，一般较长，可持续数小时。

（2）临床死亡期：主要标志为心搏和呼吸完全停止，瞳孔散大，反射消失。此期仍为脑死亡的可逆阶段，延髓以上的神经中枢处于深度抑制状态，组织、细胞内仍保留着最低水平的代谢。此期的持续时间一般认为只有6～8分钟（即血液循环停止后，大脑所能耐受缺氧的时间）。因此只有在确认一切抢救措施均无效后才可宣布死亡，特别对由失血、窒息、触电等原因引起死亡的病例，要考虑到复苏的可能。

（3）生物学死亡期：死亡过程的最后阶段，也是死亡的不可逆阶段。整个机体除个别组织外，代谢完全停止。死亡从大脑皮质开始向下到各系统器官，其实质为功能代谢的相继停止并出现死亡体征（尸冷、尸斑、尸僵，最后尸体腐败）。

2. **脑死亡** 全脑功能的永久性消失，即机体作为一个整体的功能永久性停止。作为死亡的标志，脑死亡的主要判断依据如下。

（1）不可逆昏迷和大脑无反应性：不可逆昏迷是指不能逆转的意识丧失状态，而大脑无反应性是指深度昏迷的患者对外界刺激不发生有目的的反应，不听从指挥，不自动发声。

（2）呼吸停止：无自主呼吸，表现为至少进行15分钟的人工呼吸后，仍无自动呼吸。

（3）瞳孔散大和对光反应消失。

（4）脑神经反射消失：包括瞳孔反射、角膜反射、吞咽反射等全部消失。

（5）脑电波消失或脑动脉造影证明脑循环停止。

脑死亡概念的提出，在理论上和临床上都具有重要的意义：①能准确判断死亡的时间。②有利于确定终止复苏抢救的界限，可避免无效的抢救，减少不必要的经济和人力消耗。

第 2 节　疾病过程中常见的病理解剖变化

一、细胞和组织的适应、损伤与修复

正常细胞和组织可以对体内外环境变化等刺激，做出不同的代谢、功能和形态的反应性调整。在生理性负荷过多或过少时，或遇到轻度持续的病理性刺激时，细胞、组织和器官可表现为适应性变化。当有害性刺激超过了细胞、组织和器官的耐受与适应能力，则会出现代谢、功能和形态的损伤性变化。轻度的损伤大部分是可逆的，但严重的刺激可导致细胞不可逆性损伤——细胞死亡。当损伤发生时，机体也会调集各种防御力量进行保护性反应。

（一）细胞和组织的适应

细胞、组织器官对内、外环境中的持续性刺激和各种有害因子产生的非损伤性应答反应，称为适应。适应包括功能代谢和形态结构两方面，其目的在于避免细胞和组织受损，在一定程度上反映了机体的调整应答能力。主要表现为萎缩、肥大、增生、化生。

1. **萎缩**　发育正常的器官、组织或细胞体积缩小，称为萎缩。萎缩器官或组织的体积缩小，是由细胞的体积缩小和（或）细胞的数目减少所致。萎缩是一种后天性变化，其实质是分解代谢大于合成代谢。

萎缩有生理性和病理性两类。生理性萎缩是机体在正常发育过程中，某些器官由于生理性功能减退而发生的萎缩，如青春期后的胸腺萎缩，妇女更年期后的卵巢、子宫及乳腺萎缩等。病理性萎缩是由疾病引起的，是在致病因子作用下组织发生物质代谢障碍的结果。按其发生原因，可分为五种类型：营养不良性萎缩、去神经性萎缩、失用性萎缩、压迫性萎缩、内分泌性萎缩。

2. **肥大**　细胞、组织或器官体积增大，称为肥大。肥大通常是实质细胞体积增大的结果，分为生理性肥大和病理性肥大两种。前者是在生理情况下发生的，如妊娠期子宫的肥大，青春期乳腺的发育等。病理性肥大的类型有两种：代偿性肥大、内分泌性肥大。

3. **增生**　组织或器官内细胞数目增多，称为增生。常导致组织或器官的体积增大。多发生于再生能力较强的组织，如肝、肾、上皮组织等。可分为代偿性增生和内分泌性增生。

4. **化生**　一种分化成熟的细胞或组织转化为另一种分化成熟的细胞或组织的过程，称为化生。化生通常只出现在分裂增殖能力较活跃的细胞类型中。化生有多种类型，通常发生在同源性细胞之间，如上皮细胞之间或间叶细胞之间，上皮组织的化生在原因消除后或可恢复，但间叶组织的化生则大多不可逆。

（1）鳞状上皮化生：如支气管柱状上皮由于炎症刺激，化生为鳞状上皮；慢性子宫颈炎时，子宫颈管的柱状上皮化生为鳞状上皮。

（2）肠上皮化生：如慢性萎缩性胃炎，部分胃黏膜上皮转变为肠黏膜上皮。

（3）间叶组织的化生：间叶组织中幼稚的成纤维细胞在损伤后可转变为成骨细胞和成软骨细胞，称为骨或软骨化生。如骨骼肌的慢性劳损发生的骨化性肌炎等。

（二）细胞和组织的损伤

当机体内、外环境改变超过组织和细胞的适应能力后，可引起受损细胞和细胞间质发生物质代谢障碍，致使细胞、组织形态结构发生改变，称为损伤。组织和细胞损伤后，会产生一系列形态和功能的改变。轻度的损伤，原因消除后可恢复正常，称为可逆性损伤；严重的损伤可导致细胞死亡，称为不可逆性损伤。

1. **变性** 细胞或间质内出现异常物质，或原有物质的数量异常增多，称为变性。变性可发生在细胞内，也可发生在间质中。变性是细胞组织代谢障碍的形态表现。变性的组织细胞功能降低。多数变性属可逆性变化，消除病因可恢复正常的形态和功能，但如损伤继续加重，则可发展为坏死，而某些发生在间质的变性，为不可逆性变化。常见的变性有细胞水肿（又称水变性）、脂肪变性、玻璃样变性。

2. **细胞死亡** 当细胞发生致死性代谢、结构和功能障碍时，可引起不可逆性损伤，即细胞死亡。主要有两种类型：一是坏死，二是凋亡。

（1）坏死：机体的局部组织细胞以自溶性变化为特点的死亡称为坏死。坏死是损伤所致的最严重的变化。坏死的组织细胞代谢停止，功能完全丧失，为不可逆性病理改变。多数情况下，坏死可由可逆性损伤发展而来。显微镜下确认细胞坏死的标志，主要是细胞核的自溶性变化，细胞核的变化是细胞坏死的主要形态学标志，主要表现为核固缩、核碎裂、核溶解。

根据坏死组织的性质、坏死发生的原因和形态变化的特点，可将坏死分为 3 种类型：凝固性坏死、液化性坏死和坏疽。

（2）凋亡：活体内部局部组织中单个细胞程序性死亡的表现形式，是由体内外因素触发细胞内预存的死亡程序而导致的细胞主动性死亡方式。凋亡在生物胚胎发生、发育、成熟、细胞新旧交替、生理性退化、萎缩、老化和肿瘤发生进展中，都发挥着不可替代的重要作用。

（三）细胞和组织损伤的修复

当机体的细胞、组织或器官因各种损伤而出现缺损时，机体对缺损进行修补恢复的过程，称为修复。修复的类型可分为两种情况：由损伤周围的同种细胞来修复，称为再生，如果完全恢复了原组织的结构和功能，则称为完全再生；由纤维结缔组织来修复，称为纤维性修复，以后成为瘢痕，也称瘢痕修复。通常情况下，上述两种修复过程同时存在。

二、局部血液循环障碍

局部血液循环障碍表现为器官或组织内循环血量的异常，血量增加或减少，即充血或缺血；血液性状异常，如血栓形成、栓塞，局部血流完全阻断，引起梗死；血管内成分逸出血管外，包括水肿和出血。

局部血液循环障碍的各种改变是疾病重要的基本病理改变，常出现在许多疾病过程中。

（一）充血

局部组织或器官的血管内血液含量增多，称为充血。按发生原因和机制的不同，可将充血分为动脉性充血和静脉性充血两类。

1. **动脉性充血** 局部组织或器官内因动脉血输入量增多而发生的充血，称为动脉性充血，简称充血。

2. **静脉性充血** 局部组织或器官内，由于静脉回流受阻使血液淤积于小静脉和毛细血管内而发生的充血，称静脉性充血，又称淤血。静脉性充血比动脉性充血更多见，更具有临床意义。

（二）血栓形成

在活体心脏或血管腔内，血液发生凝固或血液中的有形成分互相黏集，形成固体质块的过程，称为血栓形成。所形成的固体质块，称为血栓。

血液中同时存在凝血系统和抗凝系统（纤维蛋白溶解系统），在生理状态下，凝血因子不断地被激活，形成微量的纤维蛋白，但又不断地被激活的纤维蛋白溶解系统所溶解，这样既保证了血液潜在的可凝固性，又保证了血液的流体状态。如果上述动态平衡被破坏（如心血管内膜受损、血流缓慢、湍流形成、血液凝固性增高等），触发了凝血过程，便可形成血栓。

（三）栓塞

在循环血液中出现的不溶于血液的异常物质，随血流运行，阻塞血管管腔的现象，称为栓塞。

阻塞血管腔的异常物质称为栓子，栓子可以是固体、液体和气体。最常见的是血栓栓子，栓子运行的途径一般与血流方向一致。

（四）梗死

局部组织或器官因血流供应中断，侧支循环不能充分建立而引起的缺血性坏死称为梗死。根据梗死灶内含血量的多少，分为贫血性梗死和出血性梗死两种类型。

三、炎　症

炎症是指具有血管系统的活体组织对损伤因子所发生的以防御为主的反应。局部的基本病理变化为变质、渗出和增生，临床表现为红、肿、热、痛及功能障碍，同时可伴有不同程度的全身反应，如发热、白细胞增多、单核细胞系统增生等。炎症是疾病中最常见的病理过程，也是最重要的保护性反应。同时对机体也具有不同程度的危害。许多常见疾病如疖、痈、肝炎、肺炎、肠炎、各种传染病、创伤感染等都属于炎症。

凡能引起组织和细胞损伤的因子都可引起炎症，如生物性因子、物理性因子、化学性因子、异常免疫反应等，其中生物性因子最常见。

四、肿　瘤

肿瘤是机体在各种致瘤因素作用下，局部组织的细胞在基因水平上失去对其生长的正常调控，导致其克隆性异常增生而形成的新生物，常表现为局部肿块。

非肿瘤性增生属于正常新陈代谢所需的细胞更新，或是针对一定刺激或损伤的适应性反应，细胞分化成熟，具有原来组织细胞的形态功能和代谢特点，当原因消除后增生停止，常为机体损伤后引起的防御修复反应。肿瘤性增生是自主性生长，增生的细胞分化不成熟，呈现异常的形态、结构、功能和代谢，致瘤因素消除后仍然持续存在，对机体有害，两者有着本质上的区别。

根据肿瘤的生物学特性及对机体造成的危害不同，一般将肿瘤分为良性和恶性两大类。肿瘤组织在细胞形态和组织结构上与其来源的正常组织有不同程度的差异，这种差异称为异型性。肿瘤组织在形态和功能上与起源组织的相似之处，称为肿瘤的分化，相似的程度称为肿瘤的分化程度。肿瘤异型性的大小反映了分化成熟程度，异型性小则分化程度高，异型性大则分化程度低。良性肿瘤与起源组织相似，接近于成熟，分化程度高，异型性不明显；恶性肿瘤与正常组织相差大，分化程度低，异型性大，恶性程度高。

常见的恶性肿瘤又分为癌（起源于上皮组织的恶性肿瘤）与肉瘤（起源于间叶组织的恶性肿瘤）。这种分类在肿瘤的诊断治疗和判断预后上均有十分重要的意义。

自测题

选择题（A 型题）

1. 以下有关健康的解释，不正确的是（　　）

   A. 躯体健康　　　　　　　B. 心理健康

   C. 社会适应良好　　　　　D. 道德健康

   E. 机体无功能代谢的改变

2. 引起疾病的因素中，最常见的是（　　）

   A. 生物性因素　　　　　　B. 理化因素

   C. 遗传性因素　　　　　　D. 免疫性因素

   E. 营养因素

3. 下述致病因素不属于生物性因素的是（　　）

   A. 细菌　　　　　　　　　B. 紫外线

   C. 病毒　　　　　　　　　D. 真菌

   E. 立克次体

4. 疾病的发展方向取决于（　　）

   A. 病因的数量与强度

   B. 存在的诱因

   C. 机体抵抗力

   D. 损伤与抗损伤力量的对比

   E. 机体自我调节的能力

5. 现代死亡的概念是指（　　）

   A. 心跳呼吸停止　　　　　B. 植物状态

   C. 一切反射消失　　　　　D. 脑电波消失

   E. 脑死亡

6. 某孕妇怀孕早期曾患病毒感染性疾病，产前检查发现

胎儿畸形，该病因属于（　　　）

　　A. 遗传性因素　　　　　　B. 生物性因素

　　C. 先天性因素　　　　　　D. 营养性因素

　　E. 免疫性因素

7. 某患者骨折愈合后进行功能锻炼，其目的是防止（　　　）

　　A. 营养不良性萎缩　　　　B. 失用性萎缩

　　C. 压迫性萎缩　　　　　　D. 神经性萎缩

　　E. 内分泌性萎缩

8. 子宫颈出现鳞状上皮化生属于（　　　）

　　A. 不完全再生　　　　　　B. 适应性反应

　　C. 分化不良　　　　　　　D. 不典型增生

　　E. 变性

9. 在组织学上看到有细胞核固缩、碎裂、溶解时，说明（　　　）

　　A. 细胞即将死亡

　　B. 细胞的功能还有可能恢复

　　C. 细胞的功能虽然可能恢复，但已极为困难

　　D. 细胞已经死亡一段时间

　　E. 细胞质可能还没有发生改变

10. 左心衰时发生淤血的器官是（　　　）

　　A. 肺　　　　　　　　　　B. 肝

　　C. 脑　　　　　　　　　　D. 肾

　　E. 脾

11. 栓塞最常见的类型是（　　　）

　　A. 癌细胞栓塞　　　　　　B. 血栓栓塞

　　C. 气体栓塞　　　　　　　D. 羊水栓塞

　　E. 脂肪栓塞

12. 炎症的本质是（　　　）

　　A. 以渗出为主的病变　　　B. 以变质为主的病变

　　C. 以防御为主的病变　　　D. 以增生为主的病变

　　E. 以损伤为主的病变

13. 良、恶性肿瘤最根本的区别在于（　　　）

　　A. 手术后是否复发　　　　B. 肿瘤的生长速度

　　C. 肿瘤细胞的异型性　　　D. 是否呈浸润性生长

　　E. 肿块大小

（吴红侠）

第②篇　诊断学基础

第2章　问　诊

通过学习本章内容，应了解问诊的注意事项，学会利用正确的问诊方法和技巧，掌握问诊的内容以获得临床资料。

第1节　问诊的方法及注意事项

问诊，又称病史采集，是医生向患者或了解病情的人进行全面、系统的询问而获取病史资料的过程。

一、问诊的方法

1. 有高度的同情心和责任感，仪表得体，言语通俗。对患者要亲切、和蔼，创造宽松和谐的环境。
2. 直接询问患者，如遇幼儿或神志不清者则询问患者家属或知情者。
3. 开始询问时，应先问感受最明显、最简单易回答的问题，如"您哪里不舒服？""得病多长时间了？"，继而再问需经思考才能回答的问题。有目的、有层次、有顺序地进行系统全面的询问。
4. 对危重患者应扼要询问，进行必要的体格检查后，立即进行抢救，待病情稳定后再详细补充询问。

二、问诊的注意事项

1. 避免使用医学术语。
2. 避免暗示性询问，如"你头痛时伴有呕吐吗？"，应问"你头痛时还有别的不好吗？"。
3. 要控制谈话主题，避免患者的叙述离题太远，避免过多、过细地询问与病情无关的内容，尤其是患者的隐私性内容。
4. 在问诊过程中要边问、边听、边观察、边分析、边归纳总结，按先后主次加以整理。保证病史的系统、全面、真实、完整。

第2节　问诊的内容

一、一 般 项 目

问诊的内容包括姓名、性别、年龄、籍贯（出生地）、民族、婚姻状况、现住址、电话号码、工作单位、职业、入院日期、记录日期、病史陈述者及可靠程度。要求：完整、准确。

二、主　诉

1. **主诉**　为患者感受最痛苦的症状或体征，是本次就诊最主要的原因。

2. **主诉的特点**　主要症状（或体征）+持续时间，简明扼要（一般不超过 20 个字），症状按时间先后顺序排列，与现病史和诊断相呼应，突出四要素：部位、性质、程度和时间。用患者的语言描述，而不是诊断用语。如"吞咽困难，进行性加重已半年"，提示食管疾病的可能；"突然发热、头痛、呕吐两天，昏迷半天"，提示颅内感染性疾病的可能等。

三、现　病　史

现病史是指某一疾病从发生至就诊时的全过程。如反复发作多年的慢性疾病，现又复发就诊，则应从第一次出现症状时开始描述。现病史是病史中最重要的部分，可包括下列几个方面：

1. **起病情况**　包括起病的时间、原因、诱因及起病急缓。

2. **症状的特点**　包括主要症状出现的部位、性质、持续时间和程度，持续时间指起病到就诊或入院的时间，如先后出现几个症状应按时间顺序分别记录，如"劳累后心慌、气短一年半，不能平卧，下肢水肿 7 天"；原因指直接造成本次发病的原因，如外伤、中毒、感染等；诱因如气候变化、环境改变、情绪起居饮食失调等。

3. **伴随症状**　指在主要症状的基础上同时出现的其他症状，伴随症状常常是鉴别诊断的依据，或提示出现了并发症。如咳嗽、咯血这一症状，如伴午后低热、夜间盗汗、食欲减退、体重减轻等症状，则肺结核病的可能性大；如伴劳累后心悸、气短、两颧紫红、唇部微绀的年轻患者，则风湿性心瓣膜病的可能性大。

4. **病情的发展与演变**　包括患病过程中主要症状的变化或新症状的出现。要详细询问时间、性质、诱导缓解因素等。病情的发展与演变可揭示疾病的规律性、复杂性，并可推断病情的发展趋势，对诊断的意义很大。

5. **诊治经过**　患者于本次就诊前已经接受过其他医疗单位诊治时，应详细询问诊断措施、结果、治疗措施、结果，如有用药，应询问药名、用药剂量及时间等，为本次诊治提供参考。

6. **病程中的一般情况**　现病史的最后应记述患者病后的精神状态、体力状态、食欲及食量的变化、睡眠及大小便情况。

四、既往史及系统性回顾

既往史是指患者从出生至这次发病为止的健康状况。内容包括过去健康情况、患过何种疾病、有无传染病接触史、预防接种情况以及手术、外伤、中毒和过敏史等，特别是与现有疾病密切相关的情况。一般都是按部位和系统，选择常见症状逐一询问。

五、个　人　史

1. **职业与工作条件**　包括工种、劳动环境、与工业毒物的接触情况及时间等。

2. **习惯与嗜好**　起居与卫生习惯、饮食的规律与质量、烟酒嗜好的时间与摄入量，以及其他易嗜物和麻醉药品、毒品等接触情况。

3. **社会经历**　包括出生地、居住地和居留时间（尤其是疫源地和地方病流行区）、受教育程度、经济生活和业余爱好等。

4. **冶游史**　有无不洁性交史，是否患过淋病性尿道炎、尖锐湿疣、软下疳等。

5. **输血史**　有无输过血制品等。

六、婚　姻　史

婚姻史记述婚否、结婚年龄、配偶健康情况、性生活情况、夫妻关系等。

七、月　经　史

月经史包括月经初潮的年龄、月经周期和行经天数、经血的量和颜色、经期症状（如痛经与白带异常等）、末次月经日期（或闭经日期、绝经年龄）。记录格式如下：

$$初潮年龄（岁）\frac{行经周期（天）}{月经周期（天）}末次月经日期（或闭经日期、绝经年龄）$$

八、生 育 史

生育史包括妊娠与生育次数，人工或自然流产的次数，有无死产、手术产、围生期感染，计划生育情况。对男性也应询问是否患过影响生育的疾病。

九、家 族 史

询问患者的父母、兄弟、姐妹及子女的健康状况，有无与遗传有关的疾病。

自 测 题

选择题（A 型题）

1. 有关主诉，下列哪项不对（　　）

 A. 病史的全过程

 B. 可初步反映病情轻重与急缓

 C. 本次就诊的最主要原因

 D. 记载应简明扼要

 E. 感受最主要的疾苦或最明显的症状或体征及其持续时间

2. 下列哪项属于暗示性提问，需避免的是（　　）

 A. 您感到哪里不舒服？

 B. 您什么情况下疼痛加重？

 C. 您上腹痛时向右肩部放射吗？

 D. 您什么时候开始病的？

 E. 您病后用过什么药物治疗？

（陈依妮）

第3章

常见症状

症状是疾病的表现，是患者主观感受到不舒适或痛苦的异常感觉或某些客观病态变化。症状是医师进行疾病调查的线索和问诊的主要内容，也是诊断及鉴别诊断的依据。

第1节 发 热

正常人的体温受体温调节中枢所调控，通过神经、体液因素使产热和散热过程呈动态平衡，保持体温在相对恒定的范围内。当机体在致热原作用下或各种原因引起体温调节中枢的功能障碍时，体温升高超出正常范围，称为发热。

正常体温：腋窝为 36～37℃；舌下为 36.3～37.2℃；直肠为 36.5～37.7℃。24 小时内波动范围不超过 1℃。以口腔温度为标准，发热的分度为：低热（37.3～38℃）、中等度热（38.1～39℃）、高热（39.1～41℃）、超高热（41℃以上）。

一、发热的病因

1. **感染性发热** 各种病原体如病毒、细菌、支原体、立克次体、真菌、寄生虫等引起的感染，均可出现发热。

2. **非感染性发热** 无菌性坏死物质的吸收；抗原-抗体反应；内分泌代谢障碍；皮肤散热减少；体温调节中枢功能失常；自主神经功能紊乱。

二、发热的临床过程及热型

（一）发热的临床经过

1. **体温上升期** 分为骤升型和缓升型。

2. **高热期** 体温上升达到高峰，保持一定时间。

3. **体温下降期** 分为骤降型和渐降型。

（二）热型

1. **稽留热** 体温恒定地维持在 39～40℃的高水平，达数天或数周。24 小时内体温波动不超过 1℃。常见于大叶性肺炎、斑疹伤寒、伤寒高热期等。

2. **弛张热又称败血症热型** 体温常 39℃以上，波动幅度大，24 小时内波动范围超过 2℃，但都在正常水平以上。常见于败血症、风湿热、重症肺结核、化脓性炎症等。

3. **间歇热** 体温骤升达高峰后持续数小时，又迅速降至正常水平，无热期（间歇期）可持续 1 天至数天，如此高热期与无热期反复交替出现。常见于疟疾、急性肾盂肾炎等。

4. **回归热** 体温急骤上升至 39℃或以上，持续数天后又骤然下降至正常水平。高热期与无热期各持续若干天后规律性交替一次。常见于回归热、霍奇金病、周期热等。

5. **波状热** 体温逐渐上升达 39℃或以上，数天后又逐渐下降至正常水平，持续数天后又逐渐升高，如此反复多次。常见于布鲁菌病。

6. **不规则热**　体温曲线无一定规律。常见于结核病、风湿热、支气管肺炎、渗出性胸膜炎等。

第 2 节　水　　肿

人体组织间隙有过多的液体积聚使组织肿胀称为水肿。水肿可分为全身性水肿和局部性水肿。

一、水肿的发生机制

在正常人体中，一方面血管内液体不断地从毛细血管小动脉端滤出至组织间隙称为组织液，另一方面组织液又不断地从毛细血管小静脉端回吸入血管中，两者保持动态平衡，因而组织间隙无过多液体积聚。保持这种平衡的主要因素：①毛细血管静水压；②血浆胶体渗透压；③组织压；④组织液的胶体渗透压。当这种平衡被破坏，则产生水肿。产生水肿的主要因素：①水钠潴留；②毛细血管滤过压升高；③毛细血管通透性升高；④血浆胶体渗透压降低；⑤淋巴回流受阻。

二、水肿的分类及临床表现

（一）全身性水肿

1. **心源性水肿**　主要是右心衰竭的表现。
2. **肾源性水肿**　常见原因各型肾炎。
3. **肝源性水肿**　常见于肝硬化失代偿期。
4. **营养不良性水肿**　常见于慢性消耗性疾病。
5. **其他原因的全身性水肿**　常见于黏液性水肿、经前期紧张综合征等。

（二）局部性水肿

常见于局部静脉、淋巴回流受阻或毛细血管通透性增加所致。

第 3 节　呼 吸 困 难

呼吸困难是指患者主观上感觉空气不足，呼吸费力；客观上表现为呼吸频率、节律与深度异常，严重时可出现鼻翼扇动、发绀、端坐呼吸及辅助呼吸肌也参与呼吸运动。呼吸困难是呼吸功能不全及心功能不全的重要症状，由通气不足、通气与血流比例失调、气体交换障碍以及肺淤血等所引起。

一、病　　因

呼吸系统疾病和循环系统疾病是引起呼吸困难的主要原因。

（一）呼吸系统疾病

1. **肺部疾病**　如肺炎、肺淤血、肺水肿、肺不张、肺栓塞、特发性肺间质纤维化支气管肺泡癌等。
2. **呼吸道梗阻**　如喉、气管、大支气管的炎症、水肿、肿瘤或异物所致的狭窄或梗阻。
3. **神经肌肉疾病**　如脊髓灰质炎病变累及颈髓、急性多发性神经根炎和重症肌无力累及呼吸肌、药物导致呼吸肌麻痹等。
4. **胸廓活动障碍**　如严重胸廓畸形、气胸、大量胸腔积液和胸廓外伤等。
5. **膈肌运动受限**　如膈麻痹、高度鼓肠、大量腹水、腹腔巨大肿瘤、胃扩张和妊娠末期。

（二）循环系统疾病

各种原因所致的心功能不全、心脏压塞、原发性肺动脉高压和肺栓塞等。

（三）中毒

如尿毒症、糖尿病酮症酸中毒、吗啡中毒、亚硝酸盐中毒和一氧化碳中毒等。

（四）血液病

如重度贫血、高铁血红蛋白症和硫化血红蛋白血症等。

（五）神经精神因素

如因缺氧、二氧化碳潴留、出血、肿瘤压迫、外伤所致呼吸功能障碍、癔症等。

二、发生机制及临床表现

（一）肺源性呼吸困难

肺源性呼吸困难为呼吸系统疾病引起的通气、换气功能障碍，导致缺氧和二氧化碳潴留，有下列 3 种类型。

1. **吸气性呼吸困难**　见于各种原因引起的喉、气管、大支气管的狭窄与梗阻：①喉部疾病。②气管疾病，如支气管肿瘤、气管异物或气管受压等。其特点是吸气显著困难，高度狭窄时呼吸肌极度紧张，胸骨上窝、锁骨上窝、肋间隙在吸气时明显下陷（称为三凹征），常伴有频繁干咳及高调的吸气性喘鸣音。

2. **呼气性呼吸困难**　由肺组织弹性减弱及小支气管痉挛、狭窄所致。

3. **混合性呼吸困难**　由肺部病变广泛，呼吸面积减少，影响换气功能所致。

（二）心源性呼吸困难

主要由左心功能不全引起。左心衰竭发生呼吸困难的主要原因是肺淤血和肺泡弹性降低。

1. **劳力性呼吸困难**　在体力活动时出现或加重，休息时减轻或缓解。

2. **端坐呼吸**　常表现为平卧加重，端坐位减轻，被迫采取端坐位或半卧位以减轻呼吸困难的程度，称为端坐呼吸。

3. **夜间阵发性呼吸困难**　左心衰竭时，因急性肺淤血，常出现阵发性呼吸困难，多在夜间入睡后常感到气闷而被惊醒，称为夜间阵发性呼吸困难。当左心衰竭合并右心衰竭时，呼吸困难可减轻（肺淤血减轻），而发绀则呼吸困难可出现或加深。

（三）中毒性呼吸困难

1. **代谢性酸中毒**　血中酸性代谢产物增多，强烈刺激呼吸中枢，出现深大而规则的呼吸，可伴有鼾声，称酸中毒大呼吸（Kussmaul 呼吸）。

2. **呼吸抑制**　药物如吗啡、巴比妥类、有机磷农药中毒等引起呼吸中枢抑制、呼吸道痉挛及分泌物增加等，致呼吸减慢，也可呈潮式呼吸。

3. **急性感染**　急性传染病如败血症、急性中毒性痢疾及各种原因引起的高热，由于机体代谢增加、体温增高及毒血症刺激呼吸中枢，使呼吸加快。

（四）中枢性呼吸困难

重症颅脑疾病（如脑出血、颅内压增高、颅脑外伤），呼吸中枢因受增高的颅内压和供血减少的刺激，使呼吸变慢而深，并常伴有呼吸节律的异常，如呼吸抑制、双吸气等。

第 4 节　咳嗽与咳痰

一、咳　　嗽

（一）病因

1. **呼吸道疾病**　如因感染、过敏、肿瘤、物理（如异物、分泌物、冷和热空气、受压等）、化学（如刺激性气体、毒气吸入、吸烟）等因素刺激咽、喉、气管、支气管黏膜，可引起咳嗽。

2. **胸膜疾病**　胸膜炎或胸膜受刺激（如自发性气胸、胸腔穿刺）时，可引起咳嗽。

3. **心血管疾病**　如二尖瓣狭窄或其他原因所致左心功能不全引起肺淤血与肺水肿，肺泡及支气管内有浆液性或血性浆液性漏出物，可引起咳嗽；右心或体循环静脉栓子脱落引起肺栓塞时，也可引起咳嗽与咯血。

4. 中枢性因素　随意性咳嗽起源于大脑皮质，皮质冲动传至延髓咳嗽中枢，引起咳嗽动作。大脑皮质也能在一定程度上抑制咳嗽反射。

（二）临床表现

1. 咳嗽的性质

（1）干性咳嗽：指咳嗽无痰或痰量甚少。常见于急性咽喉炎、急性支气管炎初期、胸膜炎、轻症肺结核、肺癌等。

（2）湿性咳嗽：指带痰液的咳嗽。常见于慢性咽喉炎、慢性支气管炎、支气管扩张症、肺炎、肺脓肿、空洞型肺结核。

2. 咳嗽出现的时间与节律　突然出现的发作性咳嗽，常见于吸入刺激性气体（如氯、碘、溴、硫酸、硝酸、氨的气体及冷空气等）所致急性咽喉炎，气管与支气管异物；发作性咳嗽可见于百日咳、支气管淋巴结核或肿瘤压迫气管分叉处等；少数支气管哮喘，也可表现为发作性咳嗽。长期慢性咳嗽多见于慢性呼吸道疾病，如慢性支气管炎、支气管扩张、慢性肺脓肿、空洞型肺结核等。此外，慢性支气管炎、支气管扩张和肺脓肿等病，咳嗽往往于清晨起床或夜间卧下时（即改变体位时）加剧，并伴咳痰。左心衰竭、肺结核夜间咳嗽明显，可能和夜间肺淤血加重及迷走神经兴奋性增高有关。

（三）咳嗽的声色

咳嗽的声色是指咳嗽声音的色彩和特征，对提示诊断有一定意义，如声音嘶哑多见于声带炎、喉炎等。

二、咳　　痰

正常支气管黏膜腺体和杯状细胞只分泌少量黏液，使呼吸道黏膜保持湿润。当口咽、喉、气管、支气管或肺由各种原因使黏膜或肺泡充血、水肿，毛细血管通透性增高和腺体分泌增多时，渗出物与黏液、浆液、吸入的尘埃和某些组织破坏产物，一起混合成痰。此外，在肺淤血和肺水肿时，因毛细血管通透性增高，肺泡和小支气管内有不同程度的浆液漏出，也会引起咳痰，肺水肿时咳痰常呈粉红色泡沫状。

痰的性质可分为黏液性、浆液性、脓性、黏液脓性、浆液血性和血性等。

第5节　咯　　血

咯血指喉部及喉以下的呼吸器官出血经咳嗽由口排出。

一、病　　因

引起咯血的原因很多，以呼吸系统和循环系统疾病为主。

1. 支气管疾病　常见的有支气管扩张、支气管肺癌和慢性气管炎等。

2. 肺部疾病　常见的有肺结核、肺炎、肺脓肿等。我国最常见的咯血病因是肺结核。

3. 心血管疾病　较常见的是二尖瓣狭窄所致的咯血，急性肺水肿时可咯粉红色泡沫痰。

4. 其他　血液系统疾病如血小板减少性紫癜、白血病、血友病等，急性传染病如肺出血型钩端螺旋体病、流行性出血热等，风湿性疾病如结节性动脉周围炎、白塞病。

二、临床表现

1. 年龄　青壮年咯血多见于肺结核、支气管扩张、二尖瓣狭窄、先天性肺囊肿等；中年以上，咯血痰或小量咯血，特别是有多年吸烟史的男性患者，多为慢性支气管炎，亦应警惕支气管肺癌的可能性。

2. **咯血的量** 每日咯血量在 100ml 以内属小量咯血；每日咯血量在 100～500ml 属中量咯血；每日咯血量超过 500ml 属大量咯血。大量咯血常见于空洞型肺结核、支气管扩张、肺脓肿和风湿性二尖瓣狭窄；其他原因所致的咯血量较少，或仅为痰中带血。

第 6 节 胸 痛

胸痛主要由胸部疾病引起，少数由其他部位的病变所致。

一、病 因

1. **胸壁疾病** 胸壁皮肤及皮下组织病变：蜂窝组织炎、乳腺炎等。肌肉病变：外伤、劳损、肌炎等。肋骨病变如肋软骨炎、肋骨骨折、肋骨挫伤等。肋间神经病变：肋间神经炎、带状疱疹等。

2. **心血管疾病** 冠状动脉粥样硬化性心脏病如心绞痛、心肌梗死，尤其是急性冠脉综合征等；心包、心肌病变如心包炎、肥厚型心肌病等；血管病变如胸主动脉瘤、主动脉夹层、肺梗死等；心脏神经症。

3. **呼吸系统疾病** 支气管及肺部病变如支气管肺癌、肺炎、肺结核累及胸膜；胸膜病变如胸膜炎、自发性气胸、胸膜肿瘤等。

4. **其他原因** 食管疾病如食管炎、食管癌等；纵隔疾病如纵隔气肿、纵隔肿瘤；腹部疾病如肝脓肿、胆囊炎、胆石症和膈下脓肿等。

二、临 床 表 现

1. **胸痛的部位** 胸壁疾病所致的胸痛常固定于病变部位，局部常有压痛；胸壁皮肤炎症在罹患处皮肤伴有红、肿、热等改变。带状疱疹是成簇的水疱沿一侧肋间神经分布伴胸痛，疱疹不超过体表中线；非化脓性肋软骨炎多侵犯第 1、2 肋软骨，患部隆起，但皮肤不红；心绞痛与急性心肌梗死的疼痛常位于胸骨后或心前区；食管疾病，膈、纵隔肿瘤的疼痛也位于胸骨后；自发性气胸、急性胸膜炎、肺梗死的胸痛多位于患侧的腋前线及腋中线附近。

2. **胸痛的性质** 带状疱疹呈阵发性的灼痛或刺痛；肌痛常呈酸痛；骨痛呈酸痛或刺痛；食管炎常呈灼痛或灼热感；心绞痛常呈压榨样痛，可伴有窒息感；干性胸膜炎常呈尖锐刺痛或撕裂痛；肺梗死为突然剧烈刺痛或绞痛。

3. **胸痛的诱因与缓解因素** 心绞痛常由劳累、过强体力活动或精神紧张而诱发，含服硝酸甘油迅速缓解；而心肌梗死的胸痛呈持续性剧痛，硝酸甘油含服无效；心脏神经症的胸痛在体力活动后反而减轻。自发性气胸及心包炎的胸痛则可因用力呼吸及咳嗽而加剧，暂停呼吸运动时缓解。胸壁疾病所致的胸痛常于局部压迫或胸廓活动时加剧，局部麻醉后疼痛暂时缓解。食管疾病的胸骨后痛常于吞咽食物时出现或加剧。反流性食管炎的胸骨后烧灼痛，在服用抗酸剂和促动力药物后减轻或消失。

第 7 节 腹 痛

腹痛是临床常见的症状，也是促使患者就诊的重要原因。腹痛多数由腹部疾病引起，但腹腔外疾病及全身性疾病也可引起。

一、病 因

1. **腹膜炎** 最常见由胃、肠穿孔所引起。

2. **腹腔脏器炎症** 如急性与慢性胃炎、肠炎、肠道感染、胰腺炎、阑尾炎和盆腔炎等。一般腹痛部位与病变脏器的体表投影相符。

3. **空腔脏器梗阻或扩张** 腹痛常为阵发性绞痛，如肠梗阻、胆道蛔虫病、胆石症、泌尿系统结石梗阻等。

腹痛的原因还见于脏器扭转或破裂、腹腔或脏器包膜牵张、化学性刺激、肿瘤压迫与浸润等。

二、临 床 表 现

1. **腹痛部位** 一般腹痛的部位常为病变的部位。如胃、十二指肠疾病，急性胰腺炎疼痛多在中上腹部；肝胆疾病疼痛位于右上腹；急性阑尾炎痛在右下腹。

2. **腹痛的性质与程度** 消化性溃疡常有周期性、节律性中上腹刺痛或灼痛，如突然呈剧烈的刀割样、烧灼样持续性疼痛，可能系并发急性穿孔；合并幽门梗阻者为胀痛，于呕吐后减轻或缓解。胆绞痛、肾绞痛、肠绞痛相当剧烈，患者常呻吟不已、辗转不安。剑突下钻顶样痛是胆道蛔虫梗阻的特征。肝癌疼痛多呈进行性加剧；慢性肝炎与充血性肝大（如心力衰竭、肝淤血）多为胀痛。

3. **诱发、加重或缓解腹痛的因素** 胆囊炎或胆石症发作前常有进油腻食物史。而急性胰腺炎发作前则常有酗酒史。部分机械性肠梗阻与腹部手术史有关。腹部受外部暴力的作用而突然引起的腹部剧痛并有休克者，可能是肝、脾破裂所致。急性出血性坏死性肠炎多与饮食不洁有关。急性腹膜炎腹痛在静卧时减轻，腹部加压或改变体位时加重。

第8节 黄 疸

黄疸是高胆红素血症的临床表现，即血清胆红素浓度增高，导致巩膜、黏膜、皮肤及体液发生黄染的现象。当血清胆红素浓度增高至 17.1～34.2μmol/L，临床上尚未出现黄疸者，称为隐性黄疸。血清胆红素浓度超过 34.2μmol/L，临床出现黄疸者，称为显性黄疸。黄疸一般分为溶血性、肝细胞性、梗阻性 3 种。先天性非溶血性黄疸较少见。

一、溶血性黄疸

（一）病因

1. 先天性或与遗传因素有关的溶血性贫血。

2. 获得性免疫性溶血性贫血。

3. 非免疫性溶血性贫血。

（二）临床特点

1. **黄疸颜色** 一般黄疸为轻度，呈浅柠檬色。

2. **急性溶血症状** 常严重，表现为寒战、高热、头痛、呕吐等，并有不同程度的贫血貌和血红蛋白尿（尿呈酱油色或浓茶色），严重者可有急性肾衰竭。

3. **慢性溶血** 多为先天性，多呈轻度黄疸，常有脾大与不同程度的贫血。

（三）实验室检查

1. **血清总胆红素（TBil）增加** 以非结合胆红素为主，结合胆红素基本正常。

2. 尿胆原增加、粪胆素增加。

3. 溶血性贫血的表现。

二、肝细胞性黄疸

（一）病因

病因常见于病毒性肝炎、中毒性肝炎、肝硬化、肝癌、脂肪肝或钩端螺旋体病等。

（二）临床特点

1. **黄疸颜色** 皮肤、黏膜浅黄至深黄色。

2. 如由急性肝炎引起者，患者常有乏力、倦怠、食欲缺乏、肝区疼痛等症状，肝大，有明显压痛。慢性肝炎的肝脏质地较硬，压痛多不明显。肝硬化患者多较瘦，皮肤黝黑，可有蜘蛛痣，肝脏可不大，但质偏硬，且常无压痛，脾也可肿大；晚期常有腹水，严重者可有出血倾向、肾功能损害，甚至出现肝性脑病。肝癌引起者，肝区疼痛明显，肝大，质硬，表面凹凸不平，患者可有蜘蛛痣、消瘦，晚期可呈恶病质。

（三）实验室检查

1. **血清胆红素检查** 血清结合胆红素与非结合胆红素均增加。

2. **尿二胆试验** 增高。

三、梗阻性黄疸

（一）病因

病因分为两类。①肝内阻塞：由淤胆型病毒性肝炎、原发性胆汁性肝硬化、药物性黄疸（药物性肝内淤胆综合征）等所致。②肝外阻塞：由肝外胆管的炎症水肿、瘢痕形成、蛔虫阻塞、结石或肿瘤等所致。

（二）临床特点

1. **黄疸** 皮肤呈暗黄色，完全梗阻者颜色更深，甚至呈黄绿色。结石性黄疸常呈波动性；癌性梗阻呈进行性黄疸，但壶腹癌则可因癌肿溃疡而使黄疸有短暂的减轻。

2. **胆盐潴留** 梗阻性黄疸时，因血中胆酸盐增高刺激皮肤感觉神经末梢，引起皮肤瘙痒；刺激迷走神经，使心率减慢。梗阻越完全，粪色越淡，完全梗阻时可呈白陶土色。

3. **实验室特点** ①血清胆红素测定：血清结合胆红素增多，结合胆红素与总胆红素比值＞40%。②尿二胆试验：尿中胆红素阳性，但尿胆原减少或消失；梗阻性黄疸者尿中尿胆原持续阳性一周以上时，应高度怀疑梗阻由癌症所致的可能。③粪胆素：不完全梗阻时减少，完全梗阻时缺如。④血清碱性磷酸酶及总胆固醇水平增高。

第9节 呕血与便血

呕血与黑便是上消化道出血的主要症状。由上消化道疾病或全身性疾病所致的上消化道出血，若血液经胃从口腔呕出，则为呕血；血液在肠道内停留过久，经硫化物作用而生成硫化亚铁，随粪便排出则成为黑便。

一、病　　因

1. **食管疾病** 病因包括食管静脉曲张破裂、食管炎、食管憩室炎、食管溃疡、食管癌、食管异物或器械检查引起损伤、食管贲门黏膜撕裂综合征、食管裂孔疝及食管外伤、放射性损伤、强酸和强碱引起化学性损伤等。大呕血常由门脉高压所致食管静脉曲张破裂引起。食管异物（如鱼刺）戳穿主动脉可引起大量呕血，并常危及生命。

2. **胃及十二指肠疾病** 最常见病因为消化性溃疡（胃及十二指肠溃疡），其次为慢性胃炎及由服用非甾体消炎止痛药（如阿司匹林、吲哚美辛等）和应激所引起的急性胃黏膜病变，也可见于胃癌、胃动脉硬化、胃黏膜脱垂症、急性胃扩张及十二指肠炎等。出血常以十二指肠球部溃疡较重。

3. **肝、胆、胰疾病** 肝硬化门脉高压引起食管与胃底静脉曲张破裂出血，胆囊或胆管结石、胆管寄生虫（常见为蛔虫）、胆囊癌、壶腹癌、胆管癌等均可引起出血。胰腺癌、急性胰腺炎合并脓肿、破裂出血。

二、临 床 表 现

1. 是否为上消化道出血 呕血时必须排除口腔、鼻、咽、喉等部位的出血及咯血（参见本章第5节咯血）；黑便时必须排除食用动物血、活性炭、铁剂、铋剂、某些中草药，以及口、鼻、咽、喉等部位出血吞入消化道后的黑便。

2. 估计出血量 出血大于5ml，可出现大便隐血试验阳性。出血量大于50ml可发生黑便。胃内积血量大于250ml可以引起呕血。出血量达400ml以上可出现头晕、眼花、口干、乏力、皮肤苍白、心悸不安、出冷汗，甚至晕厥。出血量达800m1以上可出现周围循环衰竭。

第10节　意 识 障 碍

正常人意识清醒。某些疾病在其发展过程中可出现意识障碍。意识障碍是指人对周围环境及自身状态的识别和觉察能力出现障碍。多由高级神经中枢功能活动受损所引起，严重的意识障碍表现为昏迷。

一、病　　因

（一）颅脑疾病

1. **感染性** 如脑炎、脑膜炎等。
2. **非感染性** 如脑血管疾病、颅内占位性疾病、颅脑外伤、癫痫等。

（二）全身性疾病

1. **感染性** 如败血症、肺炎等。
2. **非感染性** 内分泌与代谢障碍；心血管疾病；外源性中毒；物理性损害。

二、临 床 表 现

意识障碍可有下列不同程度的表现。

1. **嗜睡** 是最轻的意识障碍，患者陷入一种持续的睡眠状态，患者可以被唤醒，醒后也能回答问题和配合检查，但是刺激消失后会很快入睡。

2. **意识模糊** 是一种较嗜睡为重的意识障碍，患者处于觉醒状态，但意识的清晰度明显下降，能保持简单的精神活动，但对时间、地点、人物的定向能力发生不同程度的障碍。

3. **昏睡** 是接近于人事不省的意识状态。患者处于熟睡状态，不易被唤醒，虽在强刺激下可以被唤醒，但醒时回答问题含糊不清或答非所问，停止刺激很快入睡。

4. **昏迷** 是最严重的意识障碍，表现为意识完全丧失，任何刺激均不能把患者唤醒。具体还可分为以下几种。

（1）浅昏迷：无自主运动，对周围事物及声、光等刺激全无反应，对疼痛刺激尚可以引起痛苦表情或肢体的退缩等防御反应。角膜反射、瞳孔对光反射、眼球运动、吞咽反射仍存在。

（2）中昏迷：对周围事物及各种刺激均无反应，对强烈的疼痛刺激可出现防御反应。角膜反射减弱，瞳孔对光反射迟钝，眼球运动消失。

（3）深昏迷：全身肌肉松弛，意识完全丧失，对各种刺激均无反应。眼球固定，各种深浅反射消失、瞳孔散大、血压异常、二便失禁。

自 测 题

选择题（A 型题）

1. 引起发热的病因甚多，临床上最为常见的是（ ）
   A. 感染性疾病
   B. 皮肤散热减少性疾病
   C. 体温调节中枢功能失常性疾病
   D. 心脏等脏器梗死性疾病
   E. 组织坏死与细胞破坏性疾病

2. 引起呼吸困难的病因最多见的是（ ）
   A. 呼吸系统疾病　　　B. 心血管疾病
   C. 中毒　　　　　　　D. 血液病
   E. 神经精神因素

3. 呕吐大量宿食可见于（ ）
   A. 急性胃炎　　　　　B. 慢性胃炎
   C. 消化性溃疡　　　　D. 急性肝炎
   E. 幽门梗阻

4. 呕血最常见的疾病是（ ）
   A. 消化性溃疡　　　　B. 食管胃底静脉曲张破裂
   C. 胃癌　　　　　　　D. 急性胃黏膜病变
   E. 急性出血性胃炎

5. 中度昏迷与深昏迷最有价值的鉴别是深昏迷（ ）
   A. 各种刺激毫无反应　B. 不能唤醒
   C. 无自主运动　　　　D. 深浅反射均消失
   E. 大小便失禁

6. 国内咯血最常见的病因是（ ）
   A. 流行性出血热　　　B. 肺结核
   C. 肺炎　　　　　　　D. 支气管哮喘
   E. 支气管扩张

（陈依妮）

第4章
体格检查

患者主观感觉到的异常或不适称之症状，如疼痛、乏力、咳嗽、尿痛等。而经过体格检查客观发现的异常表现则称为体征，如杂音、黄疸、肝脾肿大等。

体格检查指医生运用感官和借助一些简单的工具（如体温表、血压计、压舌板、听诊器、叩诊锤等）来检查患者身体状况的方法。

第1节　体格检查的基本方法

（一）视诊

视诊是利用视觉观察患者全身或局部情况的检查方法。全身视诊观察到患者的一般状态，如发育、营养、意识状态、面容、表情、体位姿势及步态等。局部视诊是对患者身体的某一部位进行细致和深入的观察，如呼吸的运动、心尖搏动的位置、腹部的外形等。

（二）触诊

触诊是通过用手接触被检查部位的感觉来判断病情的一种检查方法。触诊可以进一步明确视诊发现的异常体征，还能进一步检查体温、湿度、震颤、波动、压痛、摩擦感以及肿大脏器或包块的情况，适用于全身各部，尤以腹部触诊最为重要。

一般用感觉敏感的指腹和掌指关节的掌面部位进行触诊。

1. **浅部触诊法**　用手轻轻放在被检查的部位上，利用掌指关节和腕关节的协同动作，柔和地进行滑动触摸。适用于体表浅在病变，如淋巴结、腹壁的紧张度、阴囊等。

2. **深部触诊法**　用一手或两手重叠，由浅入深，逐渐加压达深部（图4-1）。适用于腹腔检查。根据检查目的和手法的不同有下列几种方法：

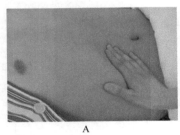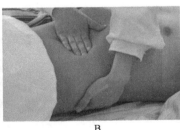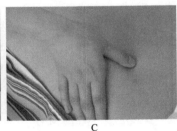

A
B
C

图 4-1　深部触诊法

A. 滑行触诊法；B. 双手触诊法；C. 深压触诊法

（1）滑行触诊法：患者平卧屈膝、平静呼吸以放松腹肌，医生用手掌置于腹壁上，以并拢的示、中、环指末端逐渐向腹部的脏器或包块表面上做上、下、左、右的滑动触摸。

（2）深压触诊法：以一个或两个手指指端逐渐用力深压被检查部位，以了解腹腔压痛点及反跳痛。

（3）双手触诊法：用左手置于被检查部位的背面（腰部）或腔内（阴道、肛门），右手置于腹部进行触摸。用于检查肝、脾、肾、子宫等脏器。

（4）冲击触诊法：用 3 个或 4 个并拢的手指指端，稍用力急促地反复向下冲击被检查的局部，通过指端感触有无浮动的肿块或脏器。此法用于有大量腹水且伴有脏器肿大或肿块的患者。

（三）叩诊

叩诊是用手指叩击患者体表某一部位，使之产生音响，借助震动和音响的特点来判断脏器状况的检查方法。

1. 叩诊方法 依叩诊的目的和手法不同，分直接叩诊法和间接叩诊法（图 4-2）。

（1）直接叩诊法：用并拢手指的掌面直接轻轻拍击被检查部位体表，借助拍击的音响和手指下的震动感来判断病变。常用于胸、腹部面积较广泛的病变，如大量胸腔积液、肺实变及腹水等。

（2）间接叩诊法：也称指叩法，是临床最常用的叩诊法。将左手中指第二指节紧贴于被叩诊部位，其余手指稍微抬起，勿与体表接触；右手各指自然弯曲，以中指的指端垂直叩击左手中指第二指节背面。叩击时应以掌指关节及腕关节运动为主，叩击动作要灵活、短促、富有弹性，叩击后右手中指应立即抬起，以免影响效果。对叩诊部位只需连续叩击 2~3 次，用力要均匀，同时在相应部位左右对比以便正确判断叩诊音的变化。

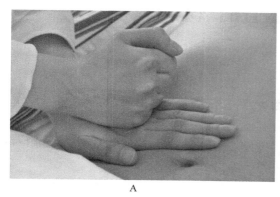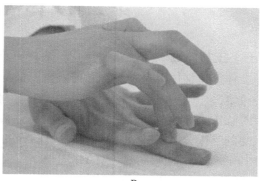

图 4-2 叩诊方法

A. 拳叩法；B. 指叩法

2. 叩诊音 依据被叩击的组织和脏器的密度、弹性、含气量以及与体表距离的不同，叩击时可产生不同的音响，临床上分为清音、浊音、实音、鼓音和过清音（表 4-1）。

表 4-1 五种叩诊音的特点及临床意义表

叩诊音	性质	正常出现部位	临床意义
清音	音调低、音响较强、音时较长	正常肺组织	
浊音	音调高、音响弱、音时较短	被肺组织覆盖的实质脏器（如心、肝）	肺炎、胸膜增厚
实音	音调更高、音响更弱、音时更短	实质脏器（无肺组织覆盖）	肺实变、大量胸腔积液
鼓音	音调低、音响更强、音时较长	含气空腔器官（如胃）	气胸、气腹、较大肺空洞
过清音	音调、音响介于清音与鼓音之间	生理情况不会出现	肺气肿

（四）听诊

听诊是借助于听诊器在患者体表听取其体内各部发出的声音来判断正常与否的一种检查方法（图 4-3）。

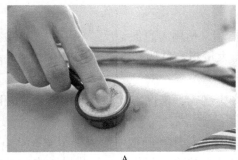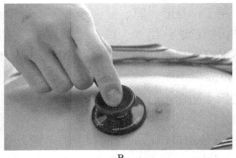

图 4-3 听诊法

A. 钟型胸件听诊；B. 膜型胸件听诊

（五）嗅诊

嗅诊是用嗅觉感知患者发出的异常气味来判断某些疾病的方法。如呼气中烂苹果味见于糖尿病酮症酸中毒、大蒜味见于有机磷农药中毒、氨味见于尿毒症等。

第 2 节　体格检查的基本内容

（一）生命体征

生命体征包括体温、呼吸、脉搏、血压，是评价生命活动的重要征象。

1. 体温　正常体温腋测法为 36～37℃；口测法为 36.3～37.2℃；肛测法为 36.5～37.7℃。体温变化时对临床疾病的诊断及病情估计有重要意义。

发热的临床分度：根据腋下体温升高的程度，可分为低热（37.1～38℃）、中度热（38.1～39℃）、高热（39.1～41℃）、超高热（41℃以上）。

2. 呼吸　正常人呼吸节律均匀、深浅适宜，16～20 次/分。观察呼吸时要注意频率、节律和深度的变化。

3. 脉搏　正常脉搏 60～100 次/分，搏动均匀。几种常见的异常脉搏为：

（1）脉搏增快：脉搏＞100 次/分，见于发热、贫血等。

（2）脉搏减慢：脉搏＜60 次/分，见于颅内压增高、房室传导阻滞等。

（3）不整脉：脉搏节律不规则、间隔时间长短不一，见于各种心律失常。

（4）脉搏短绌：指在同一单位时间内脉率少于心率，见于心房颤动。

（5）交替脉：脉搏节律正常而强弱交替出现，见于心肌损害。

（6）水冲脉：脉搏洪大，但骤起骤落，见于主动脉瓣关闭不全、甲亢等。

（7）奇脉：也称吸停脉，吸气时脉搏强度较呼气时显著减弱，甚至难以触及，是心脏压塞的重要体征，见于心包积液、缩窄性心包炎。

4. 血压　正常成人收缩压 90～139mmHg，舒张压 60～89mmHg，脉压 30～40mmHg。上下肢、左右侧可有差异，也受时间、饮食、情绪、运动、温度、年龄及性别的影响。血压≥140mmHg/90mmHg 为高血压，见于原发性高血压、肾脏疾病等；血压≤90mmHg/60mmHg 为低血压，见于休克、心肌梗死、心功能不全等（收缩压、舒张压有一项异常即可诊断，尤其舒张压变化，但要注意参考患者日常血压值）。

（二）发育和营养

1. 发育状况　发育正常的成人指标是：胸围约等于身高的一半；两上肢平展的长度等于身高；坐高等于下肢的长度。发育不正常一般与营养及内分泌功能障碍有关，如垂体功能障碍性侏儒症、维生素 D 缺乏性佝偻病、甲状腺素缺乏性呆小症等。

2. **营养状态** 根据皮肤、毛发、皮下脂肪、肌肉的发育情况综合判断，可用营养状态良好、中等、不良来描述。

（三）意识状态

正常人意识清晰。凡影响大脑功能活动的疾病会引起不同程度的意识改变，疾病可为颅内或颅外疾病，意识改变可分为嗜睡、意识模糊、昏睡、昏迷等，其中昏迷又分为浅昏迷（意识大部分丧失、无自主运动、对声光刺激无反应、各种生理反射存在、体温脉搏呼吸多无明显改变）和深昏迷（意识全部丧失、对各种刺激无反应、深浅反射均消失、仅能维持不稳定的呼吸和循环活动）。

（四）面容和表情

健康人面色红润、表情自然。常见典型病态面容如下：

（1）急性病容：面色潮红、烦躁不安、表情痛苦。见于急性腹痛、肺炎球菌性肺炎等。

（2）慢性病容：面容憔悴、面色苍白或灰暗、目光暗淡，见于慢性消耗性疾病。

（3）贫血面容：面色苍白、唇舌色淡、表情疲惫。见于各种贫血。

（4）甲状腺功能亢进面容：表情惊恐、眼裂增大、眼球突出、目光闪烁、烦躁易怒。

（5）二尖瓣面容：面色晦暗、两颊紫红、口唇发绀。见于风湿性心脏病二尖瓣狭窄。

（五）体位

不同的疾病及意识状态使患者主动或被动地采取不同体位。

1. **自动体位** 身体活动自如、不受限制。见于轻型患者或一般情况良好的患者。

2. **被动体位** 自己不能随意调整或变换身体的位置。见于极度衰弱、意识丧失的患者。

3. **强迫体位** 患者为减轻痛苦而被迫采取的体位。如强迫仰卧位见于急性阑尾炎、腹膜炎；强迫侧卧位见于大叶性肺炎、胸腔积液；强迫坐位见于左心衰竭等。

（六）皮肤黏膜

1. **颜色** 苍白见于贫血、休克等；发红见于发热、炎症等；发绀见于心、肺功能不全等；黄染见于溶血性、肝细胞性、胆汁淤积性黄疸。

2. **皮疹** 是临床诊断某些疾病的重要依据。皮疹有斑疹、丘疹、斑丘疹、玫瑰疹、荨麻疹等，常见于皮肤病、传染病、过敏反应。发现皮疹要仔细观察和记录出现与消失的时间、出疹顺序、分布部位、形态、颜色、压之褪色与否、有无痛痒与脱屑等。

3. **出血** 出血点直径<2mm；紫癜直径3～5mm；瘀斑直径>5mm；片状出血伴该部皮肤隆起者为血肿。出血点与紫癜压之不褪色，见于出血性疾病、严重感染等。

4. **蜘蛛痣** 是由皮肤小动脉末端分支扩张形成的血管痣，形状如蜘蛛而得名，常出现于面、颈、手、前胸及肩部等处，见于慢性肝炎、肝硬化等。

（七）淋巴结

正常表浅淋巴结很小，直径<5mm，质地柔软，表面光滑，无压痛，与毗邻组织无粘连，不易触及。按一定顺序进行触诊，从耳前开始，依次为耳后→乳突→枕骨下区→颌下→颏下→颈前区→颈外侧区→锁骨上窝→腋窝→滑车上→腹股沟及腘窝，以免遗漏。检查部位的皮肤、肌肉应放松。如触及淋巴结，应注意其部位、大小、数目、硬度、压痛、表面光滑度、活动度、局部皮肤有无红肿或瘘管等。局限性淋巴结肿大见于非特异性淋巴结炎、淋巴结结核、恶性肿瘤淋巴结转移；全身淋巴结肿大见于白血病、淋巴瘤等。

第3节 头颈部检查

（一）头部检查

1. **头发与头皮** 注意头发颜色、疏密度、脱发的类型与特点。头皮的检查需要分开头发观察头皮颜色、头皮屑，有无头癣、疖痈、外伤、血肿及瘢痕。

2. **头颅** 视诊应注意大小、外形变化和有无异常活动。触诊是用双手仔细触摸头颅的每一个部位了解其外形，有无压痛和异常隆起，测量头围，以软尺自眉间绕到颅后通过枕骨粗隆。头颅的大小异常或畸形可成为一些疾病的典型体征，如大脑发育不全的小儿头颅较小；脑积水小儿呈大头畸形；佝偻病小儿可有方颅畸形等。

3. **眼** 注意眼睑有无水肿、内翻、闭合障碍及上睑下垂；眼球有无突出、下陷、运动异常；巩膜有无黄染；角膜有无混浊、白斑、云翳、软化、溃疡；瞳孔两侧是否对称、大小有无变化、对光和调节反射是否正常等。正常瞳孔，两侧等大、等圆，直径为 3～4mm。瞳孔缩小见于有机磷农药中毒、吗啡药物反应等；瞳孔扩大见于外伤、阿托品药物影响等；双侧瞳孔扩大并有对光反射消失为濒死状态；瞳孔大小不等且变化不定，提示颅脑疾病。

4. **耳** 注意外耳道有无红肿、溢液、流脓，乳突有无压痛，听力有无障碍。

5. **鼻** 注意外形有无变化，有无鼻翼扇动，有无鼻出血及鼻腔分泌物异常变化。

6. **口** 注意口唇的颜色，有无口唇疱疹和口角糜烂；检查口腔黏膜有无色素沉着、溃疡、出血及麻疹黏膜斑；注意有无龋齿、残根、义齿；注意舌的颜色、运动、舌苔；检查咽和扁桃体有无充血、溃疡、分泌物或假膜等。

（二）颈部检查

1. **外形与运动** 正常颈部左右对称、活动自如。如头不能抬起，见于重症肌无力、严重消耗性疾病晚期；点头运动见于主动脉瓣关闭不全等。

2. **颈部血管**

（1）颈动脉搏动：正常人看不到颈动脉搏动，在心排血量增加及脉压增大时可见到颈动脉搏动，如主动脉瓣关闭不全、甲状腺功能亢进、严重贫血等。

（2）颈静脉怒张：正常人坐位时颈静脉不显露，卧位时充盈的水平仅限于锁骨上缘至下颌角距离的下 1/3 内。若卧位时充盈度超过正常水平，或立位与坐位时可见明显颈静脉充盈，称为颈静脉怒张，见于右心功能不全、心包积液等。

3. **甲状腺** 正常甲状腺一般看不到，青春期可略大。触诊甲状腺的方法：医生站在患者背后，双手拇指放在颈后，用其他手指从甲状软骨两侧进行触摸；也可站在患者的对面，用右手或左手拇指与其他四指在甲状软骨两旁进行触摸，触到肿大的甲状腺让患者做吞咽动作，则其可随吞咽上下移动，若略加压力下按该肿物（疑及甲亢时勿用力挤压），则不能进行吞咽动作。描述肿物大小、形态、质地、表面是否光滑，与周围组织有无粘连，有无结节、压痛及震颤。

当触到甲状腺肿大时，用钟形听诊器直接放在肿大的甲状腺上，如听到低调的连续性静脉嗡鸣音，对诊断甲状腺功能亢进症很有帮助。

甲状腺肿大可分 3 度：①不能看出肿大但能触及者为Ⅰ度；②能看到肿大又能触及，但在胸锁乳突肌以内者为Ⅱ度；③超过胸锁乳突肌外缘者为Ⅲ度。

4. **气管** 正常气管位于颈前正中。一侧胸腔积液、积气、纵隔肿瘤时，将气管推向健侧；一侧肺不张、胸膜增厚及粘连时，气管被牵拉向患侧。

第4节 胸 部 检 查

一、胸部体表标志及分区

胸部检查时为了确定并说明病变所在的位置，通常采用下列标志、垂直线和分区（图 4-4～图 4-6）。

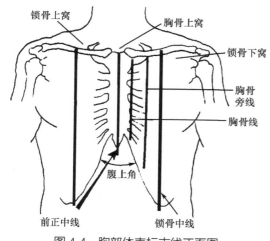

图 4-4　胸部体表标志线正面图

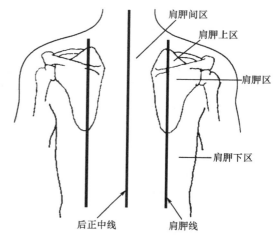

图 4-5　胸部体表标志线背面图

1. **骨骼标志** ①胸骨角：两侧与左、右第 2 肋软骨相连接；②第 7 颈椎棘突：低头时最为突出处；③肩胛下角：平第 7 肋骨或第 7 肋间隙；④两侧肋弓在胸骨下端汇合处所形成的夹角，称为腹上角。

2. **胸部体表标志线** 有前正中线、锁骨中线、腋前线、腋中线、腋后线、肩胛线、后正中线等。

3. **胸部分区** 可分为腋窝、胸骨上窝、锁骨上窝、锁骨下窝、肩胛上区、肩胛区、肩胛间区、肩胛下区。

二、胸廓、胸壁及乳房检查

1. **胸廓** 正常成人前后径与横径之比约为 1 : 1.5，小儿和老年人前后径略小于或等于横径（图 4-7）。①桶状胸见于慢性阻塞性肺气肿；②扁平胸见于慢性消耗性疾病；③佝偻病胸（鸡胸）、佝偻病串珠、肋膈沟和漏斗胸多见于佝偻病。

2. **胸壁** 胸壁炎症、肋软骨炎、肋间神经痛、带状疱疹、肋骨骨折等，可有局部压痛；胸骨压痛或叩击痛，见于白血病患者。

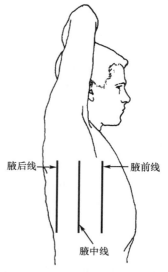

图 4-6　胸部体表标志线侧面图

3. **乳房** 乳房外表发红、肿胀并伴疼痛、发热者，见于急性乳腺炎。良性肿块一般较小，形状规则，表面光滑，边界清楚，质不坚硬，无粘连而活动度大。恶性肿瘤以乳腺癌最常见，形状不规则，表面凹凸不平，边界不清，压痛不明显，质坚硬，早期恶性肿瘤可活动，但晚期可与皮肤及深部组织粘连而固定，向腋窝等处淋巴结转移，尚可有"橘皮样变"、乳头内陷及血性分泌物。

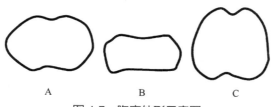

图 4-7　胸廓外形示意图

A. 正常胸；B. 扁平胸；C. 桶状胸

三、肺和胸膜检查

（一）视诊

1. **呼吸类型** 肺炎、重症肺结核、胸膜炎、肋骨骨折、肋间肌麻痹等胸部疾病时，胸式呼吸变为腹式呼吸。腹膜炎、腹水、巨大卵巢囊肿、肝脾极度肿大、胃肠胀气等腹部疾病及妊娠晚期，腹式呼吸变为胸式呼吸。

2. 呼吸频率、深度及节律　正常成人呼吸频率为 16～20 次/分。成人呼吸频率超过 24 次/分称为呼吸过速，见于强体力活动、发热、疼痛、贫血、甲状腺功能亢进症等。成人呼吸频率低于 12 次/分称为呼吸频率过缓，见于颅内高压、吗啡及巴比妥中毒等。

严重代谢性酸中毒时，患者出现呼吸深而大，称为库斯莫（Kussmaul）呼吸，又称酸中毒大呼吸，见于尿毒症、糖尿病酮症酸中毒等。呼吸浅快见于肺气肿、胸膜炎、胸腔积液、气胸、呼吸肌麻痹、麻醉剂或镇静剂过量等。

潮式呼吸见于脑干损伤。间停呼吸多发生于中枢神经系统疾病，如颅脑损伤、颅内高压、脑炎、脑膜炎等，常为临终前的危急征象。

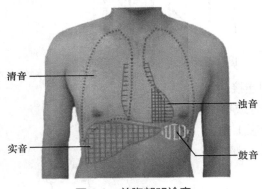

图 4-8　前胸部叩诊音

（二）触诊

触觉语颤的产生机制是由发音时声带震动所产生的声波，沿气管、支气管及肺泡传到胸壁，引起胸壁震动而使检查者感觉到。①语颤增强：见于肺实变、压迫性肺不张、较浅而大的肺空洞；②语颤减弱或消失：见于肺泡内含气量增多、支气管阻塞、胸壁距肺组织距离加大、体质衰弱者。

（三）叩诊

正常肺部叩诊呈清音；在肺与肝或心交界的重叠区域，叩诊时为浊音；未被肺遮盖的心脏或肝脏为实音；前胸左下方为胃泡区，叩诊呈鼓音（图 4-8）。

肺部异常叩诊音：①浊音或实音：见于肺炎、肺结核、肺肿瘤、胸腔积液；②鼓音：见于气胸及直径大于 3cm 的浅表肺空洞；③过清音：见于肺气肿。

（四）听诊

1. 正常呼吸音　正常肺部除在气管、大支气管附近可听到呼气长于吸气的支气管呼吸音和呼气、吸气等长的支气管肺泡呼吸音外，其余肺部均可听到似微风吹拂的吸气较呼气长的肺泡呼吸音，两侧大致相同（图 4-9）。

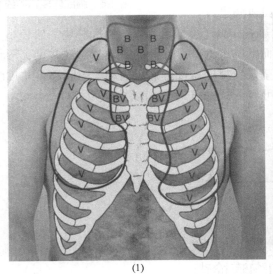 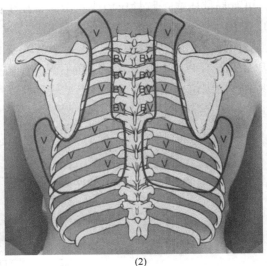

(1)　　　　　　　　　　　　　　　(2)

图 4-9　正常呼吸音及部位

（1）前面；（2）背面；V.肺泡呼吸音；BV. 支气管肺泡呼吸音；B. 支气管呼吸音

2. 异常呼吸音

（1）病理性肺泡呼吸音：肺泡呼吸音减弱或消失见于全身衰弱、肺气肿；肺泡呼吸音增强见于运动、发热、甲状腺功能亢进症。

（2）病理性支气管呼吸音：常见于肺组织实变，如大叶性肺炎实变期；肺内大空洞，如肺结核、肺脓肿形成空洞时；压迫性肺不张，如中等量胸腔积液的上方区域。

3. 啰音 是伴随呼吸音的附加音。

（1）干啰音：由气流通过狭窄的支气管时发生旋涡，或气流通过有黏稠分泌物的管腔时冲击黏稠分泌物引起的震动所致。病变在较大支气管或气管时发生的粗而低的、类似熟睡时鼾声的干啰音，称为鼾音；发生在小支气管者，高音调的干啰音，称为哨笛音。干啰音常见于急慢性支气管炎、支气管哮喘。

（2）湿啰音（水泡音）：是因为气道或空洞内有较稀薄的液体，呼吸时气流通过液体形成水泡并立即破裂所产生的声音。根据支气管大小口径不同所发生的水泡音可分大、中、小 3 种。①湿啰音局限性分布，常见于肺炎、肺结核、支气管扩张症；②两肺底分布，多见于左心功能不全引起的肺淤血；③两肺满布性分布，常提示急性肺水肿。

4. 胸膜摩擦音 当胸膜发生炎症，胸膜脏层与壁层表面粗糙随呼吸运动相互摩擦的声音。胸膜摩擦音是干性胸膜炎的重要体征。

四、心脏血管检查

（一）心脏视诊

1. 心前区隆起 见于先天性心脏病或慢性风湿性心脏病伴右心室增大者；成人有大量心包积液时，心前区可饱满。

2. 心尖搏动 心脏收缩时，心尖右内侧的一部分冲击心前下方胸壁，引起局部肋间组织向外搏动，称为心尖搏动。心尖搏动一般位于第 5 肋间左锁骨中线内侧 0.5～1cm 处，搏动的直径 2.0～2.5cm。

（1）心脏疾病：①左心室增大时，心尖搏动向左下移位；②右心室增大时，心尖搏动向左移位；③右位心时，心尖搏动位于胸部右侧相应部位。

（2）胸部疾病：①肺不张、胸膜增厚粘连时，心尖搏动移向患侧；②胸腔积液、气胸时，心尖搏动移向健侧。

（3）腹部疾病：大量腹水、肠胀气、腹腔巨大肿瘤等，因腹压增加致膈肌位置升高，心尖搏动位置可向上、向外移动。

（二）心脏听诊

1. 瓣膜听诊区 心脏各瓣膜所产生的杂音，常沿血流方向传到胸壁的一定部位，在该处听诊最清楚，称为该瓣膜的听诊区（图 4-10）。①二尖瓣区位于心尖部；②主动脉瓣区位于胸骨右缘第 2肋间；③主动脉瓣第二听诊区位于胸骨左缘 3、4 肋间；④肺动脉瓣区位于胸骨左缘第 2 肋间；⑤三尖瓣区位于胸骨体下端近剑突稍偏左或右处。

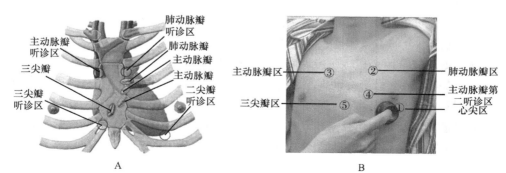

图 4-10 心脏瓣膜听诊区

2. **心率**　是心脏每分钟搏动的次数。数心率时以第一心音为准。正常成人心率为 60～100 次/分，3 岁以下小儿常＞100 次/分。成人窦性心律时心率＞100 次/分、婴幼儿＞150 次/分为窦性心动过速；成人窦性心律时心率＜60 次/分，为窦性心动过缓。

3. **心律**　是心脏跳动的节律，一般情况下心律基本规则。常见的改变有：

（1）呼吸性窦性心律不齐：指吸气时心率增快，呼气时心率减慢，屏气时心律整齐；常见于健康青年及儿童。

（2）期前收缩：为较基本心律提早出现的异位搏动。听诊时在原来整齐的心律中突然提前出现一个心脏搏动，继之有一个较长的代偿间隙，期前收缩的第一心音增强，第二心音减弱甚至消失。

（3）心房颤动：是由心房内异位起搏点发出极高频的激动，或由异位激动产生环形折返所致。心脏听诊特点：①心律完全不规则；②第一心音强弱不等且无规律；③脉搏短绌。常见于二尖瓣狭窄、冠心病、甲状腺功能亢进症等。

4. **心音**　通常听到的是第一、二心音，儿童和青少年有时可听到第三心音。

（1）第一心音（S_1）：主要由二、三尖瓣骤然关闭的振动所产生。S_1 的出现标志着心室收缩期的开始，听诊以心尖部最强而清晰，音调较 S_2 低，持续时间较 S_2 长。①第一心音增强见于发热、甲状腺功能亢进、心室肥大和二尖瓣狭窄；②第一心音减弱见于心肌炎、心肌病、心肌梗死、二尖瓣关闭不全。

（2）第二心音（S_2）：主要由半月瓣突然关闭的振动所产生。S_2 的出现标志着心室舒张期的开始，听诊以心底部最强，音调较 S_1 高而清脆，占时较 S_1 短。①主动脉瓣区第二心音亢进，见于高血压、主动脉硬化；②肺动脉瓣区第二心音亢进，见于原发性肺动脉高压、二尖瓣狭窄、左心功能不全、慢性肺源性心脏病及左至右分流的先天性心脏病。

5. **舒张早期奔马律**（病理性第三心音）　指额外心音出现在 S_2 之后，与原有的 S_1/S_2 共同组成的韵律，在心率快时（＞100 次/分）犹如马奔跑时的蹄声，故称为奔马律。其产生机制为心室快速充盈期，心房血液快速进入心室，在心肌处于衰弱状态下，肌张力减低，心室壁的振动增强所致。奔马律根据其产生部位不同分为左室和右室舒张早期奔马律。①左室舒张早期奔马律提示左室功能低下、心肌功能严重障碍，如严重心肌损害、左心衰竭；②右室舒张早期奔马律常见于右室扩张及右心衰竭，如肺源性心脏病。

6. **心脏杂音**　是由心脏血管结构异常或血流动力学改变，在心脏或大血管内引起的湍流场（旋涡），使心壁和血管壁发生振动而产生的。血流加速，心脏瓣膜的器质性或相对性狭窄、关闭不全，心脏或大血管间的异常通道，心腔内漂浮物，血管腔扩大等。

一般而言，杂音在某瓣膜听诊区最响，提示病变在该区相应的瓣膜。杂音如发生在 S_1 和 S_2 之间，称为收缩期杂音；如发生在 S_2 之后，称为舒张期杂音。舒张期杂音无论性质和程度如何，均为病理性杂音。而收缩期杂音则要加以分析，轻而局限于心尖部（Ⅱ级以下），大部分属功能性；杂音较响（Ⅲ级以上），且常沿产生杂音的血流方向传导，多为病理性。

（三）血管检查

1. **肝颈静脉回流征**　用手按压患者肿大的肝脏时，如颈静脉充盈更为明显，称肝颈静脉回流征阳性。它是右心功能不全的重要体征，亦见于渗出性或缩窄性心包炎。

2. **毛细血管搏动征**　用手指轻压患者的指甲末端或用清洁玻片轻压患者口唇黏膜，局部出现发红与苍白交替的节律性毛细血管搏动现象，称为毛细血管搏动征阳性。常见于主动脉瓣关闭不全、重症贫血、甲状腺功能亢进。

3. **周围血管征**　包括头部随脉搏搏动呈点头运动、颈动脉搏动明显，毛细血管搏动征、水冲脉、枪击音及杜氏双重杂音，常见于主动脉瓣关闭不全，亦可见于甲状腺功能亢进、发热、贫血。

第5节 腹部检查

腹部检查是体格检查的重要组成部分。在检查腹部时应按视、触、叩、听步骤进行，其中以触诊最为重要。

一、腹部体表标志与分区

（一）体表标志

为了准确地表示腹部体征的部位，常用下列体表标志：①肋弓下缘；②剑突；③腹中线；④髂前上棘；⑤腹直肌外缘；⑥腹上角；⑦脐；⑧腹股沟韧带（图4-11）。

（二）腹部分区（九分法）

由两条水平线和两条垂直线将腹部分为九个区。上水平线为肋弓下缘连线（横贯于两侧第10肋骨下缘的连线），下水平线为两侧髂前上棘连线。两条垂直线是通过左右髂前上棘至腹正中线的水平线的中点所作的垂线，将腹部分为九个区。各区的命名及分布如下（图4-12）：右上腹部、右侧腹部、右下腹部、上腹部、中腹部、下腹部、左上腹部、左侧腹部、左下腹部。

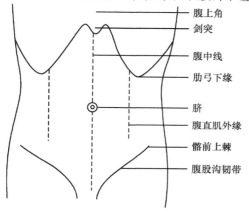

图4-11 腹部体表标志示意图

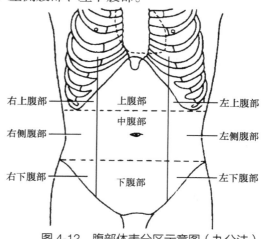

图4-12 腹部体表分区示意图（九分法）

二、视　　诊

（一）腹部外形

健康正力型成年人平卧时，前腹壁与自胸骨下端到耻骨联合的连线大致相平，称为腹部平坦。腹部圆凸或稍高出此连线者称为腹部饱满，如肥胖者及小儿。前腹壁稍内凹并低于此连线者，称为腹部低平，多见于消瘦者。以上属于正常范围。腹部明显膨隆或凹陷者具有病理意义（图4-13）。

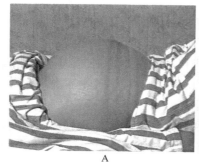
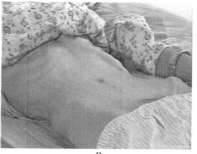

A
B

图4-13 异常腹部外形
A. 全腹膨隆；B. 全腹凹陷

1. **腹部膨隆**　平卧时前腹壁明显高于胸骨耻骨连线称为腹部膨隆。生理性见于妊娠、肥胖等；病理性的腹部膨隆：①全腹膨隆，常见于肝硬化、结核性腹膜炎引起的大量腹水、肠梗阻或肠麻痹引起的胃肠内积气、腹内巨大卵巢囊肿；②局部膨隆，腹部的局限性膨隆常因为脏器肿大、腹内肿瘤或炎性包块，以及腹壁上的肿物和疝等所致。

2. **腹部凹陷**　仰卧时前腹壁明显低于胸骨耻骨连线称为腹部凹陷。①全腹凹陷：多见于显著消瘦、严重脱水及恶病质等；②局部凹陷：较少见，多由腹壁瘢痕收缩所致。

（二）呼吸运动

正常人在呼吸时见到的腹壁上下起伏，即为呼吸运动。男性及小孩以腹式呼吸为主，而成年女性则以胸式呼吸为主。①腹式呼吸减弱见于腹膜炎症、腹水、腹腔内巨大肿块或妊娠；②腹式呼吸消失见于胃肠穿孔所致急性腹膜炎；③肺部或胸膜疾病，胸式呼吸受限而腹式呼吸增强。

（三）腹壁静脉曲张

当门静脉高压致循环障碍或上、下腔静脉回流受阻而侧支循环形成时，导致腹壁静脉呈现迂曲、扩张状态，称腹壁静脉曲张。常见于肝硬化。

（四）胃肠蠕动波及胃肠型

正常人腹部一般看不到胃和肠的轮廓及蠕动波。当胃肠道发生梗阻时，梗阻近端的胃或肠段饱满而隆起，可显出各自的轮廓，称为胃型或肠型。如果胃肠蠕动呈现出波浪式运动称为蠕动波。幽门梗阻时，由于胃的蠕动增强，可以看到自左肋下向右缓慢推进的蠕动波，有时还可见到自右向左的逆蠕动波。随蠕动波进行观察，可以大致看到胃的轮廓，称为胃型。小肠梗阻所致的蠕动波见于脐部；结肠远端梗阻，其宽大的肠型出现于腹壁周边，同时盲肠多胀大成球形。

三、触　诊

腹部检查以触诊最重要，它不仅可以进一步确定视诊所见，还可为叩诊、听诊提示重点。

检查时患者需仰卧位，头垫低枕，两手自然平放于躯干两侧，两腿屈起并稍分开，以便腹肌松弛，张口缓慢作腹式呼吸。

1. **腹肌紧张度**　正常人腹壁有一定张力但触之柔软，较易压陷，称腹壁柔软。某些病理情况可使全腹或局部紧张度增加或减弱。

（1）腹壁紧张度增加：全腹壁紧张度增加可分为几种情况。①急性胃肠穿孔或脏器破裂所致急性弥漫性腹膜炎，因腹膜刺激引起腹肌反射性痉挛，腹壁常有明显紧张，甚至强直硬如木板，称为板状腹；②结核性腹膜炎时，炎症发展缓慢，对腹膜的刺激不强，且伴有腹膜增厚，肠管和肠系膜粘连，故全腹紧张，触之犹如揉面团一样，称为揉面感，此征也可见于癌性腹膜炎。局限性腹壁紧张见于该处脏器的炎症侵及腹膜所致，如急性阑尾炎出现右下腹紧张，急性胆囊炎可发生右上腹紧张。

（2）腹肌紧张度降低：由腹肌张力减低或消失所致，触之松软无力，失去弹性，腹壁紧张度降低。全腹紧张度减低见于慢性消耗性疾病、体弱的老年人、经产妇及放出大量腹水后的患者。

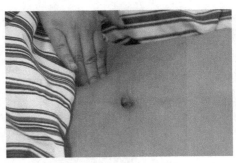
图 4-14　压痛与反跳痛

2. **压痛与反跳痛**　正常腹部无压痛和反跳痛。触诊时，由浅入深进行按压，而发生疼痛者，称为压痛。在检查到压痛后，手指在原处稍停片刻，使压痛感稍趋于稳定，然后突然移去手指，如患者腹痛骤然加剧，称为反跳痛（图4-14）。反跳痛的出现，提示炎症已波及腹膜壁层。腹壁紧张，同时伴有压痛和反跳痛，是急性腹膜炎的重要体征，称为腹膜刺激征。临床常见的压痛点有：阑尾点，又称麦氏（McBuney）点，位于右髂前上棘与脐连线的外 1/3 与中 1/3 交界处；胆囊点，位于右侧腹直肌外缘与肋弓交界处。

3. **腹部肿块** 多由肿大的或异位的脏器、肿瘤、囊肿、炎性组织或肿大的淋巴结等形成，应予鉴别，须注意：部位、大小、形态、硬度、压痛及搏动、活动度、与邻近器官的关系。如果肿块与邻近组织粘连、压痛明显、不易推动，以炎症性最为可能。如果肿块边界清楚、表面光滑、质地不坚、压痛不明显、活动度较大，可能是良性肿块；如果肿块边界模糊、表面不平、质地坚硬、移动度差，则恶性肿瘤的可能性大。

4. **肝脏触诊** 患者取仰卧位，两腿稍屈曲，使腹壁松弛，常用双手触诊法进行。医生位于患者右侧，用左手托住患者右后腰，左大拇指固定于右肋下缘；右手掌放于患者右侧腹壁上，腕关节自然伸直，手指并拢，以示指与中指指端或示指桡侧对着肋缘，自髂前上棘连线水平，右侧腹直肌外侧开始，自上而下，逐渐向右季肋缘移动，让患者作慢而深的腹式呼吸运动。触诊的手应与呼吸运动密切配合；吸气时，右手在继续施压中随腹壁抬高，但上抬速度落后于腹壁的抬起，并向季肋缘方向触探；同时左手一面向前推，使肝下缘紧贴前腹壁下移，一面抵住右下限制其扩张，以增加膈肌下移的幅度。如此，随吸气下移的肝下缘就可碰到迎触它的右手手指。呼气时，腹壁松弛并下降，右手及时向深部加压，如有肝脏肿大，则可触到肝下缘自手下滑过（图 4-15）。

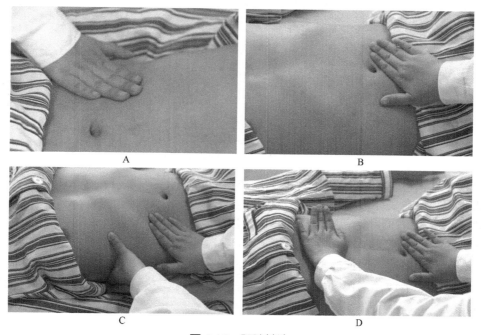

图 4-15　肝脏触诊

A. 右锁骨中线单手触诊肝脏；B. 前正中线单手触诊肝脏；C. 右锁骨中线双手触诊肝脏；D. 前正中线双手触诊肝脏

肝脏触诊主要了解肝大小、肝质地、表面、边缘及压痛等。

健康人的肝脏一般触不到，但腹壁松弛、较瘦人可触及，多在肋下 1cm、剑突下 3cm 以内，质地柔软，边缘较薄，表面光滑，无压痛和叩击痛。触到肝脏后，应详细描述。

（1）大小：记录肝脏大小，一般测量平静呼吸时，右锁骨中线上肋下缘至肝下缘垂直距离（以 cm 计）；并注明肝上界的位置（以叩诊法叩出）。同时应测量前正中线上剑突下至肝下缘的距离。

（2）质地：一般将肝质地分为 3 级：质软、质韧（中等硬度）和质硬。①正常肝脏质地柔软，如触口唇；②急性肝炎及脂肪肝时质地稍韧，慢性肝炎及肝淤血质韧，如触鼻尖；③肝硬化质硬，肝癌质地最硬，如触前额。

（3）表面形态及边缘：触及肝脏时应注意肝脏表面是否光滑，有无结节，边缘是否整齐。①肝淤血、肝炎、脂肪肝表面光滑，边缘圆钝；②肝硬化表面有小结节，边缘不整齐且较薄；③肝癌、多囊肝表面呈粗大不均匀的结节状，边缘厚薄也不一致；④肝表面呈大块状隆起者，见于巨大型肝癌、肝脓肿和肝棘球蚴病。

（4）压痛：正常肝脏和肝硬化无压痛。当肝包膜有炎性反应或被绷紧，则肝有压痛。①急性肝炎、肝淤血时，常有轻度弥漫性压痛；②较表浅的肝脓肿有明显的局限性压痛。

5. 胆囊触诊　正常胆囊不能触及。胆囊肿大时，在右肋下腹直肌外缘可触及一卵圆形或梨形、张力较高的肿块，随呼吸而上下移动，其质地和压痛视病变性质而定。引起胆囊肿大的原因有：①胆总管阻塞，胆汁大量淤积在胆囊内，见于胆总管癌、胆总管结石及胰头癌等；②急性胆囊炎；③胆囊内有大量结石或癌肿。如急性胆囊炎所致的胆囊肿大，呈囊性感，有明显压痛；壶腹周围癌所致胆囊肿大，呈囊性感而无压痛；胆囊结石或胆囊癌其肿大的胆囊有实体感。

（1）墨菲（Murphy）征：医生将左手掌放于患者右前下胸部，左手拇指按压在右腹直肌外缘与右肋交界处（胆囊点），让患者缓慢深吸气，如在吸气过程中因疼痛而突然停止（即屏气），为墨菲征阳性（图 4-16），见于急性胆囊炎。

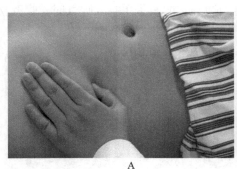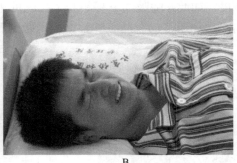

图 4-16　墨菲征
A. 胆囊点压痛；B. 病人疼痛表情

（2）库瓦西耶（Courvoisier）征：在胰头癌压迫胆总管导致阻塞时，发生明显黄疸且逐渐加深，胆囊显著肿大但无压痛，称为 Courvoisier 征阳性。

6. 脾脏触诊　患者仰卧，两腿稍屈曲，医生左手绕过患者腹前方，手掌置于患者左腰部第 7～10 肋处，将脾从后向前托起。右手掌平放于上腹部，与肋弓成垂直方向，以稍微弯曲的手指末端轻压向腹部深处，待患者吸气时向肋弓方向迎触脾，直至触到脾缘或左肋缘。脾脏轻度肿大而仰卧位不易触到时，可嘱患者改用右侧卧位检查，患者右下肢伸直，左下肢屈髋、屈膝进行检查，则较易触及（图 4-17）。

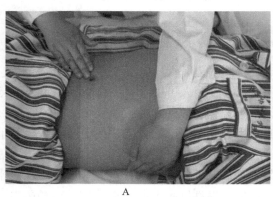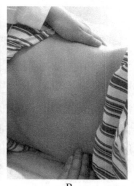

图 4-17　脾脏触诊
A.平卧位；B.右侧卧位

脾肿大的测量法：左锁骨中线与左肋弓交点至脾脏下缘间的距离为甲乙线（又名"1"线）。当脾脏轻度肿大时可仅用此线，但如肿大明显，则应加测甲丙线（"2"线）和丁戊线（"3"线）。甲丙线为左锁骨中线与左肋弓交点到最远脾尖之间的距离。丁戊线表示脾右缘到前正中线的距离，如脾向右肿大，超过正中线，测量脾右缘到正中线间的最大距，以"+"表示；未达正中线则测量脾右缘至中线间最短距离，以"−"表示（图4-18）。

临床上，常将肿大的脾分为3度：①深吸气时脾在肋下不超过3cm者为轻度肿大；②自3cm至脐水平线，称为中度肿大；③超过脐水平线则为高度肿大，又称巨脾。

触到脾后应注意大小、形态、质地、表面光滑、有无压痛及摩擦感等。①脾轻度肿大见于慢性肝炎、伤寒、粟粒性结核、急性疟疾、感染性心内膜炎、败血症和系统性红斑狼疮等，一般质地柔软；②中度脾肿大常见于肝硬化、疟疾后遗症、慢性溶血性黄疸、淋巴瘤等，质地一般较硬；③高度脾肿大、脾表面光滑者见于慢性粒细胞性白血病、慢性疟疾等。

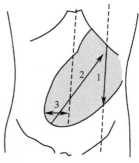

图4-18 脾大的测量方法

四、叩 诊

（一）腹部叩诊音

正常腹部除肝、脾所在部位叩诊呈浊音或实音外，其余部位叩诊均为鼓音。明显的鼓音可见于胃肠高度胀气、胃肠穿孔等。肝脾或其他实质性脏器极度肿大、腹腔内肿瘤和大量腹水时，鼓音范围缩小，病变部位可出现浊音或实音。

（二）肝脏叩诊

叩诊肝脏上、下界一般是沿右锁骨中线由第2肋间往下叩向腹部，当由清音转为浊音时即为肝上界，称肝相对浊音界；再往下轻叩，由浊音转为实音时，此处不被肺遮盖而直接贴近胸壁，称肝绝对浊音界；继续往下叩，由实音转为鼓音处即为肝下界。正常肝上界在右锁骨中线上第5肋间，下界位于右季肋下缘，两者之距离为9～11cm。体型对肝脏位置有一定影响，矮胖型肝上、下界均可高一个肋间，瘦长型则可低一个肋间。

病理情况下：①肝浊音界上移见于右肺纤维化、右下肺不张、气腹和鼓肠等；②肝浊音界下移见于肺气肿、右侧张力性气胸、内脏下垂等；③肝浊音界扩大见于肝癌、肝炎、肝淤血、多囊肝等；④肝浊音界缩小见于急性重型肝炎、肝硬化晚期和胃肠胀气等；⑤肝浊音界消失代之以鼓音者，多因肝表面覆盖有气体所致，是急性胃肠穿孔的一个重要征象；⑥肝区叩击痛对诊断肝炎、肝脓肿有一定意义。

（三）移动性浊音的叩诊

当腹腔内有中等量以上（超过1000ml）腹水时，如患者取仰卧位，因重力作用，腹水多潴积于腹腔的低处，含气的肠管漂浮其上，故叩诊时腹部两侧呈浊音，腹中部呈鼓音；当患者侧卧时，下侧腹部呈浊音，上侧腹部呈鼓音，这种因体位不同而出现浊音区变动的现象，称为移动性浊音。它是发现腹腔内有无积液的重要体征。临床上见于肝硬化、结核性腹膜炎、腹膜转移癌等。

五、听 诊

（一）肠鸣音

肠蠕动时，肠管内气体和液体也随之流动，产生一种断断续续的"咕噜"音，称为肠鸣音。在脐部听得最清楚，正常4～5次/分（图4-19）。①超过10次/分为肠鸣音频繁，见于急性肠炎、胃肠道大出血；②如次数多且肠鸣音高亢，甚至呈金属音，称为肠鸣音亢进，见于机械性肠梗阻；③肠鸣音明显低于正常或3～5分钟才听到1次者，称肠鸣音减弱，见于肠麻痹。

（二）振水音

患者仰卧，将听诊器置于患者上腹，然后用弯曲的手指连续迅速冲击患者上腹部，如听到胃内气体与液体相撞击而发出的声音，称为振水音（图4-20）。也可用两手左右摇晃患者上腹部来听振水音。正常人在餐后或饮多量液体后可有上腹振水音，但若在清晨或餐后6～8小时以上仍有此音，则提示幽门梗阻。

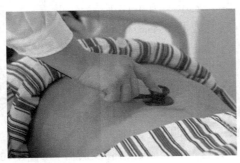 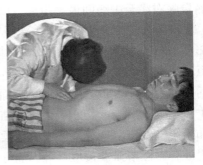

图 4-19　腹部听诊　　　　　　图 4-20　振水音检查

第 6 节　神经反射检查

反射是通过反射弧完成的。反射弧中任何一部分有病变，均可使反射活动受到影响（减弱或消失）。病变在高级中枢（锥体束以上），则会使反射弧失去抑制作用，出现反射亢进或伴病理反射。

（一）生理反射

1. 浅反射　刺激皮肤或黏膜引起反应称为浅反射。

（1）角膜反射：嘱被检查者向内上方注视，医师用细棉签由角膜外缘轻触患者的角膜，引起眼睑迅速闭合，双侧分别检查。角膜反射完全消失见于深昏迷患者。

（2）腹壁反射：患者仰卧位，两下肢稍屈以使腹壁放松，然后用火柴梗或钝头竹签按上、中、下三个部位轻划腹壁皮肤。正常人在受刺激的部位可见腹壁肌收缩。上部反射消失见于胸髓 7～8 节病损，中部反射消失见于胸髓 9～10 节病损，下部反射消失见于胸髓 11～12 节病损。双侧上、中、下三部反射均消失见于昏迷或急腹症患者。一侧腹壁反射消失见于同侧锥体束病损。

2. 深反射　刺激骨膜、肌腱引起的反应。

（1）肱二头肌反射：检查者以左手托扶患者屈曲的肘部，并将拇指置于肱二头肌肌腱上，然后以叩诊锤叩击拇指，正常反应为肱二头肌收缩，前臂快速屈曲。反射中枢在颈髓 5～6 节。

（2）肱三头肌反射：检查者以左手托扶患者的肘部，嘱患者肘部屈曲，然后以叩诊锤直接叩击鹰嘴突上方的肱三头肌肌腱，反应为肱三头肌收缩，前臂稍伸展。反射中枢在颈髓 7～8 节。

（3）膝腱反射：坐位检查时，小腿完全松弛，自然悬垂。卧位时医师用左手在腘窝处托起两下肢，使髋、膝关节稍屈，然后用右手持叩诊锤叩击髌骨下方的股四头肌肌腱。正常反应为小腿伸展。反射中枢在腰髓 2～4 节。

（4）跟腱反射：嘱患者仰卧，髋及膝关节稍屈曲，下肢取外旋外展位，医师用左手托患者足掌，使足呈过伸位，然后以叩诊锤叩击跟腱。正常反应为腓肠肌收缩，足向跖面屈曲。反射中枢在骶髓 1～2 节。

深反射的减弱或消失，见于周围神经的病变，如末梢神经炎、神经根炎、脊髓前角灰质炎等。锥体束损伤时深反射亢进，但脑或脊髓的急性损伤可发生超限抑制，使低级反射中枢受到影响，出现深反射的减弱或消失。

（二）病理反射

病理反射指锥体束病损时，失去了对脑干和脊髓的抑制功能，而释放出的踝和趾背伸的反射作用。成年人若出现上述反射现象则为病理反射。

1. Babinski 征　检查方法同跖反射。Babinski 征阳性表现为趾缓缓背伸，其他四趾呈扇形展开（图 4-21），见于锥体束损害。

2. Oppenheim 征　医师用拇指及示指沿患者胫骨前缘用力由上向下滑压（图 4-22），阳性表现同 Babinski 征。

3. Gordon 征　检查时用拇指和其他四指分置于腓肠肌部位，然后以适度的力量捏压，阳性表现同 Babinski 征。

4. Chaddock 征　用竹签在外踝下方由后向前划至趾跖关节处为止，阳性表现为 Babinski 征。

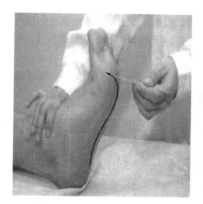
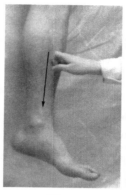
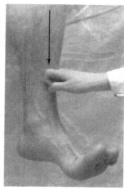

图 4-21　Babinski 征检查　　　　图 4-22　Oppenheim 征检查

（三）脑膜刺激征

脑膜由于各种脑膜炎、蛛网膜下腔出血等刺激，出现一系列体征，称脑膜刺激征。

1. 颈项强直　患者仰卧，以手托扶患者枕部作被动屈颈动作以测试颈肌抵抗力。颈强直表现为被动屈颈时抵抗力增强。

2. Kernig 征　嘱患者仰卧，先将一侧髋关节屈成直角，再用手抬高小腿，正常人可将膝关节伸达 135° 以上。阳性表现为伸膝受限，并伴有疼痛与屈肌痉挛（图 4-23）。

3. Brudzinski 征　嘱患者仰卧，下肢自然伸直，医生一手托患者枕部，一手置于患者胸前，然后使头部前屈，阳性表现为两侧膝关节和髋关节屈曲（图 4-24）。

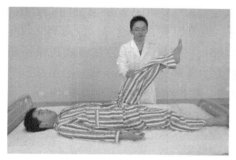
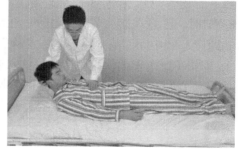

图 4-23　Kernig 征检查　　　　图 4-24　Brudzinski 征检查

第 7 节　肛门、直肠和外生殖器检查

一、肛门、直肠检查

1. 体位　①肘膝位：前列腺、乙状结肠。②左侧卧位：病重、年老体弱或女性患者。③截石位：盆腔脏器。④蹲位：直肠脱出、内痔。

2. 视诊　肛裂、痔、肛周脓肿、肛门直肠瘘、直肠脱垂。

3. 触诊　检查肛门括约肌的紧张度，再检查肛管及直肠内壁。注意直肠黏膜是否光滑，有无狭窄、触痛、肿块及搏动感。男性被检者还可触及前列腺及精囊，女性被检者可检查子宫及输卵管等。

检查完毕后，取出指套，观察指套上有无分泌物及血迹，必要时送检。

二、外生殖器检查

1. **男性外生殖器**　观察其发育情况，注意阴茎有无畸形和包茎，两侧阴囊是否对称。检查睾丸时，注意有无隐睾，睾丸以及附睾的大小、形状、硬度、压痛及结节等。

2. **女性生殖器**　一般不做常规检查，如有适应证时，由妇产科医生检查。

第8节　脊柱和四肢检查

一、脊 柱 检 查

正常脊柱背面观直立位时无侧弯，侧面观有 4 个生理弯曲，即颈椎段稍前凸、胸椎段稍后凸、腰椎段明显前凸、骶椎则明显后凸，呈"S"形。

1. **视诊**　患者直立或端坐，两臂自然下垂，从背部观察两侧是否对称，脊柱有无异常弯曲或畸形。脊柱后凸多见于佝偻病、结核病等。脊柱前凸多见于妊娠后期、腹水、先天性髋关节脱位。脊柱侧弯则多见于姿势性侧弯和器质性侧弯。

2. **脊柱活动度**　正常人脊柱有一定活动度，但各部活动范围明显不同。颈段、腰段活动范围最大、胸段活动度较小、骶段几乎不活动。

3. **脊柱压痛和叩击痛**　正常人无压痛和叩击痛，明显压痛见于脊椎结核、骨折或椎间盘脱出症。脊柱两旁肌肉压痛见于急性腰肌劳损。

二、四 肢 检 查

正常人四肢与关节左右对称、形态正常、活动不受限。四肢病变主要表现为疼痛、畸形、活动障碍或异常。四肢检查主要运用视诊和触诊的评估方法。

1. **形态观察**　注意观察两侧上、下肢是否对称，肢体形态有无畸形，肌肉有无萎缩，关节有无变形。膝内翻（下肢呈"O"形弯曲）、膝外翻（下肢呈"X"形弯曲），多见于佝偻病和大骨节病（图4-25）。检查关节时，注意观察关节有无红肿、压痛，关节腔有无积液等。注意有无反甲，是指甲营养障碍，致边缘隆起和中间凹陷，呈匙状，又称匙状甲，多见于缺铁性贫血或高原疾病（图 4-26）。杵状指（趾），即指（趾）末端软组织增厚呈杵状肥大，最常见于肺部疾病、心脏疾病和营养障碍性疾病等。类风湿关节炎患者，指间关节多呈梭形肿胀，掌指关节常有尺侧半脱位。

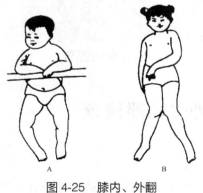

图 4-25　膝内、外翻

A. 膝内翻；B. 膝外翻

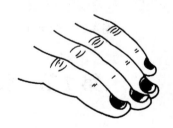

图 4-26　匙状指

2. **四肢运动功能检查**　对运动功能的评估主要包括肌力、肌张力、不自主运动及共济运动的评估。

（1）肌力：为肌肉运动时的最大收缩力。检查时令受检查者作肢体伸屈动作，检查者从相反方向给予阻力，测试其对阻力的克服力量，并注意两侧比较（图 4-27）。

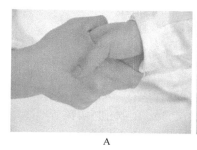 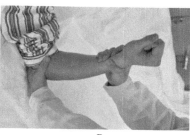 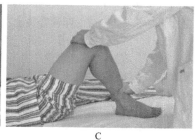

A B C

图 4-27　肌力检查

A. 手；B. 上肢；C. 下肢

（2）肌张力：为静息状态下的肌肉紧张度和被动运动时遇到的阻力，检查时嘱受检者放松，检查者根据触摸肌肉的硬度以及被动活动被检查者肢体的各个关节，注意感受到的阻力，并两侧对比。

（3）不自主运动：为患者意识清楚的情况下，不能自行控制的骨骼肌动作。包括震颤、舞蹈样运动、手足徐动、抽搐等。

（4）共济运动：为完成机体任一动作均依赖于小脑的功能、运动系统的正常肌力、前庭神经系统的平衡功能，眼睛、头、身体动作的协调，以及感觉系统对位置的感觉共同参与。以上部位的任何损伤均可出现共济失调。共济运动检查方法包括指鼻试验（图 4-28）、跟-膝-胫试验、快速轮替动作（图 4-29）、闭目站立等。

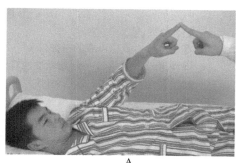 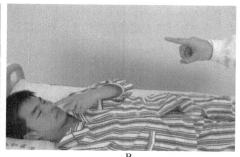

A B

图 4-28　指鼻试验

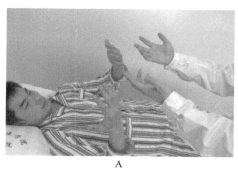 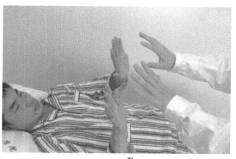

A B

图 4-29　快速轮替动作

A. 旋前；B. 旋后

自测题

选择题（A 型题）

1. 正常情况下不会出现的叩诊音是（ ）
   A. 清音　　　　B. 浊音　　　　C. 实音
   D. 鼓音　　　　E. 过清音

2. 触诊对哪个部位的检查更重要（ ）
   A. 胸部　　　　B. 腹部　　　　C. 皮肤
   D. 神经系统　　E. 颈部

3. 全身状态的视诊内容不包括（ ）
   A. 发育与体形　　　　B. 骨骼关节外形
   C. 面容与表情　　　　D. 意识状态
   E. 体位

4. 患者表情惊恐、眼裂增大、眼球突出、目光闪烁、烦躁不安，属于（ ）
   A. 急性病容　　　　B. 慢性病容
   C. 甲亢面容　　　　D. 贫血面容
   E. 二尖瓣面容

5. 肿大的甲状腺与颈前其他包块的鉴别，下列哪项最重要（ ）
   A. 甲状腺表面光滑
   B. 甲状腺位于甲状软骨下方
   C. 甲状腺可随吞咽动作上下移动
   D. 甲状腺多呈弥漫性、对称性肿大
   E. 甲状腺肿大的程度多在胸锁乳突肌以内

6. 患者，25 岁。昏迷，呼气有刺激性大蒜味，双侧瞳孔 2mm，首先考虑（ ）
   A. 视神经萎缩　　　　B. 阿托品中毒
   C. 昏迷　　　　　　　D. 有机磷农药中毒
   E. 濒死状态

7. 患者，发热，体温 38.5℃，属于（ ）
   A. 低热　　　　B. 中度热　　　　C. 高热
   D. 超高热　　　E. 微热

8. 正常肺泡部位叩诊音是（ ）
   A. 浊音　　　　B. 实音　　　　C. 清音
   D. 鼓音　　　　E. 过清音

9. 酸中毒时深长呼吸，又称为（ ）
   A. Cheyne-Stokes 呼吸　　B. Biot 呼吸
   C. Kussmaul　　　　　　　D. 叹气呼吸
   E. 点头呼吸

10. 提示肺部病变的体征是（ ）
    A. 支气管呼吸音　　　　B. 肺泡呼吸音
    C. 支气管肺泡呼吸音　　D. 湿啰音
    E. 清音

11. 桶状胸见于（ ）
    A. 肺水肿　　　B. 肺不张　　　C. 大叶性肺炎
    D. 肺气肿　　　E. 胸腔积液

12. 左心室增大的表现是（ ）
    A. 心尖搏动向左下移位　　B. 心尖搏动向左移位
    C. 剑突下搏动　　　　　　D. 纵隔移位
    E. 心尖搏动正常

13. 心血管器质性病变的体征为（ ）
    A. 心率增快　　　　B. 心律失常
    C. 听到杂音　　　　D. 震颤
    E. 心音分裂

14. 心肌严重损害的体征是（ ）
    A. 心律失常　　　　B. 奔马律
    C. 听到杂音　　　　D. 心脏移位
    E. 心音分裂

15. 中等腹水较为敏感可靠的指征是（ ）
    A. 波动感　　　　B. 移动性浊音
    C. 蛙状腹　　　　D. 脐外突
    E. 腹部膨隆

16. 下列属于浅反射的是（ ）
    A. 跟腱反射　　　　B. 肱二头肌反射
    C. 肱三头肌反射　　D. 角膜反射
    E. 膝腱反射

（陈依妮）

第5章
辅助检查

通过本章内容的学习，了解浆膜腔穿刺液检查的临床意义，理解肝肾功能检查、病毒性肝炎免疫学检查的临床意义，血液、尿液、粪便、肝肾功能、病毒性肝炎免疫学检查的内容，掌握红细胞、白细胞、血小板检查和尿液检查以及粪便检查的参考值。

第1节 实验室检查

一、血液检查

血液的一般检查主要有红细胞计数、血红蛋白测定、白细胞计数和分类计数，以及血小板计数。

（一）红细胞计数

1. **正常参考值** 成年男性红细胞（RBC）计数（4.0～5.5）×10^{12}/L；成年女性（3.5～5.0）×10^{12}/L；新生儿（6.0～7.0）×10^{12}/L。

2. **临床意义**

（1）减少：见于各种类型贫血。

（2）增多：见于慢性心肺疾病、真性红细胞增多症、慢性一氧化碳中毒、大量失水、严重烧伤等。

（二）血红蛋白测定

1. **正常参考值** 成年男性 120～160g/L；成年女性 110～150g/L；新生儿 170～200g/L。

2. **临床意义**

（1）减少：①血红蛋白（Hb）减少的程度比红细胞严重，见于缺铁性贫血，即小细胞低色素性贫血。②Hb 减少的程度与红细胞相同，见于正细胞正色素性贫血。③红细胞减少的程度比 Hb 严重，见于大细胞高色素性贫血。

（2）增多：见于慢性肺源性心脏病、真性红细胞增多症、发绀型先天性心脏病、大量失水、严重烧伤、休克、高原病等。

（三）白细胞计数和分类计数

1. **正常参考值** 白细胞（WBC）计数成人（4.0～10.0）×10^9/L；6个月～2岁儿童（11.0～12.0）×10^9/L；新生儿（15.0～20.0）×10^9/L。

2. 白细胞分类计数，见表 5-1。

表 5-1 白细胞分类计数

白细胞分类	百分数（%）	绝对值（×10^9/L）
杆状核粒细胞（Nst）	0～5	0.04 ～ 0.5
分叶核粒细胞（Nsg）	50～70	2 ～ 7
嗜酸性粒细胞（E）	0.5～5	0.05 ～ 0.5
嗜碱性粒细胞（B）	0～1	0 ～ 0.1
淋巴细胞（L）	20～40	0.8 ～ 4
单核细胞（M）	3～8	0.12 ～ 0.8

3. 临床意义

（1）中性粒细胞

1）增多：见于一般化脓性感染、慢性粒细胞性白血病、中毒、急性出血或溶血等。

2）减少：见于某些病毒、革兰氏阴性杆菌感染，以及药物中毒、放射线损伤等。

（2）嗜酸性粒细胞

1）增多：见于过敏性疾病、寄生虫病、皮肤病、其他。

2）减少：见于长期使用激素以及伤寒、副伤寒等。

（3）嗜碱性粒细胞

1）增多：见于慢性粒细胞白血病、恶性肿瘤等。

2）减少：见于应激、急性过敏反应等。

（4）淋巴细胞

1）增多：见于病毒或某些细菌感染、淋巴细胞性白血病。

2）减少：见于应用激素、接触放射线、细胞免疫缺陷病等。

（5）单核细胞

1）增多：见于某些感染，如疟疾；某些血液病。

2）减少：通常无临床意义。

（四）血小板计数

1. **正常参考值** 血小板（PLT）计数正常为（100～300）×10^9/L。

2. **临床意义**

（1）增多：①反应性增多，如急性失血。②骨髓增生性疾病和恶性肿瘤。

（2）减少：①血小板生成障碍，如再生障碍性贫血。②血小板破坏增加，如特发性血小板减少性紫癜。③血小板消耗过多，如弥散性血管内凝血。④感染。

二、尿 液 检 查

（一）一般检查

1. **尿量** 正常成人 24 小时尿量为 1000～2000ml。

（1）少尿：24 小时尿量小于 400ml 或每小时尿量持续小于 17ml。

（2）多尿：24 小时尿量多于 2500ml。

（3）无尿：24 小时尿量小于 100ml。

2. **颜色** 正常新鲜尿液多呈淡黄色。尿液常见的异常情况如下。

（1）血尿：尿内含有一定量的红细胞时，称血尿。血尿提示泌尿系统出血，可见于急性肾炎、肾结石、肾肿瘤。

（2）肉眼血尿：每升尿含血量超过 1ml 时，可出现淡红色。

（3）镜下血尿：镜检时红细胞数大于 3 个/HP。

（4）血红蛋白尿：呈酱油色或浓茶色，系血管内溶血所致。镜检无红细胞，但隐血试验呈阳性。

3. **透明度** 新鲜尿清澈透明，放置一段时间后呈微浊。

4. **酸碱性** 正常新鲜尿液呈弱酸性，pH 5.5～6.5，久置后可呈弱碱性。

（1）酸性尿：见于酸中毒及服用大量酸性药物等。

（2）强碱尿：见于碱中毒及服用大量碱性药物等。

5. **尿相对密度** 相对密度受饮水、排汗影响较大。正常人尿相对密度为 1.010～1.025。

（1）尿相对密度增高：见于急性肾炎、糖尿病、高热等。

（2）尿相对密度降低：相对密度常恒定在 1.010±0.003，见于尿崩症、慢性肾衰竭等。

（二）尿液化学检查

1. **尿蛋白定性试验**　尿蛋白定性试验正常呈阴性。尿蛋白定性试验呈阳性反应时，称蛋白尿。

（1）生理性蛋白尿：属功能性蛋白尿，见于劳累、剧烈运动等，尿蛋白一般不超过+。

（2）病理性蛋白尿：常见于肾小球疾病；其次为肾小管间质疾病及一些全身性疾病（如糖尿病、系统性红斑狼疮等）。

2. **尿糖定性试验**　正常呈阴性，尿糖定性试验呈阳性，称为糖尿。

（三）尿液显微镜检查

1. **细胞检查**　检查项目包括：①上皮细胞；②红细胞；③白细胞。

2. **管型检查**　管型是蛋白质、细胞及其破碎产物在肾小管内凝固而形成的圆柱状体。

3. **尿酮体检查**　正常为阴性。

4. **结晶检查**　正常为阴性。

三、粪 便 检 查

（一）粪便一般检查

1. **颜色与性状**

（1）食糜样或稀汁样便：见于各种原因引起的腹泻。

（2）黏液、脓样或脓血便：见于痢疾、溃疡性结肠炎、直肠癌。

（3）冻状便：过敏性结肠炎患者常于腹部绞痛之后，排出黏冻状便。

（4）柏油样便：黑色富有光泽，呈柏油样，见于各种原因引起的上消化道出血。

（5）鲜血便：见于肠道下段出血性疾病，如痢疾、结肠癌、痔疮等。

（6）白陶土样便：见于各种原因引起的梗阻性黄疸。

（7）绿色稀便：见于乳儿消化不良，因肠蠕动过快，胆红素由粪便中排出所致。

（8）细条状便：经常排细条状或扁条状粪便，说明有肠狭窄，见于直肠癌。

（9）米泔样便：呈白色淘米水样，内含黏液片块、量多，见于霍乱和副霍乱。

2. **量**　正常大便每日一次，排泄量100～300g。

3. **气味**　正常粪便有臭味，系由粪便中含蛋白质分解产物——吲哚及粪臭素所致。

4. **寄生虫体**

5. **显微镜检查**　①寄生虫卵及原虫。②细胞。③食物残渣。

（二）粪便隐血检查

肉眼及显微镜均不能发现的胃肠出血称隐血。正常人隐血试验为阴性。粪便隐血试验阳性主要见于各种疾病所致的上消化道出血，如消化性溃疡、胃肠道肿瘤等。

四、肝功能检查

（一）血清总胆红素与直接胆红素测定

1. **参考值**　血清总胆红素为 2～18μmol/L，血清直接胆红素为 0～4μmol/L，间接胆红素=总胆红素–直接胆红素。

2. **临床意义**

（1）总胆红素增高、间接胆红素增高：见于溶血性黄疸。

（2）总胆红素增高、直接胆红素及间接胆红素均增高：见于肝细胞性黄疸。

（3）总胆红素增高、直接胆红素增高：见于梗阻性黄疸。

（二）尿液胆红素测定

1. **参考值**　正常为阴性反应，阳性提示血中结合胆红素（直接胆红素）增加。

2. 临床意义

（1）胆汁排泄受阻如胆石症、胆管肿瘤、胰头癌等，门脉周围炎症，肝细胞肿胀等。

（2）肝细胞损害如病毒性肝炎、药物或中毒性肝炎、急性酒精性肝炎。

（3）黄疸鉴别诊断：肝细胞性及梗阻性黄疸尿内胆红素为阳性，而溶血性黄疸则为阴性。

（三）尿液尿胆原检查

1. 参考值 定量：0.84～4.2μmol/24h。定性：阴性或弱阳性。

2. 临床意义

（1）增加：见于肝功能障碍（肝病、心功能不全）、溶血性黄疸。

（2）减少：见于胆总管梗阻或肝细胞性黄疸的极期。

（四）蛋白质代谢功能检查

1. 血清总蛋白和白蛋白（A）、球蛋白（G）比值测定 参考值：血清总蛋白 60～80g/L，白蛋白 40～55g/L，球蛋白 20～30g/L；A/G 为（1.5～2.5）：1。

2. 血清蛋白电泳 参考值（醋酸纤维素法）：白蛋白 62%～71%；α_1 球蛋白 3%～4%；α_2 球蛋白 6%～10%；β 球蛋白 7%～11%，；γ 球蛋白 9%～18%。

3. 酶学检查

（1）血清氨基转移酶测定：血清丙氨酸氨基转移酶（ALT）、血清天冬氨酸氨基转移酶（AST）测定。

1）参考值：速率法，ALT<40U/L（37℃）；AST<45U/L（37℃）；ALT/AST≤1。

2）临床意义：①急性病毒性肝炎，ALT 及 AST 水平均显著升高，高峰可达正常值数十倍，甚至 100 倍，但以 ALT 水平升高更明显。②重症肝炎及暴发性肝炎，ALT 及 AST 水平均明显升高。③慢性病毒性肝炎，氨基转移酶轻度上升或正常，ALT/AST>1；若 ALT/AST<1，提示慢性肝炎进入活动期。④血清 AST 测定也可用于急性心肌梗死的（AMI）诊断。

（2）血清碱性磷酸酶（ALP）测定

1）参考值：磷酸硝基苯酚连续监测法（37℃），成人 40～110U/L；儿童<350U/L。

2）临床意义：①肝胆疾病，梗阻性黄疸血清 ALP 活性升高，在升高幅度上肝外梗阻>肝内梗阻，完全梗阻>不完全梗阻，恶性肿瘤>胆石症。②原发性肝癌和 90%转移性肝癌 ALP 升高明显。③无黄疸患者 ALP 异常升高应警惕肝癌可能。④骨骼疾病，骨软化症、佝偻病、骨折恢复期等患者血清 ALP 活性升高。

五、病毒性肝炎的免疫学检查

（一）甲型肝炎病毒标志物测定

1. 参考值 阴性。

2. 临床意义

（1）抗 HAV-IgM：在发病后升高，并在第 2 周达高峰。约 6 个月后转阴。

（2）抗 HAV-IgG：阳性表示患者过去曾感染过甲型肝炎病毒（HAV），现体内无 HAV，是保护性抗体。

（二）乙型肝炎病毒标志物测定

1. 乙型肝炎表面抗原（HBsAg）测定

（1）参考值：阴性。

（2）临床意义：①乙型肝炎潜伏期及急性期。②慢性肝炎、肝硬化、肝癌等。③慢性 HBsAg 携带者。

2. 乙型肝炎表面抗体（抗 HBs）测定

（1）参考值：阴性。

（2）临床意义：①阳性提示曾感染过乙型肝炎病毒，已具有免疫力。②注射乙肝疫苗或抗体免疫球蛋白者，可呈阳性。

3. 乙型肝炎病毒 e 抗体（抗 HBe）测定

（1）参考值：阴性。

（2）临床意义：①阳性提示病毒复制减低，传染性减低。②部分慢性乙型肝炎、肝硬化及肝癌的患者可检出。

4. 乙型肝炎病毒核心抗原（HBcAg）和核心抗体（抗 HBc）测定

（1）参考值：阴性。

（2）临床意义：①抗 HBc-IgM，阳性见于急性乙型肝炎。②抗 HBc 总抗体，阳性可见于急慢性乙型肝炎、肝癌，也可在部分 HBsAg 阴性者体内出现。

5. 乙型肝炎病毒 DNA（HBV-DNA）定性和定量测定　HBV-DNA 阳性是乙型肝炎病毒感染的可靠诊断指标。

（三）丙型肝炎病毒标志物测定

1. 参考值　酶联免疫吸附测定（ELISA）法阴性。

2. 临床意义　①抗 HCV-IgM：阳性表明急性丙型肝炎病毒（HCV）感染。②抗 HCV-IgG：既往感染 HCV 的指标。

（四）丁型肝炎病毒标志物测定

1. 参考值　阴性。

2. 临床意义　①抗 HDV-IgM：出现早，用于丁型肝炎的早期诊断。②抗 HDV-IgG：阳性表明曾感染过丁型肝炎病毒。

（五）戊型肝炎病毒标志物测定

1. 参考值　阴性。

2. 临床意义　约 95% 的急性期患者体内可出现抗 HEV-IgM 阳性。恢复期血中能检出抗 HEV-IgG。

（六）庚型肝炎病毒标志物测定

庚型病毒性肝炎病毒（HGV）侵入人体后，机体可产生相应抗体（抗-HGV）。其阳性表示曾感染过 HGV。

六、肾功能检查

（一）肾小球功能试验

1. 内生肌酐清除率（Ccr）

（1）参考值：以 $1.73m^2$ 体表面积计。成人 80～120ml/min；新生儿 40～65ml/min。

（2）临床意义：①反映肾小球滤过功能有无损害，肾小球损害，Ccr 呈进行性下降。②反映肾小球滤过功能受损程度。③指导临床治疗。④肾移植术的疗效观察指标。

2. 血清尿素氮（BUN）

（1）参考值：成人 3.2～7.1mmol/L；儿童 1.8～6.5mmol/L。

（2）临床意义：血中尿素氮增高见于①肾脏疾病；②肾前或肾后因素引起的尿量显著减少或尿闭；③体内蛋白质分解过多。

3. 血肌酐（Cr）

（1）参考值：①全血肌酐，88.4～176.8μmol/L。②血清或血浆肌酐，男 53～106μmol/L；女 44～97μmol/L。

（2）临床意义：血肌酐升高见于①肾实质性损害；②脏器功能不全；③尿素氮的变化。

七、常用生化检查

（一）空腹血葡萄糖检测

1. **参考值**　①邻甲苯氨法：3.9～6.4mmol/L。②酶法：3.9～6.1mmol/L。

2. **临床意义**

（1）增高：见于①空腹血糖增高；②糖尿病；③内分泌疾病；④应激性高血糖；⑤药物影响；⑥其他病因；⑦生理性增高。

（2）减低：见于①胰岛素过多；②缺乏抗胰岛素激素；③血糖来源减少性疾病。

（二）血清钾测定

1. **参考值**　正常值 3.5～5.5mmol/L。

2. **临床意义**

（1）降低：见于①摄取不足；②丢失过度；③钾的分布异常。

（2）增高：见于①摄入过多；②排泄障碍；③细胞内钾大量释出；④其他原因。

（3）如果血清钾<3.0mmol/L 或>7.5mmol/L 有导致心脏停搏的危险。

（三）血清钠测定

1. **参考值**　正常值 135～145mmol/L。

2. **临床意义**

（1）增高：见于①摄入过多；②肾排钠减少。

（2）降低：见于①严重呕吐、腹泻、胰腺手术后造瘘等；②钠从尿中排泄增多；③大量使用利尿剂又控制钠盐摄入时；④烧伤及创伤、大量出汗等。

（四）血清氯化物的测定

1. **参考值**　正常值 98～108mmol/L。

2. **临床意义**　血清氯离子的变化与钠离子呈平行关系。

第 2 节　特 殊 检 查

一、浆膜腔积液检查

人体浆膜腔在正常情况下仅有少量液体，主要起润滑作用，胸腔液<20ml，腹腔液<50ml，心包腔液为 10～30ml，关节腔液 0.1～0.2ml。病理情况下，腔内有多量液体潴留，称为浆膜腔积液。随部位不同而分为胸腔积液、腹腔积液（腹水）、心包腔积液及关节腔积液。根据积液产生原因及性质不同，分为漏出液和渗出液两大类（表 5-1）。

表 5-1　漏出液和渗出液的鉴别

类别	漏出液	渗出液
原因	非炎症所致	炎症、肿瘤或物理、化学刺激所致
外观	淡黄，透明或微浊，浆液性	黄色、血色、脓性或乳糜性
相对密度	<1.018	>1.018
凝固性	不易凝固	易凝固
蛋白质定量	<25g/L	>30g/L
糖定量	近似血糖量	多低于血糖量
李凡他试验（黏蛋白定性）	阴性	阳性
蛋白质电泳	以白蛋白为主，球蛋白比例低于血浆	电泳图谱近似于血浆
细胞总数	小于 100×10^6/L	大于 500×10^6/L
细胞分类	淋巴细胞、间皮细胞为主	急性感染以中性粒细胞为主；慢性感染以淋巴细胞为主

二、脑脊液检查

（一）颜色检查

1. 参考值 无色水样液体。

2. 临床意义

（1）红色：常见于蛛网膜下腔出血、脑出血、硬膜下血肿等。

（2）黄色：见于陈旧性蛛网膜下腔出血及脑出血、包囊性硬膜下血肿、化脓性脑膜炎、脑膜粘连、脑栓塞；椎管梗阻；脑、脊髓肿瘤及严重的结核性脑膜炎；各种原因引起的重症黄疸；心功能不全、含铁血黄素沉着症、胡萝卜素血症、早产儿等。

（3）乳白色：见于化脓性脑膜炎。

（4）微绿色：见于铜绿假单胞菌性脑膜炎、甲型链球菌性脑膜炎。

（5）褐色或黑色：见于中枢神经系统的黑色素瘤、黑色素肉瘤等。

（二）透明度检查

1. 参考值 清晰透明。

2. 临床意义

（1）微浑：常见于乙型脑炎、脊髓灰质炎、脑脓肿（未破裂者）。

（2）混浊：常见于化脓性脑膜炎、结核性脑膜炎等。

（3）毛玻璃状：常见于结核性脑膜炎、病毒性脑膜炎等。

（4）凝块：见于化脓性脑膜炎、脑梅毒、脊髓灰质炎等。

（5）薄膜：常见于结核性脑膜炎等。

（三）细胞计数

1. 参考值 成人（0~8）$\times 10^6$/L；儿童（0~15）$\times 10^6$/L；新生儿（0~30）$\times 10^6$/L。

2. 临床意义

（1）细胞数明显增高（>200×10^6/L）：常见于化脓性脑膜炎、流行性脑脊髓膜炎。

（2）中度增高（<200×10^6/L）：常见于结核性脑膜炎。

（3）正常或轻度增高：常见于浆液性脑膜炎、流行性脑炎（病毒性脑炎）、脑水肿等。

（四）蛋白质定性试验

1. 参考值 阴性。

2. 临床意义

（1）脑脊液蛋白质明显增高（++以上）：常见于化脓性脑膜炎、结核性脑膜炎、中枢神经系统恶性肿瘤及其转移癌、脑出血、蛛网膜下腔出血及梗阻等。

（2）脑脊液蛋白质轻度增高（+、++）：常见于病毒性脑膜炎、霉菌性脑膜炎、流行性乙型脑炎、脊髓灰质炎、脑膜血管梅毒、麻痹性痴呆、脑血栓形成等。

（五）葡萄糖半定量试验

1. 参考值 1~5管或2~5管阳性。

2. 临床意义

（1）脑脊液葡萄糖增高：常见于饱餐或静脉注射葡萄糖后、血性脑脊液、糖尿病、脑干急性外伤或中毒、早产儿或新生儿等。

（2）脑脊液葡萄糖降低：常见于急性化脓性脑膜炎、结核性脑膜炎、霉菌性脑膜炎、神经梅毒、脑肿瘤、低血糖等。

（六）细菌及寄生虫检查

1. 参考值 阴性。

2. 临床意义

（1）脑脊液中有细菌，可引起细菌性脑膜炎。

（2）脑脊液中若发现血吸虫卵或肺吸虫卵等，可诊断为脑型血吸虫病或脑型肺吸虫病等。

（七）细胞分类

1. **参考值** ①红细胞：无或少量。②淋巴及单核细胞：少量。③间皮细胞：偶见。④其他细胞：无。

2. **临床意义**

（1）红细胞增多：常见于脑出血、蛛网膜下腔出血、脑血栓、硬膜下血肿等。

（2）淋巴细胞增多：见于结核性脑膜炎、霉菌性脑膜炎、病毒性脑膜炎、麻痹性痴呆、流行性乙型脑炎后期、脊髓灰质炎、脑肿瘤、脑出血、多发性神经炎。

（3）中性粒细胞增多：见于化脓性脑膜炎、流行性脑脊髓膜炎、流行性脑炎、脑出血、脑脓肿、结核性脑膜炎恶化期。

（4）嗜酸性粒细胞增多：见于寄生虫性脑病等。

（5）单核细胞增多：常见于浆液性脑膜炎。

（6）吞噬细胞：常见于麻痹性痴呆、脑膜炎。

（7）肿瘤细胞：见于脑、脊髓肿瘤。

（8）白血病细胞：见于中枢神经系统白血病。

（八）脑脊液白细胞总数

1. **正常值** ①婴儿（0～20）$\times 10^6$/L。②儿童（0～10）$\times 10^6$/L。③成人（0～8）$\times 10^6$/L。

2. **临床意义**

（1）各种脑膜炎、脑炎时增高，化脓性脑膜炎时显著升高，可达每升数千万，以中性粒细胞为主。

（2）结核性和真菌性脑膜炎亦可增高，早期以中性粒细胞为主，后期以淋巴细胞为主。

（3）病毒性脑膜炎一般增至数十至数百，以淋巴细胞为主，其中流行性乙型脑炎的早期以中性粒细胞为主。

（4）脑出血或蛛网膜下腔出血可见白细胞增多。

（5）脑寄生虫病或过敏性疾病以嗜酸性粒细胞增高为主。

自 测 题

选择题（A 型题）

1. 梗阻性黄疸患者的粪便为（　　　）

　A. 黏液脓血便　　　　　　B. 柏油样便

　C. 白陶土样便　　　　　　D. 米泔样便

　E. 绿色稀便

2. 嗜酸性粒细胞增多，多见于（　　　）

　A. 过敏性疾病　　　　　　B. 急性感染

　C. CO 中毒　　　　　　　D. 脾功能亢进

　E. 肾病综合征

3. 患者，女性，35 岁。因高热、腰痛、尿频、尿急、尿痛，来院就诊，诊断为急性泌尿系统感染。此时患者做血常规检查，最有可能出现的结果是（　　　）

　A. 红细胞增多　　　　　　B. 淋巴细胞增多

　C. 中性粒细胞增多　　　　D. 嗜酸性粒细胞增多

　E. 中性粒细胞减少

4. 正常人血小板计数为（　　　）

　A.（10～30）$\times 10^9$/L　　　　B.（300～500）$\times 10^9$/L

　C.（200～300）$\times 10^9$/L　　　D.（50～100）$\times 10^9$/L

　E.（100～300）$\times 10^9$/L

5. 急性肝炎时血清中最早增高的酶是（　　　）

　A. 丙氨酸氨基转移酶（ALT）

　B. γ-谷氨酰转移酶（γ-GT）

　C. 碱性磷酸酶（AKP、ALP）

　D. 乳酸脱氢酶（LPH）

　E. 天冬氨酸氨基转移酶（AST）

6. 不符合漏出液特点的是（　　　）

　A. 外观浆液性　　　　　　B. 相对密度 1.018 以下

　C. 细胞计数 500$\times 10^6$/L　　D. 不能自凝

　E. 细胞分类以淋巴细胞和间皮细胞为主

（陈依妮）

第3篇 内科疾病

第6章 呼吸系统疾病

呼吸系统疾病是常见病、多发病，严重危害着人们的身体健康和影响着公共健康。由于大气污染加重、吸烟等不良生活习惯的滋长、人群结构的老龄化等诸多因素，呼吸系统的许多疾病不仅发病率高、致残率也高。本章将重点学习急性上呼吸道感染、急性气管-支气管炎、支气管哮喘、慢性支气管炎、慢性阻塞性肺疾病、肺炎链球菌性肺炎、肺结核等常见疾病。

呼吸系统由呼吸道和肺组成，承担机体通气换气功能，兼有嗅觉和发音作用。呼吸道包括鼻、咽、喉、气管和各级支气管，肺由肺泡和肺支气管及肺间质构成（图6-1）。临床上常将鼻、咽、喉称为上呼吸道，气管和各级支气管称为下呼吸道。

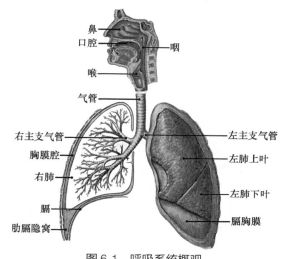

图6-1 呼吸系统概观

第1节 急性上呼吸道感染

案例 6-1

某一女同学小芳，周末外出偶遇大雨，淋雨后回家未做任何处理。

情境一：第二天上午小芳感到浑身无力，鼻塞，流清涕，咽部干痒。体检：体温 37.2℃，咽部无充血，局部淋巴结无肿大，肺部无异常体征。

情境二：第二天上午小芳感到浑身无力，发热，鼻塞，咽部疼痛明显。体检：体温 38.8℃，咽部充血明显，扁桃体肿大和充血，颌下淋巴结肿大，肺部无异常体征。

问题思考： 1. 不同情境下该同学初步诊断各是什么？

2. 治疗原则是什么？

急性上呼吸道感染简称上感，是鼻、咽或喉部急性炎症的总称。主要病原体是病毒，少数由细菌感染引起。其发病无年龄、性别、职业和地区差异，免疫力低下者易感。一般病情较轻，病程短，预后良好，是人类最常见的传染病之一，多发生在冬春季节，应积极防治。

【病因病机】

1. 病因 70%～80%由病毒引起，主要有鼻病毒、冠状病毒、流感病毒、副流感病毒、呼吸道合胞病毒等。细菌感染可直接或继病毒感染之后发生，以口腔定植菌溶血性链球菌多见，其次为流感嗜血杆菌、肺炎链球菌和葡萄球菌等。

2. 病机   当有受凉、淋雨、气候突变、过度疲劳等诱发因素，使全身或呼吸道局部防御功能降低时，原已存在于上呼吸道或从外界侵入的病毒或细菌可迅速繁殖，引起发病，尤其是老幼体弱或有慢性呼吸道疾病者，如患鼻窦炎、扁桃体炎者更易发病，可多次发病。

【临床特征】   常见类型的临床表现如下：

1. 普通感冒   为病毒感染引起，俗称"伤风"，又称急性鼻炎。起病较急，初期咽干、咽痒或有烧灼感，发病同时或数小时后，可有喷嚏、鼻塞、流清水样鼻涕。2～3 天后鼻涕变稠，可伴咽痛、流泪、声嘶、咳嗽、低热、头痛等，有时由于咽鼓管炎使听力减退。一般无高热，全身症状较轻。检查可见鼻咽部黏膜充血水肿，有分泌物。如无并发症，一般经 5～7 天痊愈。

2. 急性病毒性咽炎和喉炎   多由病毒感染引起，临床特征为咽、喉部发痒和有灼热感，咽痛不明显。喉炎可有声嘶、讲话困难、咳嗽、疼痛、发热和乏力等，检查可见咽、喉部明显充血和水肿，颌下淋巴结轻度肿大和触痛。

3. 急性咽-扁桃体炎   多由溶血性链球菌引起。起病急，畏寒、发热，明显咽痛，体温可达 39℃以上。检查可见咽部明显充血，扁桃体肿大、充血，表面有黄色点状渗出物，颌下淋巴结肿大、触痛，而肺部检查无异常体征。

【辅助检查】

1. 血液检查   病毒性感染见白细胞计数正常或偏低，淋巴细胞比例升高。细菌感染见白细胞计数与中性粒细胞增多。

2. 病原体检查   类型多，对治疗无明显帮助，一般无须做。细菌培养可以指导临床用药。

【并发症】   可并发急性鼻窦炎、中耳炎、气管-支气管炎。以咽部为主要表现的部分上呼吸道感染患者可继发溶血性链球菌引起的风湿病、肾小球肾炎、心肌炎等。有基础疾病如慢性阻塞性肺疾病、支气管扩张等的患者，可诱发加重。

【诊疗原则】

1. 诊断   根据病史、流行情况、鼻咽喉部发炎的症状和体征，结合周围血常规和胸部 X 线检查可作出临床诊断。注意与过敏性鼻炎、流行性感冒、急性传染病如麻疹、脊髓灰质炎、脑炎前驱期相鉴别。

2. 治疗   多饮水，室内保持空气流通。如有发热、头痛，可选用解热镇痛药如布洛芬、对乙酰氨基酚等口服。咽痛可用消炎喉片含服。鼻塞、流涕可用伪麻黄碱治疗。病毒感染者免疫力正常，无发热，一般不用抗病毒药物。如有细菌感染，可选用适宜的抗生素，如青霉素、红霉素、阿奇霉素、氧氟沙星等。另外，中医对上呼吸道感染治疗有其独到之处，如风寒型可用荆防败毒散，风热型可用银翘散，暑湿型可用藿香正气丸。

3. 预防   增强机体自身抗病能力是预防急性上呼吸道感染的最好办法，坚持适度、规律的身体锻炼，做好防寒、避免过劳、生活规律，避免发病诱因。注意与患者的隔离，防止交叉感染等。

第 2 节   急性气管-支气管炎

案例 6-2

患者，男性，69 岁，一年前受凉后感觉乏力、发冷，咳嗽。自测体温 38.1℃，口服布洛芬降热后第二天咳嗽、咳痰（白色泡沫样痰）、乏力加重，到医院就诊。查体：体温 38.5℃，口唇发绀，可闻及少量散在干湿啰音。血常规：WBC 9.1×10^9/L，X 线胸片：双肺纹理增强。

问题思考：1. 初步诊断为什么疾病？

2. 应如何进行治疗？

急性气管-支气管炎是由生物、理化或过敏因素引起的急性气管-支气管黏膜炎症。多散发，无流行倾向，年老体弱者易感。症状有咳嗽和咳痰。受凉为主要原因，秋冬为本病多发季节，寒冷地区多见，尤以小儿和老年人多见。在流感流行时，本病的发生率更高。

【病因病机】

1. 生物因素　可以由病毒、细菌直接感染，也可由急性上呼吸道感染的病毒或细菌蔓延引起本病。常见病毒为腺病毒、流感病毒、鼻病毒、单纯疱疹病毒、呼吸道合胞病毒和副流感病毒。常见细菌为流感嗜血杆菌、肺炎链球菌、卡他莫拉菌等，衣原体和支原体感染有所增加。也可在病毒感染的基础上继发细菌感染。

2. 理化因素　过冷空气、粉尘、刺激性气体或烟雾（如二氧化硫、二氧化氮、氨气、氯气等）的吸入，可引起气管-支气管黏膜急性损伤和炎症反应。

3. 过敏因素　常见的吸入致敏原包括花粉、有机粉尘、真菌孢子、动物毛皮等；或对细菌蛋白质过敏，引起气管-支气管炎症反应。

【临床特征】　起病较急，常先有急性上呼吸道感染症状。全身症状一般较轻，可有发热、咳嗽、咳痰，先为干咳或咳少量黏液性痰，随后可转为咳黏液脓性或脓性痰，痰量增多，咳嗽加剧，偶可痰中带血，咳嗽可延续 2～3 周才消失，如迁延不愈，可演变成慢性支气管炎。如支气管发生痉挛，可出现程度不等的气促，伴胸骨后发紧感。呼吸音常正常，可以在两肺听到散在的干、湿啰音。啰音部位不固定，咳嗽后可减少或消失。

【辅助检查】

1. 血常规检查　周围血中白细胞计数和分类计数无明显改变。细菌感染较重时，白细胞总数和中性粒细胞比例增高，痰培养可发现致病菌。

2. 胸部 X 线检查　大多数表现正常或仅有肺纹理增粗。

【诊疗原则】

1. 诊断　通常根据症状、体征、X 线表现、血常规检查即可作出临床诊断。根据相关实验室检查则可作出病原学诊断。

2. 治疗

（1）抗生素治疗：根据感染的病原体及药物敏感试验选择抗菌药物治疗。一般未能得到病原菌阳性结果前，可以选用青霉素、头孢菌素类和喹诺酮类等药物。美国疾病控制与预防中心推荐服用阿奇霉素 5 天，克拉霉素 7 天或红霉素 14 天。多数患者口服抗菌药物即可，症状较重者可用肌内注射或静脉滴注抗菌药物。

（2）对症治疗：咳嗽无痰，可用右美沙芬、喷托维林镇咳。咳嗽有痰而不易咳出，可选用盐酸氨溴索、溴己新等，也可雾化祛痰。中成药中的止咳祛痰药也可选用。发生支气管痉挛，可用平喘药物如茶碱类、β 受体激动剂等。发热可用解热镇痛药。

（3）一般治疗：多休息，多饮水，避免劳累。

第 3 节　支气管哮喘

案例 6-3

患者，女性，25 岁，公务员。公园游玩时，突然感觉胸闷，呼吸不畅，气喘。既往有过类似情况，查体，双肺满布哮鸣音，呼气时间延长。初步诊断：支气管哮喘。

问题思考：1. 患者需要做哪些检查？

2. 如果是支气管哮喘，急性发作期首选什么药物治疗？

支气管哮喘简称哮喘，是一种以慢性气道炎症和气道高反应性为特征的异质性疾病。多数症状为反复发作的喘息、气急、胸闷、咳嗽等症状。常在夜间及凌晨发作或加重，同时伴有可逆的气流受限，多数患者可自行或经治疗后缓解。

【病因病机】

1. **变应原性因素** 室内变应原如尘螨、家养宠物、蟑螂等，室外变应原如花粉、草粉等，职业性变应原如油漆、饲料、活性染料等，食物如鱼、虾、蛋类、奶类等，药物如阿司匹林等非甾体抗炎药和含碘造影剂。

2. **非变应原性因素** 如气候改变、大气污染、吸烟、运动、精神因素等。

3. **遗传因素** 具有家族集聚现象，为多基因遗传倾向的疾病。具有哮喘易感基因的人群发病与否受环境因素影响较大。

支气管哮喘的发病机制非常复杂，目前尚未完全明了。一般认为患者在内外因素的作用下，通常出现广泛多变的可逆性气流受限，支气管平滑肌收缩，甚至痉挛、血管扩张、黏膜水肿、腺体分泌亢进，导致哮喘的发作。

【临床特征】

1. **症状** 典型的症状为发作性伴有哮鸣音的呼气性呼吸困难，多与接触过敏原、冷空气、物理性刺激、化学性刺激以及上呼吸道感染、运动等有关。哮喘状态可在数分钟内发作，并持续数小时至数天，可经支气管舒张剂等平喘药物治疗后缓解或自行缓解，某些患者在缓解数小时后可再次发作。有些患者，尤其是青少年的哮喘症状在运动时出现，称为运动性哮喘。

2. **体征** 发作时的典型体征是双肺可闻及广泛的哮鸣音，呼气音延长。但非常严重的哮喘发作哮鸣音反而减弱，甚至完全消失，是病情危重的表现。心率增快、奇脉、发绀常出现在严重哮喘患者中。

3. **临床分期** 根据临床表现可分为急性发作期、慢性持续期和临床缓解期。慢性持续期是指在相当长时间内不同频度和（或）不同程度地出现症状（喘息、气急、胸闷、咳嗽等）；临床缓解期是指患者无喘息、气急、胸闷咳嗽等症状，并持续1年以上。

4. **并发症** 严重发作时可并发气胸、纵隔气肿、肺不张、肺部感染、肺炎等，长期反复发作可发展为肺气肿、支气管扩张、肺源性心脏病。

【辅助检查】

1. **血常规检查** 可有嗜酸性粒细胞增高。如并发感染可有白细胞总数增高，中性粒细胞比例增高。

2. **痰液检查** 显微镜下可见较多的嗜酸性粒细胞。如合并呼吸道细菌感染，可做痰涂片革兰氏染色、细菌培养。

3. **呼吸功能检查** 在哮喘发作时呈现通气障碍，表现为第一秒钟用力呼气量明显降低、肺活量减少、残气占肺总量百分比增高。

4. **胸部X线检查** 发作时可见两肺透亮度增加，呈过度充气状态。缓解期多无明显异常。

【诊疗原则】

1. **诊断** 根据有反复发作的咳嗽、咳痰、喘息的病史，发作时带哮鸣音的呼气性呼吸困难，常在变应原刺激下发作或加重，可自行缓解或用药物缓解等特征，同时具备可变气流受限客观指标，可以明确诊断。

2. **治疗** 目前哮喘不能根治，治疗的主要目标是长期控制症状，减少未来的风险。治疗原则包括消除病因、控制急性发作、巩固治疗、改善肺功能、防止复发、提高患者的生活质量，根据病情，因人而异，采取综合措施。

（1）消除病因：去除各种诱发因素，是防治哮喘最有效的方法。

（2）药物治疗：所用药物分为缓解性药物和控制性药物（表6-1）。

1）糖皮质激素（简称激素）：目前控制哮喘最有效的药物，目前分为吸入、口服、静脉给药。其中吸入给药，已成为目前哮喘长期治疗的首选药物，常用药物：倍氯米松、布地奈德、氟替卡松等，需规律吸入 1～2 周或以上才能见效。当哮喘严重发作或重度时可选择短期全身给药。

表 6-1　哮喘治疗药物分级

缓解性药物	控制性药物
短效 β_2 受体激动剂（SABA）	吸入性糖皮质激素（ICS）
短效吸入性抗胆碱能药物（SAMA）	白三烯调节剂
全身用糖皮质激素	长效 β_2 受体激动剂（LABA）
	缓释茶碱
	色甘酸钠
	抗 IgE 抗体
	抗 IL-5 抗体
	联合药物

2）茶碱类药物：治疗支气管哮喘的有效药物之一。氨茶碱每日最大剂量一般不超过 1.0g（包括口服和静脉给药）；如果过快或浓度过大可造成严重心律失常，甚至死亡。

3）β_2 受体激动剂：分为短效 β_2 受体激动剂（SABA）和长效 β_2 受体激动剂（LABA），SABA 为治疗哮喘急性发作的首选药物，有吸入、口服、静脉给药三种，首选吸入给药，常用药物：沙丁胺醇和特布他林。SABA 应按需间歇性使用，不宜长期单独使用。主要不良反应：心悸、低钾血症、骨骼肌震颤等。LABA 与 ICS 联合给药是目前最常用的哮喘控制性给药措施，常用 LABA 有沙美特罗和福莫特罗，LABA 不能单独用于哮喘的治疗。

4）白三烯调节剂：可作为轻度哮喘 ICS 的替代药物和中、重度哮喘的联合治疗药物。特别适用于阿司匹林哮喘、运动性哮喘和伴有过敏性鼻炎哮喘的治疗。代表药物：孟鲁斯特、扎鲁斯特。

5）免疫疗法：针对过敏原进行脱敏治疗可以减轻或减少哮喘发作，但要注意制剂的标准化和可能出现的严重全身变态反应和哮喘的严重发作。

3. 预后　通过长期的规范治疗，轻症患者容易控制，病情重、气道反应性增高、出现气道重构或伴有其他过敏性疾病的则不易控制。长期反复发作，可并发肺源性心脏病。

第 4 节　慢性支气管炎、慢性阻塞性肺疾病

一、慢性支气管炎

案例 6-4

患者，男性，67 岁，10 余年来每年秋冬季节出现反复发作的咳嗽，咳白色泡沫痰，持续 2～3 个月，天气转暖后好转。3 天前受凉后咳嗽、咳痰加剧，痰色黄质稠，体温 38.8℃。两肺可闻及散在干、湿啰音。

问题思考：1. 初步诊断为什么疾病？

2. 可选用哪些药物治疗？

慢性支气管炎简称慢支，指气管、支气管黏膜及其周围组织的慢性非特异性炎症。临床上以咳嗽、咳痰为主要症状，或有喘息，每年发病持续 3 个月或更长时间，连续两年或两年以上，并排除具有咳嗽、咳痰、喘息症状的其他疾病。

【病因病机】　病因尚未完全清楚，可能是多种环境因素与机体自身因素长期作用的结果。吸烟是最重要的环境发病因素，职业粉尘、化学物质、空气污染、感染因素等都可以促进慢支发病；免

疫功能紊乱、气道高反应性、自主神经功能失调、年龄增大等因素均与慢支的发生发展有关。

【临床特征】 起病缓慢，病程长，反复急性发作而使病情加重。

1. **症状** 主要表现为咳嗽、咳痰、伴或不伴喘息。急性加重的主要原因是呼吸道感染。

（1）咳嗽：一般以晨间咳嗽为主，睡眠时偶有阵咳或排痰。

（2）咳痰：痰液一般呈白色黏液或浆液泡沫状，偶因剧咳而痰中带血。清晨排痰较多，起床后或体位变动可刺激排痰。

（3）喘息或气急：喘息明显者可能伴有支气管哮喘，若伴有肺气肿时，出现活动后气急。

2. **体征** 早期多无异常体征。急性发作期可在背部或双肺底闻及干、湿性啰音，咳嗽后减少或消失，伴发哮喘时可闻及广泛哮鸣音。长期反复发作的病例可发现有肺气肿的征象。

【辅助检查】

1. **X 线检查** 早期可无异常。病变反复发作，可见两肺纹理增粗、紊乱，呈网状或条索状、斑点状阴影，以双下肺野明显。

2. **血液检查** 急性发作期或并发肺部感染时，可见白细胞计数或中性粒细胞增多。喘息型患者嗜酸性粒细胞增多，缓解期多无变化。

3. **痰液检查** 涂片可发现革兰氏阳性菌或革兰氏阴性菌，或大量的白细胞和杯状细胞。

4. **呼吸功能检查** 早期无异常，如有小气道阻塞时第一秒用力呼气量（FEV_1）、第一秒用力呼气流速均降低。

【诊疗原则】

1. **诊断** 根据咳嗽、咳痰或伴喘息，每年发病持续 3 个月，连续两年或两年以上，并排除其他可以引起类似症状的疾病（如肺结核、肺尘埃沉着病、哮喘、支气管扩张、肺癌、心脏病、心力衰竭等）可作出诊断。

2. **治疗**

（1）急性加重期的治疗：以控制感染和祛痰、镇咳为主，伴发喘息时，加用解痉平喘药物。

1）控制感染：一般病例可按常见致病菌为用药依据，可选用阿莫西林、氨苄西林、头孢克洛、罗红霉素等，抗菌治疗一般为 7～10 天，反复感染的病例可适当延长。经治疗 3 天后，病情未见好转者，应根据痰细菌培养药物敏感试验的结果，选择敏感抗生素。

2）祛痰、镇咳：可给予复方氯化铵、盐酸氨溴索、溴己新、桃金娘油等，若痰液黏稠，可用超声雾化吸入以稀释气道内的分泌物。以干咳为主要表现用右美沙芬或其合剂等。

3）平喘：加用支气管扩张剂，常选用的解痉平喘药物如氨茶碱（0.1～0.2g，3 次/日）、沙丁胺醇（2～4mg，2～3 次/日）、特布他林（2.5mg，3 次/日）等，如有可逆性阻塞者应常规应用支气管舒张剂，如异丙托溴铵（爱喘乐）、特布他林等气雾剂吸入治疗。

（2）缓解期的治疗：戒烟，避免吸入有害气体及气体颗粒，增强体质，预防感冒。反复呼吸道感染者可试用免疫调节剂或中医中药治疗。

二、慢性阻塞性肺疾病

案例 6-5

患者，男性，69 岁，近 10 余年来每年秋冬季节出现反复发作的咳嗽，咳白色泡沫痰，持续 2～3 个月，天气转暖后好转。2 天前洗澡时受凉后咳嗽、咳痰加剧，痰量明显增多，咳白色脓痰，查体：神志清醒，桶状胸，双肺呼吸音粗，可闻及散在呼气相哮鸣音。X 线检查示：①双肺纹理增粗，双侧肺气肿。②主动脉硬化。③肺动脉高压。查血气分析：pH 7.30，动脉血氧分压（PaO_2）68mmHg，动脉血二氧化碳分压（$PaCO_2$）76mmHg。

问题思考：1. 对该患者的初步诊断是什么？

2. 可选用哪些药物治疗？

慢性阻塞性肺疾病简称慢阻肺（COPD），是常见的、可以预防和治疗的疾病，其特征是持续存在的呼吸系统症状和气流受限，通常与显著暴露于有害颗粒或气体引起的气道和（或）肺泡异常有关。由于肺功能进行性减退，严重影响患者的劳动能力和生活质量。在我国慢阻肺是导致慢性呼吸衰竭和慢性肺源性心脏病的最常见的病因，约占全部病例的 80%。

【病因病机】

1. **病因**　本病的病因和慢支相似，是多种环境因素与机体自身因素相互作用的结果。

2. **病机**　主要的机制有炎症机制、蛋白酶-抗蛋白酶失衡机制、氧化应激机制和其他机制。上述机制共同作用，最终产生两种病变：①小气道病变。②肺气肿病变。小气道病变和肺气肿病变共同作用，造成慢阻肺特征性的持续气流受限。

【临床特征】

（一）症状

本病起病缓慢，病程较长，早期可无自觉症状。主要症状如下。

1. **慢性咳嗽**　随病情发展可终身不愈，晨间咳嗽明显，夜间阵咳或排痰。

2. **咳痰**　痰液一般呈白色黏液或浆液泡沫状，偶因剧咳而痰中带血。清晨排痰较多，起床后或体位变动可刺激排痰。

3. **气短或呼吸困难**　早期在较剧烈活动时感到气短。后逐渐加重，以致在日常活动甚至休息时也感到气短，是慢阻肺的标志性症状。

4. **其他**　晚期患者有体重下降、食欲减退等全身症状。

5. **并发症**　自发性气胸、呼吸衰竭、慢性肺源性心脏病等。

（二）体征

视诊胸廓前后径增大，呈桶状胸，肋间隙饱满。触诊呼吸运动减弱，语音震颤减弱。叩诊呈过清音，心脏浊音界缩小，肝浊音界下移。听诊呼吸音减低，呼气期延长，有时可听到干、湿啰音。

【辅助检查】

1. **血液检查**　部分患者可出现红细胞增多，特别当 $PaO_2 < 7.3kPa$（55mmHg）时明显。白细胞多正常，合并呼吸道感染时可增高。

2. **血气分析**　由于换气功能障碍可出现低氧血症，则 PaO_2 降低。虽通气负荷增大，但早期通过代偿，$PaCO_2$ 仍维持在正常范围内。当病情进一步发展，可伴发 CO_2 潴留，则 $PaCO_2$ 升高，引起呼吸性酸中毒。

3. **X 线检查**　胸廓扩张，肋间隙增宽，肋骨平行，活动减弱，膈降低且变平，两肺野的透亮度增加。有时可见局限性透光度增高的局限性肺气肿或肺大泡。肺野外带肺血管纹理纤细、稀疏、变直；而内带纹理可增粗、紊乱。心脏常呈垂直位，心影狭长。透视下可见胸廓和膈肌动度减弱。

4. **呼吸功能检查**　对诊断慢性阻塞性肺疾病有重要意义。呼吸功能相关指标是判断持续气流受限的主要客观指标。使用支气管扩张剂后 $FEV_1/FVC < 0.70$ 可确定为持续气流受限。肺总量、功能残气量、残气量增高，肺活量减低，表明肺过度充气。

【诊疗原则】

1. **诊断**　根据吸烟等高危因素病史，结合临床症状、体征、胸部 X 线检查可怀疑是慢阻肺，肺功能检查确定持续气流受限是慢阻肺诊断的必备条件，使用支气管扩张剂后，$FEV_1/FVC < 0.70$ 可确定为持续气流受限，若同时能排除其他已知病因或具有特征病理表现的气流受限疾病，则可明确诊断为慢阻肺。

2. **治疗**　以控制症状、加强呼吸功能为目标进行综合治疗。

（1）应用支气管扩张剂：现有控制症状的主要措施，根据患者的病情选择使用，不同药理机制的药物联合使用可以增强支气管的扩张作用。常用支气管扩张药物：茶碱类药物、β_2 肾上腺素受体激动剂、抗胆碱药。

（2）根据病原菌或经验应用有效抗生素：如青霉素、庆大霉素、环丙沙星、头孢菌素等。

（3）呼吸功能锻炼：进行腹式呼吸，缩唇深慢呼气，以加强呼吸肌的活动，增加膈的活动能力，使低氧状态改善，耐力提高，肺功能显著改善。

（4）氧疗：为防止高浓度吸氧对通气的抑制作用，应采用低浓度小流量吸氧。经过抗感染、祛痰和支气管解痉剂治疗，缓解期动脉血氧分压仍在 7.33kPa（55mmHg）以下者应进行家庭氧疗。

（5）康复治疗：视病情制订方案，进行呼吸生理治疗、肌肉训练、营养支持、精神治疗与教育等。

3. **预防**　积极戒烟，注意保暖，避免受凉，预防感冒。改善环境卫生，做好个人劳动保护，消除及避免烟雾、粉尘和刺激性气体对呼吸道的影响。

第 5 节　肺炎链球菌性肺炎

案例 6-6

患者，女性，22 岁，外出旅游后感觉浑身发软，发热，咳嗽。自测体温 38.7℃，口服退热药、止咳药后效果不佳。症状加重，到医院就诊查体：R 16 次/分，P 100 次/分。右下肺野语颤增强，叩诊浊音，听诊肺泡呼吸音消失。血常规：WBC 14×10⁹/L，N 82%。胸部 X 线报告：右下肺炎。

问题思考：1. 此疾病的诱因是什么？主要临床表现是什么？

2. 可选用哪些药物治疗？

【病因病机】　肺炎链球菌为革兰氏阳性球菌，为人体上呼吸道正常菌群，当个体免疫力降低时方始致病。肺炎链球菌在干燥痰中能存活数月，但阳光直射 1 小时或加热至 52℃ 10 分钟即可死亡，对苯酚等消毒剂亦甚敏感。

本病多见于冬春季节，好发于原来健康的青壮年或老年与婴幼儿，男性较多见。常见诱因有受凉、疲劳、淋雨、醉酒或病毒感染史等。

【临床特征】

1. **症状**　起病急骤，寒战、高热，全身肌肉酸痛，体温可在数小时内上升至 39～40℃，高峰在下午和傍晚，多呈稽留热，伴咳嗽、咳痰，典型病例可有铁锈色痰，可出现患侧胸部疼痛，放射到肩部或腹部，咳嗽或深呼吸时加剧。部分病例有恶心、呕吐、腹胀、腹泻，易被误诊为急腹症。重症者可有神经精神症状，如烦躁不安、谵妄，甚至发生休克、昏迷等。

2. **体征**　呈急性热病容，鼻翼扇动、面颊绯红、皮肤干燥，口角及鼻周围有单纯疱疹，病变广泛时可有发绀。早期肺部体征不明显或仅有呼吸音减低。实变期可有典型体征，如患侧呼吸运动减弱，语颤增强，叩诊浊音，听诊呼吸音减低、有湿啰音。累及胸膜时有胸膜摩擦音。若同时出现周围循环衰竭者，称为休克型肺炎。

【辅助检查】

1. **X 线检查**　显示段或叶性均匀一致的大片状密度增高阴影。

2. **血液检查**　血白细胞总数增加，中性粒细胞达 80% 以上，核左移。

3. **痰液检查**　痰涂片可见大量革兰氏阳性球菌。

【诊疗原则】

1. **诊断**　根据本病好发于冬春两季，起病前多有上呼吸道病毒感染等前驱表现；突然起病、寒战、高热、咳嗽、胸痛、呼吸急促、咳铁锈色痰、肺实变体征；血白细胞总数增加，中性粒细胞达 80% 以上，核左移；痰涂片可见大量革兰氏阳性球菌；胸部 X 线检查显示段或叶性均匀一致的大片状密度增高阴影，诊断并不困难。但需与其他肺炎和肺癌等相鉴别。

2. 治疗

（1）加强护理和支持疗法：患者应卧床休息，注意足够蛋白质、热量和维生素等的摄入，观察呼吸、心率、血压及尿量，注意可能发生的休克。有明显胸痛，可给少量止痛剂，如可予可待因 15mg 缓解。鼓励饮水。

（2）抗菌药物治疗：青霉素 G 为首选药物。用药剂量及途径视病情之轻重、有无不良征兆和并发症而定。如患者对青霉素过敏，可用氟喹诺酮、头孢噻肟、头孢曲松等。

（3）休克型肺炎的治疗：加强护理，严密监测，补充血容量纠正休克。纠正酸碱失衡。应用血管活性药物。应用足量抗生素。尽早加用糖皮质激素。防治心、肾功能不全及呼吸衰竭。

3. 预防　避免淋雨受寒、疲劳、醉酒等降低机体抵抗力的诱发因素，积极锻炼身体，增强体质。对于老弱体衰和免疫功能减退者，如糖尿病、慢性肺病、慢性肝病、脾切除者，可注射肺炎菌苗。

第 6 节　肺　结　核

案例 6-7

患者，女性，32 岁，因发热、胸痛、咳嗽、血痰一周入院。半年来患者厌食、消瘦、盗汗，近 3 个月来患者低热，午后体温增高、咳嗽，曾就诊于当地医院，诊断为"感冒"，予以抗感冒药、头孢菌素等药物治疗，疗效不佳。一周来体温增高，咳嗽加剧，痰中带血。入院查体：T 38℃，发育正常，消瘦，胸部体检无明显异常，胸部 X 线平片可见双肺纹理增粗，右肺尖有片状阴影，结核菌素试验强阳性。

问题思考：1. 对该患者初步诊断为什么疾病？
　　　　　2. 该如何治疗？

结核病是由结核分枝杆菌复合群引起的慢性传染病，可侵及许多脏器，以肺部结核感染最为常见。人肺结核的致病菌 90% 以上为结核分枝杆菌。临床上多为慢性过程，主要表现为低热、盗汗、消瘦、乏力等全身症状和咳嗽、咯血等呼吸系统表现。肺结核在 21 世纪仍然是严重危害人类健康的主要传染病，是全球关注的公共卫生和社会问题，也是我国重点控制的主要疾病之一。

【病因病机】　结核分枝杆菌属于放线菌目，分枝杆菌科的分枝杆菌属，为有致病力的耐酸菌。结核分枝杆菌为需氧菌，生长缓慢，增殖一代需 15～20 小时。最简便的灭菌方法是直接焚毁带有病菌的痰纸。结核分枝杆菌对药物的耐药性，可由菌群中先天耐药菌发展而形成，也可由于在人体中单独使用一种抗结核药而较快形成对该药的耐药性，这类型细菌即为获得耐药菌。耐药菌可造成治疗上的困难，影响疗效。

【感染途径】　结核病在人群中的传染源主要是结核病患者，即痰直接涂片阳性者；飞沫传播是肺结核最重要的传播途径；婴幼儿（细胞免疫系统不完善）、老年人、人类免疫缺陷病毒（HIV）感染者、免疫抑制剂使用者、慢性疾病患者等免疫力低下者为易感人群。

【临床特征】　肺结核的临床表现不尽相同，但有共同之处。

1. 症状

（1）全身症状：发热为最常见症状，多为长期午后低热，多在下午或傍晚开始体温升高，一般为 37～38℃，常伴有全身乏力、消瘦、食欲减退、夜间盗汗、烦躁、心悸，女性可导致月经不调或停经。若肺部病灶进展播散，呈不规则高热。

（2）呼吸系统症状：咳嗽、咳痰两周以上或痰中带血是肺结核的常见可疑症状，也表现为咳嗽较轻、干咳或少量黏液痰。有空洞形成时，痰量增多，若合并其他细菌感染时，痰可呈脓性。部分患者有不同程度的咯血，咯血量不等，从痰中带血、中等量咯血至大咯血。当炎症累及壁层胸膜时可出现胸痛，胸痛随深呼吸及咳嗽加重。部分患者出现不同程度胸闷、呼吸困难。呼吸困难多见于干酪样肺炎和大量胸腔积液。

2. **体征** 肺部体征依病情轻重、病变范围不同而有差异。肺结核好发于肺上叶尖后段及下叶背段。小范围的结核不易查到阳性体征，病变范围较广者患侧肺部呼吸运动减弱，叩诊呈浊音，语颤增强，肺泡呼吸音低和可闻及湿啰音。晚期结核形成纤维化，局部收缩使胸膜塌陷和纵隔移位。结核性胸膜炎患者早期有胸膜摩擦音，形成大量胸腔积液时，胸壁饱满，叩诊浊音或实音，语颤和呼吸音减低或消失。

3. **肺结核的分型和分期**

（1）肺结核分型

1）原发性肺结核（Ⅰ型）：肺内渗出病变、淋巴管炎和肺门淋巴结肿大的哑铃状改变的原发综合征，儿童多见，或仅表现为肺门和纵隔淋巴结肿大。

2）血行播散型肺结核（Ⅱ型）：包括急性粟粒型肺结核和慢性或亚急性血行播散型肺结核两型。急性粟粒型肺结核：两肺散在粟粒状阴影，大小一致，密度相等，分布均匀，随病期进展，可互相融合。慢性或亚急性血行播散型肺结核：两肺出现大小不一、新旧病变不同、分布不均匀、边缘模糊或锐利的结节和索条阴影（图6-2）。

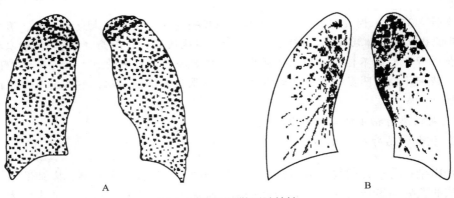

图6-2　血行播散型肺结核

A. 急性粟粒型肺结核；B. 慢性或亚急性血行播散型肺结核

3）继发性肺结核（Ⅲ型）：本型中包括以增殖病变为主、以浸润病变为主、以干酪病变为主或以空洞为主的多种类型。浸润型肺结核：X线片常可显示云絮状或小片状浸润阴影，边缘模糊（渗出性）或结节、索条状（增殖性）病变，大片实变或球形病变或钙化。慢性纤维空洞型肺结核：多在两肺上部，亦为单侧，有大量纤维增生，其中有空洞形成，呈破棉絮状，肺组织收缩，肺门上提，肺门影呈"垂柳样"改变，胸膜肥厚，胸廓塌陷，局部代偿性肺气肿。

4）结核性胸膜炎（Ⅳ型）：病侧出现胸腔积液，小量出现肋膈角变浅，中等量以上积液显示为致密阴影，上缘呈弧形。

4. **并发症** 肺气肿、支气管扩张和艾滋病。

【辅助检查】

1. **白细胞计数** 正常或轻度增高，红细胞沉降率（简称血沉）增快。

2. **痰结核分枝杆菌检查** 是确诊肺结核的主要方法，也是制订化疗方案和考核治疗效果的主要依据。每一个有肺结核可疑症状或肺部有异常阴影的患者都必须进行此项检查。

（1）痰涂片检查：简单、快速、易行和可靠的方法，但欠敏感。

（2）痰培养法：可提供准确、可靠的结果，灵敏度高于痰涂片法。常作为结核病诊断的"金标准"。同时也为药物敏感性测定和菌种鉴定提供菌株。

（3）药物敏感性测定：主要是在初治失败、复发以及其他复治患者中应用，为临床耐药病例的诊断、制订合理的化疗方案以及流行病学检测提供依据。

（4）结核菌聚合酶链反应（PCR）、核酸探针检测特异性 DNA 片段、色谱技术检测结核硬脂酸和分枝杆菌等的菌体特异成分、免疫学方法检测特异性抗原和抗体及基因芯片法等使结核病的快速诊断取得了一些进展，但仍需改进、完善。

3. 结核菌素试验　是诊断结核菌感染的参考方法。旧结核菌素（OT）或纯化蛋白衍生物（PPD）皮试，强阳性者有助于诊断。

4. 纤维支气管镜（纤支镜）**检查**　纤支镜检查对于发现支气管内膜结核、了解有无肿瘤、吸取分泌物、解除阻塞或做病原菌及脱落细胞检查，以及取活组织进行病理检查等均有重要价值。浅表淋巴结活检有助于结核病的鉴别诊断。

【诊疗原则】

1. 诊断　根据病因、临床表现及实验室检查即可作出诊断。必须强调认真根据病史、相关实验室检查资料、X 线片等综合分析。

2. 治疗

（1）抗结核化学药物治疗（简称化疗）：抗结核化疗对控制结核病起决定性作用。合理化疗可使病灶内细菌消灭，最终达到痊愈。休息与营养疗法起辅助作用。

1）治疗目的：促进病灶愈合，杀灭结核菌，预防复发。

2）适应证：临床上活动性肺结核均为化疗的适应证。

3）化疗基本原则：早期、联合、适量、规律、全程使用敏感药物。

4）化疗方法：①"标准"化疗与短程化疗。过去常规采用 12～18 个月疗法，称"标准"化疗。但因疗程过长，许多患者不能完成，疗效受到限制。目前广泛采用短程化疗。但该方案中要求必须包括两种杀菌药物异烟肼和利福平。②间歇用药、两阶段用药。在开始化疗的 1～3 个月内每天用药（强化阶段），以后每周 3 次间歇用药（巩固阶段）。其效果与每日用药基本相同，有利于监督用药，保证完成全程化疗。③督导用药。抗结核用药至少半年，偶需长达一年半，患者常难以坚持。医护人员按时督促用药，加强访视。

（2）对症治疗

1）毒性症状：结核病的毒性症状在有效抗结核治疗 1～2 周内多可消失，通常不必特殊处理。对重症结核如干酪样肺炎、急性粟粒型肺结核、结核性脑膜炎、结核性胸膜炎伴大量胸腔积液者，在使用有效抗结核药物的同时，加用糖皮质激素（常用泼尼松、地塞米松等），以减轻炎症、改善症状、减少纤维组织形成及胸膜粘连。待毒性症状减轻后，剂量递减，一般至 6～8 周停药。糖皮质激素对已形成的胸膜增厚及粘连并无作用。

2）咯血：若仅痰中带血或小量咯血，以安慰患者、消除紧张、卧床休息为主，可用氨基己酸、氨甲苯酸（止血芳酸）、酚磺乙胺（止血敏）、卡巴克络（安络血）等药物止血。中等或大量咯血时应严格卧床休息，垂体后叶素 5～10U 加于 20～30ml 生理盐水或葡萄糖液中缓慢静脉注入（15～20分钟），然后以 10～40U 于 5% 葡萄糖液 500ml 中静脉滴注维持治疗。垂体后叶素可收缩小动脉，减少肺血流量从而减轻咯血。高血压患者、冠状动脉粥样硬化性心脏病患者、孕妇禁用。注射过快可引起恶心。对支气管动脉破坏造成的大咯血可采用支气管动脉栓塞法。

（3）手术治疗：适应证为经合理化疗后无效、多重耐药的厚壁空洞、大块干酪灶、结核性脓胸、支气管胸膜瘘、大咯血保守治疗无效者。

3. 预防

（1）控制传染源：及时发现并治疗，加强全程督导。

（2）切断传播途径：注意开窗通风，注意消毒。

（3）保护易感人群：接种卡介苗，注意锻炼身体，提高自身抵抗力。

自测题

一、选择题（A 型题）

1. 急性上呼吸道感染最常见的病原体为（ ）
   - A. 真菌
   - B. 细菌
   - C. 病毒
   - D. 衣原体
   - E. 寄生虫

2. 下列哪项是慢性支气管炎的主要致病因素（ ）
   - A. 吸烟
   - B. 酗酒
   - C. 冬泳
   - D. 淋雨
   - E. 感冒

3. 慢性支气管炎急性发作期的主要治疗措施为（ ）
   - A. 控制呼吸道感染
   - B. 给予祛痰药物
   - C. 给予止咳药物
   - D. 应用解痉平喘药
   - E. 吸入糖皮质激素

4. 目前治疗哮喘最有效的药物是（ ）
   - A. β_2 受体激动剂
   - B. 肾上腺糖皮质激素
   - C. 抗胆碱能类药物
   - D. 钙离子拮抗剂
   - E. 茶碱（黄嘌呤）类药物

5. 肾上腺糖皮质激素用于治疗哮喘，最常用的给药途径为（ ）
   - A. 口服
   - B. 吸入
   - C. 肌内注射
   - D. 静脉注射
   - E. 静脉滴注

6. 治疗肺炎链球菌性肺炎首选的抗生素为（ ）
   - A. 青霉素 G
   - B. 红霉素
   - C. 病毒唑
   - D. 阿奇霉素
   - E. 两性霉素 B

二、选择题（B 型题）

（7～9 题共用题干）

患者，女性，60 岁，反复咳嗽、咳痰 25 年，心悸、气促、下肢间歇性水肿 3 年，病情加重伴畏寒发热 1 周入院。体检：T 38℃，呼吸急促，口唇发绀，双肺叩诊过清音，中下肺有湿啰音；心率 110 次/分，心律齐，无杂音，双下肢重度水肿。

7. 该病例最适当的诊断应为（ ）
   - A. 慢性支气管炎（慢支）
   - B. 慢支+肺气肿
   - C. 慢支+肺气肿+肺心病
   - D. 慢性阻塞性肺疾病
   - E. 慢支+肺气肿+心肌病

8. 为明确诊断首选的检查是（ ）
   - A. 胸部 X 线检查
   - B. 心电图检查
   - C. 动脉血气分析
   - D. 痰培养及药敏试验
   - E. 血胆固醇和三酰甘油测定

9. 主要治疗措施应为（ ）
   - A. 控制感染与改善呼吸功能
   - B. 祛痰与止咳
   - C. 解痉与平喘
   - D. 低浓度持续吸氧
   - E. 给予利尿剂和强心剂

（崔　燕）

第 **7** 章

循环系统疾病

循环系统包括心脏、血管和调节心血管活动的神经体液因素。循环系统疾病主要指心脏疾病和血管疾病，以心脏疾病最多见。随着社会经济发展及人们生活方式的改变，循环系统疾病发病率、死亡率总体呈升高趋势，严重影响人们的生产和生活。

第1节 心力衰竭

患者，男性，55 岁。风湿性心瓣膜病 13 年，2 年前出现活动后气短，休息可缓解，间断服用药物治疗。10 天前感冒后气短加重，并出现双下肢水肿。体格检查：T 36.7℃，P 100 次/分，R 28 次/分，BP 110/70mmHg，嘴唇发绀，喘息貌，颈静脉怒张，右下肺湿啰音，心率 100 次/分，心尖部闻及舒张期隆隆样杂音，胸骨左缘第二肋间 P2 亢进，肝-颈静脉回流征阳性，双侧脚踝至小腿下 1/2 水肿，呈凹陷性。医生考虑为心力衰竭，建议住院规范治疗。

问题思考: 1. 该病的诊断依据有哪些？

2. 需要完善哪些检查？

心力衰竭是心功能不全的失代偿期，当心脏舒缩功能障碍，导致心排血量不能满足机体组织代谢的需求，出现呼吸困难、体力活动受限、体液潴留等临床表现时，称为心力衰竭。

心力衰竭按起病缓急分为急性心力衰竭、慢性心力衰竭；按解剖分为左心衰竭、右心衰竭、全心衰竭；按病理生理学分为收缩性心力衰竭、舒张性心力衰竭。

一、慢性心力衰竭

慢性心力衰竭是由于各种心脏病变长期反复发作发展，以致心肌结构及心室充盈和（或）射血能力下降，心脏血液排出减少，不能满足组织代谢需要，表现为器官组织灌注不足，以肺循环和（或）体循环淤血为主的一组临床综合征。慢性心力衰竭发生时循环血液量正常，故又称为充血性心力衰竭。

【病因病机】

1. 基本病因

（1）心肌损害

1）原发性心肌损害：缺血性心脏病、心肌炎、心肌病、心肌代谢障碍性疾病等。

2）继发性心肌损害：糖尿病心肌病、甲亢性心肌病、心肌淀粉样变性等。

（2）心脏负荷过重

1）压力负荷过重：高血压、主动脉瓣狭窄、肺动脉高压、肺动脉瓣狭窄等。

2）容量负荷过重：二尖瓣关闭不全、主动脉瓣关闭不全、动静脉分流型先天性心血管病、慢性贫血、甲状腺功能亢进症等。

2. **诱发因素** 见于感染、心律失常、血容量增加、过度劳累、情绪激动、电解质紊乱、治疗不当、肺栓塞、贫血等情况，其中呼吸道感染是最常见最重要的诱因。

3. 病机 心功能不全发生时，机体通过复杂的神经体液机制进行调节，如交感神经兴奋性增强、肾素-血管紧张素-醛固酮系统和抗利尿激素的激活等，维持正常的心排血量，满足机体需要，心功能处于代偿期；发病因素的长期反复作用，加之代偿机制又会对心肌产生毒性作用，引起心肌的重构和心室的重塑，最终心脏泵血能力下降，心排血量减少，出现心力衰竭的症状和体征。

【临床特征】 临床上左心衰竭较常见，左心衰竭后常可继发右心衰竭，最终导致全心衰竭。住院患者中，多见由于严重广泛的心肌疾病同时波及左右心而发生全心衰竭者。

1. 左心衰竭 临床上以肺淤血和心排血量降低表现为主。

（1）症状

1）不同程度的呼吸困难：左心衰竭最早和最常见的症状。早期表现为劳力性呼吸困难，病情进展可出现夜间阵发性呼吸困难、端坐呼吸、急性肺水肿。

2）咳嗽、咳痰和咯血：常于夜间发生，坐位或立位咳嗽咳痰减轻，痰液呈白色浆液性泡沫状，偶可痰中带血丝，急性肺水肿时可出现粉红色泡沫样痰。

3）组织器官灌注不足表现：乏力、疲倦、活动耐力下降、头晕、心悸、少尿等。

（2）体征

1）肺部湿啰音：左心衰竭主要体征，随病情进展，啰音可从肺底部发展至全肺。

2）心脏体征：除基础心脏病体征外，可出现心脏扩大、心率增快、心尖区舒张期奔马律、肺动脉瓣区第二心音（P_2）亢进。

2. 右心衰竭 以体循环淤血为主要表现。

（1）症状

1）消化道症状：右心衰竭较早的症状。胃肠道淤血可发生腹胀、食欲缺乏、恶心、呕吐，肝淤血可发生肝区疼痛、黄疸。

2）劳力性呼吸困难：继发于左心衰竭或肺部疾病的右心衰竭，在右心衰竭出现前呼吸困难已存在。

（2）体征（图 7-1）

1）水肿：右心衰竭典型体征，首先发生于身体的下垂部位，呈对称性、凹陷性水肿，严重者可波及全身，多于傍晚和活动后出现或加重，休息后可减轻或消失。

2）颈静脉征：颈静脉怒张是右心衰竭时的主要体征，肝-颈静脉回流征阳性更具特征性（图 7-2）。

3）肝脏淤血肿大。

4）发绀：最早见于指端、口唇和耳廓，较左心衰竭为明显。

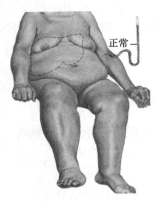

图 7-1 右心衰竭体征

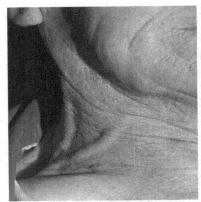

图 7-2 颈静脉怒张

3. 全心衰竭 同时有左心衰竭和右心衰竭临床表现。继发于左心衰竭之后的右心衰竭，右心排血量下降，肺淤血在一定程度上减轻，夜间阵发性呼吸困难可有所减轻。

【辅助检查】

1. 利钠肽检查 临床上 B 型利钠肽（BNP）及 N 末端 B 型利钠肽原（NT-proBNP）是心力衰竭患者诊断和风险评估的重要指标。未经治疗者利钠肽水平正常可排除心力衰竭诊断；患者经治疗症状改善后该值可以下降。

2. 心电图检查 心力衰竭本身无特异性变化，可发现既往心肌梗死、心室肥厚、心律失常等。

3. 胸部 X 线检查 可见心脏增大、肺门阴影范围和密度增加影；慢性肺淤血时可见 Kerley B 线；可见原有肺部疾病征象等。

4. 超声心动图检查 可以显示心室壁厚度和运动、心腔大小、心瓣膜结构和功能状态。左心室收缩功能障碍时左心室射血分数（LVEF）低于 40%，是诊断心力衰竭最主要的仪器检查方法。

5. 心脏磁共振检查 可评价心室容积、节段性室壁运动、心肌厚度、心脏肿瘤、瓣膜、心包疾病等。其精确度高、可重复，为评价心室容积、室壁运动的金标准。

6. 常规实验室检查 血尿常规、肝肾功能、血糖、血脂、电解质检查等。

【诊疗原则】

1. 诊断

（1）慢性心力衰竭的诊断：既往有心脏病史，左心或右心衰竭症状与体征，结合辅助检查明确诊断。

（2）心功能分级：通常采用美国纽约心脏病学会（NYHA）分级。

1）心功能 Ⅰ 级：有心脏病病史，一般活动不引起疲乏、心悸、气促等心力衰竭症状。

2）心功能 Ⅱ 级：体力活动轻度受限，休息时无症状，一般日常活动可出现上述症状。

3）心功能 Ⅲ 级：体力活动明显受限，低于日常活动量即引起上述症状。

4）心功能 Ⅳ 级：体力活动重度受限，患者不能从事任何体力活动，休息时也出现上述症状。

2. 治疗

（1）防治基本病因和诱因：病因治疗是心力衰竭治疗的根本方法，若对原发病能积极采取治疗措施，可明显改善预后。诱因治疗，主要是积极抗感染，控制心律失常、纠正电解质紊乱，避免过度劳累、情绪激动、输液过多过快等。

（2）减轻心脏负荷：注意休息；控制钠盐摄入；精神紧张者适当使用镇静剂；合理使用利尿剂、肾素-血管紧张素-醛固酮系统抑制剂、β 受体阻滞剂等。

（3）增加心脏收缩力：洋地黄类药物通过正性肌力作用增强心肌收缩力，常用药物有毒毛花苷 K、毛花苷 C、地高辛。洋地黄类药物用量个体差异大，且治疗量与中毒量接近，用药中注意当出现胃肠道反应、各种心律失常，或头痛、失眠、谵妄、黄绿视等洋地黄中毒的表现时，应立即停用，进行补钾、纠正心律失常等处理。

（4）对症治疗及并发症的防治：呼吸困难者给予吸氧，长期卧床者定时翻身拍背、被动活动肢体，预防压疮和下肢静脉血栓形成。

3. 预防 加强心脏病患者及家属的健康教育；规范治疗原发疾病；避免诱因；改善不良生活方式；适度、适量锻炼身体，增强体质，定期随访。

二、急性心力衰竭

急性心力衰竭是指心力衰竭急性发作和（或）加重的一种临床综合征。急性心力衰竭可以是急性突然起病或在原有慢性心力衰竭基础上发生急性加重。以急性左心衰竭最常见，急性心力衰竭常危及生命，必须紧急抢救。

【病因病机】

1. 病因 发病前患者多数有器质性心血管疾病，如急性心肌梗死、高血压性心脏病血压急剧升高、急性心肌炎等，在此基础上出现严重心律失常、情绪激动、输液过多过快、过度用力等诱因。

2. 病机 心脏收缩力突然严重减弱，心排血量急剧减少，或左心室瓣膜性急性反流，左心室舒张末压迅速升高，导致肺静脉压骤然升高，肺毛细血管楔压随之升高，发生急性肺淤血、肺水肿，组织器官灌注不足和心源性休克。

【临床特征】 起病急，病情可迅速发展至危重状态。突发极度的呼吸困难、频率可达 30～50 次/分，强迫坐位；表情痛苦、烦躁不安并有恐惧感、面色灰白、口唇发绀、大汗淋漓，频繁咳嗽并咳出大量粉红色泡沫样痰；严重者可出现意识障碍、心源性休克甚至心搏骤停。

听诊心率加快，心尖部常可闻及舒张期奔马律；两肺满布湿啰音和哮鸣音。

【辅助检查】

1. X线检查 肺水肿时出现自肺门伸向肺野中部及周围的云雾状蝶形阴影；严重肺水肿时为弥漫满肺野的大片阴影。

2. 心电图检查 常有窦性心动过速及各种心律失常。

3. 超声心动图检查 左心房、左心室扩大，室壁运动减弱，左心室射血分数降低及基础心脏病表现。

4. 急性血流动力学监测 肺毛细血管楔压随病情加重而增高、心脏指数下降。

【诊疗原则】

1. 诊断 根据基础心血管疾病、诱因、典型临床症状与体征结合各种辅助检查一般不难得出诊断。

2. 治疗 严重缺氧和呼吸困难可致死，必须尽快缓解。治疗目标：改善症状，稳定血流动力学状态，维护重要脏器功能，避免复发，改善预后。

（1）急救：

1）体位：患者取坐位或半卧位，两腿下垂，减少静脉回流，减轻心脏负荷。

2）吸氧：保持气道通畅的前提下，立即经面罩或鼻导管高流量（6～8L/min）吸氧，必要时用30%～50%乙醇置于吸氧装置的滤瓶中，随氧气吸入，以消除肺泡内泡沫，改善通气。

3）镇静：吗啡缓慢静脉注射，可使患者镇静、减少躁动所带来的额外心脏负担，还可扩张小血管，减少回心血量，减轻心脏负荷。老年患者可酌情减少剂量或改为肌内注射。伴有意识障碍、慢性阻塞性肺疾病、支气管哮喘、休克患者禁用。

4）快速利尿：应用呋塞米静脉注射，可以减少血容量缓解肺水肿。

5）血管扩张剂：硝普钠、硝酸甘油、酚妥拉明等静脉滴注，以减低外周阻力，减少回心血量，减轻呼吸困难。需根据血压调整剂量，使收缩压维持在 100mmHg 左右。

6）洋地黄类药物：可用毛花苷 C 缓慢静脉注射。

7）解痉：氨茶碱可解除支气管痉挛，有一定的增强心肌收缩力、扩张外周血管及利尿作用。

（2）病情严重、血压持续降低（<90mmHg）甚至心源性休克者，应监测血流动力学，并采用机械通气支持、血液净化、机械辅助循环等各种非药物治疗方法。

（3）病因治疗：根据条件适时对诱因和基本病因进行治疗。

第2节 心 律 失 常

心脏冲动的频率、节律、起源部位、传导速度与激动次序出现异常称为心律失常。心律失常可以是生理性的，也可以是病理性的。病理性心律失常可单独发病亦可与心血管病伴发，严重者可突然发作而致猝死。

【病因病机】

1. 病因

（1）遗传性：多为基因突变导致的离子通道病，使得心肌细胞离子流发生异常。

（2）后天获得性

1）生理性因素：运动、激动、生气等可引起交感神经兴奋而产生快速型心律失常。

2）病理性因素：①心脏的器质性病变，包括冠状动脉粥样硬化性心脏病、高血压性心脏病、风湿性心脏瓣膜病、心肌病、心肌炎和先天性心脏病等。②心脏以外的其他器官病变，如甲状腺功能亢进或减退、慢性肾功能障碍、重度感染等。③全身性因素，药物的毒性作用、酸碱平衡及电解质紊乱（如高钾或低钾血症）、神经与体液调节功能失调等。④其他，手术、麻醉、心导管检查、各种心脏介入性治疗及毒素等均可诱发心律失常。

2. **病机**　心律失常的发生是由于多种原因引起心肌细胞的自律性、兴奋性、传导性发生改变而导致冲动形成异常和（或）冲功传导异常。

【分类】

1. **冲动形成异常**

（1）窦性心律失常：窦性心动过速、窦性心动过缓、窦性心律不齐、窦性停搏和病态窦房结综合征等。

（2）异位心律：期前收缩（房性、房室交界区性、室性）；阵发性心动过速（房性、房室交界区性、房室折返性、室性）与非阵发性心动过速；心房扑动、心房颤动；心室扑动、心室颤动等。

2. **冲动传导异常**

（1）生理性传导异常：干扰及干扰性房室分离。

（2）病理性传导阻滞：窦房传导阻滞、房内传导阻滞、房室传导阻滞、室内传导阻滞。

（3）折返性心律：阵发性心动过速。

（4）房室间传导途径异常：预激综合征。

【临床特征】　症状轻重与心律失常类型、持续时间、发作时心室率快慢等相关，除原发病症状外，心律失常轻者可无自觉症状，引起血流动力学改变时可有心悸、头晕、乏力、胸闷等，重者出现失眠、记忆力差、反应迟钝、黑矇、晕厥、心绞痛、心力衰竭，甚至阿-斯综合征、猝死。心脏听诊可有心音强度、心率快慢及心律不规则等的改变，可伴有脉搏触诊异常如脉搏脱漏、脉搏短绌等。可有特征性心电图改变，如窦性心动过速表现，频率>100 次/分，窦性 P 波，PR 间期≥0.12 秒，PP 间期<0.6 秒；窦性心动过缓表现，频率<60 次/分，窦性 P 波，PR 间期≥0.12 秒，PP 间期>1.0 秒；心房颤动表现，P 波消失，代之以频率 350～600 次/分的 f 波，QRS 波群形态基本正常，频率 100～160 次/分且频率绝对不规则；心室颤动表现，出现形态、频率、振幅极不规则的低小波形，不能区分 QRS-T 波群，心室率可达 200～500 次/分。

【辅助检查】

1. **心电图检查**　心律失常发作时的心电图是确诊心律失常的重要依据。心电图检查方便、无创，广泛应用于临床。

2. **动态心电图检查**　24 小时动态心电图可记录到心律失常的发作、自主神经系统对自发心律失常的影响、自觉症状与心律失常的关系，并评估治疗效果。

3. **其他检查**　还可选择食管心电生理检查、心腔内电生理检查、高分辨体表心电图等，帮助分析心律失常的性质、起源部位；评价治疗效果、评估心室颤动和猝死发生的危险性等。运动试验常用于评估与儿茶酚胺有关的心律失常。

【诊疗原则】

1. **诊断**　确诊主要依靠心电图特征，病史和体征可提供对诊断有价值的线索。

2. **治疗**　心律失常的治疗应包括发作时治疗与预防发作。

（1）病因治疗：治疗原发疾病，调节自主神经功能，维持电解质稳定，避免诱发因素。

（2）药物治疗：无明显症状、无明显不良后果的心律失常，一般不需要抗心律失常药物治疗。抗心律失常药物种类繁多，临床根据患者的原发疾病、不同类型的心律失常等选择药物，要严格掌握药物的适应证和禁忌证，注意抗心律失常药物治疗的致心律失常作用。

临床常用的抗心律失常药物：Ⅰ类钠通道阻滞药，ⅠA 类延长动作电位时程，有奎尼丁、普鲁卡因胺等；ⅠB 类缩短动作电位时程，有利多卡因、美西律、苯妥英钠等；ⅠC 类减慢传导与轻微延长动作电位时程，有氟卡尼、恩卡尼、普罗帕酮等。Ⅱ类 β 肾上腺素受体阻滞药，代表药普萘洛尔、美托洛尔等。Ⅲ类阻滞钾通道与延长复极过程药，代表药胺碘酮。Ⅳ类钙离子拮抗剂，代表药维拉帕米和地尔硫䓬。

（3）非药物治疗：机械方法刺激迷走神经、心脏起搏治疗、电复律、电除颤、射频导管消融等。

第3节　原发性高血压

高血压是以体循环动脉血压升高为主要临床表现的心血管综合征。高血压可分为原发性高血压和继发性高血压，其中原发性高血压占绝大多数。原发性高血压又称高血压病，随着我国人民生活方式的改变和生活水平的提高，发病率呈上升趋势，是心脑血管疾病最重要的危险因素，可对心、脑、肾等靶器官的结构和功能造成损害，是导致患者伤残或死亡的直接原因。

案例 7-2

患者，男性，19岁，大二学生，肥胖体型，爱吃烧烤，不爱运动，作息不规律。近一个月来经常头晕、头痛、睡眠不好。两天前出现视物模糊，到校医室检查。测血压 180/110mmHg，医生了解到小强的爸爸、爷爷、奶奶和姑姑均是高血压患者，考虑小强可能是"原发性高血压"，其视物模糊由高血压引起，建议其到大医院就诊，以明确诊断。

问题思考：1. 为什么考虑小强是原发性高血压？
　　　　　2. 如何对患者进行健康教育？

目前，我国采用国际上统一的诊断标准，即在未服用降压药物的情况下，非同日3次测量血压，收缩压≥140mmHg 和（或）舒张压≥90mmHg（1mmHg=0.133kPa）。根据血压增高的程度，可以将高血压分为3级（表7-1）。

表 7-1　血压水平分级（mmHg）

分类	收缩压		舒张压
正常血压	<120	和	<80
正常高值	120～139	和（或）	80～89
高血压	≥140	和（或）	≥90
1级高血压（轻度）	140～159	和（或）	90～99
2级高血压（中度）	160～179	和（或）	100～109
3级高血压（重度）	≥180	和（或）	≥110
单纯收缩期高血压	≥140	和	<90

注：当收缩压和舒张压分属不同级别时，以较高分级为准；1 mmHg=0.133kPa

【病因病机】　本病病因未完全阐明，可能与以下因素有关：

1. 遗传因素　高血压病呈现明显的家族聚集性。父母双亲均为高血压病者，子女的发病率高达46%；约60%高血压病患者有家族史。

2. 环境因素

（1）饮食：钠盐摄入量与血压呈正相关、钾摄入量与血压呈负相关、饮酒量与血压尤其收缩压水平线性相关。

（2）环境与职业：长期工作生活在有噪声的环境、过度紧张的脑力劳动均易发生高血压，城市发病率高于农村。

（3）吸烟：可使交感神经末梢释放去甲肾上腺素增加而致血压增高。

3. 其他因素

（1）年龄：发病率有随年龄增长趋势，40 岁以上者发病率高。

（2）超重和肥胖：体重增加是高血压的重要危险因素。

（3）药物：如麻黄碱、肾上腺皮质激素、非甾体抗炎药（NSAIDs）、甘草等可使血压增高。

在神经体液功能失调、肾性水钠潴留、血管重构和血管内皮功能异常、胰岛素抵抗等多种因素的作用下，血管外周阻力增加，血压升高。

【临床特征】

1. 症状　大多起病隐匿，病情进展缓慢，称为缓进性高血压。患者早期多无症状，因其他病就诊或偶尔体检时发现血压增高，或仅在紧张、激动或劳累后感头晕、头痛、颈项板紧、失眠等，少数患者在出现心、脑、肾及视网膜并发症后才被发现。典型的高血压头痛在血压正常后消失。病情进展缓慢，后期出现靶器官损害和相应临床表现，如引起心肌劳损出现心悸、气急，甚至高血压性心脏病；视网膜病变引起视物模糊等。

极少数的患者发病急骤，病情凶险，称急进性高血压。可发生在中、重度缓进性高血压基础上，个别患者原来血压正常。任何年龄都可发生，多见于 30～40 岁，患者血压显著升高，舒张压多在 130mmHg 以上，出现乏力、口渴、多尿、视力迅速减退，并出现蛋白尿、血尿与肾功能损害或发生心力衰竭、高血压脑病和高血压危象，病程进展迅速，多死于尿毒症。高血压脑病是由于过高的血压超过了脑血流自动调节能力，导致脑水肿、颅内压升高而引起的严重的弥漫性头痛、呕吐、意识障碍、精神错乱，甚至昏迷，可伴局灶性或全身性抽搐。高血压危象是指在高血压病程中，由于突然停药或应激等诱因，使血压急剧升高，患者出现严重的头痛、眩晕、烦躁、心悸、气急、恶心、呕吐、视力模糊等症状。

2. 体征　早期除血压升高外，一般无其他阳性体征。随病情发展可闻及主动脉瓣区第二心音亢进、收缩期杂音，眼底检查可发现视网膜病变。并发症如下：

（1）脑血管病：包括脑出血、短暂性脑缺血发作、脑血栓形成、腔隙性脑梗死。

（2）心力衰竭和冠状动脉粥样硬化性心脏病：长期高血压致左心室后负荷增加而引起左心室肥厚和扩张，称高血压心脏病，久之引发心力衰竭。高血压和冠状动脉粥样硬化性心脏病常共同存在，相互影响。

（3）慢性肾衰竭：长期高血压使肾小球毛细血管处于高压力、高灌注、高滤过状态，最终导致肾小球硬化，晚期发生肾衰竭。

（4）主动脉夹层：长期高血压对血管壁的冲击作用，造成主动脉内膜撕裂，血液进入血管壁中层，并沿着血管长轴方向延伸剥离。

【辅助检查】

1. 基本项目　血液生化；全血细胞计数、血红蛋白和血细胞比容；尿液分析；心电图。

2. 推荐项目　24 小时动态血压监测、超声心动图、颈动脉超声、餐后 2 小时血糖、同型半胱氨酸测定、尿白蛋白定量测定、尿蛋白定量测定、眼底检查、X 线胸片、脉搏波传导速度及踝臂血压指数检查等。

【诊治原则】

1. 为指导治疗和判断预后，对血压升高患者进行心血管危险分层（表 7-2）。

表 7-2　血压升高患者心血管风险水平分层

其他心血管危险因素和疾病史	血压（mmHg）			
	SBP 130～139 和/或 DBP 85～89	SBP 140～159 和/或 DBP 90～99	SBP 160～179 和/或 DBP 100～109	SBP≥180 和/或 DBP≥110
无	—	低危	中危	高顾
1～2 个其他危险因素	低危	中危	中/高危	很高危

续表

其他心血管危险因素和疾病史	血压（mmHg）			
	SBP 130～139 和/ 或 DBP 85～89	SBP 140～159 和/ 或 DBP 90～99	SBP 160～179 和/ 或 DBP 100～109	SBP≥180 和/ 或 DBP≥110
≥3 个其他危险因素，靶器官损害， 或 CKD3 期，无并发症的糖尿病	中/高危	高危	高危	很高危
临床并发症，或 CKD≥4 期，有并发 症的糖尿病	高/很高危	很高危	很高危	很高危

注：CKD 慢性肾脏疾病；SBP 收缩压；DBP 舒张压；CKD 3 期估算的肾小球滤过率 $30～59ml \cdot min^{-1} \cdot (1.73m^2)^{-1}$；CKD 4 期估算的肾小球滤过率 $15～29ml \cdot min^{-1} \cdot (1.73m^2)^{-1}$；1mmHg=0.133kPa；–无

2．治疗 尚无根治方法，需采取综合措施，坚持终身治疗。

（1）治疗目的：①降低并稳定维持血压至正常范围，一般人群降至＜140/90mmHg；合并糖尿病、慢性肾脏病者，降至＜130/80mmHg。②控制症状，提高生活质量。③防止靶器官受损，减少和防治并发症。④延长患者生命、提高生存率、降低死亡率。

（2）治疗方法：治疗应遵循个体化原则，分为非药物治疗与药物治疗。

1）非药物治疗：改善生活方式，适用于所有高血压患者。包括戒烟限酒、减轻体重、减少钠盐摄入、适当的体力活动、减轻精神压力、保持良好心态等。

2）药物治疗：降压药物种类繁多，用药应遵循以下原则：①首选第一线降压药物，优先选择长效制剂。②从小剂量开始。③联合用药，个体化用药。④严密观察剂量与降压疗效的关系以及药物的副作用，酌情调整药物种类和剂量。⑤兼顾并发症和合并症的治疗。

目前临床一线降压药可归纳为五大类：①利尿剂。②β受体阻滞药。③钙离子拮抗剂。④血管紧张素转化酶抑制剂（ACEI）。⑤血管紧张素Ⅱ受体拮抗剂（ARB）。

3．预防 进行广泛的高血压知识的科普宣传，注意劳逸结合，适当体育锻炼，低盐低脂高纤维素饮食，控制体重。开展高血压普查，凡有高血压家族史、精神压力大或工作紧张、职业患病率高者，应列为高血压普查重点对象，以便早发现、早治疗。

第 4 节　冠状动脉粥样硬化性心脏病

冠状动脉粥样硬化性心脏病指冠状动脉粥样硬化，使管腔狭窄或闭塞，引起心肌缺血缺氧或坏死的一组心脏疾病，简称冠心病。世界卫生组织将冠心病分为 5 大类：隐匿型或无症状心肌缺血、心绞痛、心肌梗死、缺血性心肌病和猝死型冠心病。近年趋向于根据发病特点分为急性冠脉综合征和慢性心肌缺血综合征。临床上以心绞痛和急性心肌梗死多见。

案例 7-3

患者，男性，64 岁，退休，平素抽烟喝酒，爱吃肉，高血压病史 5 年余，偶感胸骨中段后压榨性疼痛，休息后好转 2 年。今早餐后即感胸部压榨性疼痛，剧烈难忍，向左背放射，伴大汗淋漓、心悸、胸闷、濒死感来院就诊。T 37℃，P 104 次/分，R 22 次/分，BP 142/120mmHg，余（－）。心电图示：Ⅱ、Ⅲ、aVF 导联 ST 段弓背向上抬高，Q 波深＞1/4R，时间=0.05 秒。医生诊断为急性心肌梗死，建议立刻住院治疗，并下达了病危通知。

问题思考： 1. 医生的诊断依据有哪些？
　　　　　　 2. 应该采取哪些治疗措施？

一、心　绞　痛

心绞痛是在冠状动脉粥样硬化的基础上，心肌急剧的、暂时的缺血、缺氧引起的以发作性胸痛或胸部不适为主要表现的临床综合征。特点为前胸阵发性、压榨性疼痛。根据临床特点分为稳定型心绞痛和不稳定型心绞痛,以稳定型多见。本病男性多于女性,40 岁以上多发。

【病因病机】 当冠状动脉粥样硬化导致管腔狭窄,管壁弹性减退时,其血流量减少并趋于固定,在安静状态下尚能维持心肌供血,在体力劳动、情绪激动、饱餐、寒冷等状态时,心肌需氧量增加,而狭窄的冠状动脉不能相应地扩张,引起心肌急剧的、暂时的缺血缺氧,心肌内积聚过多的酸性及多肽类代谢产物,刺激心脏内自主神经的传入纤维末梢,经 1～5 胸交感神经节和相应的脊髓节段传至大脑,产生疼痛。

【临床特征】

1. **症状**　典型的心绞痛以发作性胸痛或胸部不适为主要表现,具有以下特点:

(1)诱因:常由体力劳动、情绪激动、饱食、寒冷等诱发。

(2)部位:典型部位多发生在胸骨体中上段之后,可波及心前区,可向左肩、左臂内侧及小指和环指放射,少数至颈、咽、下颌部。

(3)性质:多为压榨样疼痛或紧束感、发闷感、窒息感,发作后疼痛持续加重,偶伴濒死感,迫使患者立即停止活动,直至症状缓解。

(4)持续时间:每次发作多为 3～5 分钟,一般不超过 15 分钟。

(5)缓解方式:停止活动或舌下含化硝酸甘油后 1～2 分钟可缓解。

2. **体征**　缓解期无异常体征。发作时,面色苍白、表情焦虑、心率加快、血压升高,可出现心尖区舒张期奔马律和收缩期杂音。

【辅助检查】

1. **心电图检查**　是发现心肌缺血、诊断心绞痛最常用的检查方法。静息时心电图大多正常。发作时心电图检查可出现 ST 段压低＞0.1mV,T 波平坦或倒置。在诊室可做运动负荷试验,诱发心绞痛发作。24 小时动态心电图连续监测,更有助于确定心绞痛的诊断,已广泛应用于临床。

2. **放射性核素检查**　对诊断心肌缺血较有价值。

3. **冠状动脉造影**　为有创性检查,目前诊断冠心病最准确的方法。

4. **冠状动脉内超声检查**　可显示管壁的病变,也可用于冠心病的诊断。

【诊疗原则】

1. **诊断**　根据典型的发作特点,结合年龄等其他冠心病危险因素,除外其他原因所致心绞痛,可建立诊断。

2. **治疗**　治疗原则是改善冠脉血供,减低心肌耗氧,防止血小板凝聚,改善症状,防止复发,提高生活质量,同时积极防治冠状动脉粥样硬化,预防心肌梗死和死亡,延长生存期。

(1)发作时的治疗

1)休息:发作时立刻休息,一般患者在停止活动后症状即可缓解。

2)药物治疗:较重的发作,可使用作用快的硝酸酯制剂舌下含服,常用硝酸甘油、硝酸异山梨酯等。

(2)缓解期的治疗

1)一般治疗:避免各种诱因,清淡饮食,避免过饱;戒烟限酒;调整日常生活与工作,减轻精神负担;保持适度、适量的体力活动,一般不需卧床休息。

2)药物治疗:可单独选用、交替应用或联合应用下列药物,选择性地扩张病变的冠脉,降低血压,改善动脉粥样硬化,以防心绞痛发作。①硝酸酯制剂。常用的有硝酸异山梨酯、长效硝酸甘油制剂等。服用长效片剂使硝酸甘油持续而缓慢释放。用 2%硝酸甘油软膏或膜片制剂涂或贴在胸前皮肤,作用可维持 12～24 小时。②β 受体阻滞剂。通过减慢心率,降低血压,减低心肌收缩力和心肌耗氧量,缓解心绞痛。常用制剂有普萘洛尔、阿普洛尔、吲哚洛尔、索他洛尔、美托洛尔、阿替洛尔、醋丁洛尔、纳多洛尔等。③钙离子拮抗剂。舒张冠状动脉,增加冠脉血流及侧支循环,改善心肌的微循环。常用制剂有维拉帕米、硝苯地平、地尔硫䓬、尼卡地平、尼索地平、氨氯地平等。常见副作用有外周水肿、便秘、心悸、面部潮红等。④抗血小板聚集药。阿司匹林、吲哚布芬、氯吡格雷、双嘧达莫等。⑤其他药物。他汀类降脂药物、ACEI、ARB 等。

（3）介入治疗：经皮冠状动脉成形术（PTCA）或支架植入术。

（4）外科手术治疗：冠状动脉旁路移植手术。

3. 预防 对稳定型心绞痛除药物防止反复发作外，还要积极阻止或逆转粥样硬化病情进展，预防心肌梗死等，改善预后。

二、急性心肌梗死

急性心肌梗死是急性、持续性冠状动脉供血中断或减少，部分心肌急性严重的缺血缺氧所导致的心肌缺血性坏死。临床表现为剧烈而持久的胸痛，伴有血清心肌酶增高及心电图动态演变，可并发心律失常、休克或心力衰竭，常可危及生命。本病以往在欧美最常见，我国近年来发病率和死亡率总体呈上升趋势。临床典型的为 ST 段抬高型心肌梗死。

【病因病机】

1. 病因 基本病因是冠状动脉粥样硬化，少数发生于先天性冠状动脉畸形、冠状动脉痉挛等。交感神经活性增加、饱餐、吸烟、重体力活动、用力排便、休克、脱水等可诱发此病。

2. 病机 冠状动脉内不稳定斑块破裂，继而出血及血小板在破裂的斑块表面聚集，形成血栓，冠状动脉管腔急性闭塞，导致心肌缺血坏死（图 7-3，图 7-4）；另外，心肌耗氧量剧烈增加或冠状动脉痉挛，也可诱发急性心肌梗死。

【临床特征】   与梗死面积、部位、侧支循环建立等情况密切相关。

1. 症状 半数以上的患者在起病前 1～2 天或 1～2 周有先兆症状，表现为原有的心绞痛加重，发作时间延长，硝酸甘油不易缓解或发作诱因不明显。典型的心肌梗死症状包括：

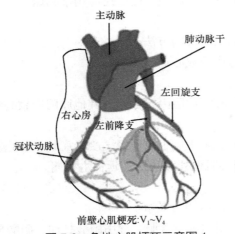

图 7-3 急性心肌梗死示意图 1

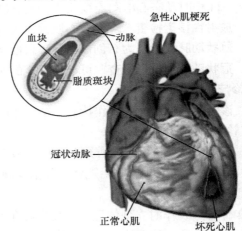

图 7-4 急性心肌梗死示意图 2

（1）胸痛：最早最明显的症状，突然出现剧烈而持久的胸骨后或心前区压榨性疼痛，持续时间长，数小时至数天，休息和含服硝酸甘油不能缓解，常伴有烦躁不安、面色苍白、大汗淋漓、濒死感。少数患者无疼痛，一开始即表现为休克、急性心力衰竭、心律失常、猝死等，多见于高龄或合并糖尿病患者。

（2）胃肠道症状：常伴有频繁恶心、呕吐、上腹胀痛。

（3）全身症状：可有发热（发病后第一周内体温可升至 38℃左右）、心动过速、全身乏力等。

（4）心律失常：可见于 75%～95% 患者，多在发病 1～2 周内，以 24 小时内最多见。室性期前收缩最常见，房室传导阻滞、束支传导阻滞亦常见。心室颤动是急性心肌梗死患者早期死亡的主要原因。

（5）低血压与休克：梗死发生时由于剧烈疼痛、恶心、呕吐、出汗、血容量不足、心律失常等可引起低血压，但未必是休克。如疼痛缓解而收缩压<80mmHg，面色苍白，皮肤湿冷，烦躁不安或神志淡漠，脉搏细速，尿量减少（<20ml/h），则为心源性休克。

（6）心力衰竭：主要为急性左心衰竭，在起病的最初几个小时内易发生，也可发生在发病几日后，为梗死后心肌舒缩力减弱或不协调所致。表现为呼吸困难、咳嗽、发绀、烦躁等症状，严重者发生急性肺水肿。右心梗死者一开始即出现右心衰竭表现，伴血压下降。

2. 体征　心尖区可出现第一心音减弱、第四心音奔马律；有时可闻及心包摩擦音；二尖瓣乳头肌功能失调或断裂时心尖区可闻及粗糙的收缩期杂音；极早期血压可升高，几乎所有患者血压均降低。

3. 并发症　起病 1 周内可发生乳头肌功能失调或断裂、心脏破裂；起病后 1～2 周附壁血栓脱落可引起栓塞；后期可并发心室壁瘤、心肌梗死后综合征等。

【辅助检查】

1. 心电图　是诊断急性心肌梗死最方便快捷、最简单的方法。特征性改变为宽而深的病理性 Q 波及弓背向上型 ST 段抬高和 T 波倒置。

2. 血清心肌坏死标志物　肌酸激酶同工酶（CK-MB）及肌钙蛋白（I 或 T）升高是诊断急性心肌梗死的重要指标。CK-MB 于发病 4 小时内升高，16～24 小时达高峰，3～4 天恢复正常，其增高程度能较准确地反映梗死的范围；肌钙蛋白于 3～4 小时升高，肌钙蛋白 I 于 11～24 小时达高峰，7～10 天恢复正常，肌钙蛋白 T 于 24～48 小时达高峰，10～14 天恢复正常。

3. 其他　白细胞数增高，中性粒细胞数增多，嗜酸性粒细胞减少或消失，血沉加快，C 反应蛋白增高，血清肌红蛋白轻度增高。

【诊疗原则】

1. 诊断　根据典型的临床表现、特征性心电图改变以及血清心肌坏死标志物的动态变化，可作出急性心肌梗死诊断。对老年患者，突然发生不明原因的严重心律失常、休克、心力衰竭，或剧烈而持久的胸闷、胸痛者，都应考虑急性心肌梗死的可能。

2. 治疗　急性心肌梗死发病突然，病死率高。强调早发现，早治疗，并加强入院前处理。治疗原则为尽快恢复心肌的血液灌注，挽救濒死的心肌，缩小梗死面积，保护和维持心脏功能，及时处理各种并发症，防止猝死。

（1）一般治疗：急性期绝对卧床，保持环境安静，杜绝不良刺激，解除焦虑；低盐低脂饮食、少量多餐、保持大便通畅。吸氧。持续心电监护，观察心率、心律变化及血压和呼吸，及时发现病情变化，除颤仪处于床前备用状态。入院后尽快建立静脉通道。

（2）缓解疼痛：吗啡 2～4mg 静脉注射，也可用哌替啶 50～100mg 肌内注射，必要时可重复使用。硝酸酯类药物可扩张冠状动脉，增加冠脉血流，改善症状。β 受体阻滞剂早期使用可减少心肌耗氧量和改善缺血区心肌的氧供需失衡，防止梗死面积扩大，常用阿替洛尔、美托洛尔等。

（3）抗血小板治疗：无禁忌证者立即嚼服阿司匹林，负荷量 150～300mg，每日一次，三天后改维持剂量每日 75～100mg，长期服用。

（4）再灌注治疗：再灌注治疗是急性 ST 段抬高型心肌梗死最主要的治疗措施。在发病 3～6 小时内，最多 12 小时内开通闭塞冠状动脉，挽救濒死心肌，缩小心肌梗死范围，改善预后。常用方法有经皮冠状动脉介入治疗（PCI）、溶栓治疗、紧急冠状动脉旁路移植术。常用溶栓剂包括尿激酶、链激酶和重组组织型纤溶酶原激活剂（rt-PA），静脉注射给药。溶栓治疗的主要并发症是出血。非 ST 段抬高型心肌梗死患者不应进行溶栓治疗。

（5）其他药物治疗：溶栓治疗后用低分子肝素皮下注射或肝素静脉注射 3～5 天，有助于防止梗死范围扩大或再梗死。ACEI 或 ARB 的早期使用，有助于改善心肌的重塑。早期服用他汀类药物调节血脂。极化液有助于恢复心肌细胞膜的极化状态，利于心肌的正常收缩，减少心律失常的发生。

（6）抗心律失常治疗：频发室性期前收缩或室性心动过速者，立即进行利多卡因静脉注射继之持续静脉滴注维持；发生心室颤动或持续多形性室性心动过速时，立即采用非同步直流电除颤。缓慢心律失常，可用阿托品肌内注射或静脉注射；Ⅱ～Ⅲ度房室传导阻滞者，尽早安装临时起搏器。

（7）心源性休克的治疗：根据情况补充血容量、应用升压药或血管扩张剂，纠正酸中毒，防治脑缺氧，保护肾功能。

（8）心力衰竭的治疗：左心衰竭肺水肿时应以吸氧，静脉注射吗啡（或哌替啶）、利尿剂为主。急性心肌梗死后 24 小时内尽量避免使用洋地黄制剂。右心梗死者慎用利尿剂。

3. 预防 正常人群中预防动脉粥样硬化和冠心病，已有冠心病和心肌梗死病史者预防再次梗死和其他心血管事件。

第5节　风湿性心脏瓣膜病

案例 7-4

患者，女性，38 岁，平素经常反复患咽峡炎，到村卫生所输注青霉素很快好转，未曾到正规医院诊治。3 天前受凉后咽峡炎复发，在村卫生所输青霉素效果不理想，精神食欲差，活动后心悸、气促，2 小时前输完液起身时突然晕倒，意识不清，家人急将其送医院诊治。查体：意识清醒，精神差，脉搏 100 次/分，血压 110/60mmHg，心尖部舒张期隆隆样杂音，胸骨左缘舒张期杂音。

问题思考： 1. 该患者最可能是什么病？

2. 还需要做哪些检查以确诊？

风湿性心脏瓣膜病简称风心病，是指由风湿性炎症引起心脏瓣膜损害而造成的心脏病。主要侵犯二尖瓣，其次为主动脉瓣，导致瓣膜狭窄和（或）关闭不全，引起血流动力学变化，出现相应的症状和体征。临床上二尖瓣狭窄最常见，其次为二尖瓣合并主动脉瓣病变。

心脏瓣膜病可以由多种病因引起，包括炎症、黏液样变性、先天畸形、缺血、创伤等，其中风湿性炎症是最常见的病因，是由 A 组 β 溶血性链球菌感染所致。

一、二尖瓣狭窄

二尖瓣狭窄是风湿性心脏瓣膜病中最常见的类型。

【病因病机】

1. 病因 A 组 β 溶血性链球菌与人体心肌和心瓣膜有共同抗原，链球菌感染后，体内产生的抗链球菌抗体与这些共同抗原形成免疫复合物，沉积于心肌、心瓣膜，激活补体产生炎症反应，炎症反复发作，引起瓣膜间发生粘连、融合，瓣叶与腱索增厚、钙化、缩短，使瓣膜僵硬、瓣口狭窄和（或）关闭不全。急性风湿热后至少需 2 年才能形成明显二尖瓣狭窄。

2. 病理生理 二尖瓣开放受限，瓣口面积缩小，血流受阻。

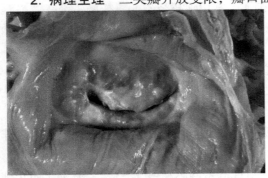

图 7-5　二尖瓣狭窄

根据二尖瓣瓣口面积，可将二尖瓣狭窄分为轻、中、重度：正常二尖瓣瓣口面积 4～6cm²；轻度狭窄二尖瓣瓣口面积 1.5～2.0cm²；中度狭窄二尖瓣瓣口面积 <1.5cm²；重度狭窄二尖瓣瓣口面积 <1.0cm²（图7-5）。

病理生理过程可分为 3 个阶段：①左心房代偿期。二尖瓣狭窄致使瓣口血流受阻，舒张期左心房内压力升高，发生代偿性肥大扩张。②左心房失代偿期。随着病变发展，左心房压力进一步增高，使肺静脉、肺毛细血管压升高，肺毛细血管扩张和淤血，肺间质水肿。③右心衰竭期。二尖瓣狭窄继续加重，肺动脉压力增高，引起肺小动脉痉挛，最终导致肺小动脉硬化，形成肺动脉高压，右心室后负荷增加，右心室肥厚扩张，进而右心功能不全至右心衰竭。

【临床特征】

1. 症状

（1）呼吸困难：最常见、最早出现的症状。随病程进展逐渐加重，甚至发生急性肺水肿。

（2）咳嗽、咯血：常见，多在夜间睡眠或劳动后出现，早期干咳无痰或泡沫痰。可出现痰中带血或血痰，甚至大咯血。并发急性肺水肿时，咯粉红色泡沫痰。

（3）其他症状：可有声音嘶哑、吞咽困难。右心衰竭时出现食欲减退、腹胀、恶心等症状。

2. 体征　"二尖瓣面容"为特征性面容。心尖区可触及舒张期震颤，可闻及第一心音亢进、舒张早期二尖瓣开放拍击音，提示瓣膜有弹性活动度较好；心尖区舒张中晚期递增性隆隆样杂音是特征性体征。肺动脉瓣区舒张期递减性吹风样杂音，并 P_2 亢进。右心衰竭时颈静脉怒张、肝大、下肢水肿等。

3. 并发症　心房颤动最常见，其他可见急性肺水肿、血栓栓塞、右心衰竭等。

【辅助检查】

1. X 线检查　左心房明显增大，后前位右心缘双房影，左心缘变直；主动脉弓缩小，肺动脉干突出、后前位心影呈梨形，称为"二尖瓣型心"；肺淤血和肺间质水肿。

2. 超声心动图检查　是确诊二尖瓣狭窄首选的检查方法，并可较准确地判断狭窄程度。可直接对瓣叶厚度和活动度、瓣口面积、房室腔大小及室壁厚度、血流速度、跨瓣压差等进行测定。M 型超声心动图二尖瓣前叶呈"城墙样"改变，后叶与前叶同向运动，瓣叶回声增强。

3. 心电图检查　"二尖瓣型 P 波"，提示左心房扩大。右心室肥大时电轴右偏和 V_1 导联 R 波振幅增加。病程晚期可见心房颤动。

【诊疗原则】

1. 诊断　中青年患者，反复链球菌感染或风湿热病史，心尖区隆隆样舒张期杂音伴 X 线或心电图示左心房增大，提示二尖瓣狭窄，确诊有赖于超声心动图。

2. 治疗

（1）内科治疗：预防及治疗风湿热活动，长期甚至终身肌内注射苄星青霉素 120 万 U，每月一次。对症治疗及防治并发症。

（2）手术治疗：根据瓣膜的病变程度及心功能选择手术时机。二尖瓣狭窄手术包括经皮球囊二尖瓣成形术、二尖瓣分离术、人工瓣膜置换术。

二、二尖瓣关闭不全

【病因病机】

1. 病因　二尖瓣关闭不全最常见的病因是风湿热。非风湿性单纯性二尖瓣关闭不全的病因以腱索断裂最常见，其次是感染性心内膜炎、二尖瓣黏液样变性、缺血性心脏病等。

2. 病机　由于二尖瓣关闭不全，左心室每次收缩时部分血流反流入左心房，向前的血流减少，左心房充盈度及压力和左心室舒张期充盈量增多（图 7-6），继而引起一系列血流动力学变化。

【临床特征】

1. 症状　轻度二尖瓣关闭不全患者，可长期没有症状。随着病程的延长，左心功能失代偿，可出现乏力、心悸、胸闷、程度不等的呼吸困难，最后导致肺动脉高压，右心衰竭。

2. 体征　心尖区全收缩期吹风样杂音是二尖瓣关闭不全最主要的体征，前叶损伤多向左腋下及左肩胛下传导，后瓣受损时向心底部传导。心尖区第一心音减弱，P_2 亢进、分裂。心尖搏动增强，向左下移位。右心衰竭时，出现相

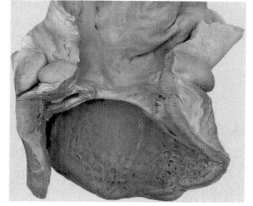

图 7-6　二尖瓣关闭不全（肉眼观）

应体征。

3. **并发症** 心力衰竭、心房颤动、感染性心内膜炎、栓塞等。

【辅助检查】

1. **X 线检查** 轻度者无明显异常。严重者左心房和左心室增大，左心衰竭者出现肺淤血、肺间质水肿征。晚期可见右心室增大、二尖瓣环和瓣膜钙化影。

2. **超声心动图检查** 脉冲多普勒超声和彩色多普勒显像可确诊二尖瓣反流并评估反流程度。M型超声心动图可测量房室大小，二维超声心动图可显示瓣叶形态特征。

3. **心电图检查** 重者可见 P 波增宽及双峰，提示左心房增大；左心室肥厚劳损，电轴左偏。

【诊疗原则】

1. **诊断** 出现典型的心尖区收缩期吹风样杂音，左心房和左心室扩大，结合辅助检查明确诊断。

2. **治疗**

（1）内科治疗：早期无症状，无须治疗，但需定期随访，为手术治疗选择合适的时机，预防风湿热及感染性心内膜炎的发生。

（2）手术治疗：治疗的根本性措施，应在左心室功能发生不可逆损害之前进行二尖瓣修补术或二尖瓣置换术。

三、主动脉瓣狭窄

【病因病机】

1. **病因** 风湿性炎症、先天性病变、退行性病变。风湿热引起的主动脉瓣狭窄常合并关闭不全和二尖瓣病变。

2. **病机** 风湿性炎症导致瓣叶纤维化、钙化、僵硬、挛缩畸形，瓣叶交界处融合。当瓣口面积 $\leq 1.0 cm^2$ 时，引起血流动力学改变，继而左心室、左心房出现功能及器质性改变，出现左心衰竭表现。

【临床特征】

1. **症状** 患者长期无症状，劳力性呼吸困难为常见的首发症状。随病情发展，可出现夜间阵发性呼吸困难、端坐呼吸甚至肺水肿。呼吸困难、心绞痛、晕厥为典型的主动脉瓣狭窄三联征。

2. **体征** 心界正常或向左下移位，抬举样心尖搏动。特征性体征为胸骨右缘第 2 肋间可闻及收缩期粗糙响亮的喷射性杂音，伴收缩期震颤。脉搏细弱，收缩压降低、脉压减小。

3. **并发症** 心律失常、左心衰竭、心源性猝死、感染性心内膜炎等。

【辅助检查】

1. **X 线检查** 心室一般无明显增大。左心房可轻度增大，常见升主动脉扩张。

2. **超声心动图检查** 二维超声示主动脉瓣瓣叶增厚、回声增强，开放幅度减小、速度减慢。彩色多普勒超声可见血流于瓣口下方加速，连续多普勒可测定心脏和血管内的血液流速。

3. **心电图检查** 中度狭窄者 QRS 波群电压增高，严重者可见左心肥厚伴劳损及左心房增大的表现。

【诊疗原则】

1. **诊断** 出现典型主动脉瓣区收缩期喷射性杂音，考虑主动脉瓣狭窄，超声心动图帮助确诊。

2. **治疗**

（1）内科治疗：无症状者定期随访，预防风湿热复发和感染性心内膜炎。一旦出现症状，即考虑手术治疗。等待手术过程中进行对症治疗。

（2）手术治疗：行人工瓣膜置换术。

四、主动脉瓣关闭不全

【病因病机】

1. **病因** 常见病因有风湿性心脏病（占 2/3）、先天性畸形、感染性心内膜炎、退行性主动脉瓣病变、Marfan 综合征等。

2. **病机** 主动脉瓣关闭不全导致舒张期主动脉血液反流，一方面使左心室舒张末容量增加，左心室扩张肥厚，逐渐发展为左心衰竭；另一方面使主动脉舒张压降低，心脑供血不足，脉压增大。

【临床特征】

1. **症状** 可较长时间无症状。随反流量增加出现头部搏动感、心悸等。左心功能不全时，劳力性呼吸困难为早期表现，病情进展，出现夜间阵发性呼吸困难和端坐呼吸。心绞痛较主动脉瓣狭窄少见，改变体位可出现头晕或眩晕。

2. **体征** 心尖搏动向左下移位，呈抬举样搏动；心浊音界向左下扩大；胸骨左缘第 3~4 肋间闻及舒张期叹息样杂音为其特征性体征。收缩压升高、舒张压降低、脉压增大，可见周围血管征，包括点头征、水冲脉、毛细血管搏动征、股动脉枪击音等。

【辅助检查】

1. **X 线检查** 左心室向左下增大，升主动脉结扩张，心腰加深，呈"主动脉型心脏"，即靴型心。

2. **超声心动图检查** 左心室内径及左心室流出道增宽，主动脉根部扩张。

3. **心电图检查** 常见左心室肥厚劳损、电轴左偏。如有心肌损害，可出现室内传导阻滞、房性和室性心律失常等改变。

【诊疗原则】

1. **诊断** 典型主动脉瓣关闭不全心脏舒张期杂音伴周围血管征，可诊断主动脉瓣关闭不全，结合超声心动图检查可确诊。

2. **治疗** 治疗原则：控制病情发展，防止风湿活动，改善心功能，减轻症状，防治并发症。

（1）内科治疗：无症状且心功能正常者，定期随访，为手术选择最佳时机。预防与控制风湿活动：长期应用苄星青霉素 120 万 U 肌内注射，每月 1 次。预防呼吸道感染或感染性心内膜炎等并发症。

（2）手术治疗：手术宜在不可逆左心室功能不全发生之前进行。根据情况选择经皮球囊扩张瓣膜成形术、主动脉瓣置换术、瓣膜修复术等。

第 6 节 猝 死

猝死（sudden death，SD）是人类最严重的疾病。世界卫生组织对猝死的定义："平素身体健康或貌似健康的患者，在出乎意料的短时间内，因自然疾病而突然死亡即为猝死"。猝死是突然发生的、不可预测的自然死亡，不同于临床上慢性疾病的终末期患者的死亡，也不包括因溺水、触电、自缢、中毒、低温、高温、暴力、失血、外伤、麻醉、手术等非自然因素造成的死亡。

临床上猝死可分为两大类，即心源性猝死和非心源性猝死。心源性猝死指急性症状发作后 1 小时内发生的、以意识骤然丧失为特征的、由心脏原因引起的自然死亡。无论患者有无心脏病，死亡的时间和形式都是未能预料的。心源性猝死的直接原因是心搏骤停。心搏骤停是指心脏射血功能突然终止，造成全身血液循环中断、呼吸停止和意识丧失。非心源性猝死指患者因心脏以外的疾病导致的突然死亡，临床常见于呼吸系统疾病如肺梗死、神经系统疾病如脑出血、消化系统疾病如急性出血坏死性胰腺炎等，此外还有主动脉夹层、严重的电解质紊乱等。

猝死具有发病突然、发病率高、多发生在医院外等特点。在所有猝死患者中绝大多数是心源性猝死，本节重点讨论心源性猝死。

【病因病机】 心源性猝死绝大多数发生在有器质性心脏病的患者，最常见的是冠心病，其次是各种心肌病。此外，极度的情绪变化、精神刺激可通过过度兴奋交感神经、抑制迷走神经导致原发性心搏骤停，或通过影响呼吸中枢调节，引起呼吸性碱中毒，导致呼吸心搏骤停。

心源性猝死主要是致命性快速性心律失常所致，其发生是冠状动脉血管事件、心肌损伤、心肌代谢异常、自主神经张力改变等因素相互作用的结果。严重缓慢心律失常和心脏停搏是心源性猝死的另一重要原因，其机制是当窦房结和（或）房室结功能异常时，次级自律细胞不能承担起心脏的起搏功能。无脉性电活动是引起心源性猝死相对少见的原因。

【临床特征】 心源性猝死的临床经过可分为前驱期、终末事件期、心搏骤停与生物学死亡。不同患者各期表现有明显差异。

1. **前驱期** 在猝死前数天至数月，部分患者可有胸痛、气促、疲乏、心悸等非特异性症状。但亦可无前驱期。

2. **终末事件期** 是指心血管状态出现急剧变化到心搏骤停发生前的一段时间，时长瞬间至1个小时不等。心源性猝死所定义的1个小时，即指终末事件期的时间在1个小时内。典型的表现可有严重胸痛、急性呼吸困难、突发心悸或眩晕等。

3. **心搏骤停** 心搏骤停后脑血流量急剧减少，患者意识突然丧失，伴有局部或全身性抽搐，呼吸断续、呈叹息样，随即呼吸停止。皮肤苍白或发绀，瞳孔散大，大小便失禁。

4. **生物学死亡** 心搏骤停发生后，大部分患者将在4~6分钟内发生不可逆脑损伤，后经数分钟过渡到生物学死亡。生物学死亡期是死亡过程的最后阶段，该阶段中脑、心、肝、肾等脏器功能永久性丧失，各器官不能再用作器官移植。避免生物学死亡发生的关键是在心搏骤停发生后立即实施心肺复苏和尽早除颤。

【诊疗原则】 心搏骤停最可靠且出现较早的临床表现：①意识突然消失。②大动脉搏动消失。具备这两个征象即可诊断心搏骤停。应力争在30秒内明确诊断，不可要求所有临床表现都具备才确立诊断，更不能因反复进行心脏听诊、测量血压、心电图检查而延误急救。

心搏骤停患者抢救成功的关键是尽早心肺复苏和电复律治疗。复苏又分为初级心肺复苏和高级心肺复苏，心搏骤停的救治必须争分夺秒，越早抢救，复苏的成功率越高。一般认为心搏停止后4分钟内为抢救的黄金时间。

初级复苏即基础生命支持，心搏骤停一旦确诊，立即进行，主要措施包括人工胸外按压（circulation，C）、开通气道（airway，A）和人工呼吸（breathing，B），其中人工胸外按压最为重要，心肺复苏程序为C—A—B。

在基础生命支持的基础上，应用辅助设备、特殊技术等建立更为有效的通气和血液循环，即高级复苏或高级生命支持（advanced life support，ALS）。主要措施包括气管插管建立通气，除颤转复心律，建立静脉通路并应用必要的药物维持已恢复的循环。必须进行心电图、血压、脉搏、血氧饱和度等的持续监测。

自 测 题

选择题（A型题）

1. 心功能等级的评估是依据（　　）
   A. 病程长短
   B. 心脏大小、病理性杂音
   C. 水肿程度
   D. 静息或活动时的症状
   E. 有无并发症

2. 心绞痛发作时，首选药物是（　　）
   A. 硝酸酯制剂　　　B. 哌替啶
   C. 去痛片　　　　　D. β受体阻滞剂
   E. 阿托品

3. 男性，65岁，血压165/97mmHg，属于（　　）

A. 2级高血压　　　B. 3级高血压
C. 1级高血压　　　D. 单纯收缩期高血压
E. 临界高血压

4. 慢性心功能不全诱发因素中哪项最常见（　　）
   A. 心律失常
   B. 感染
   C. 过度劳累或情绪激动
   D. 摄取钠过多或补液过量过快
   E. 严重贫血或大出血

5. 急性心肌梗死发生休克的主要原因是（　　）
   A. 心律失常　　　　B. 心脏前负荷加重
   C. 心脏后负荷加重　D. 剧烈疼痛

E. 左心室输出量下降

6. 急性肺水肿的特征性表现是（　　）

　　A. 端坐呼吸　　　　　　　B. 咳粉红色泡沫痰

　　C. 刺激性咳嗽　　　　　　D. 口唇发绀

　　E. 两肺哮鸣音

7. 急性心肌梗死患者解除疼痛，何药无效（　　）

　　A. 哌替啶　　　　　　　　B. 吗啡

　　C. 硝酸甘油　　　　　　　D. 罂粟碱

　　E. 冠心苏合丸

8. 多数急性心肌梗死患者最早出现和最突出的症状是
（　　）

　　A. 剧烈而持久的胸骨后疼痛

　　B. 心源性休克

　　C. 心律失常

　　D. 胃肠道反应

　　E. 心力衰竭

9. 急性心肌梗死患者在起病 24 小时内最主要的死因是
（　　）

　　A. 急性左心衰竭　　　　　B. 心源性休克

　　C. 心律失常　　　　　　　D. 心脏破裂

　　E. 脑栓塞

10. 患心绞痛的患者，应告诉他在什么天气时注意防范
（　　）

　　A. 干燥　　　　　　　　　B. 潮湿

　　C. 炎热　　　　　　　　　D. 寒冷

　　E. 湿热

11. 心绞痛发作的典型部位（　　）

　　A. 心前区

　　B. 心尖部

　　C. 胸骨体上段或中段之后

　　D. 胸骨体下段之后

　　E. 剑突附近

12. 下列各项表现中能最早提示左心衰竭的是（　　）

　　A. 倦怠乏力

　　B. 咳嗽、咳粉红色泡沫痰

　　C. 阵发性夜间呼吸困难

　　D. 劳力性呼吸困难

　　E. 端坐呼吸

13. 风湿性心脏瓣膜病中最常见的类型是（　　）

　　A. 二尖瓣关闭不全　　　　B. 主动脉瓣狭窄

　　C. 联合瓣膜病　　　　　　D. 二尖瓣狭窄

　　E. 主动脉瓣关闭不全

（张芝娟）

第 **8** 章

消化系统疾病

消化系统（digestive system）由消化管和消化腺两部分组成。消化道是一条起自口腔延续为咽、食管、胃、小肠、大肠，终于肛门的很长的肌性管道。消化管包括口腔、咽、食管、胃、小肠（十二指肠、空肠、回肠）和大肠（盲肠、结肠、直肠），消化腺包括口腔腺、肝、胰及消化管壁内的小消化腺。在临床上，常把十二指肠以上的消化道称为上消化道，空肠以下消化道称为下消化道（图8-1）。

消化系统除具有消化和吸收功能外，还有内分泌功能和免疫功能。

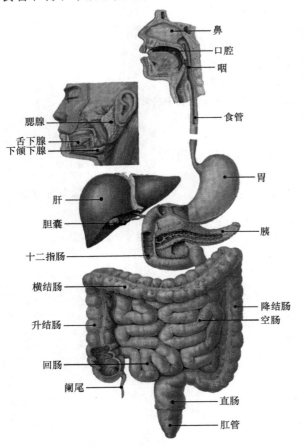

图 8-1　消化系统概况

标注：鼻、口腔、咽、食管、腮腺、舌下腺、下颌下腺、肝、胆囊、十二指肠、横结肠、升结肠、回肠、阑尾、胃、胰、降结肠、空肠、直肠、肛管

第 1 节　慢 性 胃 炎

案例 8-1

患者，女性，36岁，农民，上腹部反复疼痛6月余。患者半年前无明显诱因下出现上腹部隐隐作痛，遇劳加重，饥饿时痛甚，食后痛减。伴有胃胀、嗳气，偶有恶心呕吐、口干口苦，有吞咽梗塞感，大便时干时稀，胸闷气短，身困乏力，心烦易躁，发冷。曾在当地医院就诊，被诊断为慢性胃炎，予以多潘立酮、枸橼酸铋钾、养胃舒等药口服，效果不明显，症状逐渐加重来院就诊。胃镜检查示：慢性浅表性胃炎（中度），伴胆汁反流。初步诊断：慢性浅表性胃炎。

问题思考： 1. 对该病例的治疗原则是什么？

2. 如何预防此疾病的发生？

慢性胃炎（chronic gastritis）是由多种病因引起的慢性胃黏膜炎症病变。本病的发生随年龄增长而增加，特别是中年以上更为常见。幽门螺杆菌（Hp）是导致慢性胃炎的主要原因，而饮食不节、精神因素、胆汁反流等则是导致本病的重要诱因。

【病因病机】　慢性胃炎的病因和发病机制尚未完全阐明，可能与下列因素有关。

1. **Hp 感染**　是最常见病因。Hp经口进入胃内，部分可被胃酸杀灭，部分则附着于胃窦部黏液层，依靠其鞭毛穿过黏液层，定居于黏液层与胃窦黏膜上皮细胞表面，一般不侵入胃腺和固有层内。一方面逃避了胃酸的杀菌作用，一方面难以被机体的免疫机制清除。胃黏膜炎症发展的转归取决于Hp毒株及毒力、宿主个体差异和胃内微生态环境等多因素的综合作用。

2. **十二指肠-胃反流**　研究发现慢性胃炎患者因幽门括约肌功能失调，常引起胆汁反流，这可能是一个重要的致病因素。

3. **自身免疫功能的改变** 在慢性胃炎的发病上已普遍受到重视，萎缩性胃炎，特别是胃体胃炎患者的血液、胃液或在萎缩黏膜内可找到壁细胞抗体；胃萎缩伴恶性贫血患者血液中发现有内因子抗体，说明自身免疫反应可能是某些慢性胃炎的有关病因。

4. **刺激性食物和药物长期服用** 对胃黏膜有强烈刺激的饮食及药物，如浓茶、烈酒、辛辣或水杨酸盐类药物，或食时不充分咀嚼，粗糙食物反复损伤或乙醇直接作用于胃黏膜所致。

5. **其他因素** 如环境、气候改变，精神因素；疾病如尿毒症等。

【临床特征】 本病进展缓慢，常反复发作，各型胃炎其表现不尽相同。大多数患者无明显症状。即便有症状也多为非特异性。可表现为中上腹不适、饱胀钝痛、烧灼痛等，也可呈食欲缺乏、嗳气、泛酸、恶心等消化不良症状。体征多不明显，有时上腹轻压痛。恶性贫血者常有全身衰弱、疲软、可出现明显的厌食、体重减轻、贫血，一般消化道症状较少。阿司匹林所致者多数患者症状不明显，或仅有轻微上腹不适或隐痛。危重病应激者症状被原发疾病所掩盖，可致上消化道出血，患者可以突然呕血和（或）黑便为首发症状。

【辅助检查】

1. **胃镜和活组织检查** 是诊断慢性胃炎的主要方法。浅表性胃炎常以胃窦部最为明显，多为弥漫性胃黏膜表面黏液增多，有灰白色或黄白色渗出物，病变处黏膜红白相间或花斑状，似麻疹样改变，有时有糜烂。萎缩性胃炎的黏膜多呈苍白或灰白色，亦可呈红白相间，白区凹陷；皱襞变细或平坦，由于黏膜变薄可透见呈紫蓝色黏膜下血管；病变可弥漫或主要在胃窦部，如伴有增生性改变者，黏膜表面呈颗粒状或结节状。

2. **胃肠 X 线钡餐检查** 用气钡双重造影显示胃黏膜细微结构时，萎缩性胃炎可出现胃黏膜皱襞相对平坦、减少。

3. **幽门螺杆菌检测** 常用 ^{13}C-或 ^{14}C-尿素呼气试验，该检查不依赖内镜，依从性好，准确性较高，为 Hp 检测的重要方法之一，目前被医院广泛使用，为非侵入性方法；侵入性方法主要包括快速尿素酶试验、细菌培养等。

【诊疗原则】

1. **诊断** 慢性胃炎症状无特异性，体征很少，X 线检查一般只有助于排除其他胃部疾病，故确诊要靠胃镜检查及胃黏膜活组织检查。

2. **非手术治疗** 大部分成人胃黏膜均有轻度的浅表性胃炎，Hp 阴性、无症状、无糜烂可不治疗。慢性胃炎波及黏膜全层或呈活动性，可短期或长期间歇治疗。

（1）消除病因：祛除各种可能致病的因素，如避免进食对胃黏膜有强刺激的饮食及药品，戒烟忌酒。注意饮食卫生，防止暴饮暴食。积极治疗口、鼻、咽部的慢性疾病。加强锻炼提高身体素质。

（2）Hp 相关胃炎：目前倡导的联合方案为含有铋剂的四联方案，即 1 种质子泵抑制剂（PPI）+2 种抗生素+1 种铋剂，疗程 10～14 天，表 8-1 示具有杀灭和抑制 Hp 作用的药物。

表 8-1 具有杀灭和抑制 Hp 作用的药物

抗生素	克拉霉素、阿莫西林、甲硝唑、替硝唑、呋喃唑酮、四环素等
PPI	奥美拉唑、兰索拉唑、雷贝拉唑、艾普拉唑等
铋剂	枸橼酸铋钾、果胶铋等

（3）对症药物：胃酸增高可用法莫替丁、雷尼替丁、氢氧化铝凝胶等。胃酸缺乏或无酸者可给予 1%稀盐酸或胃蛋白酶合剂，伴有消化不良者可加用胰酶片、多酶片等助消化药。胆汁反流明显者可用胃复安和多潘立酮以增强胃窦部蠕动，减少胆汁反流。恶性贫血患者需终身注射维生素 B_{12}。

3. **手术治疗** 萎缩性胃炎如出现Ⅲ级不典型增生或合并反复复发的胃溃疡者，可考虑手术治疗。

4. **预防** 保证心情舒畅，生活有规律。积极治疗鼻腔、口腔、咽喉等部位的慢性感染。慎用、忌用对胃黏膜有损伤的药物，如阿司匹林、磺胺类、保泰松等。本病常与饮食有关，指导患者加强饮食卫生和饮食管理，帮助患者掌握胃炎的自我护理，防止疾病复发和加重。

第 2 节 消化性溃疡

案例 8-2

患者，女性，41 岁。近一年来，晚上睡觉到半夜总是胃疼，隐隐作痛，为了减少胃痛，她晚上吃饭更少，但是胃疼还是没有好转。后来发现胃痛后吃几块苏打饼干，便有好转，因此也没有在意。今日上午，她像往常一样起床洗漱，突然觉得头晕，无力，大便后站起来症状更加明显，同时伴有脸色苍白、大汗淋漓，家人赶紧把她送到急诊科。

问题思考： 1. 该患者可能发生了什么？
2. 明确诊断，需要做哪些检查？

消化性溃疡（peptic ulcer）是指胃肠黏膜发生的炎症性缺损，因为溃疡主要发生在胃和十二指肠，故又称胃十二指肠溃疡。消化性溃疡是全球性疾病，男性患者多于女性患者，男女之比约为 3∶1。十二指肠溃疡（DU）多见于青壮年，胃溃疡（GU）多见于老年，临床上十二指肠球部溃疡与胃溃疡发生率的比值约为 3∶1。

【**病因病机**】 胃、十二指肠黏膜除经常接触高浓度胃酸外，还受到胃蛋白酶、微生物、胆盐、乙醇和其他有害物质的侵袭。因此本病的病因和发病机制十分复杂，概括起来说溃疡的形成是由胃、十二指肠黏膜的自身防御-修复（保护）因素和侵袭（损害）因素平衡失调所致，当损害因素增强和（或）保护因素削弱时，就可发生溃疡。

1. **幽门螺杆菌** 幽门螺杆菌感染是消化性溃疡的重要致病因素。

2. **胃酸和胃蛋白酶** DU 的最终形成是由胃酸-胃蛋白酶自身消化所致，其中胃酸起到决定性的作用。

3. **药物** 长期服用阿司匹林、吲哚美辛、氯吡雷格、肾上腺皮质激素等药物的人易发生消化性溃疡，如前所述或通过削弱黏膜屏障，或增加胃酸分泌等各种机制可促进溃疡发生。

4. **其他因素**

（1）遗传：不少调查显示消化性溃疡患者的亲属中，本病发病率高于一般人群，存在遗传易感性。

（2）吸烟：与吸烟增加胃酸、胃蛋白酶的分泌，抑制胰腺分泌碳酸氢盐，降低幽门括约肌的张力和影响胃黏膜前列腺素的合成等因素有关。

（3）神经精神因素：如紧张、忧伤、焦虑、强烈的精神刺激，可影响胃酸分泌、胃肠运动和黏膜血流调控等，可引起溃疡的形成。

【**临床特征**】 多数消化性溃疡患者具有典型临床表现。症状主要特点：慢性、周期性和节律性上腹痛，体征不明显。

1. **典型症状**

（1）慢性：起病多缓慢，一般少则几年，多则十几年，甚至几十年。

（2）周期性发作：本病有反复发作的趋势，多数在晚秋及早春易复发，可因气候突变、过度疲劳或饮食失调而引起发作。发作期可达数周至数月不等。如病情逐渐发展，则发作次数增多，发作时间延长，缓解时间缩短。

（3）节律性疼痛：多呈隐痛、灼痛或钝痛。有时可仅感上腹不适。有时在进食、呕吐或服用制酸药后，疼痛可暂时减轻或消失。疼痛与饮食密切有关，胃溃疡疼痛多发生在饭后 0.5～1 小时，十二指肠溃疡则在饭后 3～4 小时，有时还出现在半夜。因此，胃溃疡患者常害怕进食，进食后疼痛发作；而十二指肠溃疡患者则常依赖进食来暂时缓解疼痛。

（4）疼痛部位：胃溃疡疼痛多位于剑突下正中或偏左，十二指肠溃疡位于上腹正中或偏右。

（5）其他症状：常有反酸、恶心、呕吐、胸骨后烧灼感、便秘等。

2. **体征**　体检时可有上腹部局限性压痛。

3. **并发症**

（1）上消化道出血：消化性溃疡最常见的一种并发症，常表现为呕血及黑粪。呕吐物为咖啡色，出血量大也可呕出鲜血。出血后患者腹痛可较出血前减轻。

（2）穿孔：当溃疡穿透胃、十二指肠壁时，发生穿孔。三分之一以上的患者穿孔与服用非甾体药物有关。急性穿孔是消化性溃疡最严重的并发症之一，内科治疗难以奏效，需考虑手术治疗。

（3）幽门梗阻：表现为上腹胀痛，餐后疼痛加重，恶心、呕吐，呕吐后腹痛可稍缓解，呕吐物为酸臭的隔夜食物，严重者可致失水和低氯低钾性碱中毒。常发生营养不良和体重减轻。

（4）癌变：反复发作、病程长的胃溃疡癌变风险高，十二指肠溃疡一般不发生癌变，胃镜结合活检有助于明确良恶性溃疡及是否发生癌变。

4. **特殊类型的消化性溃疡**

（1）老年人消化性溃疡：发病率有增高的趋势，症状不典型，无症状者多见，疼痛多无规律，食欲缺乏、恶心、呕吐、体重减轻、贫血等症状较突出。胃体上部或高位巨大溃疡多见。

（2）复合性溃疡：夜间痛及背部放射痛多见、疗效差、易并发出血及漏诊。

（3）幽门管溃疡：症状常不典型，餐后痛多见，对抗酸药反应差，易出现呕吐、幽门梗阻及并发出血、穿孔。

【辅助检查】

1. **胃镜检查及活检**　胃镜检查是诊断消化性溃疡的金指标和首选方法。可以确定有无病变、鉴别良性与恶性胃溃疡、评价治疗效果等。

2. **X 线钡餐检查**　随着内镜普及，临床应用越来越少，气钡双重造影能较好地显示胃黏膜形态，但总体逊色于内镜检查。溃疡的钡餐直接征象有龛影出现，尤以胃溃疡明显。间接征象可见溃疡局部有压痛、激惹，溃疡对侧有痉挛性切迹。

3. **CT 检查**　对于穿透性溃疡、穿孔很有价值，可以发现穿孔周围组织炎症、包块、积液，对于游离气体的显示优于立位胸片。

4. **粪便隐血检查**　溃疡活动期，粪便隐血试验阳性，经积极治疗，多在 1～2 周内转阴。

【诊疗原则】

1. **诊断**　根据病史与主要症状可作出初步诊断；胃镜可确诊，不能接受胃镜者，上消化道钡剂检查发现龛影，可以诊断溃疡，但难以区分良恶性。

2. **治疗**　消化性溃疡的治疗目标是去除病因、控制症状、促进愈合、预防复发及避免并发症。具体措施包括：

（1）一般治疗：饮食要定时，进食不宜太快，避免过饱过饥，还应避免粗糙、过冷过热和刺激性食物如香料、浓茶、咖啡等；戒烟戒酒；禁用能损伤胃黏膜的非甾体抗炎药如阿司匹林、吲哚美辛、保泰松等；稳定情绪，消除焦虑。

（2）药物治疗：①H_2 受体拮抗剂，能阻断组胺兴奋壁细胞的泌酸作用，是强有力的胃酸分泌抑制剂。常用法莫替丁、尼扎替丁、雷尼替丁。②质子泵抑制剂，抑酸作用比 H_2 受体拮抗剂更强且作用持久。常用药物有奥美拉唑、兰索拉唑、泮托拉唑。③铋剂，为根除幽门螺杆菌的四联药物治疗方案的主要组成之一。服药后常见舌苔和粪便变黑。④弱碱性抗酸剂，常用铝碳酸镁、磷酸铝、硫糖铝、氢氧化铝凝胶等。这些药物可中和胃酸，可短暂缓解疼痛，但很难治愈溃疡，已不作为治疗

PU 的主要或单独药物。⑤抗菌药物，如四环素、卡拉霉素、阿莫西林、庆大霉素和甲硝唑等。

（3）手术治疗：绝大多数消化性溃疡经内科治疗后可以愈合。一般手术指征：①急性溃疡穿孔。②大出血内科治疗无效者。③器质性幽门梗阻。④胃溃疡癌变时。

3. **预防** 保持乐观情绪，注意生活规律，适当进行体育锻炼，注意劳逸结合，慎用药物，如阿司匹林、保泰松、咖啡因等，避免暴饮暴食及生冷刺激食物和烟酒。

第3节 肝 硬 化

案例 8-3

患者，男性，45 岁，商人，平时工作应酬多，少不了抽烟喝酒。乙肝病史 6 年，进行过间断性的治疗，但病情一直都是好好坏坏，迁延不愈，最近工作压力大，有乏力、肝区不适、胸闷、食欲缺乏等多种症状，体重没有明显变化。去医院消化科治疗。当时，董先生生命体征正常，心律规律，心音正常、腹软、肝肋下未触及、肝区有压痛、面色和两目黄染、腹部膨隆、尿少。肝功能：AST 261U/L、ALT 30U/L、TBil 23.2μmmol/L、ALB 54g/L、GLB 29g/L。B 超示早期肝硬化、脾大；HBV-DNA 阳性：3.75×10^6cps/ml。

问题思考：1. 对该患者诊断为？
         2. 主要治疗原则是什么？

肝硬化（cirrhosis of liver）是各种慢性肝病进展至以肝脏慢性炎症、弥散纤维化、假小叶、再生结节和肝内外血管增殖为特征的病理阶段，代偿期无明显症状、失代偿期以门静脉高压和肝功能减退为临床特征，患者常因并发食管胃底静脉曲张出血、肝性脑病、感染、肝肾综合征、门静脉血栓等多器官功能慢性衰竭而死亡。

【病因病机】 肝硬化的病因很多，以下几种因素均可引起肝硬化。我国目前仍以乙型肝炎病毒为主，在欧美国家，乙醇及丙型肝炎病毒感染为多见病因。

1. **病毒性肝炎** 在我国病毒性肝炎是引起肝硬化的主要原因，其中大部分发展为门脉性肝硬化。肝硬化患者的肝细胞常显 HBsAg 阳性，其阳性率高达 76.7%。

2. **慢性酒精中毒** 在欧美国家酒精性肝病引起的肝硬化可占总数的 60%～70%。

3. **寄生虫感染** 血吸虫感染可导致血吸虫病，治疗不及时可发生肝硬化。

4. **胆汁淤积** 长期慢性胆汁淤积，导致肝细胞炎症及胆小管反应，甚至出现坏死，形成胆汁性肝硬化。

5. **遗传和代谢性疾病** 由遗传性和代谢性的肝脏病变逐渐发展而成的肝硬化，称为代谢性肝硬化。例如，由铁代谢障碍引起的血色病、先天性铜代谢异常导致的肝豆状核变性。

6. **药物性或化学毒物因素** 长期服用一些对肝脏有损害的药物如甲基多巴、辛可芬、双醋酚汀等可以引起肝硬化。长期接触某些化学毒物如砷、四氯化碳、黄磷等可引起中毒性肝炎，发展为肝硬化。

7. **其他因素** 如肥胖、糖尿病等导致的肝营养障碍、隐源性肝硬化等。

【临床特征】 肝硬化在临床上分为肝功能代偿期和失代偿期。

1. **肝功能代偿期** 症状轻，缺乏特异性。常见乏力、食欲缺乏、恶心、厌油腻、腹胀、上腹不适、腹泻和消瘦等。症状间歇性出现，劳累时加重，休息或治疗后缓解。肝脏轻度增大，轻度压痛，表面光滑、质偏硬。

2. **肝功能失代偿期** 症状显著，主要为肝功能减退和门静脉高压所致的症状和体征，并可有全身多系统症状。

（1）肝功能减退的临床表现

1）全身症状：主要有乏力、易疲倦、体力减弱。

2）消化道症状：食欲缺乏、上腹不适、饱胀、恶心、呕吐、腹泻、黄疸等。

3）出血和贫血：因凝血功能障碍，肝硬化易出现鼻腔出血、牙龈出血及皮下瘀斑、血肿等，女性出现月经量过多或经期延长，或为外伤后出血不易止住等出血倾向。

4）内分泌失调：肝硬化时，由于肝功能减退，雌激素的灭活减少及雌激素分泌增加，血中雌激素增多，同时抑制了雄激素的产生，出现男性性功能减退，可出现睾丸萎缩，乳房发育，毛发脱落，女性患者则为月经不调、闭经、不孕等。少数患者皮肤可出现蜘蛛痣、肝掌及脸部色素沉着。

（2）门静脉高压的临床表现

1）脾大：一般为中度增大（是正常的 2～3 倍），左上腹不适及隐痛、胀满，脾功能亢进，表现为白细胞、红细胞及血小板均不同程度地减少。

2）侧支循环建立与开放：门静脉与体静脉之间有广泛的交通支，在门静脉高压时因建立侧支循环而静脉曲张，主要有食管下段与胃底静脉曲张、腹壁脐周围的皮下静脉曲张及痔核形成（图 8-2，图 8-3）。

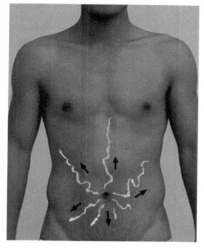

图 8-2 腹壁静脉曲张血液流向

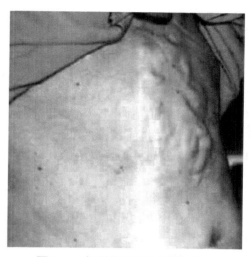

图 8-3 腹壁静脉曲张（肉眼观）

3）腹水：肝硬化门脉高压最突出的临床表现，腹部隆起，感觉腹胀。大量腹水可出现呼吸困难、心悸、脐疝、下肢水肿，腹部膨隆呈蛙腹状，患者直立时下腹部皮肤饱满，腹壁皮肤紧张，甚至发亮，部分患者出现胸腔积液。

（3）肝脏触诊：早期肝脏可增大，质地柔软、平滑而结实。晚期则缩小、质坚硬、表面不平呈粒状或细节状。

3. 并发症

（1）肝性脑病：最常见的死亡原因。表现为精神错乱，定向力和理解力减退，嗜睡，终致昏迷。诱因如下：①上消化道出血。②摄入过多的含氮物质。③水、电解质紊乱及酸碱平衡失调。④缺氧与感染。⑤低血糖。⑥便秘。⑦催眠、镇静剂及手术。

（2）上消化道大量出血：最常见的并发症，以食管胃底曲张静脉破裂出血多见。多突然发生，一般出血量较大，多在 1000ml 以上，很难自行止血，除呕鲜血及血块外，常伴有柏油便。大量出血可导致休克、肝性脑病，甚至死亡。

（3）感染：常见的是原发性腹膜炎，表现为发热、腹痛与腹壁压痛和反跳痛，白细胞可有增高，腹水多为渗出液，但因渗出的腹水常被原有的漏出性腹水所稀释，其性质可介于漏出液与渗出液之间。

（4）原发性肝癌：据资料分析，肝癌和肝硬化合并率为 84.6%，显示肝癌与肝硬化关系密切。肝硬化在短期内病情迅速发展与恶化、肝脏进行性肿大及疼痛、甲胎蛋白（AFP）持续性或进行性增高、B超和计算机断层扫描（CT）等影像学检查发现肝内占位性病变者，应特别警惕肝癌的发生。

（5）肝肾综合征：肝硬化合并顽固性腹水且未获恰当治疗时可出现肝肾综合征，其特点为少尿或无尿、氮质血症。

（6）电解质和酸碱平衡紊乱：低钠血症、低钾低氯血症和代谢性碱中毒。

【辅助检查】

1. 血液检查　轻重不同的贫血。80%患者血沉增快。

2. 尿液检查　可出现血尿、蛋白尿及管型，黄疸患者尿中胆红素、尿胆原量增加。

3. 肝功能试验　①晚期血浆白蛋白减少，球蛋白早期即增高，A/G降低或倒置，γ球蛋白明显增高。②血清胆固醇降低。③凝血酶原时间晚期明显延长，用维生素C不能纠正。④血清ALT、AST有轻度或中度增高。

4. 腹水检查　多为淡黄色漏出液，如并发腹膜炎时则透明度降低，相对密度增高，利凡他试验阳性，细胞数增多，细菌培养有时阳性。

5. B超、腹部CT、食管钡餐X线检查、肝脏活组织检查等有助于诊断和鉴别诊断。

【诊疗原则】

1. 诊断

（1）起病隐匿，乏力，食欲减退，腹胀，腹泻，消瘦等。

（2）肝大，边缘硬，常为结节状，蜘蛛痣，肝掌，脾大，腹壁静脉曲张，腹水等。

（3）常有轻度贫血，血小板及白细胞数减少。结合胆红素、ALT、AST、γ-谷氨酰转肽酶等增高，凝血酶原时间延长，血浆白蛋白降低，A/G倒置，甲胎蛋白增高等。

（4）B超、CT及磁共振可提示诊断，食管钡餐透视若见静脉曲张的X线阳性征也有决定性诊断意义。

2. 治疗　目前，肝硬化的治疗以综合治疗为主。早期重在保养，防止病情进一步加重；失代偿期除了保肝、恢复肝功能外，还要积极防治并发症。

（1）一般治疗：①休息。肝功能代偿者，宜适当减少活动，失代偿期患者应以卧床休息为主。②饮食。一般以高热量、高蛋白质、维生素丰富而可口的食物为宜。③支持疗法。

（2）药物治疗：目前无特效药，不宜滥用药物，否则，将加重肝脏负担而适得其反。①补充各种维生素。②应用保护肝细胞的药物，如木苏丸、肝泰乐、维丙肝、肝宁、益肝灵（水飞蓟素片）、肌苷等，10%葡萄糖液内加入维生素C、维生素B_6、氯化钾、可溶性胰岛素。③应用中药。

（3）肝移植：鉴于对晚期肝病患者大多别无满意疗法，预计今后会有越来越多的各种慢性肝病患者接受肝移植而提高生存率。影响肝移植的因素主要是供肝问题。

3. 预防　预防和治疗慢性肝炎、肝硬化、血吸虫病、胃肠道感染；慎用损肝药物；合理膳食、平衡营养，改善肝功能、抗肝纤维化治疗；预防并发症的发生。

第4节　急性胰腺炎

案例 8-4

患者，男性，4天前喝酒后，出现上腹部胀痛逐渐加重，到医院就诊。查体：T 38.5℃，P 120次/分，R 20次/分，BP 149/100mmkg，全身皮肤黏膜黄染。血淀粉酶为2642 IU/L，胰腺CT平扫显示胰腺周围有明显渗出，胰腺略大，无出血及坏死。

问题思考：1. 对该患者可初步诊断为？

　　　　　2. 主要病因和临床表现是什么？

急性胰腺炎是多种病因导致胰腺组织自身消化所致的胰腺水肿、出血甚至坏死等炎症损伤。临床以急性上腹痛、恶心、呕吐、发热和血淀粉酶增高等为特点。病变程度轻重不等，轻者以胰腺水肿为主，临床多见，病情常呈自限性，预后良好。少数患者可伴发多器官功能障碍及胰腺局部并发症，病死率高。

【病因病机】

1. 胆管疾病　胆石症、胆管感染是主要病因。70%～80%的胰管与胆总管汇合成共同通道开口于十二指肠壶腹部，一旦结石、蛔虫嵌顿在壶腹部，胆管内炎症或胆石损伤 Oddi 括约肌，使胰管流出道不畅，胰管内高压。

2. 乙醇因素、饮食不节　长期饮酒者容易发生胰腺炎，在此基础上，在大量饮酒和暴食的情况下，胰酶的大量分泌，致使胰腺管内压力骤然上升，引起胰腺泡破裂，胰酶进入腺泡之间的间质而促发急性胰腺炎。乙醇与高蛋白高脂肪食物同时摄入，不仅使胰酶分泌增加，同时可引起高脂蛋白血症。这时胰脂肪酶分解三酰甘油释出游离脂肪酸而损害胰腺。

3. 其他因素　外伤、感染、药物、代谢性疾病、手术创伤等。

【临床特征】　根据病情程度，急性胰腺炎临床表现多样。

1. 急性腹痛　是绝大多数患者的首发症状，常较剧烈，多位于中左上腹甚至全腹，部分患者腹痛向背部放射。患者病初可伴有恶心、呕吐，轻度发热。常见体征：中上腹压痛，肠鸣音减少，轻度脱水貌。

2. 急性多器官功能障碍及衰竭　在上述症状基础上腹痛持续不缓、腹胀逐渐加重，可陆续出现循环、呼吸、肠、肾及肝衰竭。

3. 胰腺局部并发症　急性液体积聚、胰腺坏死、胰性腹水时，患者腹痛、腹胀明显，病情进展迅速时，可伴有休克及间隔室综合征。大量胰性胸腔积液时，患者呼吸困难。病程早期出现胸腔积液，提示易发展为重症性胰腺炎。胰腺坏死出血量大且持续时，除休克难以纠正，血性腹水可在胰酶的协助下渗至皮下，常可在两侧腹部或脐周出现皮肤呈蓝色或棕褐色，皮下出血瘀斑。

【辅助检查】

1. 血常规检查　多有白细胞计数增多及中性粒细胞核左移。

2. 血、尿淀粉酶测定　血清（胰）淀粉酶在起病后 6～12 小时开始升高，48 小时开始下降，持续 3～5 天，血清淀粉酶超过正常值 3 倍可确诊为本病。尿淀粉酶在起病后 12～14 小时开始升高，下降缓慢，持续 1～2 周。

3. 血清脂肪酶测定　血清脂肪酶常在起病后 24～72 小时开始升高，持续 7～10 天，对病后就诊较晚的急性胰腺炎患者有诊断价值，且特异性也较高。

4. 淀粉酶内生肌酐清除率比值　急性胰腺炎时，由于血管活性物质增加，肾小球的通透性增加，肾对淀粉酶清除增加而对肌酐清除未变，导致淀粉酶清除率与内生肌酐清除率比值增高。

5. 生化检查　暂时性血糖升高，持久的空腹血糖高于 10mmol/L 反映胰腺坏死，提示预后不良。高胆红素血症可见于少数临床患者，多于发病后 4～7 天恢复正常。

6. 腹部 B 超检查　应作为常规初筛检查，急性胰腺炎 B 超可见胰腺肿大，胰内及胰周围回声异常；亦可了解胆囊和胆管情况；后期对脓肿及假性囊肿有诊断意义，但因患者腹胀常影响其观察。

7. CT 检查　对急性胰腺炎的严重程度、附近器官是否受累提供帮助。

【诊疗原则】

1. 诊断　疾病史结合辅助检查确诊，在临床上需与消化性溃疡急性穿孔、胆石症、急性胆囊炎、急性肠梗阻和心肌梗死等疾病鉴别。

2. 治疗　轻症胰腺炎经非手术治疗 3～5 日可治愈。重症胰腺炎需采用综合治疗措施，包括手术治疗。

（1）非手术治疗：原则为防治休克，改善微循环、解痉、止痛，抑制胰酶分泌，抗感染，营养支持，预防并发症的发生，加强重症监护等。

1）防治休克、改善微循环：应积极补充液体、电解质和热量，以维持循环的稳定和水电解质平衡。

2）抑制胰腺分泌：①应用 H₂ 受体阻滞剂。②应用抑肽酶。③应用氟尿嘧啶。④禁食和胃肠减压。

3）解痉止痛：应定时给予止痛剂，传统方法是静脉内滴注 0.1% 的普鲁卡因用以静脉封闭。并可定时将哌替啶与阿托品配合使用，既止痛又可解除 Oddi 括约肌痉挛，禁用吗啡，以免引起 Oddi 括约肌痉挛。另外，亚硝酸异戊酯、亚硝酸甘油等可在剧痛时使用，特别是对年龄大的患者使用，既可一定程度地解除 Oddi 括约肌的痉挛，又对冠状动脉供血也大有好处。

4）营养支持：急性重型胰腺炎时，机体的分解代谢高、炎性渗出、长期禁食、高热等，患者处于负氮平衡及低蛋白血症，故需营养支持，而在给予营养支持的同时，又要使胰腺不分泌或少分泌。

5）抗感染：在急性胰腺炎中应用抗生素在综合性治疗中不可缺少。常选用对大肠埃希菌、胰腺渗透性较好的抗生素。

6）腹膜腔灌洗：腹膜腔渗出者，可做腹膜腔灌洗，使腹膜腔内含有大量胰酶和毒素物质的液体稀释并排出体外。

（2）手术治疗：可解除梗阻、清除坏死组织。适应证主要有重症胰腺炎经内科治疗无效、胰腺炎并发脓肿、假囊肿、弥漫性腹膜炎、肠麻痹坏死、胆源性胰腺炎等。

3. **预防** 积极治疗胆、胰疾病，适度饮酒与进食，部分患者需严格戒酒。

自测题

选择题（A 型题）

1. 慢性胃炎的确诊主要依赖于（　　）
   A. 超声胃镜
   B. 胃镜检查及胃黏膜活检
   C. 上消化道钡餐检查
   D. CT 检查
   E. B 超检查

2. 萎缩性胃炎患者可能发生下列哪种病变（　　）
   A. 再障
   B. 反流性食管炎
   C. 消化性溃疡
   D. 胃癌
   E. 糜烂性胃炎

3. 胃溃疡节律性疼痛特点是（　　）
   A. 餐后 0.5～1 小时痛
   B. 餐后 3～4 小时痛
   C. 空腹痛
   D. 暂时痛
   E. 夜间痛

4. 消化性溃疡的发病因素中最主要的是（　　）
   A. 幽门螺杆菌
   B. 非甾体消炎药
   C. 胃蛋白酶
   D. 前列腺素缺乏
   E. 胃酸

5. 消化性溃疡最常见的并发症是（　　）

   A. 急性穿孔
   B. 幽门梗阻
   C. 出血
   D. 癌变
   E. 穿孔

6. 复合性溃疡是指（　　）
   A. 胃底与胃小弯溃疡
   B. 胃体与胃窦溃疡
   C. 胃大、小弯溃疡
   D. 胃与十二指肠溃疡
   E. 胃小弯与幽门管溃疡

7. 下列哪项对判断幽门梗阻有意义（　　）
   A. 上腹部饱胀不适
   B. 大量呕吐酸酵宿食
   C. 消瘦贫血
   D. 腹部移动性浊音
   E. 上腹部有蠕动波

8. 我国门脉性肝硬化的主要致病原因是（　　）
   A. 病毒性肝炎
   B. 酒精中毒
   C. 工业毒物或药物
   D. 血吸虫病
   E. 循环障碍

9. 下列哪一项是肝硬化最为常见的并发症（　　）
   A. 肝性脑病
   B. 感染
   C. 原发性肝癌
   D. 功能性肾衰竭
   E. 上消化道出血

（崔　燕）

第 9 章

泌尿系统疾病

泌尿系统各器官（肾脏、输尿管、膀胱、尿道）都可发生疾病，并波及整个系统。泌尿系统的疾病既可由身体其他系统病变引起，又可影响其他系统甚至全身。其主要表现在泌尿系统本身，如排尿改变、尿液的改变、肿块、疼痛等，但亦可表现在其他方面，如高血压、水肿、贫血等。本章主要学习慢性肾小球肾炎、尿路感染、肾衰竭，学生在学习时要掌握各病临床特征，能够作出正确诊断，掌握诊疗原则。

第 1 节　慢性肾小球肾炎

慢性肾小球肾炎简称慢性肾炎，是一组病情迁延、病变进展缓慢，最终将发展为慢性肾衰竭的原发性肾小球病。

案例 9-1

患者，女性，35 岁。反复发作血尿、眼睑水肿伴腰痛 5 年，查体：BP 164/98mmHg，双踝部凹陷性水肿，血红蛋白 100g/L，尿蛋白＋＋，红细胞 10～15 个/HP，白细胞 0～3 个/HP，24 小时尿蛋白定量 2.0g，血浆白蛋白 34g/L，血肌酐 33.8μmol/L，血尿素氮 10.5mmolL。

问题思考： 1. 该患者最可能的诊断是什么？

2. 如何与患者进行沟通？

【病因病机】　绝大多数慢性肾炎是由不同病因的原发性肾小球疾病发展而来，少数由急性肾炎发展所致。慢性肾炎的病因、发病机制和病理类型不尽相同，但起始因素多为免疫介导性炎症；此外，高血压、肾功能不全、肾缺血等非免疫介导的肾损害等均在本病发病中起重要作用。

【临床特征】　慢性肾炎可发生于任何年龄，但以中青年男性为主；起病隐匿、缓慢，临床表现呈多样化，水肿、高血压、蛋白尿、血尿及肾功能损害为其基本表现。病情迁延，时轻时重，渐进性发展成慢性肾衰竭。

1. **水肿**　多数患者以水肿为首发症状，轻重不一，多为晨起眼睑、颜面部水肿，下午或劳累后出现下肢轻中度凹陷性水肿。一般无浆膜腔积液。

2. **尿液改变**　蛋白尿为慢性肾炎必有的表现，偶有大量蛋白尿；可见肉眼血尿，但大多为镜下血尿。

3. **高血压**　多数患者可出现持续性中度以上的高血压，部分患者以高血压为首发表现。

4. **肾功能损害**　肾功能呈现慢性进行性损害，早期可出现夜尿增多，后期则出现疲倦、乏力、头晕、头痛、恶心、呕吐、食欲减退、营养不良、贫血等表现。

5. **并发症**　心力衰竭、感染或高血压脑病。

【辅助检查】

1. **尿液检查**　24 小时尿蛋白定量多在 1～3g，尿沉渣镜检可见多形性红细胞增多及颗粒管型。尿相对密度偏低，多在 1.020 以下，晚期常固定在 1.010。

2. **血液检查** 有轻至中度正色素性贫血，血沉增快，低蛋白血症。

3. **肾功能检查** 肾衰竭时患者有血尿素氮及肌酐增高，内生肌酐清除率减低。

4. **B超检查** 早期肾脏大小正常；晚期双肾可对称性缩小、皮质变薄。

5. **肾组织活检** 可确定慢性肾炎的病理类型。

【诊疗原则】

1. **诊断** 患者尿检异常（具有蛋白尿、血尿）、伴有或不伴有高血压及水肿病史达3个月以上，无论有无肾功能损害，均应考虑本病，在除外继发性肾小球肾炎和遗传性肾小球肾炎后，临床上可诊断为慢性肾炎。

2. **治疗**

（1）综合治疗：积极控制高血压和减少尿蛋白是两个重要的环节，同时限制食物中蛋白质及磷的摄入，避免加重肾脏损害的因素，如感染、劳累及肾毒性药物的使用。

（2）防止并发症：以防止或延缓肾功能进行性恶化、改善或缓解临床症状及防治严重并发症为主要目的。

（3）用药注意：一般不积极主张使用糖皮质激素及细胞毒性药物。

3. **预后** 慢性肾炎病情迁延，最终将发展成慢性肾衰竭。病变进展速度主要取决于其病理类型，也与保健和治疗效果有关。

第2节 尿 路 感 染

案例 9-2

患者，女性，30岁，已婚。2天前劳累后出现尿频、尿急、尿痛，无肉眼血尿，后出现高热伴寒战、乏力、肌肉酸痛，恶心呕吐伴腰部酸痛3天。查体：P 128次/分，BP 120/80mmHg。肾区有明显叩痛，肋脊角及上、中输尿管点有压痛。实验室检查：WBC 15.8×10^9/L，N 88%。尿常规镜检可见成堆脓细胞，少许红细胞、白细胞管型。中段尿培养大肠埃希菌菌落计数106CFU/ml。

问题思考：1. 对该患者的初步诊断为？

2. 其如何诊治？

尿路感染又称泌尿系统感染（简称尿感），是指各种病原微生物在尿路中生长、繁殖而引起的炎症性疾病，多见于育龄期女性、老年人、免疫力低下及尿路畸形者。本章主要叙述由细菌引起的尿路感染。

尿路感染根据感染部位分为上尿路感染（主要为肾盂肾炎）和下尿路感染（主要为膀胱炎）；多数患者上尿路感染伴下尿路感染。

【病因病机】 尿路感染95%以上是由单一细菌引起的，以大肠埃希菌最为常见，约占全部尿路感染的85%，其次为克雷伯杆菌、变形杆菌、枸橼酸杆菌属菌种等。

1. **感染途径**

（1）上行感染：主要途径。病原菌经由尿道上行至膀胱，甚至输尿管、肾盂，引起的感染称为上行感染。

（2）血行感染：指病原菌通过血运到达肾脏和尿路其他部位引起感染，少见。多发生于患有慢性疾病或接受免疫抑制剂治疗的患者。

（3）直接感染：泌尿系统周围器官、组织发生感染时，病原菌偶尔可直接侵入到泌尿系统导致感染。

（4）淋巴道感染：盆腔和下腹部的器官感染时，病原菌可从淋巴道感染侵入到泌尿系统，但罕见。

2. **易感因素**

（1）尿路梗阻：最主要的易感因素。常见如尿路结石、肿瘤、前列腺增生、狭窄等。

（2）膀胱输尿管反流。

（3）泌尿系统畸形及结构异常：如肾发育不良、肾盂-输尿管畸形等。

（4）医源性因素：如尿路器械的使用。

（5）机体抵抗力下降：糖尿病、慢性肾炎、长期使用糖皮质激素等。

（6）女性尿路解剖生理特点：女性由于尿道短而宽、尿道口距肛门及阴道近、月经期及妊娠期雌激素变化使抵抗力下降，更易发生尿路感染。

【临床特征】

1. **膀胱炎**　占尿路感染 60% 以上，主要表现为膀胱刺激征，即尿频、尿急、尿痛，膀胱区或会阴部不适及尿道烧灼感，部分患者迅速出现排尿困难；尿频程度不一，严重者可出现急迫性尿失禁；尿混浊、尿液中有白细胞，常见终末血尿，有时为全程血尿，甚至见血块排出。一般无明显的全身感染症状，体温正常或有低热。

2. **肾盂肾炎**

（1）急性肾盂肾炎

1）泌尿系统症状：包括尿频、尿急、尿痛等膀胱刺激征；血尿、尿液混浊；患侧或双侧腰痛；患侧脊肋角有明显的压痛或叩击痛等。

2）全身感染的症状：如寒战、高热、头痛、恶心、呕吐、食欲缺乏等，多为弛张热，也可为稽留热或间歇热，部分患者出现革兰氏阴性杆菌败血症。

（2）慢性肾盂肾炎：多数由急性肾盂肾炎迁延不愈所致，病程超过半年以上。临床表现为全身感染症状及泌尿系统症状，反复发作。典型病例常有急性肾盂肾炎发作史，后出现不同程度的低热、间歇性尿频、排尿不适、腰部酸痛及肾小管功能受损表现，如夜尿增多、低相对密度尿等。病情持续可发展为慢性肾衰竭。急性发作时症状明显，类似急性肾盂肾炎。

3. **无症状细菌尿**　指患者有真性菌尿，而无尿路感染的症状，可由症状性尿感演变而来或无急性尿路感染病史。20～40 岁女性无症状性细菌尿的发病率低于 5%，而老年女性及男性发病率为 40%～50%。

4. **复杂性尿路感染**　指伴有泌尿系统结构功能异常（包括异物），或免疫低下的患者发生的尿路感染。复杂性尿路感染显著增加治疗失败的风险，增加疾病的严重性。患者的临床表现可呈多样性，从轻度的泌尿系统症状，到膀胱炎、肾盂肾炎，严重者可导致菌血症、败血症。

5. **并发症**　肾乳头坏死、肾周围脓肿。

【辅助检查】

1. **血常规检查**　急性或慢性复发型常有白细胞计数和中性粒细胞升高，可出现核左移，血沉增快。

2. **尿液检查**

（1）尿常规检查：急性期尿液镜检见大量白细胞或成堆脓细胞，若出现白细胞管型提示肾盂肾炎。尿沉渣中红细胞增多，可见肉眼血尿。尿蛋白常为阴性或微量。

（2）尿细菌学检查：常用新鲜清洁中段尿做尿沉渣涂片、细菌培养、菌落计数，以明确诊断尿路感染，若有真性菌尿即可诊断。

3. **肾功能检查**　急性期无改变；慢性期可出现氮质血症。

4. **影像学检查**　急性肾盂肾炎不宜做 X 线静脉肾盂造影检查（IVP），可做 B 超检查确定结石、梗阻等。慢性久治不愈者可做 IVP，男性首次患病亦应做 IVP。

【诊疗原则】

1. **诊断**　症状及疾病史结合辅助检查可确诊。临床上需与尿道综合征、肾结核、慢性肾小球肾炎等疾病相鉴别。

2. **治疗**

（1）急性肾盂肾炎

1）一般治疗：卧床休息 1～2 周，多饮水，保持尿量每天在 2500ml 以上。

2）抗生素的应用原则：①一般在留取尿液标本行细菌检查之后根据细菌种类选用抗菌药物。②对于轻者尽可能单用一种药物并口服。③优选抗菌效果好、不易产生耐药性、对肾功能无损害的药物，如在尿菌培养结果未出来前，主要选用针对革兰氏阴性杆菌有效的抗菌药物。常用药物有氟喹诺酮类、磺胺类、氨基糖苷类、青霉素类及头孢类。

3）碱化尿液：口服碳酸氢钠片。

（2）慢性肾盂肾炎

1）积极寻找并去除易感因素，提高机体免疫功能。

2）抗生素治疗的原则：①选用的抗生素与急性肾盂肾炎相似，选敏感的 2～3 种抗生素联合用药。②疗程适当延长，一般以 2～4 周为一疗程，总疗程 2～4 个月。

（3）膀胱炎：急性膀胱炎多采用单剂或短程疗法。①单剂疗法：口服复方磺胺甲基异噁唑 1 次 5 片顿服。②短程疗法：目前更推荐此法，多选用 3 日疗法。复方磺胺甲基异噁唑 1.0g，2 次/日，口服；或诺氟沙星 0.2g，3 次/日，口服。以上均连续应用 3 日。

3. **预防**　①多饮水、勤排尿是最有效的预防方法。②注意会阴部清洁。③尽量避免使用尿路器械，必要时要严格无菌操作。④积极治疗有关疾病，改变不良生活习惯。

第 3 节　慢性肾衰竭

案例 9-3

患者，男性，36 岁，反复水肿、尿少 4 年，食欲缺乏、恶心 2 周入院。患者于 4 年前因"感冒"发热后出现眼睑、双下肢水肿，曾以"肾炎"进行治疗。查体：T 39.2℃，P 108 次/分，R 22 次/分，BP 162/100mmHg。贫血貌，双肺无异常，心率 108 次/分，律齐。肝、脾未触及，双下肢明显水肿。尿液检查：有少许红细胞和尿蛋白；血液检查：血红蛋白 46g/L，血清钾 6.1mmol/L，血肌酐 700μmol/L，血尿素氮 25mmol/L。

问题思考：1. 对该患者最可能的诊断是什么？

2. 该患者目前该如何治疗？

慢性肾衰竭（CRF）是各种慢性肾实质疾病进行性发展恶化的最终结局，主要表现为肾功能减退、代谢产物潴留引起全身各系统症状、水电解质紊乱及酸碱平衡失调的一组临床综合征。

【病因病机】

1. **病因**　常见的病因：①原发性肾脏疾病，如肾小球肾炎、慢性肾盂肾炎、多囊肾等。②继发性肾脏病变，如糖尿病肾病、各种药物或重金属所致的肾病。③尿路梗阻性肾病，如尿路结石、前列腺增生等。在中等发展中国家，慢性肾衰竭的主要病因仍然是原发性肾小球肾炎，近年来糖尿病肾病导致的慢性肾衰竭明显增加，有可能成为导致我国慢性肾衰竭的首要病因。

2. **病机**　未完全明了，有以下主要机制：①肾单位高灌注、高滤过。②肾单位高代谢。③肾组织上皮细胞表型转化的作用。④其他因素等。

【临床特征】　慢性肾衰竭的病变十分复杂，可累及人体各个脏器，出现各种代谢紊乱和各系统损害表现。

（1）消化系统：最早、最突出的是胃肠道症状。初期表现为食欲缺乏、上腹饱胀，以后出现恶心、呕吐、呃逆、腹泻、口中有氨味。严重者可有口腔及胃黏膜糜烂、溃疡、消化道大出血，上述症状的产生与体内毒素刺激胃肠黏膜及水、电解质平衡紊乱及代谢性酸中毒等因素有关。

（2）心血管系统：心血管病变是慢性肾脏病患者的常见并发症和最主要的死因。主要有①高血压。②心力衰竭。③尿毒症性心包炎。④血管钙化和动脉粥样硬化引发的冠心病、脑动脉和全身周围动脉粥样硬化，为患者的死亡原因。

（3）造血系统：主要为肾性贫血、出血倾向和血栓形成倾向。

（4）呼吸系统：代谢产物潴留可引起尿毒症性支气管炎、胸膜炎、肺炎等，表现为咳嗽、咳痰、咯血、胸闷、气短等，酸中毒时呼吸深而长。

（5）精神、神经系统：早期常精神萎靡、疲乏、失眠，后期可出现性格改变、幻觉、抑郁、记忆力下降、昏迷等。晚期患者常有周围神经病变，可能与毒素潴留有关。

（6）骨骼病变：慢性肾脏病患者存在钙、磷等矿物质代谢及内分泌功能紊乱，导致矿物质异常、骨病、血管钙化等临床综合征，称为慢性肾脏病-矿物质和骨异常（CKD-MBD）。

（7）皮肤表现：常见皮肤瘙痒、干燥、脱屑。患者面色萎黄、色素沉着、轻度水肿感，称"尿毒症"面容，与贫血、尿素霜的沉积等有关。

（8）内分泌系统：患者的血浆活性维生素 D_3、红细胞生成素降低。患者性激素失调，常有性功能障碍，女性患者月经不规则甚至闭经，男性患者常有阳痿现象。

（9）代谢紊乱：①脱水或水肿。②高血钾及低血钾。③酸中毒：尿毒症患者均有轻重不等的代谢性酸中毒。④低钙血症与高磷血症。慢性肾衰竭时，血磷升高血钙增加，引起肾性骨病。

【辅助检查】

1. **血常规检查**　红细胞数量减少，血红蛋白含量降低，多数为 40～60g/L；白细胞、血小板计数偏低或正常。

2. **尿液检查**　尿相对密度低而固定；尿蛋白+～++，晚期反而减少，甚至阴性；尿沉渣中可有红细胞、白细胞、颗粒管型及蜡样管型等。尿量减少，多数<1000ml/d，晚期可无尿。

3. **肾功能检查**　肾小球滤过率降低，血尿素氮、血肌酐增高，血钾、钠增高或降低，代谢性酸中毒等。

4. **影像检查**　B 超或 X 线平片、CT 及磁共振成像（MRI）检查示双肾体积缩小，是慢性肾衰竭的特征性改变。

【诊疗原则】

1. **诊断**　慢性肾衰竭诊断并不困难，主要依据病史、肾功能检查及相关临床表现。但其临床表现复杂，各系统表现均可成为首发症状，因此临床医师应当十分熟悉慢性肾衰竭的病史特点，仔细询问病史和查体，并重视肾功能的检查，以尽早明确诊断，防止误诊。如有条件，可尽早行肾活检以尽量明确导致慢性肾衰竭的基础肾脏病，积极寻找引起肾功能恶化的可逆因素，延缓慢性肾脏病进展至慢性肾衰竭。

2. **治疗**

（1）一般治疗：去除病因，休息，低蛋白、高热量、低钠、低钾和低磷饮食。

（2）对症治疗：包括及时有效地控制高血压，严格控制血糖、控制蛋白尿、积极纠正贫血、控制感染、纠正酸中毒和电解质紊乱等，可延缓肾衰竭发展至终末期的进程。

（3）肾脏替代治疗：包括血液透析、腹膜透析和肾脏移植。肾脏移植是目前最佳的肾脏替代疗法，成功的肾脏移植可以恢复肾脏正常的内分泌和代谢功能。

3. **预后**　慢性肾衰竭一般为不可逆病变，病程拖延可长达数年，透析疗法或肾移植可明显延长患者的生存时间，如不进行积极治疗，所有慢性肾衰竭患者都可能死于尿毒症。

自 测 题

选择题（A 型题）

1. 常于晨起眼睑和颜面部水肿多见于（　　　）

　　A. 心性水肿　　　　　　　　　B. 肾性水肿

　　C. 肝性水肿　　　　　　　　　D. 营养不良性水肿

　　E. 黏液性水肿

2. 引起肾盂肾炎的致病菌最常见的是（　　　）

　　A. 大肠埃希菌　　　　　　　　B. 变形杆菌

　　C. 葡萄球菌　　　　　　　　　D. 粪链球菌

E. 真菌

3. 尿毒症患者出现下列哪种病症最为危急（　　）

    A. 左心衰竭　　　　　　　　B. 代谢性酸中毒

    C. 高钾血症　　　　　　　　D. 高血压

    E. 贫血

4. 慢性肾衰竭最常见的酸碱失衡是（　　）

    A. 代谢性碱中毒　　　　　　B. 代谢性酸中毒

C. 呼吸性碱中毒　　　　　　D. 呼吸性酸中毒

E. 代谢性酸中毒合并呼吸性碱中毒

5. 引起慢性肾衰竭最常见的病因是（　　）

    A. 慢性肾小球肾炎　　　　　B. 慢性肾盂肾炎

    C. 狼疮性肾炎　　　　　　　D. 肾小动脉硬化症

    E. 肾结核

（崔　燕）

第10章

血液系统与造血系统疾病

血液系统包括血液和造血器官，血液由血浆和血细胞组成，骨髓是人出生以后主要的造血器官。血液系统疾病指原发的或主要累及血液和造血器官的疾病。

第1节 贫血性疾病

贫血指人体外周血中红细胞计数、血红蛋白（Hb）浓度、血细胞比容减少，不能把足够的氧运输到全身组织的一种病症。临床上常以血红蛋白浓度作为贫血的判断指标。各国诊断标准存在差异，在我国海平面地区，成年男性Hb<120g/L，女性Hb<110g/L，孕妇Hb<100g/L可诊断贫血。

分类：按进展速度分急性和慢性贫血；按病因和发病机制分红细胞生成减少性、红细胞破坏过多性和红细胞丢失过多性贫血；按程度分轻度、中度、重度和极重度贫血（表10-1）；按红细胞形态分大细胞性、正常细胞性和小细胞低色素性贫血（表10-2）；按骨髓红系增生情况分增生性贫血和增生不良性贫血。

表 10-1　贫血的分度

严重程度	轻度	中度	重度	极重度
血红蛋白浓度 g/L	>90	60～90	30～59	<30

表 10-2　贫血的细胞形态学分类

类型	MCV（fl）	MCHC（%）	常见疾病
大细胞性贫血	>100	32～35	巨幼红细胞性贫血、骨髓增生异常综合征等
正常细胞性贫血	80～100	32～35	再生障碍性贫血、溶血性贫血、急性失血性贫血等
小细胞低色素性贫血	<80	<32	缺铁性贫血、铁粒幼细胞贫血、珠蛋白生成障碍性贫血

注：MCV，红细胞平均体积；MCHC，红细胞平均血红蛋白浓度。

一、缺铁性贫血

案例 10-1

患者，男性，38岁，平素生活不规律，爱喝咖啡，一年多来经常有"胃疼"出现，两餐之间或晚上加班时明显，未做过检查。近日胃疼发作频繁，伴恶心、嗳气，自感疲乏，困倦但睡眠质量差、注意力不易集中，面色苍白，大便发黑。检查：RBC $3.8×10^{12}$/L，Hb 80g/L，WBC $4.1×10^9$/L，血小板（PLT）$220×10^9$/L。医生考虑其是慢性失血引起的贫血，建议住院进一步诊治。

问题思考： 1. 请指出诊断依据有哪些？

2. 应如何进行治疗？

缺铁性贫血是人体储存铁耗尽，红细胞内铁缺乏，致血红蛋白合成受阻引起的一种小细胞低色素性贫血，是最常见的贫血，各年龄组均可发生，多见于儿童和育龄期妇女。

【铁代谢】 铁广泛分布于人体各组织中，铁的存在形式分功能铁和储存铁。铁总量在正常成年男性中为 50～55mg/kg，女性为 35～40mg/kg。主要来自衰老破坏的红细胞，其次是食物铁。铁吸收部位主要在十二指肠及空肠上段。食物中的三价铁离子在胃酸的作用下还原成二价铁被吸收，吸收入血的二价铁经铜蓝蛋白氧化成三价铁，与运铁蛋白结合后转运到组织；或通过胞饮进入幼红细胞内，再与运铁蛋白分离并还原成二价铁，参与形成血红蛋白。多余的铁以铁蛋白和含铁血黄素形式储存。人体每天排铁不超过 1mg，主要通过脱落的肠黏膜细胞随粪便排出。

【病因病机】

1. 病因

（1）需要量增加而摄入不足：多见于婴幼儿、青少年、妊娠和哺乳期妇女。

（2）吸收障碍：胃大部切除术后或胃肠道功能紊乱可造成铁吸收障碍。

（3）丢失过多：见于各种慢性失血。

2. 病机 体内储存铁缺乏，红细胞内缺铁，血红蛋白生成减少，发生小细胞低色素性贫血；组织缺铁，细胞中含铁酶和铁依赖酶活性降低，引起黏膜组织病变和外胚叶组织营养障碍，患者的精神、行为、体力、免疫功能出现异常。

【临床特征】

1. **贫血表现** 常见乏力、易倦、头晕、头痛、耳鸣、心悸、气促、食欲缺乏等；伴面色苍白、心率增快。

2. **组织缺铁表现** 出现精神行为异常，烦躁、易怒、注意力不集中、异食癖；体力、耐力下降；易感染；口炎、舌炎、舌乳头萎缩、口角皲裂；头发干枯易脱落，指（趾）甲缺乏光泽、脆薄易裂或扁平，甚至形成匙状甲。儿童生长发育迟缓、智力低下。

3. **缺铁原发病表现** 如消化性溃疡、肿瘤或痔疮导致的黑便或血便、腹部不适，肿瘤性疾病的消瘦，妇女月经失调等。

【辅助检查】

1. **血常规检查** 呈典型的小细胞低色素性贫血，血红蛋白降低比红细胞降低明显。血涂片中可见红细胞体积小、中央淡染区扩大。网织红细胞计数正常或轻度增高。白细胞和血小板计数正常或减低。

2. **骨髓检查** 骨髓穿刺显示增生活跃或明显活跃；以红系增生为主，粒系、巨核系无明显异常；红系中以中、晚幼红细胞为主，其体积小，核染色质致密，胞质少偏蓝色，边缘不整齐，血红蛋白形成不良，呈"老核幼浆"现象。

3. **铁代谢指标检查** 血清铁降低$< 8.95 \mu mol/L$，总铁结合力升高$> 64.44 \mu mol/L$。血清铁蛋白$< 12 \mu g/L$。

【诊疗原则】

1. **诊断** ①小细胞低色素性贫血；②血清铁蛋白$< 12 \mu g/L$ 等铁代谢指标符合；③存在铁缺乏的病因，铁剂治疗有效可诊断缺铁性贫血。

2. **治疗** 治疗原则是根除病因，补足储存铁。

（1）病因治疗：病因治疗是纠正贫血、防止复发的前提和关键。

（2）补铁治疗：首选口服铁剂，最常用的是硫酸亚铁，每次 0.2～0.3g，每日 3 次；或右旋糖酐铁 50mg，每日 2～3 次，餐后服用胃肠道反应小且易耐受。注意谷类、乳类、茶等会抑制铁的吸收，要避免同时食用；酸性食物、维生素 C 可促进铁的吸收。若口服铁剂不能耐受或胃肠道疾病致铁吸收障碍，可用右旋糖酐铁深部肌内注射。铁剂治疗应在血红蛋白恢复正常后维持治疗 4～6 个月，以补足储存铁。

二、再生障碍性贫血

案例 10-2

　　患者，女性，22 岁。近日其母亲发现其面色苍白，少气懒言爱睡觉，询问得知其自感疲乏无力，月经过多两个月。肝肋下触及，质软，脾肋下未及，Hb 68g/L，WBC 3.27×10⁹/L，PLT 30×10⁹/L，在髂前及髂后上棘进行骨髓穿刺，取材不满意，胸骨穿刺增生活跃，粒细胞、红细胞二系成熟停滞于晚期。

问题思考：1. 患者最可能患什么病？
　　　　　　2. 诊断依据有哪些？

　　再生障碍性贫血，简称再障，是由不同原因和机制引起骨髓造血功能衰竭，导致全血细胞减少，出现贫血、出血、感染表现的疾病。根据患者的病情、血常规、骨髓象及预后，可分为重型和非重型。

　　【病因病机】　　发病原因不明，可能与下列因素有关：

　　1. 病毒感染　　如肝炎病毒、微小病毒 B19 等。

　　2. 化学因素　　如应用氯霉素、磺胺类药物、抗肿瘤化疗药物、苯等。

　　3. 电离辐射　　长期接触 X 射线、镭、放射性核素等。

　　多数学者认为再障通过以下 3 种机制发病：原发、继发造血干细胞缺陷，造血微环境异常，以及免疫异常。其中免疫异常是主要机制，多数患者进行免疫治疗有效。

　　【临床特征】

　　1. 重型再障　　起病急，进展快，病情重。主要表现：

　　（1）贫血：脸色苍白、乏力、头晕、心悸和气短等贫血症状进行性加重。

　　（2）感染：以呼吸道感染最常见，致病菌以革兰氏阴性杆菌、金黄色葡萄球菌、真菌常见，常合并败血症。多数患者有发热，体温＞39℃，个别患者自发病到死亡均处于难以控制的高热之中。

　　（3）出血倾向：皮肤黏膜出血为主，可见皮肤出血点、鼻出血、牙龈出血，少数患者内脏出血如呕血、咯血、便血、阴道出血，久治无效者可发生颅内出血而危及生命。

　　2. 非重型再障　　起病和进展较缓慢，病情较重型轻。

　　（1）贫血：慢性过程。输血后症状改善，但不持久。

　　（2）感染：高热比重型少见，相对易控制，很少持续 1 周以上。肺炎、败血症等重症感染少见。常见感染菌种为革兰氏阴性杆菌和各类球菌。

　　（3）出血：出血倾向较轻，以皮肤、黏膜出血为主，内脏出血少见。出血较易控制。

　　【辅助检查】

　　1. 血常规　　全血细胞减少，呈正细胞正色素性贫血（图 10-1）。

　　2. 骨髓象　　是确诊再障的主要依据。多部位骨髓增生减低，粒细胞、红细胞系及巨核细胞明显减少且形态大致正常；非造血细胞比例明显增高，尤其淋巴细胞增高。骨髓小粒空虚，可见较多脂肪滴。骨髓活检显示造血组织均匀减少，脂肪组织增加（图 10-2）。

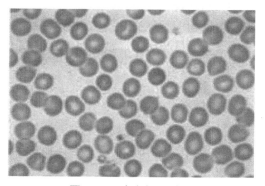

图 10-1　全血细胞减少

　　【诊疗原则】

　　1. 诊断　　①严重的贫血伴出血、感染和发热。②全血细胞减少，网织红细胞百分数＜0.01，淋

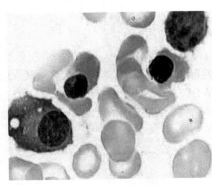

图 10-2　再生障碍性贫血骨髓象

巴细胞比例增高。③一般无肝、脾大。④骨髓多部位增生减低，造血细胞减少，非造血细胞比例增高，骨髓小粒空虚；骨髓活检造血组织均匀减少。⑤除外引起全血细胞减少的其他疾病。⑥一般抗贫血治疗无效。

2. 治疗

（1）一般治疗：预防感染，注意饮食及环境卫生，重型再障保护性隔离；防止出血；避免接触危险因素等。

（2）对症治疗：纠正贫血、控制出血、控制感染、补铁治疗等。

（3）针对发病机制的治疗：包括免疫抑制治疗、促造血治疗（雄激素和造血生长因子治疗）、造血干细胞移植等。

第 2 节　出血性疾病

因先天性或遗传性或获得性因素，血管、血小板、凝血、抗凝及纤维蛋白溶解等止血机制的缺陷或异常，引起的以自发性或轻度损伤后过度出血为特征的疾病，称为出血性疾病。

一、特发性血小板减少性紫癜

案例 10-3

患者，女性，32 岁，家庭主妇，无不良生活嗜好。反复双下肢出现瘀点、瘀斑，月经量增多 1 年，病情时轻时重。检查：脾脏轻度大，皮肤黏膜苍白，毛发干枯，指甲扁平，双下肢散在分布较多紫癜及出血点，余无异常。血常规：Hb 95g/L，RBC 3.2×10^{12}/L，WBC 6.7×10^9/L，PLT 40×10^9/L，出血时间为 12 分钟，骨髓巨核细胞增多，产板型巨核细胞减少。

问题思考：1. 医生的诊断依据有哪些？患者最可能患什么病？

　　　　　2. 一般选用哪些药物治疗？

特发性血小板减少性紫癜（idiopathic thrombocytopenic purpura，ITP）是一种获得性自身免疫性疾病，是常见的出血性疾病。特点是血液循环中存在抗血小板自身抗体，使血小板过度破坏和血小板生成受到抑制，血小板数量减少，引起广泛皮肤黏膜及内脏出血。临床上可分为急性型及慢性型两种。

【病因病机】　病因未明，可能与感染、自身免疫、雌激素、遗传等因素有关。发病机制主要是体液免疫和细胞免疫介导的自身免疫反应，一方面引起血小板过度破坏，数量减少；另一方面造成巨核细胞数量和质量异常，血小板生成不足。

【临床特征】

1. **急性型**　起病急，多见于儿童。多在冬、春季节发病，病前多有病毒感染史。可有发热、畏寒、皮肤黏膜广泛而严重的出血。皮肤出血呈瘀点、紫癜、瘀斑，甚至可有血泡和血肿，主要分布于四肢，下肢为多。黏膜出血有鼻出血、牙龈出血、口腔及舌出血。也常见注射部位渗血不止。血小板$<20\times10^9$/L 时，常有内脏出血；颅内出血是本病致死的主要原因。出血量大，可引起不同程度的贫血。

2. **慢性型**　占 ITP 的 80%，多为 40 岁以下中青年女性。起病隐匿，发展缓慢，出血症状轻而局限，常反复发作鼻出血、牙龈出血或月经过多，外伤后出血不易自止。皮肤瘀点、紫癜、瘀斑可发生在任何部位，但以四肢远端较多。严重内出血少见，女性可以月经过多为唯一表现。病程达半年以上者可有轻度脾大。可出现贫血。

【辅助检查】

1. **血常规检查**　血小板计数减少，血小板平均体积偏大。急性型多在 $20×10^9/L$ 以下。慢性型血小板多在（30～80）$×10^9/L$，常见巨大畸形的血小板。可有程度不等的贫血。

2. **出凝血及血小板功能检查**　出血时间延长，凝血功能正常，血块收缩不良。血小板功能一般正常。束臂试验阳性。

3. **骨髓象检查**　巨核细胞数正常或增多，巨核细胞发育成熟障碍，体积变小，胞质内颗粒减少，幼稚巨核细胞增加，产板型巨核细胞显著减少（＜30%）；红细胞系、粒细胞系及单核细胞系正常。

4. **血清学检查**　血浆血小板生成素水平正常或轻度升高，70%的患者抗血小板自身抗体阳性。

【诊疗原则】

1. **诊断**

（1）皮肤黏膜及内脏广泛出血表现。

（2）至少两次实验室检查血小板减少。

（3）脾脏一般不大或仅轻度增大。

（4）骨髓检查巨核细胞正常或增多，有成熟障碍。排除骨髓增生异常综合征和再障。

（5）排除其他继发性血小板减少症。

（6）泼尼松治疗和脾切除治疗有效。

2. **治疗**　目前尚不能根治。治疗的目标是使患者血小板计数升高到安全水平，防止出血，降低病死率。

（1）一般治疗：急性型及重症者应住院治疗，加强护理，严格卧床，避免外伤。禁用阿司匹林等影响血小板聚集的药物，以免加重出血。止血药物对症处理。

（2）应用糖皮质激素：一般为首选治疗。常用泼尼松 1.0mg/（kg·d），分次或顿服，血小板升至正常或接近正常后，1 个月内尽快减至最小维持量（≤15mg/d）；大剂量地塞米松 40mg/d，4 天，口服，不需减量和维持，无效者半个月后可重复一次。

（3）脾切除：对常规糖皮质激素治疗 4～6 周无效，或有禁忌证者，可行脾切除治疗。脾切除是 ITP 的有效疗法之一。

（4）其他：静脉输注丙种球蛋白、促血小板生成药物、免疫抑制药，血小板输注，血浆置换，应用中医中药等。

二、过敏性紫癜

案例 10-4

患者，男性，19 岁，6 天前吃海鲜后出现皮疹，为红色斑丘疹，突出于皮肤表面，压之不褪色，单独或互相融合，四肢伸侧及臀部多见，双侧对称，肝脾未触及，血常规：RBC $4.8×10^{12}/L$，WBC $7.7×10^9/L$，嗜酸性粒细胞 $1.8×10^9/L$，PLT $160×10^9/L$。医生予盐酸异丙嗪口服治疗，并告知其以后忌海鲜。

问题思考：1. 该患者初步诊断为什么病？

　　　　　　2. 诊断依据有哪些？

过敏性紫癜是一种因机体对某些致敏物质产生变态反应，导致毛细血管脆性及通透性增加的变态反应性疾病。患者有皮肤紫癜，腹部、关节及肾脏受累表现，但无血小板和凝血机制异常。儿童及青少年多见，男性多于女性，春秋季节发病较多。

【病因病机】

1. **感染**　可见于细菌（如 β 溶血性链球菌）、病毒（如流感病毒、麻疹病毒）、寄生虫感染。

2. **食物** 以动物性食物为主,如鱼、虾、蟹、蛋、奶等。

3. **药物** 临床常用的如青霉素及头孢菌素类抗生素、磺胺类、解热镇痛药、镇静剂、阿托品、血清制品等均可引起。

4. **其他** 如花粉、外伤、寒冷刺激、昆虫叮咬,甚至精神因素等。

发病机制不明,与各种刺激因子引发免疫应答异常有关。基本病理改变是全身性小血管及毛细血管炎、血管壁纤维素样坏死。

【临床特征】 多数患者发病前 2 周左右有全身不适、低热乏力及上呼吸道感染等前驱症状,或药物、食物等接触史。

1. **皮肤紫癜** 最常见,四肢伸侧及臀部多见,极少累及躯干部位,对称分布;典型皮疹初起为棕红色斑丘疹,突出于皮肤表面,压之不褪色,常成批出现,可融合成片,数日内渐变成紫色、黄褐色、浅黄色;可伴有痒感或疼痛。7～14 天渐消退,消退后可遗有色素沉着。

2. **关节表现** 关节可出现从轻微到明显的肿胀、疼痛、压痛及活动障碍。

3. **腹部表现** 多与皮肤紫癜同时出现,腹痛常见,多呈阵发性绞痛,也可有呕吐、腹泻及血便等。皮损表现不明显时,易误诊为急腹症。

4. **肾表现** 肾损害多在紫癜出现后 1～8 周内发生,出现程度不同的血尿、蛋白尿、管型尿、水肿及高血压等表现,多数患者能完全恢复,少数发展为慢性肾炎、肾病综合征甚至慢性肾衰竭。

5. **其他** 皮肤、关节、腹部及肾脏病变可单独存在,也可两种或两种以上合并存在。

【辅助检查】 白细胞计数可增加或正常,嗜酸性粒细胞增加;血小板计数正常;出血时间可能延长、凝血时间正常,血块收缩良好,部分患者束臂试验阳性;血清 IgA 和 IgE 常增高;尿液可有蛋白质、红细胞及管型;早期血沉增快。

【诊疗原则】

1. **诊断** 病史、皮疹特点及其他系统受累症状,血小板计数及功能正常,排除其他原因所致的血管炎及紫癜,诊断过敏性紫癜。

2. **治疗**

(1)一般治疗:急性期卧床休息,饮食清淡易消化,避免受寒。

(2)去除病因:防治感染,寻找并清除过敏原。

(3)抗过敏、改善血管通透性治疗:如应用盐酸异丙嗪、氯雷他定等抗组胺药;维生素 C、10% 葡萄糖酸钙溶液缓慢静脉注射。

(4)应用糖皮质激素和免疫抑制剂。

第3节 白 血 病

白血病(leukemia)是发生在造血干、祖细胞的恶性克隆性疾病。克隆的白血病细胞增殖失控、分化障碍、凋亡受阻,停滞在细胞发育的不同阶段,在骨髓和其他造血组织中大量增殖,并浸润其他组织和器官,而正常造血被抑制。临床以贫血、出血、发热、白血病细胞浸润为主要表现。

【临床分类】

1. **按自然病程及白血病细胞的分化程度分类** 急性白血病:起病急、发展快、自然病程仅几个月,细胞分化停滞在原始细胞和早幼细胞状态;慢性白血病:起病缓、发展慢,自然病程可达数年,细胞分化停滞在较晚的阶段。

2. **按细胞类型分类** 急性白血病分为急性髓系白血病和急性淋巴细胞白血病。慢性白血病又分为慢性髓系白血病和慢性淋巴细胞白血病，还有一些少见类型白血病。

【病因病机】　病因和发病机制仍未完全阐明。主要与病毒感染、免疫功能异常、电离辐射、化学物质、遗传因素等有关。目前认为白血病是以上各种因素相互作用的结果。某些血液病可能发展为白血病，如骨髓增生异常综合征、淋巴瘤等。

一、急性白血病

【临床分型】　目前临床对急性白血病并行使用法美英（FAB）分型，其是最基本的诊断学依据，急性淋巴细胞白血病（ALL）分为 L_1、L_2、L_3 三个亚型，急性髓系白血病（AML）分为 $M_0 \sim M_7$ 八个亚型。

【临床特征】　起病急，进展快，自然病程短。常以发热、出血倾向为首发症状，部分病例起病较缓，以进行性贫血为主要症状。

1. 正常骨髓造血功能受抑制

（1）贫血：呈进行性发展，半数患者就诊时已有重度贫血，部分患者因病程短，可无明显贫血。

（2）发热：半数患者以发热为早期表现。白血病本身可以发热，但高热往往提示有继发感染。

（3）出血：近 40% 患者以出血为早期表现。出血可发生在全身各部位，以皮肤瘀点、瘀斑、鼻出血、牙龈出血、月经过多常见。严重者颅内出血，可致死。

2. 组织和器官浸润

（1）肝脾淋巴结：肝、脾、淋巴结大以急性淋巴细胞白血病较多见。

（2）骨骼和关节：儿童多见胸骨下段局部压痛，对白血病诊断有一定价值。出现剧烈骨痛时要考虑骨髓坏死。

（3）中枢神经系统：最常见的髓外浸润部位，可发生在疾病各期。中枢神经系统白血病轻者头痛、头晕，重者呕吐、颈项强直甚至抽搐、昏迷。

（4）皮肤黏膜：可见牙龈增生肿胀，皮肤蓝灰色斑丘疹、皮下结节。

（5）眼部：累及骨膜形成粒细胞肉瘤，或称绿色瘤，眼眶部位最常见，可引起眼球突出、复视或失明。

（6）睾丸：一侧睾丸无痛性肿大。

【辅助检查】

1. 血常规　大多数患者白细胞增多，血涂片分类检查可见数量不等的原始细胞和幼稚细胞。不同程度贫血、血小板减少。

2. 骨髓象　诊断急性白血病的主要依据，多数患者骨髓象有核细胞明显增生，以原始细胞为主。白血病细胞的形态一般与正常原始及幼稚细胞不同。

3. 其他　细胞化学检查、免疫学检查、细胞遗传学和分子生物学检查等。

【诊疗原则】

1. 诊断　根据临床表现、血常规及骨髓象的改变，大部分病例可作出正确诊断。

2. 治疗

（1）一般治疗：紧急处理高白细胞血症、防治感染、改善贫血、防治出血、防治高尿酸血症、维持营养、纠正电解质紊乱及酸碱平衡失调。

（2）联合化疗：白血病治疗的重要手段。可分为诱导缓解和缓解后治疗两个阶段。诱导缓解期 ALL 常用 VP 方案（长春新碱和泼尼松），AML 用 HA（高三尖杉酯碱和阿糖胞苷）和 DA（柔红霉素和泼尼松）方案。鞘内注射甲氨蝶呤等用于预防中枢神经系统白血病。

（3）骨髓移植：有可能成为治愈白血病的方法之一。

二、慢性白血病

慢性髓系白血病（CML）是我国多见的类型。多见于中年人，男性多于女性。

【临床特征】　起病缓慢，患者早期常无症状，常在体检或因其他疾病就医时被发现。自然病程分为慢性期、加速期和急变期。

1. **慢性期**　病情稳定，平均为 3 年。患者有乏力、低热、多汗或盗汗、体重减轻等症状，脾大为最突出体征，初诊时已达脐或脐以下，质地坚实、平滑，无压痛。较少见肝脏明显增大。部分患者胸骨中下段压痛。

2. **加速期**　可维持几个月到几年。表现为发热、虚弱、体重进行性下降、骨骼疼痛，逐渐出现贫血、出血，脾进行性大，巨脾为最突出体征。用原来有效的药物治疗无效。

3. **急变期**　CML 的终末期，临床与急性白血病类似。预后极差，常常在数月内死亡。

【辅助检查】

1. **血常规**　白细胞总数明显增高，常 $>20\times10^9/L$，甚至 $>100\times10^9/L$，血涂片中粒细胞显著增多，可见各阶段粒细胞；血小板正常或增多，晚期减少，并出现贫血。

2. **骨髓象**　骨髓细胞增生明显或极度活跃，以粒细胞为主，粒红比例高达（10～50）∶1。其中中性、晚幼及杆状核粒细胞明显增多，原始细胞<10%。嗜酸和嗜碱性粒细胞增多。巨核细胞正常或增多，晚期减少。红细胞相对减少。

3. **染色体**　95%以上患者细胞中有一种 Ph 染色体（小的 22 号染色体）。

【诊疗原则】

1. **诊断**　根据典型临床表现、血常规及骨髓象改变、Ph 染色体阳性等特点可作出正确诊断。

2. **治疗**　重点在慢性期早期治疗，一旦进入加速期和急变期则预后不良。化学治疗包括分子靶向治疗、高白细胞血症紧急处理、干扰素治疗、羟基脲等其他药物的联合应用，异基因造血干细胞移植是本病的根治性治疗方法。

自 测 题

选择题（A 型题）

1. 贫血患者最常见的客观体征是（　　）
   A. 呼吸加快　　　　　B. 心悸、气短
   C. 恶心、呕吐　　　　D. 皮肤、黏膜苍白
   E. 记忆力差

2. 血细胞来源于骨髓的（　　）
   A. 网织细胞　　　　　B. 原血细胞
   C. T 细胞　　　　　　D. B 细胞
   E. 造血多能干细胞

3. 贫血的定义是指外周血液中（　　）
   A. 红细胞低于正常
   B. 血细胞比容低于正常
   C. 红细胞数及血红蛋白量低于正常
   D. 红细胞数、血红蛋白或血细胞比容低于正常
   E. 循环血容量较正常者减少

4. 区分白血病和再生障碍性贫血的表现是（　　）
   A. 发热　　　　　　　B. 皮肤出血
   C. 贫血　　　　　　　D. 颅内出血
   E. 胸骨压痛

5. 血液病患者应注意询问以下哪种病史（　　）
   A. 营养障碍病史及职业情况
   B. 慢性疾病史及过敏史

   C. 家族史
   D. 月经史
   E. 以上均是

6. 再生障碍性贫血与非淋巴细胞性白血病有鉴别意义的是（　　）
   A. 贫血、出血　　　　B. 白细胞减少
   C. 血小板减少　　　　D. 网织红细胞减少
   E. 骨髓内可见大量白血病细胞

7. 血小板减少性紫癜首选的治疗方法为（　　）
   A. 输血及血小板混悬液
   B. 应用免疫抑制剂
   C. 脾切除
   D. 应用糖皮质激素
   E. 应用达那唑

8. 以下哪一种疾病，不会有血小板减少（　　）
   A. 特发性血小板减少性紫癜
   B. 过敏性紫癜
   C. 巨幼细胞贫血
   D. 急性再生障碍性贫血
   E. 播散性红斑狼疮

9. 治疗过敏性紫癜的关键是（　　）
   A. 抗过敏治疗　　　　B. 免疫抑制治疗

C. 对症治疗　　　D. 消除致病因素

E. 应用止血药物

10. 重型再生障碍性贫血早期最突出的表现是（　　）

A. 进行性贫血　　　B. 感染和出血

C. 进行性消瘦　　　D. 黄疸

E. 肝、脾、淋巴结大

11. 慢性髓系白血病特异性的表现是（　　）

A. 贫血　　　B. 骨髓疼痛

C. 脾大　　　D. 出血

E. 感染

（张芝娟）

第**11**章

内分泌系统与代谢性疾病

内分泌系统主要由内分泌腺和分布在全身其他组织器官的内分泌组织与细胞组成。人体在内分泌、神经和免疫三个系统相互协调下，各器官、组织和细胞之间协调反应，维持生命活动的完整性和精确性。激素是内分泌系统实现这种协调作用的物质基础。它们由内分泌器官和内分泌组织细胞产生，释放入血并转运至靶器官或者靶组织，产生相应的生物学效应。任何因素使激素的合成、分泌、运输及与靶组织受体结合出现异常，均可引起其调节功能亢进或低下，从而出现相应的病症。

人类摄取食物中的各种营养素，经过复杂的中间代谢过程，使机体能够利用，并把废物排出体外，以保证生长发育和维持各种生命活动。当中间代谢某个环节障碍时引起的疾病即为代谢性疾病。

第1节　甲状腺功能亢进症

案例 11-1

患者，女性，23岁，已婚未育，近来家人发现其食欲亢进但消瘦明显，爱说爱动，怕热多汗，脾气急躁。检查过程中医生发现其眼裂增大，目光炯炯有神，多言善动，双手细颤，T 38℃，心率 140 次/分，甲状腺对称性Ⅰ度肿大，质地柔软，可闻及血管杂音。医生考虑其可能是甲状腺功能亢进，建议进一步规范检查以确诊。

问题思考：1. 诊断依据是什么？

2. 需要完善哪些检查以协助诊断？

当血液中甲状腺激素过多时，引起以神经、循环、消化等系统兴奋性增高和代谢亢进为主要表现的一组临床综合征称甲状腺毒症。甲状腺功能亢进症（hyperthyroidism，简称甲亢）是指甲状腺腺体本身产生甲状腺激素过多而引起的甲状腺毒症，可由弥漫性毒性甲状腺肿（Graves 病）、结节性毒性甲状腺肿和甲状腺自主高功能腺瘤等引起，其中最常见的是 Graves 病。本节主要讨论 Graves 病。

【病因病机】　Graves 病（简称 GD）是器官特异性自身免疫病之一。发病有显著遗传倾向，还受外部因素如细菌感染、碘摄入量、环境毒素及内部因素如应激、妊娠、性别等的影响。

Graves 病的特征性自身抗体是促甲状腺激素（TSH）受体抗体（TRAb），其中包括甲状腺刺激性抗体（TSAb）、甲状腺刺激阻断性抗体（TSBAb）。TSAb 是 Graves 病主要的致病抗体，存在于90%以上的患者。TSAb 与 TSH 竞争性地结合于 TSH 受体（TSHR）α 亚单位，激活腺苷酸环化酶信号系统，导致甲状腺滤泡上皮细胞增生，产生过量的甲状腺激素。

【临床特征】

1. **各系统症状**　主要由循环中甲状腺激素过多引起，程度不一。

（1）高代谢综合征：多食易饥、乏力、怕热、多汗、低热、体重锐减等。

（2）精神神经系统：过敏多疑、紧张多虑、多言好动、烦躁易怒、失眠不安，偶有寡言、淡漠；可有手、眼睑、舌震颤，腱反射亢进。

（3）心血管系统：心悸、胸闷、气短，脉压增大，心律失常，以心房颤动最为常见，严重者发生甲亢性心脏病。

（4）消化系统：食欲亢进、大便次数增多或腹泻。

（5）肌肉骨骼系统：可伴发周期性瘫痪和甲亢性肌病。

（6）造血系统：可出现血小板减少性紫癜。

（7）生殖系统：女性月经稀少或闭经，男性有阳痿、乳腺发育。

2. 甲状腺肿　程度不等的甲状腺弥漫性肿大是患者典型体征之一，多呈对称性肿大，质地中等，无压痛，甲状腺上下极可有震颤或血管杂音。少数患者可见胫前黏液性水肿（图 11-1）。

3. 眼征　眼部表现是 Graves 病的特征性表现。①单纯性突眼，由甲状腺毒症引起的交感神经兴奋性增高导致，突眼度<18mm，睑裂增宽，瞬目减少，炯炯发亮，上视额纹消失、下视上睑不能随眼球下落（图 11-2）。②浸润性突眼，由眶后淋巴细胞浸润，成纤维细胞分泌大量黏多糖和糖胺聚糖沉积，透明质酸增多所致，眼球明显突出，出现畏光、流泪、复视、眼肿痛、眼球活动受限，甚至眼球固定，眼睑闭合不全、角膜外露而形成充血、水肿、溃疡。

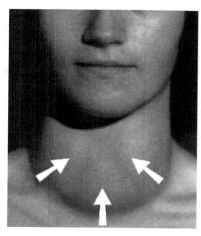

图 11-1　甲状腺肿大

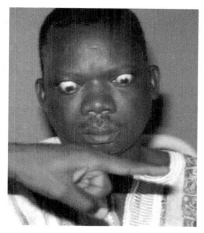

图 11-2　单纯性突眼

4. 特殊表现

（1）甲状腺危象：常发生在甲亢未得到治疗或经治疗尚未控制的患者，遇感染、手术、精神刺激等应激因素使大量甲状腺激素进入循环而诱发甲亢危象。表现有高热、大汗、厌食、恶心、呕吐、腹泻、心动过速、焦虑、烦躁，可因大量失水而致虚脱、休克、意识障碍等。本症的死亡率达 20%以上。

（2）甲状腺功能亢进性心脏病：简称甲亢性心脏病，主要表现为心动过速、心脏排血量增加、心房颤动和心力衰竭。甲状腺毒症纠正后，症状可缓解。

（3）胫前黏液性水肿：见于少数 Graves 病患者。多发生在胫骨前下 1/3 部位，也可见于足背、踝关节、肩部、手背等处，呈对称性。皮肤增厚变粗，有广泛大小不等的棕红色或红褐色突起不平的斑块或结节，边界清楚，皮损周围的表皮稍发亮，病变表面及周围可有毳毛增生、变粗、毛囊角化，后期皮肤粗厚，如树皮样。

【辅助检查】

1. 血清甲状腺激素的测定　血清游离甲状腺素（FT_4）、游离三碘甲腺原氨酸（FT_3）的测定可直接反映甲状腺的功能状态，是临床诊断甲亢的首选指标。血清总甲状腺素（TT_4）、总三碘甲腺原氨酸（TT_3）是判断甲状腺功能最基本的筛选指标。

2. 促甲状腺激素测定　TSH 是反映甲状腺功能最敏感的指标，为筛查甲亢的第一线指标。

3. TRAb 和 TSAb 测定　TRAb 特异性和敏感性高，TRAb 已经成为诊断 Graves 病的第一线指标。TRAb 阳性仅能反映有针对 TSH 受体抗体存在不能反映这种抗体的功能。TSAb 反映了这种抗体不仅与 TSH 受体结合，而且产生了对甲状腺细胞的刺激功能。

4. ^{131}I 摄取率测定　诊断甲亢的传统方法，^{131}I 摄取率正常值为 3 小时 5%～25%，24 小时 20%～45%，高峰在 24 小时出现。甲亢时总摄取量增加，摄取高峰前移，在 3～6 小时出现。

5. **影像学检查**　彩色多普勒、放射性核素扫描、CT、MRI 等，根据需要选用。

【诊疗原则】

1. **诊断**　①高代谢症状和体征；②甲状腺肿大；③血清 TT_4、FT_4 水平增高、TSH 减低。具备以上 3 项时诊断甲亢。

Graves 病的诊断：①甲亢诊断确立。②甲状腺弥漫性肿大（触诊和 B 超证实），少数病例可以无甲状腺肿大。③眼球突出和其他浸润性眼征。④胫前黏液性水肿。⑤TRAb、TSAb 阳性。①②项为诊断必备条件，③④⑤项为诊断辅助条件。

2. **治疗**　尚不能进行病因治疗，现普遍采用抗甲状腺药物、放射性碘、手术治疗。

（1）抗甲状腺药物（ATD）治疗：ATD 治疗是甲亢的基础治疗。ATD 包括硫脲类和咪唑类：①硫脲类，丙硫氧嘧啶（PTU）和甲硫氧嘧啶。②咪唑类，甲巯咪唑（MMI）和卡比马唑。ATD 的作用机制是抑制碘的有机化和甲状腺酪氨酸偶联，减少甲状腺激素的合成；但是对甲状腺内已经合成的激素没有抑制作用。我国普遍使用 MMI 和 PTU，两药比较倾向优先选择 MMI，因为 PTU 的肝毒性明显。主要不良反应有粒细胞减少和皮疹，有肝毒性，用药过程中需定期复查白细胞计数、分类计数和肝功能。ATD 治疗复发率高。

适应证：中度病情；甲状腺轻、中度肿大；孕妇、高龄或因其他严重疾病不宜手术者；手术前和放射性 ^{131}I 治疗前的准备；手术后复发且不适宜放射性 ^{131}I 治疗者。

（2）放射性 ^{131}I 治疗：^{131}I 被甲状腺摄取后释放 β 射线，破坏甲状腺组织细胞。

（3）手术治疗：甲状腺次全切除术。

（4）其他药物治疗：复方碘化钠、β 受体阻滞剂。

（5）甲状腺危象的治疗：①祛除诱因。②选用抑制甲状腺激素合成药物，首选丙硫氧嘧啶 500～1000mg 首次口服或经胃管给药，以后每次 250mg、每隔 4 小时给药一次；应用抑制甲状腺激素释放的药物复方碘口服液每次 5 滴，每隔 6 小时一次，首次在服用丙硫氧嘧啶 1 小时后给药。③应用 β 受体阻滞剂普萘洛尔，60～80mg/d，每 4 小时一次。④应用糖皮质激素氢化可的松防止和纠正肾上腺皮质功能减退。⑤对症和支持治疗，如镇静、供氧，防感染，体温过高给予物理降温，避免用乙酰水杨酸类药物，纠正水、电解质紊乱，对心力衰竭、休克等做相应处理，加强护理。

第 2 节　糖　尿　病

案例 11-2

患者，男性，41 岁，教师，父母都是糖尿病患者，且父亲因糖尿病足截肢。近一个月来自感尿量增多、食欲旺盛，在家拿尿糖试纸自测尿糖阳性，担心自己也患上糖尿病到医院检查。体格检查无明显异常。实验室检查：空腹血糖 12mmol/L，尿糖（+++），甲状腺系列检查正常。医生说可以确定糖尿病诊断。

问题思考：1. 该诊断依据有哪些？

　　　　　2. 该病的治疗原则是？

糖尿病（diabetes mellitus，DM）是一组与遗传和环境因素有关的以慢性高血糖为特征的代谢性疾病。临床主要表现为多尿、多饮、多食、消瘦等代谢紊乱症状并可出现急慢性并发症及多系统损害。糖尿病是常见病、多发病，已成为严重危害人类健康的世界性公共卫生问题。

目前国际上通用 WHO 糖尿病专家委员会提出的分型标准（表 11-1）。

表 11-1　糖尿病分型

分型	特点
1 型糖尿病（T1DM）	胰岛 B 细胞破坏，胰岛素绝对缺乏
2 型糖尿病（T2DM）	从以胰岛素抵抗为主伴胰岛素分泌不足，到以胰岛素分泌不足为主
其他特殊类型糖尿病	病因学相对明确的一类高血糖状态
妊娠糖尿病	妇女在妊娠期间发生的糖尿病

【病因病机】　T2DM 最多见，占 90%～95%。糖尿病的病因和发病机制尚未阐明，遗传因素和环境因素共同参与其发病。胰岛素由胰岛 B 细胞合成和分泌，经血到达各组织器官的靶细胞，与特异性受体结合，引发细胞内物质代谢效应，在此过程中任何一个环节发生异常均可导致糖尿病。

T1DM 绝大多数是自身免疫性疾病，遗传和环境因素共同参与其发病。在外界因素如病毒感染、化学毒物等的作用下，导致有遗传易感性的个体 T 淋巴细胞激活，产生一系列自身免疫反应，引起选择性 B 细胞破坏，胰岛素分泌不足进行性加重，导致糖代谢异常。T2DM 也由遗传因素和环境因素共同参与，存在组织的胰岛素抵抗和 B 细胞功能缺陷两个环节。胰岛素通过抑制肝脏的糖异生、促进葡萄糖的摄取和利用，发挥降糖作用。胰岛素抵抗指胰岛素作用的靶器官对胰岛素作用的敏感性降低。胰岛素抵抗存在的情况下，如果 B 细胞能发挥代偿性功能，使胰岛素的分泌量增加，血糖可正常；B 细胞功能不足以代偿胰岛素抵抗时，发生糖代谢紊乱。

【临床特征】

1. **基本表现**　典型表现为代谢紊乱综合征"三多一少"，即多尿、多饮、多食，体重减轻。血糖升高致渗透性利尿，尿量增多，血浆渗透压升高刺激口渴中枢而口渴、多饮；外周组织对葡萄糖利用障碍及葡萄糖大量丢失，脂肪、蛋白质分解增多，引起易饥、多食、乏力、消瘦，儿童生长发育受阻。血糖升高过快时可引起眼房水、晶体渗透压改变，出现屈光改变致视物模糊。可有皮肤干燥或瘙痒。多数患者早期可无典型症状，常在体检时、因其他疾病就诊或因并发症就诊时被发现。

2. **不同类型临床特点**

（1）T1DM：青少年多见，起病急，"三多一少"症状明显，如诊断不及时，胰岛素严重缺乏时，可出现糖尿病酮症酸中毒。起病初期即需要胰岛素治疗，使代谢恢复正常。部分成年患者起病缓慢，早期症状不明显，经历一段或长或短的不需要胰岛素治疗期。血浆胰岛素水平低于正常，胰岛 B 细胞自身抗体检查可呈阳性。

（2）T2DM：可发生在任何年龄，多见于 40 岁以后成年人，常有家族史，起病隐匿，早期半数以上无症状，常因慢性并发症、伴发病就诊时被发现，很少发生糖尿病酮症酸中毒。常与肥胖症、高血压、高血脂等伴发。部分患者胰岛素分泌高峰延迟，以发生反应性低血糖为首发表现。

【并发症】

1. **急性并发症**

（1）酮症酸中毒（DKA）：最常见，T1DM 有自发 DKA 倾向，T2DM 常因感染、胰岛素治疗不当等诱发。以高血糖、酮症和酸中毒为主要表现。糖尿病加重时，胰岛素缺乏致三大营养物质代谢紊乱，血糖显著升高，脂肪分解增加产生大量酮体（β 羟丁酸、乙酰乙酸和丙酮）。主要表现为三多一少症状加重，疲乏无力、食欲减退、恶心、呕吐、头痛、嗜睡、呼吸深快、呼气中有烂苹果味。甚至出现严重脱水、尿量减少、皮肤黏膜干燥、眼眶下陷、血压下降，直至发生休克、昏迷。

（2）高渗高血糖综合征（HHS）：多见于老年 T2DM 患者，死亡率高。诱因为引起血糖增高和脱水的因素：感染、急性胃肠炎、水摄入不足及利尿剂的使用等。以严重高血糖、高血浆渗透压、脱水为特点，无明显酮症。患者先有多尿、多饮，食欲减退，逐渐出现严重脱水、神经精神症状，如迟钝、烦躁、淡漠、嗜睡、昏迷。

（3）感染：常引起皮肤化脓性感染、真菌感染；尿路感染；女性患者常并发真菌性阴道炎、巴氏腺炎等。糖尿病患者肺结核发病率高。

2. 慢性并发症

（1）微血管病变：糖尿病的特异性并发症，典型改变是微血管基底膜增厚和微循环障碍，可累及全身各组织器官，主要表现在视网膜、肾、神经、心肌组织。糖尿病肾病易导致终末期肾衰竭，视网膜病变可致失明，糖尿病心肌病可诱发心力衰竭、心律失常、心源性休克和猝死。

（2）大血管病变：糖尿病人群动脉粥样硬化的患病率较高，发病早，进展快。可侵犯主动脉、冠状动脉、脑动脉、肾动脉和肢体动脉，引起冠心病、脑血管病、肾动脉硬化、肢体动脉硬化等。心血管病是致残致死的主要原因。

（3）神经系统并发症：可累及神经系统任何一部分。周围神经病变常见，最常见的类型是远端对称性多发性神经病变：手足远端感觉运动神经受累，先出现肢端感觉异常，呈手套或袜套式分布，后期感觉丧失，可伴运动神经受累，手足小肌群萎缩，出现感觉性共济失调及神经性关节病。

（4）糖尿病足：糖尿病非外伤性截肢的最主要原因。表现有足部疼痛、溃疡、肢端坏疽等（图 11-3）。

（5）眼部病变：除视网膜病变外，还可引起黄斑病、白内障、青光眼、屈光改变、虹膜睫状体病变等。

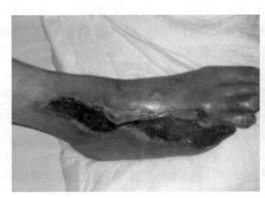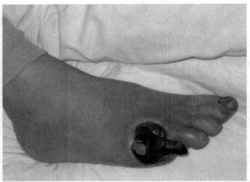

图 11-3 糖尿病足

【辅助检查】

1. **尿糖测定** 诊断糖尿病的重要线索，目前多采用尿糖试纸测定。

2. **血糖测定** 血糖升高是诊断糖尿病的主要依据，也是评估病情的主要指标。正常空腹血糖＜6.1mmol/L，糖负荷后 2 小时血糖＜7.8mmol/L。空腹血糖≥7.0mmol/L 和（或）随机血糖≥11.1mmol/L，可诊断为糖尿病。

3. **OGTT**（口服葡萄糖耐量试验） 空腹和餐后血糖高于正常但未达到糖尿病诊断标准者须做 OGTT。

4. **糖化血红蛋白和糖化血浆白蛋白测定** 分别反映近 8～12 周和 2～3 周的平均血糖水平，有助于病情控制情况的监测。

5. **胰岛 B 细胞功能检查** 胰岛素释放试验、C 肽释放试验。

6. **其他** 血脂、肾功能、尿常规、血电解质、血尿酮体检查等。

【诊疗原则】

1. **诊断** 典型"三多一少"症状，以糖尿病各种急慢性并发症首诊的患者，高危因素如超重或肥胖、家族史、年龄≥45 岁等，空腹血糖≥7.0mmol/L 或随机血糖≥11.1mmol/L 或 OGTT2 小时血糖≥11.1mmol/L 时诊断为糖尿病。

临床上空腹血糖 6.1～6.9mmol/L，而糖负荷后 2 小时血糖＜7.8mmol/L，称为空腹血糖受损（IFG）；空腹血糖＜7.0mmol/L，而糖负荷后 2 小时血糖 7.8～11.1mmol/L，称为糖耐量减低（IGT）。

2. **治疗** 近期目标是控制高血糖和相关代谢紊乱，消除糖尿病症状、防止急性代谢紊乱；远期目标是预防和（或）延缓慢性并发症的发生发展，维持良好的健康和学习、劳动能力，提高生活质量，降低病死率，延长寿命。

国际糖尿病联盟（IDF）提出糖尿病综合管理的五个要点：健康教育、医学营养治疗、运动治疗、病情监测、药物治疗。

（1）健康教育：包括糖尿病防治专业人员的培训、医务人员的继续教育、患者及家属的卫生保健教育。

（2）医学营养治疗：糖尿病基础管理措施，要控制总能量摄入并注意营养物质和餐次的合理分配。注意个体化原则。结合患者的理想体重、工作性质、生活习惯等计算每日所需总热量。成人休息状态下每日每千克理想体重给予热量 25～30kcal，轻体力劳动 30～35kcal，中度体力劳动 35～40kcal，重体力劳动 40kcal 以上。膳食中碳水化合物、蛋白质、脂肪占总热量比分别为 50%～60%、10%～15%、25%～30%。餐次分配可 1/3、1/3、1/3 或 1/5、2/5、2/5 等，饮食要规律、定时定量。

（3）运动治疗：运动可增加胰岛素敏感性，有助于控制体重和血糖。需循序渐进，长期坚持。

（4）病情监测：患者可使用便携式血糖仪监测空腹血糖、餐后血糖，了解病情并指导调整治疗方案。定期测量血压、血脂、眼底等情况。

（5）药物治疗

1）口服降糖药物：促胰岛素分泌药磺脲类、格列奈类。磺脲类常用格列本脲、格列齐特、格列美脲等，主要选择应用于新诊断的 T2DM 非肥胖患者、医学营养治疗和运动治疗血糖控制不理想者。从小剂量开始，早餐前半小时单次服用，根据血糖逐渐增加剂量，量大时可分早晚餐前两次服用，直到血糖达标。不良反应主要有低血糖反应、体重增加、皮肤过敏及对心血管系统的不利影响。禁忌证：T1DM、有严重并发症的 T2DM、儿童糖尿病、孕妇和哺乳期妇女、大手术围手术期、全胰切除术后、有严重不良反应者。格列奈类吸收快、起效快、作用时间短，主要用于控制餐后高血糖，常用瑞格列奈每次 0.5～4mg，每日 3 次；那格列奈每次 60～120mg，每日 3 次，不良反应和禁忌证基本同磺脲类。②胰岛素增敏剂双胍类、噻唑烷二酮类，以及 α-葡糖糖苷酶抑制剂等。二甲双胍目前在我国是 T2DM 患者控制血糖的一线药，也是联合用药的基础药，通过抑制肝脏输出葡萄糖、改善外周组织对胰岛素的敏感性、增加对葡萄糖的摄取和利用发挥降糖作用；可引起消化道反应、皮肤过敏等不良反应，肝肾功能不全、缺氧和高热、药物过敏及有严重不良反应患者禁用。噻唑烷二酮类药物常用制剂比格列酮、罗格列酮，可单独或与其他药联合治疗 T2DM，常见副作用有体重增加和水肿，有增加骨折和心力衰竭的风险，故严重骨质疏松和有骨折、心力衰竭病史患者禁用。

口服药物治疗原则是要注意药物的用法用量、适应证、禁忌证、不良反应及注意事项，遵循个体化用药原则，指导患者正确用药。

2）胰岛素治疗适应证：T1DM；T2DM 伴严重急性、慢性并发症，或处于应激状态者；新发病且与 T1DM 鉴别困难的消瘦糖尿病患者；新诊断的 T2DM 伴血糖明显升高者，或病程中无明显诱因体重明显下降者；T2DM，B 细胞功能明显减退者；某些特殊类型糖尿病。

目前临床常用人胰岛素和胰岛素类似物。按起效速度和维持时间，胰岛素分短效、中效、长效和预混胰岛素。胰岛素类似物可分速效、长效和预混胰岛素类似物。短效胰岛素可经静脉注射用于抢救 DKA；皮下注射短效胰岛素和速效胰岛素类似物可用于控制饭后高血糖；中效胰岛素和长效胰岛素类似物主要提供基础胰岛素。

胰岛素使用原则：胰岛素治疗应在综合治疗基础上进行；治疗方案应力求模拟胰岛素生理性分泌模式；胰岛素用量从小剂量开始，根据血糖水平逐渐调整至合适剂量。T1DM：一经诊断就应开始胰岛素治疗并需终身替代治疗。由于患者残余 B 细胞数量和功能有差异，胰岛素治疗方案要注意个体化。T2DM 在以下情况下应考虑胰岛素治疗：①经生活方式干预和较大剂量口服降糖药联合应用，血糖仍未达到控制目标。②在糖尿病病程中，出现无明显诱因的体重显著下降。③对症状显著、血糖明显升高的新诊断 T2DM，诊断时即可考虑胰岛素治疗，可以联用或不联用其他药物。根据患者个体情况，选择胰岛素的种类和给药方法。

胰岛素不良反应有低血糖、过敏反应、脂肪营养不良；治疗初期可出现水肿、视物模糊，可自行缓解。

（6）并发症治疗：DKA 和 HHS 要及时发现，尽快采取补液、监测、控制血糖、维持重要脏器功能等措施。积极预防慢性并发症的发生。

第 3 节　痛　　风

案例 11-3

　　患者，男性，43 岁，1 年前体检发现血尿酸高，当时无症状，未在意，平时饮食无节制，爱喝酒吃烧烤，体重指数 34kg/m^2。患者昨晚参加同学聚餐，吃较多海鲜及肉食，饮啤酒约 1500ml，凌晨 2 点左右感觉左脚蹈趾关节剧烈疼痛，局部红肿，不能着地。实验室检查：WBC 15.11×10^9/L，RBC 5.06×10^{12}/L，PLT 369×10^9/L；血尿酸 699μmmol/L。

问题思考：1. 最可能的诊断是？

　　　　　2. 该选用哪些药物治疗？

　　痛风是嘌呤代谢紊乱和（或）尿酸排泄减少导致的一组代谢性疾病，以血清尿酸升高，反复发作急性关节炎、痛风石形成、痛风性肾病等为特征。本病见于世界各地，发病率地域差异性较大。

　　【病因病机】　痛风分为原发性、继发性和特发性 3 类。原发性痛风由遗传因素和环境因素共同致病，具有一定的家族易感性。继发性痛风主要由肾脏疾病、药物、肿瘤化疗、放射治疗（放疗）等所致。特发性痛风原因未知。临床上原发性痛风占绝大多数。

　　高尿酸血症的形成，可以是尿酸排泄减少或尿酸生成增多。约 90%持续高尿酸血症的患者存在肾脏处理尿酸的功能缺陷而表现为尿酸排泄减少。食物引起的尿酸生成量与食物中的嘌呤含量成比例，富含嘌呤的食物主要包括动物内脏、海鲜、香菇、紫菜等。机体内源性嘌呤的产生同样引起尿酸的升高。过量饮酒可以促进尿酸形成并阻断尿酸从肾小管的分泌。

　　当血尿酸浓度过高时或在酸性环境下，尿酸盐结晶析出，可沉积于关节及周围软组织、肾小管和血管等部位，趋化中性粒细胞、巨噬细胞与晶体相互作用后释放炎症因子等，引起骨关节、肾脏以及血管内膜等急慢性炎症损伤。

　　【临床特征】　多见于 40 岁以上男性，女性更年期后发病，近年发病有年轻化趋势。

　　1. **无症状期**　血清尿酸盐水平持续性或波动性升高，但无临床症状，可长达数年至数十年，亦可终生无症状。

　　2. **急性关节炎期**　痛风的首发症状。①受累的关节依次为单侧第一跖趾、踝、膝、腕、指和肘关节。②多发作突然，常于夜间熟睡中或凌晨被痛醒，关节突发剧痛，呈刀割样、撕裂样等，数小时内，受累关节即出现红、肿、热和功能障碍。③多呈自限性，在 2 周内自行缓解。④多伴高尿酸血症，白细胞增多、红细胞沉降率增快，部分患者急性发作期血尿酸水平正常。⑤可有发热。⑥秋水仙碱治疗可迅速缓解。缓解后患者症状消失，进入痛风间歇期。

　　3. **痛风石及慢性关节炎期**　痛风石可见于耳廓、关节周围、鹰嘴、跟腱、髌骨滑囊等处，是痛风的特征性表现，呈大小不一的隆起的黄白色赘生物，表面菲薄，破溃后排出白色粉状或糊状物。可形成窦道，经久不愈，但不易感染。治疗不规范，可致受累关节不规则肿痛，痛风石在关节部位大量沉积，最终关节骨质破坏，导致关节畸形和功能障碍。

　　4. **肾脏受累**　可表现为痛风性肾病、尿酸性肾结石和急性肾衰竭。

　　【辅助检查】

　　1. **尿酸测定**　正常血尿酸男性 208～416μmol/L（3.5～7.0mg/dl），女性 149～358μmol/L（2.5～

6.0mg/dl），更年期后接近男性。尿尿酸：限制嘌呤饮食 5 天后，每日尿酸排出量超过 3.57mmol（600mg），可认为尿酸生成增多。

2. 关节液或痛风石内容物检查　偏振光显微镜下可见双折光的针形尿酸盐结晶。

3. 影像学检查　关节超声检查可见双轨征或不规则高低回声混杂团块影。X 线检查可见软组织肿胀，反复发作后软骨缘破坏，关节面不规则，穿凿样、虫蚀样骨质透亮缺损；CT 可见不均匀斑点状高密度痛风石影像；MRI 的 T1 和 T2 加权图像呈斑点状低信号。

【诊疗原则】

1. 诊断　血尿酸＞420μmol/L（7.0mg/dl），特征性关节炎、尿路结石或肾绞痛发作，可考虑痛风；关节液穿刺或痛风石有尿酸盐结晶可明确诊断。

2. 治疗　①迅速控制急性关节炎发作。②控制高尿酸血症，预防尿酸盐沉积。③防止尿酸结石形成和肾功能损害。

（1）改善生活方式：包括避免剧烈运动、受凉，减少高嘌呤食物摄入、严格限酒，多饮水等。

（2）药物治疗：①非甾体抗炎药。可有效缓解急性关节炎症状。常用药物为吲哚美辛、双氯芬酸、依托考昔等。②秋水仙碱。治疗急性发作的特效药，小剂量秋水仙碱（1.5mg/d）有效，且不良反应少，在 48 小时内使用效果更好。③糖皮质激素。非甾体抗炎药和秋水仙碱治疗无效或有禁忌证、肾功能不全者，中等剂量短期口服或关节腔内注射。

对急性痛风关节炎频繁发作，有慢性痛风关节炎或痛风石的患者，应进行降尿酸治疗。目前降尿酸药物主要有抑制尿酸生成的药物别嘌醇、非布司他和促进尿酸排泄的药物苯溴马隆、丙磺舒。

（3）手术治疗：必要时可行外科剔除痛风石、残毁关节矫形术等治疗。

第 4 节　血脂异常

血脂异常指人体内脂蛋白的代谢异常，主要包括血清总胆固醇（TC）、三酰甘油（TG）和低密度脂蛋白胆固醇（LDL-C）升高或高密度脂蛋白胆固醇（HDL-C）降低等，是一类较常见的疾病。血脂异常可导致动脉粥样硬化，是冠心病和缺血性脑卒中的独立危险因素。在我国，随着人们生活水平的提高、饮食习惯和生活方式的改变等，血脂异常的发生率呈逐渐上升的趋势。

血脂异常根据发病原因，分为原发性血脂异常和继发性血脂异常；根据血清脂质成分，分为高胆固醇血症、高三酰甘油血症、混合型高脂血症和低高密度脂蛋白血症。

【病因病机】　原发性血脂异常是由遗传基因缺陷与环境因素相互作用引起的。如家族性脂蛋白脂酶（LPL）缺乏症和家族性 $ApoC_2$ 缺乏症可造成乳糜微粒、极低密度脂蛋白降解障碍，引起脂蛋白异常血症。环境因素包括不良饮食习惯、嗜酒、缺乏运动、肥胖、精神紧张、生活不规律等。

各种疾病如甲状腺功能减退症、库欣综合征等，通过不同机制影响脂质或脂蛋白代谢过程的不同环节而继发血脂异常；长期服用某种药物，如糖皮质激素、口服避孕药等可引起继发性血脂异常。

脂质的来源、合成、代谢过程任何环节出现异常，都可导致血脂异常。

【临床特征】　可见于不同性别、年龄的人群，明显血脂异常患者常有家族史。中青年女性血脂水平低于男性，但更年期后显著升高，常高于同龄男性。血脂异常时多数患者无明显典型症状和体征，常常是在进行血液生化检验时被发现的。

1. 黄色瘤　脂质在真皮内沉积引起的黄色瘤，多呈结节、斑块或丘疹形状，质地柔软，颜色可为黄色、橘黄色或棕红色，眼睑周围最常见。角膜脂质沉积可致角膜外缘出现灰白色或白色角膜环。

2. 动脉粥样硬化　脂质在血管内皮下沉积引起动脉粥样硬化，产生冠心病和周围血管病等。

【辅助检查】　基本检测项目包括血浆或血清 TC、TG、LDL-C 和 HDL-C，ApoA、ApoB 对预测冠心病有一定意义。检查前应禁食 12～14 小时，最后一餐忌食高脂食物、禁饮酒。甲状腺功能、肝肾功能、尿液分析等检查用来排除继发性血脂异常。

【诊疗原则】

1. **诊断**　主要依靠实验室检查（表 11-2）。

表 11-2　血脂异常诊断及分层标准

	合适水平（mmol/L）	边缘升高（mmol/L）	升高（mmol/L）
胆固醇	<5.2	5.2~6.2	≥6.2
三酰甘油	<1.7	1.7~2.29	≥2.3
低密度脂蛋白	<3.4	3.4~4.09	≥4.1

高密度脂蛋白：男性>1.04mmol/L，女性>1.3mmol/L。否则，为血脂降低。

2. **治疗**

（1）饮食控制和改善生活方式是血脂异常治疗的基础措施：①在满足营养供给的基础上，限制饱和脂肪酸和胆固醇的摄入。②选择可降低低密度脂蛋白胆固醇的食物。③减轻体重。④增加合适强度的运动。⑤戒烟限酒、限盐、降低血压等。

（2）药物：根据血清脂质成分合理选择药物，可以选择他汀类、贝特类、烟酸类、普罗布考、肠道胆固醇吸收抑制剂、胆酸螯合剂等其他调脂药。另外，中药血脂康、脂必妥、蒲参胶囊等具有降脂作用。

（3）其他：外科手术治疗、脂蛋白血浆置换等。

第 5 节　骨质疏松症

骨质疏松症（osteoporosis，OP）是发生在骨组织的代谢性疾病，主要特点是骨量减少和骨组织微结构破坏，导致骨脆性增加而容易骨折。随着社会老龄化的进程，骨质疏松症的发病率呈上升趋势，已成为困扰老年人群的主要疾病。与骨质疏松相关的骨折在老年人中发病率高达 30% 以上。

骨质疏松症按病因可分为原发性和继发性两类。原发性包括 I 型原发性 OP 即绝经后骨质疏松症，II 型原发性 OP 即老年性骨质疏松症，见于老年人。继发性 OP 的原发病因明确，常由内分泌代谢疾病或全身性疾病引起。

【病因病机】　凡使骨吸收增加和（或）骨形成减少的因素都会导致骨丢失和骨质量下降，脆性增加，直至发生骨折。

1. **内分泌因素**　绝经期女性雌激素下降、老年男性雄激素不足；降钙素以及维生素 D 不足。

2. **遗传因素**

3. **不良的生活方式和生活习惯**　户外活动少、吸烟、酗酒、高饱和脂肪酸饮食等。

4. **疾病影响**　如皮质醇增多症、甲亢、营养缺乏等。

雌激素减少使破骨细胞功能增强，骨丢失加速，这是绝经后骨质疏松症的主要机制；长期光照不足、高龄和肾功能减退使 1，25（OH）$_2$D$_3$ 生成不足，肠对钙和磷的吸收减少及骨的钙化受抑；长期使用糖皮质激素抑制骨基质蛋白质合成，增加钙磷排泄，抑制肠钙的吸收；存在一些生理或病理状况使钙和蛋白质摄入不足或丢失过多；老年人成骨细胞的功能与活性缺陷导致骨形成不足和骨丢失，是老年性骨质疏松的重要机制。人体在酸性环境时，身体会动用体内含量最多的碱性物质钙质进行中和，造成骨骼中的钙质流失。

【临床特征】　早期无症状，仅在 X 线检查或骨密度（BMD）测量时被发现。

1. **骨痛**　以腰背痛多见，也可见全身其他部位骨痛，呈弥漫性，无固定压痛区（点）。腰背痛沿脊柱向两侧扩散，直立后伸时或久立、久坐时疼痛加剧，仰卧或坐位时疼痛减轻。可有乏力，常于劳累或活动后加重，负重能力下降或不能负重。

2. 脊柱变形　随着年龄增长，骨质疏松加重，椎体压缩变形，逐渐出现身高缩短和驼背，外观脊椎前倾，背曲加剧，伸展受限，形成驼背。

3. 脆性骨折　表现为日常活动或轻微外力即发生骨折，是骨质疏松症最常见和最严重的并发症。常见部位为胸椎、腰椎、髋部、尺桡骨远端、肱骨近端，也可发生在其他部位。脆性骨折可多次发生。

4. 其他　胸椎压缩性骨折，导致胸廓畸形，影响心肺功能，患者可出现胸闷、气短、呼吸困难等症状。腰椎骨折可引起腹胀、腹痛、便秘等。

【辅助检查】

1. 血钙、磷和碱性磷酸酶测定　在原发性骨质疏松症者，血清钙、磷以及碱性磷酸酶通常在正常范围，骨折后碱性磷酸酶水平可轻度升高。

2. 影像学检查　X 线可见骨密度降低。正、侧位 X 线片（必要时可加特殊位置片）确定骨折的部位、类型、移位方向和程度；CT 和 MRI 对椎体骨折和微细骨折有较大诊断价值。

3. 骨密度测定　双能 X 线吸收测定法（DXA）是目前国际学术界公认的骨质疏松症诊断的金标准。骨密度即单位体积或单位面积的骨量。

【诊疗原则】

1. 诊断　绝经后和老年性骨质疏松症的诊断。

（1）年龄、详细的病史和临床特点是诊断的基本依据，但确诊有赖于 X 线检查或骨密度测定。

（2）根据骨密度或骨矿含量（BMC）值对骨质疏松症进行分级诊断。①正常：BMD 或 BMC 在正常成人骨密度平均值的 1 个标准差之内。②骨质减少：BMD 或较正常成人骨密度平均值降低 1～2.5 个标准差。③骨质疏松症：BMD 或较正常成人骨密度平均值降低 2.5 个标准差以上。④严重骨质疏松症：BMD 或较正常成人骨密度平均值降低 2.5 个标准差以上并伴有 1 个或 1 个以上的脆性骨折。

（3）排除其他各种原因所致的继发性骨质疏松症，如甲状旁腺功能亢进、多发性骨髓瘤、骨质软化症和肾性骨营养不良等所致。

2. 治疗　骨质疏松症患者极易发生骨折，影响患者生活质量，骨折并发症可致残致死，故强调早期治疗、综合治疗。

（1）一般治疗

1）运动：适当户外活动和接受日照，紫外线和运动有助于骨量的维持。

2）营养：良好的营养对于预防骨质疏松症具有重要意义，包括足量的钙、维生素 D、维生素 C 以及蛋白质。日常饮食应摄入足量的钙，绝经后妇女和老年人每天 1000～1500mg，同时每天补充维生素 D 400～800U。需补充足够的蛋白质，但伴有肾衰竭者要选用优质蛋白饮食并适当限制其摄入量。

3）预防摔倒：应尽量避免骨质疏松症患者摔倒，以减少骨折概率。

4）纠正不良生活习惯和行为偏差：提倡低钠、高钾、高钙和不饱和脂肪酸饮食，戒烟忌酒。慎用影响骨代谢的药物。

（2）药物治疗：抗骨质疏松症药物根据药理作用分为两大类。①抑制骨吸收药，包括二磷酸盐类、降钙素、雌激素类以及选择性雌激素受体调节剂。②促进骨形成药，包括小剂量甲状旁腺激素、小剂量氟化物等。

（3）外科治疗：只有在因骨质疏松症发生骨折以后，才需外科治疗。

自 测 题

选择题（A型题）

1. 最有助于诊断甲亢的是（　　）
   A. 突眼 　　　　　　B. 多食
   C. 心悸 　　　　　　D. 甲状腺肿大
   E. 睡眠差

2. 确诊糖尿病最可靠的依据是（　　）
   A. 多尿 　　　　　　B. 多食
   C. 消瘦 　　　　　　D. 血糖升高
   E. 多饮

3. 糖尿病"三多一少"不包括（　　）
   A. 多饮 　　　　　　B. 多睡
   C. 多尿 　　　　　　D. 体重减轻
   E. 多食

4. 下列用于治疗痛风的药物中，能抑制尿酸合成的是
   （　　）
   A. 丙磺舒 　　　　　B. 秋水仙碱
   C. 布洛芬 　　　　　D. 别嘌醇
   E. 糖皮质激素

5. 诊断甲状腺功能亢进症最灵敏可靠的实验室检查方法
   为（　　）
   A. 测基础代谢率
   B. 测血清蛋白结合碘
   C. 测抗甲状腺球蛋白抗体、甲状腺微粒体抗体
   D. 测 TT_3、TT_4、FT_3、FT_4
   E. 测甲状腺摄 ^{131}I 率

6. 诊断糖尿病的标准是空腹血糖（　　）
   A. ≥7.0mmol/L 　　　B. ≥5.8mmol/L
   C. ≥6.5mmol/L 　　　D. ≥11.1mmol/L
   E. ≥7.5mmol/L

7. 伴发甲亢危象时首先给予（　　）

   A. 大剂量碘剂
   B. 控制感染
   C. 抗甲状腺药物增量口服
   D. 氢化可的松静脉滴注
   E. 普萘洛尔

8. 痛风发作首选治疗药物（　　）
   A. 泼尼松 　　　　　B. 别嘌醇
   C. 丙磺舒 　　　　　D. 吲哚美辛
   E. 秋水仙碱

9. 骨质疏松症诊断金标准是（　　）
   A. X 线检查 　　　　B. 血清钙浓度测定
   C. 尿钙测定 　　　　D. 骨密度测定
   E. 碱性磷酸酶测定

10. 糖尿病最常见的神经病变是（　　）
    A. 动眼神经病变 　　B. 脑神经病变
    C. 展神经病变 　　　D. 周围神经病变
    E. 自主神经病变

11. 目前 2 型糖尿病的主要死亡原因是（　　）
    A. 心血管病 　　　　B. 酮症酸中毒
    C. 感染 　　　　　　D. 糖尿病肾病
    E. 高渗高血糖综合征

12. 下列哪种情况不宜选用胰岛素治疗（　　）
    A. 严重肝肾功能不全 　B. 极度消瘦
    C. 合并心肌梗死 　　　D. 妊娠早晚期糖尿病
    E. 肥胖性糖尿病患者

13. 痛风性关节炎最常累及的部位（　　）
    A. 肘关节 　　　　　B. 第一跖趾关节
    C. 膝关节 　　　　　D. 肩关节
    E. 腕关节

（张芝娟）

第12章

结缔组织疾病

结缔组织病属于风湿性疾病，风湿性疾病是一组累及骨与关节及其周围软组织及其他组织和器官的慢性疾病。风湿性疾病发病机制不太明了，多与自身免疫反应有关。结缔组织疾病包括类风湿关节炎、系统性红斑狼疮、系统性硬皮病、多肌炎/皮肌炎、抗磷脂综合征、系统性血管炎综合征等，为免疫反应异常激活后引起的炎症性病变。

近年来，结缔组织疾病在我国的发病率逐年上升，如得不到及时有效诊治，大多数可有致残致死风险，逐渐成为严重威胁人们健康的常见病、多发病。

第1节　类风湿关节炎

案例 12-1

患者，男性，48 岁，活动后气促 5 天到医院就诊。近半年来双侧腕、掌指、踝、足趾、肩等关节肿、痛，晨起时感觉关节僵硬，活动后好转，症状时轻时重，疼痛重时自行口服阿司匹林。5 天前出现活动后气促。体格检查：T 36.2℃，P 88 次/分，R 22 次/分，BP 130/80mmHg。双侧腕、掌指关节、近端指关节、足趾等处红肿、压痛。肩关节压痛。听诊肺部有细小的啰音。实验室检查：血红蛋白 98g/L，类风湿因子阳性。胸部 X 线提示肺部弥漫分布网状小点影像。门诊检查后以类风湿关节炎收入院。

问题思考： 1. 请指出诊断依据有哪些？

　　　　　2. 对该患者可以采取哪些治疗措施？

类风湿关节炎（rheumatoid arthritis，RA）是以对称性多关节病变为主要表现的全身性自身免疫性疾病。表现为四肢周围性多关节慢性炎症，发作与缓解交替，进行性破坏，以侵犯手足小关节为主，并伴有全身心、肺、眼、神经系统等多器官损伤。早期表现为关节肿痛，晚期受累关节强直、畸形及严重功能障碍，甚至致残。本病呈全球性分布，是造成人类劳动力丧失和残疾的主要原因之一。我国患病率为 0.32%～0.36%，以 35～50 岁妇女多见。

【病因病机】　类风湿关节炎病因和发病机制复杂，尚不明确，在遗传、感染、环境等多因素共同作用下，自身免疫反应导致的免疫损伤和修复是 RA 发生和发展的基础。

1. **病因**　可能与下列因素有关。

（1）遗传因素：流行病学调查显示，RA 的发病与遗传因素密切相关，对 RA 患者的家族调查发现 RA 患者的一级亲属患 RA 的概率为 11%。

（2）环境因素：研究数据显示某些细菌、病毒、支原体等感染时，可能通过被感染激活的 T、B 淋巴细胞，分泌致炎因子，产生自身抗体，影响 RA 的发病和病情进展。寒冷、潮湿、疲劳、营养不良、创伤、内分泌紊乱、精神因素等，常为 RA 的诱发或加重因素。

（3）免疫因素：约 80% 的 RA 患者体内可检出类风湿因子（RF）；约 75% 的患者出现抗瓜氨酸化蛋白抗体（ACPA）。

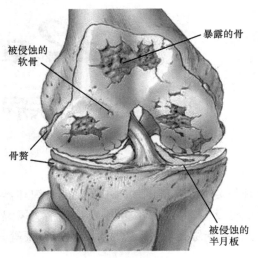

被侵蚀的软骨

暴露的骨

骨赘

被侵蚀的半月板

图 12-1 滑膜炎

2. 病机 免疫紊乱是 RA 主要的发病机制，活化的 CD4$^+$T 细胞和主要组织相容性复合体-Ⅱ（MHC-Ⅱ）型阳性的抗原提呈细胞在 RA 发病中起主要作用。活化的 B 细胞、巨噬细胞及滑膜成纤维细胞等作为抗原提呈及自身抗体来源细胞，在 RA 滑膜炎症性病变的发生及演化中发挥重要作用。

RA 的基本病理改变是滑膜炎，形成血管翳，这是造成关节破坏、畸形、功能障碍的病理基础（图 12-1）。关节外的任何组织可发生血管炎，累及中、小动脉和（或）静脉。类风湿结节是血管炎的一种表现。

【临床特征】 临床表现个体差异大，多慢性起病，以对称性四肢远端多关节肿痛为首发表现，常伴有晨僵，可伴有低热、易疲劳、食欲缺乏、肌肉酸痛、体重下降等全身症状。少数起病急，在数天内出现典型关节症状。

1. 关节表现

（1）晨僵：指晨起感觉明显的关节及周围组织僵硬，如胶黏着样，活动后减轻。95%以上的 RA 患者发生。持续时间超过 1 小时者意义大，可作为观察疾病活动的指标之一，但程度受主观因素影响。

（2）疼痛与压痛：最早出现的症状。最常累及的部位为腕、掌指、近端指间关节，其次是足趾、膝、踝、肘、肩关节等。多呈对称性、持续性疼痛，时轻时重，并反复发作，常伴压痛。受累关节的皮肤可出现褐色色素沉着。

（3）关节肿胀：凡受累关节均可发生，由关节腔内积液和关节周围的软组织肿胀引起，关节炎性肿大而附近肌肉萎缩，关节呈梭形，称梭状指（图 12-2）。

（4）畸形：晚期骨组织破坏严重，关节骨化僵硬，关节周围肌肉萎缩、肌腱韧带受损，使关节不能保持正常位置，出现掌指关节半脱位、手指尺侧偏斜、"纽扣花样"及"天鹅颈样"畸形（图 12-3）等。

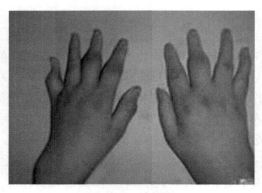

图 12-2 梭状指

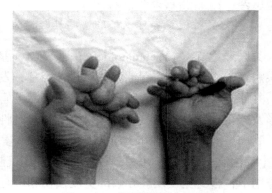

图 12-3 "天鹅颈样"畸形

（5）功能障碍：由关节肿痛和结构破坏引起，重者日常生活不能自理。

2. 关节外表现

（1）类风湿结节：提示病情活动，20%～30%的患者出现，多位于关节隆突部和受压部位的皮下，如前臂伸面、尺骨鹰嘴突下方及跟腱等处，对称分布，结节大小不一，数毫米至数厘米不等，质硬，无压痛。内脏也可出现类风湿结节。

（2）类风湿血管炎：见于病程长、血清 RF 阳性、病情活动的患者。可出现在任何部位，如皮肤、肌肉、眼、肺、心、肝、神经等组织器官。其皮肤表现各异，可见瘀点、紫癜、指（趾）坏疽、梗死、网状青斑，指甲下血管炎则有棕色小点或甲床呈裂片样出血；病情严重者可引起下肢深大溃疡。

（3）其他：还可出现巩膜炎、胸膜炎、肺间质性病变、心包炎、手足麻木或多发性单神经炎等。血液系统表现最常见的是正细胞正色素性贫血，贫血程度与关节的炎症程度相关。30%～40%的患者可出现干燥综合征，以眼干、口干、关节痛三大症状为依据，有时症状可不明显，须经眼科和口腔科检查后明确诊断。

【辅助检查】

1. 实验室检查

（1）血常规：轻至中度贫血；活动期血小板增高。白细胞数及分类多正常。

（2）炎性标志物：血沉增快、C 反应蛋白升高，反映病情活动度。

（3）自身抗体：①RF 80%的患者为阳性，RF 的滴度与病变的严重性成正比，但特异性差，故不能单凭这一项确诊。②抗瓜氨酸化蛋白抗体（ACPA），包括抗核周因子（APF）抗体、抗角蛋白抗体（AKA）、抗聚丝蛋白抗体（AFA）、抗环状瓜氨酸（CCP）抗体和抗突变型瓜氨酸化波形蛋白（MCV）抗体。其中抗 CCP 抗体敏感性和特异性均很高，约 75%的 RA 患者出现。

（4）关节滑液：滑液增多，呈淡黄色透明、黏稠状，滑液中的白细胞明显增多，约 2/3 为多核白细胞。

2. 影像学检查

（1）X 线检查：手指及腕关节的摄片最有价值，是诊断关节病变分期和疗效观察的重要指标。早期摄片可见关节周围软组织肿胀，关节端骨质疏松，关节间隙变窄；病变进展出现虫蚀样改变，晚期关节半脱位和关节破坏后出现纤维性和骨性强直。

（2）MRI 检查：对 RA 的早期诊断价值高，可显示关节软组织病变、滑膜水肿、血管翳形成。关节高频超声能显示关节腔、关节滑膜、滑囊、关节腔积液、关节软骨厚度等。

3. 关节镜及针刺活检 关节镜对诊断治疗都有意义，针刺活检操作简单、创伤小。

【诊疗原则】

1. 诊断 类风湿关节炎的诊断标准，见表 12-1。

表 12-1 类风湿关节炎的诊断标准

项目	评分	项目	评分
受累关节数（0～5 分）		RF 或抗 CCP 至少一项低滴度阳性	2 分
1 个中大关节	0 分	RF 或抗 CCP 至少一项高滴度阳性	3 分
2～10 个中大关节	1 分	症状持续时间（0～1 分）	
1～3 个小关节	2 分	<6 周	0 分
4～10 个小关节	3 分	≥6 周	1 分
超过 10 个关节，至少一个为小关节	5 分	急性期反应物（0～1 分）	
血清学抗体检测（0～3 分）		CRP 或 ESR 均正常	0 分
RF 或抗 CCP 均阴性	0 分	CRP 或 ESR 增高	1 分

注：6 分或以上为肯定 RA 诊断

2. 治疗 目前不能根治。治疗目标是缓解症状，控制病情发展，保护病变关节的功能，降低致残率，提高生活质量。

（1）一般治疗：对患者进行健康教育，急性期关节制动，恢复期进行功能锻炼和理疗。

（2）药物治疗：最为重要。①非甾体抗炎药：治疗 RA 的基本药物，常用阿司匹林、布洛芬、吲哚美辛、萘普生等，具有明显的消肿、止痛作用，但不能改变病情发展。②改善病情药：作用慢，起效时间长达 1～6 个月，能缓解病情，控制病程发展，常用甲氨蝶呤（首选）、来氟米特、柳氮磺胺吡啶、雷公藤制剂等，使用时注意观察药物的不良反应。③糖皮质激素：能迅速缓解关节肿痛症状，但不能控制疾病，且副作用多。常用泼尼松口服，根据需要小剂量、短疗程使用。

（3）手术治疗：可行滑膜切除术和关节置换术。

第2节　系统性红斑狼疮

案例 12-2

　　患者，女性，32 岁，3 年前开始腕、踝、膝等处关节疼痛，自服"止疼药"效果不佳。5 天前出去户外搞活动，未采取防晒措施，夜间发现鼻两侧面部红斑，涂抹芦荟胶无明显好转到医院就诊。检查：T 37.0℃，P 76 次/分，R 18 次/分，BP 120/70mmHg。神志清楚，鼻两侧面部蝶形红斑，口腔黏膜无溃疡，腕、膝、踝关节等压痛（+），无畸形，心、肺体征（−）。实验室检查：血常规示 RBC $3.5×10^{12}$/L，WBC $3.2×10^9$/L，PLT $82×10^9$/L。抗 Sm 抗体（+）。

问题思考：1. 对该患者最可能的诊断是什么？
　　　　　　2. 还需要完善哪些检查以确诊？

　　系统性红斑狼疮（systemic lupus erythematosus，SLE）是一种累及全身多系统、多脏器的慢性自身免疫性疾病。有多种致病性自身抗体和免疫复合物形成，介导器官组织的损伤，血清中可检出以抗核抗体为代表的多种自身抗体。

【病因病机】
　　1. **病因**　尚不十分清楚，可能与环境、遗传、内分泌等因素相关。
　　（1）遗传：有遗传倾向，研究认为 SLE 发病是很多易感基因异常的叠加效应。
　　（2）环境因素：阳光中的紫外线、感染的微生物病原体、某些食物、药物与 SLE 发病相关。另外，在精神创伤、外伤、大手术等应激状态下均可诱发或加重本病。
　　（3）性激素：SLE 患者多见于育龄妇女。
　　2. **病机**　目前尚未完全阐明，主要是由于外来抗原引起人体 B 淋巴细胞活化。易感者因免疫耐受减弱，B 淋巴细胞通过交叉反应与自身组织组成成分相似的外来抗原相结合，并将抗原提呈给 T 淋巴细胞，使之活化；T 淋巴细胞活化再刺激 B 淋巴细胞产生大量不同类型的自身抗体，并与自身抗原形成免疫复合物，造成大量组织损伤。
　　主要病理改变为炎症反应和血管异常，可以出现在所有器官。

【临床特征】　临床表现多样。早期症状多不典型，多数患者缓解与发作交替进行。
　　1. **全身症状**　约 90% 以上患者活动期出现发热，热型不定，多为长期低、中度发热。可伴食欲缺乏、体重减轻、疲倦乏力等。
　　2. **皮肤黏膜损害**　80% 以上患者有多种皮肤损害，最具有特征性的是鼻梁和双面颊部蝶形红斑，呈不规则轻度水肿性，鲜红或暗红色，边缘清楚或模糊，表面光滑，有时可见鳞屑，日晒加重。在其他暴露部位可见盘状红斑、指掌部和甲周红斑、面部和躯干部红点、丘疹、紫癜或紫斑、水疱或大疱等，下肢出现网状青斑。皮疹部多无瘙痒。约 30% 的患者发生无痛性口腔溃疡；常见脱发或体毛脱落；部分出现雷诺现象。
　　3. **肌肉关节痛**　为常见症状之一。常见对称性肌肉关节痛，红肿少见，一般不引起关节畸形，指、腕、膝、踝关节等常受累。患者可有肌痛和肌无力，约 5% 出现肌炎。
　　4. **肾脏症状**　中国 SLE 患者中 25.8% 以肾脏受累为首发表现，主要表现为蛋白尿、血尿、管型尿、水肿、高血压，乃至肾衰竭。
　　5. **心血管症状**　常出现心包炎，可为纤维蛋白性心包炎或渗出性心包炎，少见心脏压塞。可出现疣状心内膜炎，瓣膜赘生物脱落会引起栓塞。也可以有心肌损害症状，冠状动脉受累引起心绞痛甚至急性心肌梗死。
　　6. **肺与胸膜症状**　约 35% 的患者可有单侧或双侧胸膜腔积液，表现为胸痛、气促。SLE 所引起的肺间质病变表现为活动后气促、干咳、低氧血症，肺功能检查显示弥散功能下降。约 2% 的患者合并弥漫性肺泡出血，病情凶险，病死率高达一半以上。

7. 神经系统症状　中枢神经和外周神经系统均可累及。中枢损害又称"狼疮脑病"，包括精神障碍、运动障碍、癫痫发作、脑血管病变、无菌性脑炎等；周围神经病变可表现为吉兰-巴雷综合征、自主神经病、单神经病、重症肌无力、脑神经病变等。有神经系统症状者预示病情严重，预后不良。

8. 消化系统症状　部分患者消化系统症状为首发表现：食欲减退、腹痛、呕吐、腹泻等，肝损伤时血清氨基转移酶升高，肝大，提示预后不良。少数可发生急腹症，与病情活动性相关。

9. 血液系统症状　活动性 SLE 中常见血红蛋白下降、白细胞和（或）血小板减少。部分患者可有轻中度无痛性淋巴结肿大。

10. 其他症状　可有眼底和视神经病变，患者视力受损，甚至致盲；还可有抗磷脂综合征、干燥综合征等表现。

【辅助检查】

1. 一般检查　不同系统受累可出现相应的血常规、尿常规、肝功能、肾功能等异常。疾病活动期血沉增快，C 反应蛋白升高；球蛋白增高，白蛋白降低；狼疮脑病者脑脊液压力及蛋白质含量升高。

2. 免疫学检查　①抗体：抗核抗体，几乎所有患者为阳性，但特异性差。抗双链 DNA 抗体，为 SLE 的特异性抗体，对确诊本病及病情估计有较高价值。抗 Sm 抗体是诊断 SLE 的标志性抗体，特异性 99%，但敏感性低。还有抗 RNP 抗体、抗 SSB（La）抗体、抗 SSA（Ro）抗体、抗磷脂抗体等，与 SLE 中某些症状的出现相关。类风湿因子，约有 30% 的患者为阳性。②补体：总补体（CH50）、C_3、C_4 低下。

3. 其他检查　肾脏活组织检查对狼疮肾炎的诊断、治疗和预后的估计有价值；X 线、CT、超声可帮助早期发现脏器的损害。

【诊疗原则】

系统性红斑狼疮分类标准，见表 12-2。

表 12-2　系统性红斑狼疮（SLE）分类标准

临床领域或标准	定义	权重
全身状况	发热＞38.3℃	2 分
血液系统	白细胞减少症＜4000/mm³	3 分
	血小板减少症＜100000/mm³	4 分
	溶血性贫血	4 分
神经系统	谵妄（意识改变或唤醒水平下降，和症状发展时间数小时至 2 天内，和一天内症状起伏波动，和认知力急性或亚急性改变，或习惯、情绪改变）	2 分
	精神异常（无洞察力的妄想或幻觉，但没有精神错乱）	3 分
	癫痫（癫痫大发作或部分/病灶性发作）	5 分
皮肤黏膜	非瘢痕性脱发	2 分
	口腔溃疡	2 分
	亚急性皮肤狼疮	4 分
	急性皮肤狼疮	6 分
浆膜腔	胸腔积液或心包积液	5 分
	急性心包炎	6 分
肌肉骨骼	关节受累（≥2 个关节滑膜炎或≥2 个关节压痛+≥30 分钟的晨僵）	6 分
肾脏	蛋白尿＞0.5g/24h	4 分
	肾活检：Ⅱ 或 Ⅴ 型 LN	8 分
	肾活检：Ⅲ 或 Ⅳ 型 LN	10 分

续表

临床领域或标准	定义	权重
抗磷脂抗体	抗心磷脂抗体 IgG＞40GPL 单位或抗 β2 GP1IgG＞40 单位或狼疮抗凝物阳性	2分
补体	低 C_3 或低 C_4	3分
	低 C_3 和低 C_4	4分
特异抗体	抗 dsDNA 阳性或抗 Smith 阳性	6分

如果计分标准可以被其他比 SLE 更符合的疾病解释，该计分标准不计分；标准至少一次出现就足够；SLE 分类标准要求至少包括 1 条临床分类标准以及总分≥10 分可诊断；所有的标准，不需要同时发生；在每个记分项，只计算最高分。

2. 治疗　目前尚不能根治，但合理的治疗可将病情维持在缓解状态。治疗原则是急性期积极用药物诱导缓解，尽快控制病情活动；病情缓解后调整用药，并维持治疗使其保持在缓解状态，保护重要脏器功能并减少药物副作用。治疗要个体化，并做好患者和家属教育。

（1）一般治疗：正确对待疾病，保持乐观情绪。急性活动期卧床休息，缓解期患者注意劳逸结合，避免诱发因素。控制高血压、血脂异常、糖尿病等。

（2）药物治疗：发热、关节痛为主而无明显内脏和血液系统受累者可用非甾体抗炎药；诱导缓解期应用糖皮质激素加免疫抑制剂，能较快控制病情活动，症状缓解后减量并长期维持；雷公藤制剂对狼疮性肾炎有一定疗效；抗疟药，如氯喹对控制皮疹、光敏感和关节症状有一定疗效。

（3）病情危重或治疗困难者，根据情况选择静脉注射大剂量免疫球蛋白、血浆置换、造血干细胞移植等。

自 测 题

选择题（A 型题）

1. 下列哪种临床表现在类风湿关节炎中不常见（　　）
   A. 类风湿结节　　　　　B. 肾炎
   C. 肺间质病变　　　　　D. 心包炎
   E. 神经炎

2. 下列哪个不是类风湿关节炎关节表现特点（　　）
   A. 关节晨僵　　　　　　B. 不对称关节肿
   C. 关节痛　　　　　　　D. 关节压痛
   E. 关节畸形

3. 类风湿关节炎晨僵时间一般大于（　　）
   A. 15 分钟　　　B. 30 分钟　　　C. 45 分钟
   D. 60 分钟　　　E. 120 分钟

4. 下列哪项是类风湿关节炎的最早关节表现（　　）
   A. 关节晨僵　　　　　　B. 关节肿
   C. 关节痛　　　　　　　D. 关节压痛
   E. 关节畸形

5. 下列哪个不是类风湿关节炎关节痛特点（　　）
   A. 对称性　　　　　　　B. 持续性
   C. 游走性　　　　　　　D. 反复性
   E. 时轻时重

6. 类风湿关节炎活动期，下列哪项最不常见（　　）

A. 轻至中度贫血　　　　B. 血小板减少
C. 血沉快　　　　　　　D. C 反应蛋白高
E. RF 高

7. SLE 的特异性抗体，哪项特异性最高（　　）
   A. ANA　　　　　　　　B. 抗 dsDNA 抗体
   C. 抗 rRNP 抗体　　　　D. 抗 SSA 抗体
   E. 抗 Sm 抗体

8. SLE 最具有特征性的皮肤损伤是（　　）
   A. 蝶形红斑　　B. 盘状红斑　　C. 紫癜
   D. 网状青斑　　E. 甲周红斑

9. SLE 的病因与下列哪一项无关（　　）
   A. 遗传
   B. 输血
   C. 环境因素、紫外线、食物
   D. 性激素
   E. 感染

10. 中年女性，双手不能紧握，关节痛半年。检查见双手对称性近指关节肿胀，压痛，首选诊断（　　）
    A. 退行性关节炎　　　B. 痛风关节炎
    C. 强直性脊柱炎　　　D. 类风湿关节炎
    E. 风湿热关节炎

（张芝娟）

第13章

神经系统疾病

第1节 脑血管病

脑血管病是脑血管本身出现病变导致局限性或弥漫性脑功能障碍的一类疾病的总称，脑血管病变包括血管管腔狭窄或闭塞、血管壁损伤或破裂、血管畸形等。因单纯血流动力学异常而脑缺血或缺氧引发的脑功能障碍不属于脑血管病。

【脑血管病病因】

1. **血管壁异常**　动脉粥样硬化最常见，其次为结核病、梅毒、结缔组织疾病和钩端螺旋体等所致的动脉炎，再次为先天性血管病、血管损伤。

2. **心脏病和血流动力学改变**　如高血压、低血压或血压的急骤波动，以及心功能障碍、心律失常特别是心房纤颤。

3. **血液成分和血液流变学改变**　包括各种原因所致的血液黏滞度或凝固性增加和出血倾向。

4. **其他**　包括空气、脂肪、癌细胞和寄生虫等栓子栓塞，脑血管受压、外伤、痉挛等。

脑血管病危险因素分两大类。①不可干预危险因素：年龄、性别、种族和遗传因素。②可干预危险因素：高血压、糖尿病、吸烟、心房颤动、其他心脏病、血脂异常、无症状性颈动脉狭窄、镰状细胞贫血、绝经后雌激素替代治疗、膳食和营养不佳、运动和锻炼不足、肥胖、饮酒过量等。针对可干预危险因素进行积极有效的调控，是降低脑血管病发病率和死亡率的主要举措。

【脑血管病分类】

1.《中国脑血管疾病分类 2015》主要根据脑血管病的病因和发病机制、病变血管、病变部位及临床表现等因素将脑血管病归为 13 类：

（1）缺血性脑血管病：包括短暂性脑缺血发作、脑梗死（急性缺血性脑卒中）、脑动脉盗血综合征、慢性脑缺血。

（2）出血性脑血管病：包括蛛网膜下腔出血、脑出血、其他颅内出血（硬膜外出血、硬膜下出血）。

（3）头颈部动脉粥样硬化、狭窄或闭塞（未导致脑梗死）。

（4）高血压脑病。

（5）颅内动脉瘤。

（6）颅内血管畸形。

（7）脑血管炎。

（8）其他脑血管疾病。

（9）颅内静脉系统血栓形成。

（10）无急性局灶性神经功能缺损症状的脑血管病。

（11）脑卒中后遗症。

（12）血管性认知障碍。

（13）脑卒中后情感障碍。

2. 根据起病情况将脑血管疾病分为急性和慢性两种类型。

急性脑血管病，以发病突然、短时间内出现局限性或弥漫性脑功能缺损为主要特点，又称脑卒中、脑血管意外。卒中是急症，患者发病后能否及时到得早期诊断和有效治疗，是决定救治效果的关键。

本章重点介绍常见的急性脑血管疾病：脑梗死、脑出血和蛛网膜下腔出血。

链 接   短暂性脑缺血发作

短暂性脑缺血发作（TIA）是脑动脉一过性或短暂性供血障碍，引起相应供血区短暂的局灶性功能缺失，临床症状持续数分钟，一般不超过 1 小时，最长不超过 24 小时，症状可完全恢复，神经影像学检查无神经功能缺损对应的明确病灶。TIA 的发病与动脉粥样硬化、动脉狭窄、心脏病、血液成分改变及血流动力学变化等多种病因相关。多发于中老年人，男性多于女性，患者多伴有高血压、动脉粥样硬化、糖尿病或高血脂等脑血管病危险因素。

一、脑 梗 死

案例 13-1

患者，男性，39 岁，高血压病史 10 年，偏胖体型。清晨起床时发现右侧肢体无力，说话口齿不清。查体：BP 165/120mmHg，意识清，言语不利，伸舌右偏，右侧鼻唇沟变浅，右侧肢体偏瘫，上肢重于下肢，右偏身痛觉减退。家人急送其就医。

问题思考： 1. 最可能的诊断是什么？
             2. 该如何治疗？

脑梗死又称缺血性脑卒中，是由各种脑血管病变致脑局部血液供应障碍，脑组织发生缺血、缺氧性坏死，并出现对应供血区神经功能缺损的临床表现。脑梗死的临床常见类型有脑血栓形成脑梗死、脑栓塞和腔隙性梗死等。脑梗死占全部脑卒中的 70%～80%。

脑血栓形成脑梗死和脑栓塞均是由脑供血动脉急性闭塞或严重狭窄所致，约占全部急性脑梗死的 80%～90%。脑血栓形成脑梗死的病理学特点是急性闭塞或严重狭窄的脑动脉血管本身存在局部病变而继发血栓形成；脑栓塞的病理学特点是急性闭塞或严重狭窄的脑动脉本身没有明显病变或原有病变无明显改变，而是由随血流进入脑动脉的栓子阻塞动脉所致。腔隙性梗死主要指小动脉闭塞性脑梗死，是大脑半球或脑干深部的小穿通动脉在长期高血压等危险因素基础上，血管壁发生病变，最终管腔闭塞，可累及脑深部白质、基底核、丘脑和脑桥。

【病因病机】

1. **脑血栓形成脑梗死**   脑血栓形成脑梗死最常见的病因是动脉粥样硬化。动脉粥样硬化随着年龄增长而加重，高龄、高血压病、高脂血症、糖尿病、吸烟等是其重要的危险因素。

脑动脉粥样硬化的不稳定斑块是动脉粥样硬化导致血栓栓塞事件的重要原因。斑块破裂导致血管胶原暴露，血小板黏附于胶原表面，被胶原激活后发生肿胀和变形，随后释放血小板颗粒，再从颗粒中释放出血小板趋化物质，使血液中的血小板不断在局部黏附和聚集，并启动内源性和外源性凝血途径，凝血酶将纤维蛋白原转变为纤维蛋白，纤维蛋白与受损内膜基质中的纤维连接蛋白结合，使黏附的血小板堆固定于受损的内膜表面，形成不可逆血小板血栓。血流缓慢（尤其是产生涡流时）和血液凝固性增高在血栓形成中也起着重要作用。

2. **脑栓塞**   栓子的来源可分为心源性、非心源性、来源不明三类。心源性最常见，如心房颤动、心脏瓣膜病、感染性心内膜炎赘生物等，栓子脱落随着血流到达脑动脉分支。其他如主动脉弓、颈动脉粥样硬化斑块脱落引起栓塞，骨折或手术时脂肪栓和气体栓子、血管内治疗时血凝块或血栓脱落等，均可能进入脑动脉引起血管堵塞，血流中断而导致脑梗死。

3. **腔隙性梗死** 主要病因是小动脉硬化，高龄、高血压、糖尿病、吸烟和家族史是其发病的主要危险因素。

【临床特征】

1. **一般表现** 脑血栓形成脑梗死多见于中老年人，常在安静或睡眠中发病，发病前几日可有无力、麻木等前驱症状，1/3 患者有 TIA 史，大多数发病时无明显头痛和呕吐，病情进展缓慢，局灶性体征多在发病后 1～2 日达到高峰，神经系统症状、体征取决于梗死灶的部位和大小，以及侧支循环和血管变异情况。患者一般发病后 1～2 日内意识清楚或轻度障碍，当发生基底动脉血栓或大面积脑梗死时，可出现意识障碍，甚至危及生命。

脑栓塞可发生于任何年龄，以青壮年多见，多在活动中急骤发病，无前驱症状，局灶性神经体征在数秒至数分钟达到高峰，多表现为完全性卒中，意识清楚或轻度意识模糊。栓子的来源可为心源性或非心源性，可同时伴有其他脏器、皮肤黏膜的栓塞症状。

腔隙性梗死多见于中老年人，发病多由高血压动脉硬化引起，呈急性或亚急性起病。一般无头痛、颅内压增高、意识障碍。临床表现单一，症状都不严重，较常见的为纯感觉性卒中、纯运动性轻偏瘫、共济失调性轻偏瘫、构音不全-手笨拙综合征或感觉运动性卒中等，预后好。

2. **不同脑血管闭塞的临床特点**

（1）颈内动脉闭塞表现：可出现病变侧单眼一过性黑矇，偶见永久性失明或 Horner 征。对侧偏瘫、偏身感觉障碍和偏盲。病变侧颈动脉搏动减弱或消失，听诊有时可闻及血管杂音，但血管完全闭塞时血管杂音消失。

（2）大脑前动脉闭塞表现：不同分支闭塞，累及的区域不同，临床表现复杂多样。前交通动脉前的主干闭塞，可表现为双下肢截瘫、二便失禁、意志缺失、运动性失语和额叶释放症等。前交通动脉后的远端血管闭塞，表现为对侧的足和下肢的感觉运动障碍，感觉丧失以辨别觉丧失为主，可以出现尿失禁、淡漠、反应迟钝、欣快和缄默等，对侧出现强握、吸吮反射和痉挛性强直。皮质支闭塞出现对侧中枢性下肢运动和感觉障碍、强握反射及精神症状。深穿支闭塞出现对侧中枢性面、舌瘫，上肢近端轻瘫。

（3）大脑中动脉闭塞表现：主干闭塞出现三偏症状，即病灶对侧偏瘫、偏身感觉障碍及偏盲，伴双眼向病灶侧凝视，优势半球受累出现失语，非优势半球受累出现体象障碍。皮质支闭塞出现病灶对侧面部、上肢较重的运动和感觉障碍。深穿支闭塞表现为对侧中枢性均等性轻偏瘫、对侧偏身感觉障碍，可伴对侧同向性偏盲。

（4）大脑后动脉闭塞表现：典型临床表现是对侧同向性偏盲、偏身感觉障碍，不伴有偏瘫，除非大脑后动脉起始段的脚间支闭塞导致中脑大脑脚梗死才引起偏瘫。

（5）椎-基底动脉闭塞表现：引起脑干梗死，出现眩晕、呕吐、四肢瘫痪、共济失调、针尖样瞳孔、肺水肿，消化道出血、昏迷和高热等，常病情危重而死亡。

【辅助检查】

1. **CT 和 MRI 检查** 脑血栓形成多数病例发病 24～48 小时脑 CT 显示低密度梗死灶，发病后 2～15 日可见均匀片状或楔形的明显低密度灶。大面积脑梗死有脑水肿和占位效应，出血性梗死呈混杂密度，合并出血性梗死高度支持脑栓塞。许多患者继发出血性梗死临床症状常加重，发病 3～5 日内复查 CT 可早期发现继发梗死后出血。MRI 可清晰显示早期缺血性梗死，在识别急性小梗死灶和颅后窝梗死方面明显优于平扫脑 CT。

2. **血管病变检查** 包括彩色经颅多普勒超声、数字减影血管造影（DSA）等。颈动脉超声检查可评价管腔狭窄程度和粥样硬化斑块，对颈动脉源性栓塞有提示意义。

3. **心电图检查** 应作为常规检查，确定心肌梗死、风湿性心脏病、心房颤动或其他心律失常等，脑栓塞可作为心肌梗死的首发症状。对心电图正常但存在阵发性心房颤动的患者可行动态心电图监测。

4. 实验室检查 糖化血红蛋白、同型半胱氨酸、抗凝脂抗体检查等有利于发现脑梗死的危险因素。

【诊疗原则】

1. 诊断 根据病因、病史、发病特点、临床表现和影像学检查确诊。

（1）脑血栓形成脑梗死：多见于中老年人，有高血压、TIA 等病史，常于安静状态下发病，局灶性神经功能障碍表现进行性或阶梯式加重，CT 或 MRI 检查相对应区域低密度影，可明确诊断。

（2）脑栓塞：有心源性或其他潜在性栓子来源的危险因素，排除脑血栓形成脑梗死等明确的其他原因脑梗死，临床表现和影像学改变支持脑栓塞诊断。

（3）腔隙性脑梗死：中老年发病，长期高血压、糖尿病等病史，急性起病，出现局灶性神经功能缺失症状，可初步诊断，CT 或 MRI 检查证实有与神经功能缺失一致的腔隙性脑梗死病灶（直径<1.5～2.0cm），部位符合大脑半球或脑干深部的小穿通动脉病变，可确诊。

2. 治疗 急性脑梗死治疗的最根本目标，是挽救缺血脑细胞，避免或减轻原发性脑损伤。脑血栓形成脑梗死治疗：

（1）急性期：以尽早改善脑缺血区的血液循环、保护缺血脑细胞、防止脑水肿、促进神经功能恢复为原则。

1）一般治疗：吸氧，生命体征监测，控制体温、血压、血糖，营养支持。

2）静脉溶栓：目前最主要的恢复血流措施，重组组织型纤溶酶原激活剂（rtPA）和尿激酶是我国目前使用的主要溶栓药。发病 3 小时内，应按照适应证和禁忌证严格筛选患者，尽快给予 rtPA 静脉溶栓治疗。

3）有条件者可考虑行超选择性导管介入治疗。

4）抗血小板治疗：未行溶栓的急性脑梗死患者应在 48 小时之内尽早服用阿司匹林 150～325mg/d，阿司匹林过敏或不能使用时，可用氯吡格雷替代。

5）抗凝：对于合并高凝状态、有形成深静脉血栓和肺栓塞风险的高危患者，可以使用预防剂量的抗凝治疗，常用低分子量肝素或双香豆素。

6）缓解脑水肿：梗塞区较大的严重患者，可使用脱水剂（20%甘露醇）或利尿剂。

7）脑保护治疗

8）其他：扩容治疗、高压氧疗法、其他对症治疗、中医中药治疗等。

（2）恢复期：继续加强神经功能的恢复训练，除药物外，可配合使用理疗、体疗和针灸等。目的是尽量恢复患者日常生活自理能力，提高生活质量。

腔隙性脑梗死治疗与上述治疗类似。脑栓塞的治疗除上述治疗措施外，同时注意原发病治疗，针对性治疗原发病有利于脑栓塞病情控制和防止复发。

二、脑 出 血

案例 13-2

患者，男性，51 岁，高血压病 6 年，平素爱运动爱喝酒，有高血压、脑卒中家族史。某天去户外骑单车，当被他人发现时其昏倒在路边，叫其不应，身边有呕吐物，为中午进食的食物残渣，小便失禁。急打 120 急救车送往医院，查体：BP 170/125mmHg，浅昏迷，右侧肢体针刺无反应，头颅 CT 示左侧壳核高密度影。医生诊断为脑出血，急诊边抢救边完善各项检查，后送 ICU。

问题思考：1. 请你分析医生的诊断依据是？

2. 该对患者采取哪些治疗措施？

脑出血是指非外伤性脑实质内出血。在我国占全部脑卒中的 20%～30%，发病率低于脑梗死，但死亡率高于脑梗死,急性期病死率为 30%～40%,幸存者中多数留有不同程度的偏瘫、认知障碍、言语障碍等后遗症。

【病因病机】

1. 病因 最常见病因是高血压合并细小动脉硬化,其他包括脑血管畸形、脑动脉炎、血液病(如白血病、再生障碍性贫血、血小板减少性紫癜、血友病等)、抗凝或溶栓治疗等。常在疲劳、用力、气候变化、饮酒、情绪激动等情况下诱发。

2. 病机 高血压脑出血的主要发病机制是脑内细小动脉在长期高血压作用下发生慢性病变而破裂。长期高血压可使脑细小动脉发生玻璃样变性、纤维素样坏死,或形成微小动脉瘤,当血压骤然升高时,病变血管破裂出血。豆纹动脉和旁正中动脉等深穿支动脉,从脑底部的动脉呈直角发出,长期承受压力较高的血流冲击,血管壁受损形成血管瘤,易破裂出血。非高血压性脑出血,发病机制各不相同。

高血压性脑出血最常见出血部位在基底节区的壳核及内囊区,主要是豆纹动脉破裂所致;其次是丘脑、尾状核头部、中脑、桥脑、小脑、皮质下白质即脑叶、脑室及其他部位。

【临床特征】

1. 一般表现 脑出血多见于 50 岁以上中老年人,常有高血压病史,在情绪激动、用力或活动等过程中突然发病,病情常于数分钟至数小时内达高峰。发病后患者血压明显升高,常有头痛、呕吐和不同程度的意识障碍。症状轻重与出血量和部位相关。脑出血后会发生脑水肿,约在 48 小时达到高峰,维持 3～5 天后逐渐消退,脑水肿可使颅内压增高,形成脑疝而导致死亡。

2. 不同部位出血的表现

(1)基底节区出血:分为壳核、丘脑、尾状核头出血。①壳核出血。最常见,占 50%～60%,可出现病灶对侧偏瘫、偏身感觉障碍和同向性偏盲,双眼球向病灶对侧同向凝视不能,优势半球受累可有失语。②丘脑出血。常有对侧偏瘫、偏身感觉障碍,感觉障碍较运动障碍重。深浅感觉均受累,而深感觉障碍更明显。可有精神障碍、认知障碍和人格改变等。③尾状核头出血。一般出血量不大,常有头痛、呕吐、颈强直、精神症状,神经系统功能缺损症状并不多见。

(2)脑叶出血:约占脑出血的 5%～10%。出血以顶叶最常见,其次为颞叶、枕叶、额叶。顶叶出血可有偏身感觉障碍、轻偏瘫、对侧下象限盲。颞叶出血可有 Wernicke 失语、精神症状、对侧上象限盲、癫痫。枕叶出血可有视野缺损。额叶出血可有偏瘫、尿便障碍、Broca 失语、摸索和强握反射等。

(3)脑桥出血:突发剧烈头痛、头晕、眼花、复视、呕吐等。大量出血(血肿＞5ml)时患者迅速出现昏迷、双侧针尖样瞳孔、呕吐咖啡样胃内容物、中枢性高热、中枢性呼吸障碍、眼球浮动、四肢瘫痪和去大脑强直等。多在 24～48 小时内死亡。

(4)小脑出血:起病突然,可有枕部疼痛、呕吐、眩晕和病侧肢体共济失调,出血量较多者,病情进展迅速,数小时内出现昏迷及脑干受压,双侧瞳孔针尖样缩小、呼吸不规则等,可很快死亡。

(5)脑室出血:表现有头痛、呕吐,严重者出现意识障碍、脑膜刺激征、针尖样瞳孔、眼球分离浮动或斜视、四肢迟缓性瘫痪,还可有去大脑强直发作、生命体征不稳定等。需与蛛网膜下腔出血鉴别。

【辅助检查】

1. CT 检查 颅脑 CT 是诊断脑出血的首选方法,可清楚显示出血部位、血肿形态、估算出血量、是否破入脑室以及血肿周围有无低密度水肿带和占位效应等(图 13-1)。病灶多呈圆形或卵圆形均匀高密度影,边界清楚。动态 CT 可评价出血的进展情况。

2. MRI 和 MRA(磁共振血管成像)检查 MRI 对检出脑干和小脑的出血灶和监测脑出血的演进过程优于 CT,对急性脑出血诊断不及 CT。MRA 可发现脑血管畸形、血管瘤等病变。

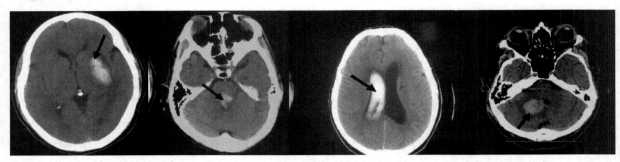

图 13-1　颅内出血部位显示为高密度影

3. 其他检查　包括血常规、血液生化、凝血功能、心电图检查和胸部 X 线摄片检查等。外周白细胞、血尿素氮、血糖水平可暂时升高，凝血活酶时间和部分凝血活酶时间异常提示有凝血功能障碍。

【诊疗原则】

1. 诊断　50 岁以上，有高血压等病史，在体力活动或情绪激动等过程中突然发病，迅速出现头痛、呕吐等颅高压症状伴局灶性神经功能缺损症状或不同程度的意识障碍应考虑脑出血的可能，结合头颅 CT，可迅速明确诊断。

2. 治疗　治疗原则为安静卧床、脱水降颅内压、调整血压、防治继续出血、加强护理、防治并发症，以挽救生命，降低死亡率、残疾率和减少复发。

（1）一般处理：急性期卧床休息 2～4 周，保持安静，避免情绪激动和血压升高。严密观察生命体征、瞳孔和意识改变。有意识障碍、消化道出血者宜禁食 24～48 小时，必要时应排空胃内容物。保持呼吸道通畅，清理呼吸道分泌物，必要时行气管插管或切开术。维持水、电解质平衡和营养平衡。便秘者可选用缓泻剂。明显头痛、过度烦躁不安者，可适当镇静止痛。

（2）降低颅内压：控制脑水肿、降低颅内压是脑出血急性期治疗的重要环节。可用 20%甘露醇和呋塞米脱水利尿治疗，可交替使用。不建议应用激素治疗减轻脑水肿。

（3）调整血压：脑出血急性期随着颅内压减低，血压也会下降，故一般不使用降压药物。但如果血压过高，会增加再出血的风险，因此需要控制血压。调节血压时应考虑患者的年龄、有无高血压史、有无颅内高压、出血原因及发病时间等因素。根据血压值适当静脉降压治疗，降压速度不能过快，要加强监测，如果没有颅内压增高的证据，降压目标为 160/90mmHg 或平均动脉压 110mmHg，避免因血压下降过快引起脑低灌注。脑出血恢复期应积极控制高血压，将血压控制在正常范围内。

（4）止血治疗：一般高血压性脑出血在 30 分钟内停止出血，血肿保持相对稳定，故不需止血治疗。如果有凝血功能障碍，可针对性给予止血药物治疗，如华法林治疗并发的脑出血可用维生素 K$_1$ 拮抗。

（5）亚低温治疗：脑出血的辅助治疗方法，发病 6 小时内给予低温治疗，持续 48～72 小时，可能有一定效果。

（6）外科手术治疗：严重脑出血危及患者生命时内科治疗通常无效，外科治疗有可能挽救生命。手术方法：去骨瓣减压术、开颅血肿清除术、钻孔血肿抽吸术和脑室穿刺引流术等。

（7）康复治疗：脑出血后，待患者生命体征平稳、病情不再进展，宜尽早进行康复治疗。早期分阶段康复治疗可帮助恢复患者的神经功能，提高远期生活质量。

三、蛛网膜下腔出血

案例 13-3

患者，男性，35 岁，打电脑游戏过程中突然出现剧烈头痛和呕吐，急诊就医。无发热，无高血压史。患者神志清楚，面色苍白，T 36.9℃，BP 120/75mmHg，左侧瞳孔直径 4mm，大于右侧，对光反应迟钝，左眼外展位，眼球向上、下及内侧运动不能。颈项强直，Kernig 征阳性。医生建议行急诊 CT 检查。

问题思考： 1. 最可能的诊断是什么？

　　　　　　 2. 还需做哪些检查以确诊？

　　　　　　 3. 该如何治疗？

　　蛛网膜下腔出血是指颅内血管破裂，血液流入蛛网膜下腔。可分为外伤性和自发性，自发性又分为原发性和继发性两种类型。原发性蛛网膜下腔出血，占急性脑卒中的 10% 左右，指脑底或脑表面血管病变破裂，血液直接流入到蛛网膜下腔；继发性蛛网膜下腔出血为脑内血肿穿破脑组织，血液流入蛛网膜下腔。本节介绍原发性蛛网膜下腔出血。

　　【病因病机】　颅内动脉瘤是最常见的病因，占 75%～80%，其次为血管畸形。颅内动脉瘤中绝大多数是囊性动脉瘤，还可见高血压、动脉粥样硬化所致梭形动脉瘤，夹层动脉瘤及感染所致动脉瘤等。其他如烟雾病（moyamoya 病）、颅内肿瘤、血液系统疾病、颅内静脉系统血栓和抗凝治疗并发症等也可引起蛛网膜下腔出血。

　　发病机制常是在脑部血管壁发生病变的基础上，发生血压突然升高或血管痉挛等情况，使血管破裂，血液流入蛛网膜下腔。

　　【临床特征】　以中青年发病多见，起病突然（数秒或数分钟内发生），发病前常有剧烈运动、过度疲劳、用力排便、情绪激动等诱因。症状轻重差异较大，轻者可没有明显临床症状和体征，重者可突然昏迷甚至死亡。

　　1. **头痛与呕吐**　突发剧烈全头痛、进行性加重，喷射性呕吐、颜面苍白、全身冷汗。如头痛局限某处常可提示破裂动脉瘤的部位，如前头痛提示小脑幕上和大脑半球（单侧痛）病变、后头痛提示后颅凹病变。头痛可持续数日不变，2 周后逐渐减轻，如头痛再次加重，常提示动脉瘤再次出血。

　　2. **脑膜刺激征**　青壮年患者多见且明显，出现颈项强直、Kernig 征和 Brudzinski 征等脑膜刺激征，以颈项强直最多见。老年患者、出血量少或深昏迷者可无脑膜刺激征。常于发病后数小时出现，3～4 周后消失。

　　3. **意识障碍和精神症状**　轻者无意识障碍，危重者可有谵妄、不同程度的意识不清至昏迷。少数可出现癫痫发作和精神症状，如欣快、幻觉等。

　　4. **眼部症状**　20% 患者发病 1 小时内眼底检查即可见玻璃体下片状出血，是急性颅内压增高和眼静脉回流受阻所致，对诊断具有提示意义。眼球活动障碍可提示动脉瘤所在的位置。

　　5. **其他症状**　部分患者可以出现消化道出血、急性肺水肿和局限性神经功能缺损症状等。

　　【辅助检查】

　　1. **CT**　首选头颅 CT 平扫检查。出血早期敏感性高、检出率达 90% 以上，可在大脑外侧裂池、鞍上池、脑桥小脑池、环池和后纵裂池显示高密度影。但出血量较少时，CT 效果不佳。动态 CT 有助于跟踪出血的吸收情况，有无再出血、继发脑梗死、脑积水及其程度。

　　2. **MRI**　当发病后数天 CT 的敏感性降低时，MRI 可发挥较大作用。如出血位于大脑表面，MRI 比 CT 敏感。

　　3. **DSA**　是临床明确有无动脉瘤的诊断"金标准"，可明确动脉瘤的大小、位置、有无血管痉挛等解剖学特点。

　　4. **脑脊液检查**　CT 已明确诊断者，脑脊液检查不作为临床常规检查。如果 CT 结果阴性，强烈建议行脑脊液检查。脑脊液呈均匀血性是蛛网膜下腔出血的特征性表现。

【诊疗原则】

1. 诊断　突发持续的剧烈头痛、呕吐，颈项强直等脑膜刺激征，伴或不伴意识障碍，检查无局灶性神经体征，可考虑蛛网膜下腔出血。如 CT 证实脑池和蛛网膜下腔高密度阴影，或腰椎穿刺（腰穿）脑脊液压力明显增高和血性脑脊液，可确诊。

2. 治疗　急性期治疗目的为防治再出血，降低颅内压，减少并发症，治疗原发病和预防复发。

（1）一般治疗：绝对卧床休息 4～6 周，维持生命体征稳定，避免用力和情绪波动，给予高纤维、高能量饮食，保持大便通畅，加强护理，注意预防尿路感染和吸入性肺炎等。烦躁者予镇静药，头痛予镇痛药，慎用吗啡、哌替啶等可能影响呼吸功能的药物，以及阿司匹林等可能影响凝血功能的药物。

（2）止血、抗纤溶药物：可适当应用止血药物，如氨基己酸、氨甲苯酸和酚磺乙胺等抗纤溶药物。

（3）降低颅内压：应用 20% 甘露醇、甘油果糖等。

（4）调控血压：防止血压过高导致再出血、同时注意维持脑灌注压。一般应将收缩压控制在 160mmHg 以下。可选用尼卡地平、拉贝洛尔和艾司洛尔等降压药。

（5）防止脑血管痉挛：早期口服或静脉泵入尼莫地平可改善预后。

（6）放脑脊液疗法：腰椎穿刺每次放脑脊液 10～20ml，每周 2 次，可缓解头痛、促进血液吸收。但需警惕脑疝、颅内感染和再出血的危险。

（7）手术或介入治疗：早期进行病因治疗，如手术夹闭动脉瘤和畸形血管切除，或血管内治疗是预防蛛网膜下腔出血患者再出血最有效的治疗方法。

第 2 节　癫　　痫

案例 13-4

患者，女性，17 岁，高三学生，反复抽搐 5 年，加重半个月。5 年前开始，此患者无明显诱因出现发作性四肢抽搐，伴意识丧失、口吐白沫、面色青紫、小便失禁，发作时间约 10 分钟自行好转，醒后自己不知道发生了什么，每年不定期发作 3～5 次。曾去医院检查，无器质性病变，医生诊断为"癫痫"，予口服药物治疗，并嘱咐平时注意避免劳累、紧张等不良刺激。该患者服药不规律。近半个月来发作频繁，经常在上课中发作，导致无法正常上学。

问题思考： 1. 请你分析医生的诊断依据有哪些？

　　　　　 2. 请你对该患者进行用药和生活指导。

癫痫是一组反复发作的脑神经元高度同步化异常放电引起的短暂性脑功障碍综合征，主要临床表现是反复痫性发作，以发作性、短暂性、重复性和刻板性为共同特点。每次发作或每种发作的过程称为痫性发作。癫痫是神经系统常见疾病，患病率仅次于脑卒中。目前我国有 900 万以上癫痫病例，每年新发病例 65 万～70 万。

【病因病机】

1. 病因　癫痫病因极其复杂，可分为 3 类，并存在多种影响发病的因素。

（1）特发性癫痫：可能与遗传相关，脑部无足以引起癫痫发作的结构性或功能性异常，常在某一特定年龄段起病，有特征性临床表现及脑电图异常，诊断较明确。

（2）症状性癫痫：有明确的病变影响中枢神经系统结构或功能，如先天性异常，胚胎发育中各种大脑皮质发育不全性疾病、围生期胎儿脑损伤等；局灶性或弥漫性脑部疾病，如脑外伤、颅内肿瘤、脑卒中后、颅脑手术后、颅内感染后，急性酒精中毒、产伤、颅内感染等；以及某些系统性疾病，如缺氧性脑病、代谢性脑病、药物及重金属中毒、热性惊厥、子痫等。

（3）隐源性癫痫：较多见，临床表现提示症状性癫痫，但未找到明确病因。

年龄、遗传、睡眠、内分泌改变等被认为是影响癫痫发作的因素。癫痫常在疲劳、情绪波动、精神紧张、睡眠障碍、饥饿等诱因存在时发作。

2. 病机　癫痫的发病机制非常复杂，至今尚未能完全了解清楚，神经元异常放电是癫痫发病的电生理基础。

【临床特征】　异常放电神经元的位置和异常放电传播的范围不同，导致患者的发作形式不一，可表现为感觉、运动、意识、精神、行为、自主神经功能障碍等，发作时脑电图（EEG）可有特征性改变。一个患者可有一种或数种形式的痫性发作。根据痫性发作时的临床表现癫痫分为全面性发作和部分性发作：

1. 全面性发作

（1）全面强直-阵挛发作（大发作）：最常见的发作类型之一，以意识丧失和全身肌肉抽搐为特征。①强直期。突然意识丧失、跌倒，全身骨骼肌持续性收缩，眼球上翻或凝视；先张口后猛烈闭合，可咬伤舌尖；喉肌和呼吸肌强直性痉挛而尖叫一声，呼吸停止；颈和躯干先屈曲，后反张；上肢强直或屈曲、下肢先屈曲后猛烈伸直。持续 10～20 秒后进入阵挛期。②阵挛期。肌肉一张一弛交替节律性抽动，阵挛频率逐渐减慢，口吐白沫、大小便失禁，持续 30～60 秒或更长，在一次强烈痉挛后发作突然停止，进入发作后期。以上两期常伴血压升高、心率加快、瞳孔散大、光反射消失、唾液和其他分泌物增多，可发生舌咬伤、外伤。③发作后期。面肌和咬肌尚有短暂阵挛，牙关紧闭。呼吸首先恢复，随后瞳孔、血压心率渐至正常。肌张力松弛，意识逐渐清醒。醒后患者常感头痛、全身酸痛、对发作过程无记忆。从发作到意识恢复历时 5～10 分钟。发作期间 EEG 为典型的爆发性多棘波和棘-慢综合波。

（2）强直性发作：多见于儿童，睡眠中发作较多。表现为全身骨骼肌强直性收缩，常伴明显的自主神经症状，如面色苍白等。发作持续数秒到数十秒，典型发作期 EEG 为爆发性多棘波。

（3）失神发作：典型失神发作特点是突然短暂的（5～10 秒）意识丧失和正在进行的动作中断，双眼茫然凝视，呼之不应，可伴简单动作如擦鼻、咀嚼、吞咽等，或伴失张力如手中持物坠落等，一般不会跌倒，每日发作次数不定。发作后立即清醒，无明显不适，可继续先前活动。事后对发作不能回忆。发作时 EEG 呈双侧对称 3Hz 棘-慢综合波。

（4）肌阵挛发作：快速、短暂的触电样肌肉收缩，可遍及全身或仅限于某个肢体或某个肌群，常成簇发生，声、光刺激可诱发。发作期典型 EEG 改变为多棘-慢波。

（5）失张力发作：部分或全身肌肉张力突然降低导致垂颈、张口、肢体下垂或躯干失张力跌倒或猝倒发作，持续数秒至 1 分钟，时间短者无明显意识障碍，发作后立即清醒和站起。EEG 示多棘-慢波或低电位活动。

2. 部分性发作

（1）单纯部分性发作：发作起始与结束均较突然，历时短暂，一般不超过 1 分钟，无意识障碍。部分运动性发作表现为身体某一局部发生不自主抽动，多见于一侧眼睑、口角、手或趾，也可波及一侧面部或肢体，如 Jackson 发作、发音性发作。部分感觉性发作可表现为一侧肢体麻木感和针刺感，多发生在口角、舌、手指或足趾，或表现为感官异常如闪光或黑矇、坠落感等。自主神经性发作出现苍白、面部潮红、多汗、竖毛、腹痛、呕吐、烦渴、排尿感等。精神性发作表现为各种类型的记忆障碍、情感障碍（恐惧、忧郁、欣快）、错觉、幻觉等，可单独出现，常为复杂部分性发作的先兆。

（2）复杂部分性发作：又称精神运动发作，伴有意识障碍。发作时患者外观正常，但有意识混沌或模糊，并可在此基础上出现自动症（反复呧嘴、噘嘴、咀嚼、吞咽；或反复搓手、拂面，不断地穿脱衣、解衣扣、摸索衣服；也可表现为游走、奔跑、开门、关门、乘车、上船等）。

（3）部分性发作继发全面性发作：单纯或复杂部分性发作均可泛化为全面性强直-阵挛发作。

3. 癫痫持续状态 指一次癫痫发作持续时间超过 30 分钟，或者癫痫连续发作，发作间隙意识和神经功能未恢复正常水平又频繁再发，总时间超过 30 分钟者。常伴有高热、脱水、酸中毒、电解质紊乱等，需要紧急抢救。

【辅助检查】

1. **脑电图检查** 是诊断癫痫最重要的辅助检查方法。脑电图的检查结果必须结合临床。

2. **影像学检查** 包括 CT 和 MRI 检查，可确定病灶有无结构异常或病变，可帮助作出病因诊断，如颅内肿瘤、灰质异位等。

3. **实验室检查** 血、尿、便常规，脑脊液检查及血糖、电解质（钙磷）测定等。检查目的是寻找原发病。

【诊疗原则】

1. **诊断** 癫痫诊断主要根据发作史，目击者对发作过程提供可靠的详细描述，还要全面搜集既往史、家族史，辅以脑电图痫性活动波形可建立诊断。CT、MRI 等影像学及实验室检查有助于进一步明确病因。

2. **治疗** 癫痫的治疗可分为控制发作、病因治疗、外科治疗。其中最重要的是控制发作，目前以抗癫痫药物治疗为主。

（1）药物治疗：用药注意①根据癫痫发作类型选用抗癫痫药物，一旦找到可以完全控制发作的药物和剂量，就应不间断地服用。②尽可能单药治疗，70%～80%的癫痫患者可以通过单药治疗控制发作。③单药治疗应从小剂量开始，缓慢增量至能最大限度地控制癫痫发作而无不良反应或不良反应很轻的剂量。④确认单药治疗失败后，方可考虑合理的联合治疗。⑤换药宜采取加用新药及递减旧药的原则，不能骤然停药。⑥控制发作后必须坚持长期服用，除非出现严重的不良反应，不宜随意减量或停药，以免诱发癫痫持续状态。⑦停药，应遵循缓慢和逐渐减量的原则，一般应于发作完全控制后，如无不良反应再继续服用 3～5 年，方可考虑停药。停药前应有缓慢减量的过程，一般不少于 1～1.5 年无发作者方可停药。

常用抗癫痫药：苯妥英钠、丙戊酸钠、卡马西平、苯巴比妥、乙琥胺、扑痫酮和拉莫三嗪等。

（2）癫痫持续状态的治疗：保持呼吸道通畅、给氧；防护，建立静脉通路，地西泮、苯妥英钠静脉注射，10%水合氯醛保留灌肠等，尽快终止发作，积极防治并发症。

（3）手术治疗：经过长时间正规单药治疗，或先后用两种抗癫痫药达到最大耐受剂量，以及经过正规的联合治疗仍不见效，可考虑手术治疗。

自 测 题

选择题（A 型题）

1. 为明确颅内压增高的病因，首选的辅助检查项目是（ ）
   - A. 腰椎穿刺
   - B. 头颅 X 线摄片
   - C. MRI
   - D. DSA
   - E. 头颅 CT

2. 癫痫诊断的有效检查项目是（ ）
   - A. 头部 CT
   - B. 腰穿
   - C. 头部 MRI
   - D. 脑电图
   - E. 脑血管造影

3. 癫痫患者服用抗癫痫药最切忌（ ）
   - A. 用药剂量太多
   - B. 同时合用两种药
   - C. 只在夜间服
   - D. 药物价格太高

   - E. 突然停药

4. 脑梗死不应出现的症状、体征是（ ）
   - A. 意识不清
   - B. 肢体瘫痪
   - C. 头痛
   - D. 癫痫发作
   - E. 脑膜刺激征

5. 患者发病后出现偏瘫、偏身感觉障碍及偏盲，最可能闭塞的血管是（ ）
   - A. 大脑前动脉主干
   - B. 大脑中动脉主干
   - C. 大脑后动脉主干
   - D. 内听动脉
   - E. 椎-基底动脉

6. 蛛网膜下腔出血最常见的病因是（ ）
   - A. 脑外伤
   - B. 出血性疾病
   - C. 抗凝治疗
   - D. 脑血管畸形

E. 腰椎穿刺损伤

7. 何时做头部 CT 检查，诊断脑梗死阳性率较高（　　　）

 A. 发病 6 小时以后　　　　　B. 发病 12 小时以后

 C. 发病 48 小时以后　　　　D. 发病 18 小时以后

 E. 发病 1 周以后

8. 脑出血最常见的原因是（　　　）

 A. 脑动脉炎　　　　　　　B. 高血压和脑动脉硬化

C. 血液病　　　　　　　　D. 脑动脉瘤

E. 脑血管畸形

9. 脑出血的预后与哪种因素有关（　　　）

 A. 出血量　　　　　　　　B. 并发症严重程度

 C. 出血部位　　　　　　　D. 出血量和部位

 E. 出血量、部位及并发症严重程度

（张芝娟）

第 ④ 篇 外 科 疾 病

第 14 章 外科学基础

医务人员在医疗操作过程中，需遵循无菌操作规程，严格执行手术室相关规章制度，保障外科临床工作。本章重点介绍无菌术的定义及其重要意义，以及在外科患者诊疗过程中如何处理水、电解质及酸碱平衡失调与休克等常见问题。

第 1 节 手术基本知识

一、手术基础知识

手术是医生借助医疗器械，对患者进行的诊疗性操作。根据手术的种类和术式不同，通常进行如下分类：①按病情急缓程度，分为急症手术、限期手术、择期手术。②按手术目的，分为根治性手术、诊断性手术。③按术中污染情况，分为无菌手术、污染手术、感染手术。④按手术次数，分为一期手术、分期手术。

二、无菌术的临床应用

无菌术是指在临床工作过程中，为防止细菌污染而采取的综合性防范措施，包括消毒法、灭菌法、无菌操作规程及手术室管理制度。医务人员在临床工作过程中，应严格遵循操作规程，保持术区的绝对无菌状态。通常对应用于手术区域或患者伤口的物品按照灭菌的要求处理；而手术人员的手臂、患者皮肤以及手术室空气等，则按照消毒的标准处理。

【临床应用】

1. **手术用品的消毒与灭菌** 在临床上可依据手术物品的材料与性能，采取相应的物理或化学方法进行消毒或灭菌。

（1）物理灭菌法：最主要的灭菌法，分为高压蒸汽灭菌法、煮沸法与干热灭菌法，目前医院应用最多也最可靠的灭菌法是高压蒸汽灭菌法。

1）高压蒸汽灭菌法：适用于大多数医疗用品，如手术器械、布单、敷料、不锈钢制品等的无菌化处理。通常在压力为 103.4kPa，温度达到 121.3℃ 的条件下，维持 20～30 分钟，即可杀灭包括芽孢在内的所有微生物。已灭菌物品应注明有效日期，通常为两周。

2）煮沸法：较为简易的灭菌法，适用于金属器械、玻璃及橡胶制品。在水中煮沸至 100℃，持续 15～20 分钟可杀死一般细菌，如需杀灭带芽孢的细菌则需 1 小时。

3）干热灭菌法：适用于耐热不耐潮、蒸汽无法穿透的物品，如玻璃、粉剂、油剂等的灭菌。干热温度达到 160℃ 时，最短灭菌时间为 2 小时；温度达到 170℃ 时为 1 小时；180℃ 时仅需 30 分钟。

（2）化学灭菌法：临床上常用于不耐高温的物品，如电子仪器、内镜等。常用的化学药液，如①甲醛液。10% 浓度适用于输尿管导管、塑料、有机玻璃等灭菌，需浸泡 30 分钟；40% 浓度即为福尔马林，熏蒸手套、丝线，1 小时可达灭菌效果。②戊二醛。能迅速杀死包括芽孢在内的各种微生物，常用 2% 浓度，适宜用于浸泡内镜和刀剪，30 分钟可灭菌。

2. 手术室的管理

（1）应将医务人员出入通道与患者出入通道分开，医疗用品也应做到洁污分开，流向合理。

（2）手术室必须严格管理：①凡进入手术室的工作人员必须更换手术室专用的清洁衣、裤、鞋、帽及口罩。②手术间应做到每日清洁消毒一次，连台手术之间、当天手术全部完毕之后，都应对手术间进行及时的清洁消毒处理；每周应对手术室的墙面、地面以及室内设备、仪器表面进行一次彻底的清洁消毒。③若在同一天内，同一个手术间安排了多次手术，则应当先做无菌手术，后做污染手术。

3. 手术人员的准备　手术人员进入手术室后，应换穿手术室准备的衣物，并清洁消毒手臂、穿戴手术衣及无菌手套，方可上台手术。

（1）一般准备：进入手术室的医务人员，需先更换手术室专用的清洁鞋和衣裤，戴好帽子及口罩（头发、鼻孔不外露）。剪短指甲，去除甲垢，然后用皂液或洗手液清洁洗手。凡手臂皮肤有破损或化脓性感染者，不宜参加手术。

（2）外科手消毒：手术人员用皂液或洗手液清洗手臂后，应再次使用消毒剂进行皮肤消毒，常用的方法有刷洗法、免洗法等，以刷洗法最为常见。完成后应将双手置于胸前，直至穿手术衣。若在此期间手不慎触物或被他人碰触，应重新进行手臂皮肤消毒。

（3）穿无菌手术衣与戴无菌手套

1）穿无菌手术衣：①双手提起手术衣领两角至空旷处轻轻抖开，注意勿将衣服外面对向自己或触碰其他未灭菌物品。②朝上轻抛手术衣，将两手顺势插入衣袖内，两臂前伸，请巡回护士在背后协助拉紧衣角。③双臂交叉提起腰带递向身后，交由巡回护士在身后系紧（图 14-1）。

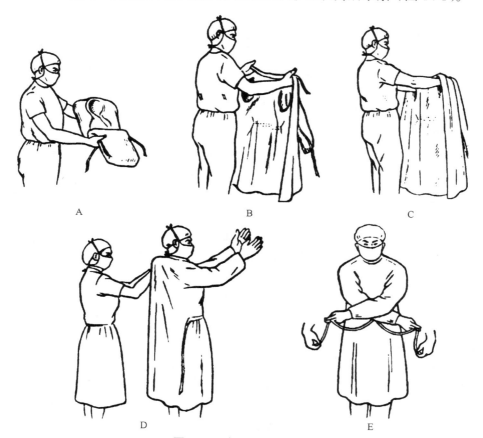

图 14-1　穿无菌手术衣法

2）戴无菌手套：将手套包摊开，先捏住一副手套的翻折面，将一只手插入手套内，再用已戴好手套的手伸入另一只手套的翻折处，协助戴上第二只手套。在戴手套的过程中，应注意未戴手套的手只允许接触手套的内面；已戴手套的手，不可再触碰未灭菌区域（图14-2）。

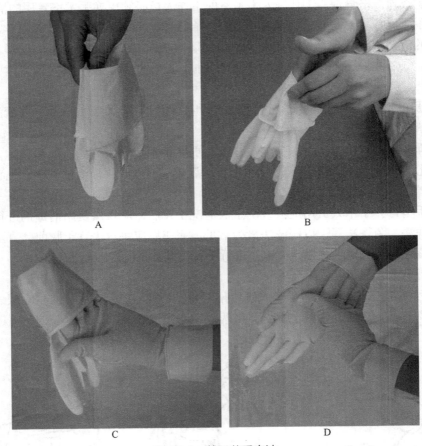

图 14-2　戴无菌手套法

4. 患者手术区的无菌准备

（1）术前准备：术前一日，如患者健康状况允许应进行沐浴清洁，手术区域附近的皮肤如有浓密毛发，也应于术前剃除。如患者体表有难以去除的油脂或胶布痕迹，可用汽油或松节油涂擦拭去。

（2）手术区皮肤消毒：现多用新型消毒剂进行常规消毒，涂擦消毒剂时，应由手术区中心部向四周涂擦；但对于感染伤口或会阴部手术区消毒，则应从手术区外周逐渐向感染伤口或会阴肛门处涂擦，以免造成细菌污染。一般手术区皮肤消毒范围要求至少包括离手术切口周围 15cm 的区域，如手术切口有所延长，应扩大其消毒范围（图14-3）。特殊部位（如面部、会阴部、外生殖器等）或婴幼儿皮肤的消毒，应改用碘伏等。

（3）手术区皮肤铺巾：手术区皮肤消毒后，应在切口周围覆盖四层无菌巾单，旨在避免和减少术中污染。

5. 手术进行中的无菌原则　即使术前的一系列准备均已达到无菌标准，从手术开始至结束时，仍然需要所有医务人员继续严格遵循术中无菌操作规程，才能有效地避免术中感染。具体规定如下。

（1）手术人员洗手、穿无菌手术衣、戴无菌手套完毕后，其肩以下、腰以上的身前区，双手手臂均为无菌区域，在操作过程中自己的无菌部位或无菌物品不得与相对有菌区域接触，亦不准在手术人员的肩以上、腰以下和背后传递手术用品。

（2）手术过程中若手套破损要及时更换无菌手套；前臂或肘部不慎触碰有菌区域后，须立即更换无菌手术衣或加戴无菌袖套；切口周围的无菌巾（单）若湿透，应随时加盖干的无菌巾。

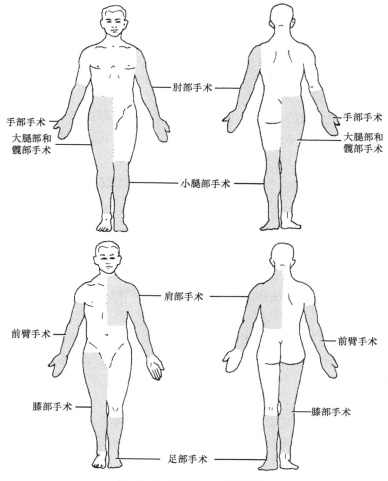

图 14-3　四肢手术消毒范围

（3）坠落于手术台下的手术用品，未经灭菌不得拾回再用，按污染物处理。

（4）切开皮肤或缝合之前，应采用 70%乙醇棉球重复消毒皮肤一次。

（5）手术过程中，同侧手术人员如需调整位置，应一人先退一步，转身、背对背移到另一人位置，以防无菌区被触污染。

（6）手术参观者应与手术人员和无菌操作台保持 30cm 以上的距离，尽量减少走动。

第 2 节　体液与酸碱平衡失调

案例 14-1

　　患者，女性，43 岁，因呕吐、腹泻伴发热、口渴、尿少 4 天入院。查体：T 38.2℃，BP 110/80mmHg，汗少，皮肤黏膜干燥，眼窝下陷。血钠 158mmol/L，血浆渗透压 320mmol/L，尿相对密度＞1.020，其余各项实验室检查基本正常。

问题思考：该患者属于哪种类型的脱水？

一、正常体液平衡

　　【体液的定义】　　体液由水及溶解于其中的物质组成，包括电解质和非电解质。在生理情况下，人体通过正常体液容量、渗透压及电解质的含量来维持机体正常代谢、内环境稳定和各器官功能的正常。

【体液的分布】 细胞外液和细胞内液中电解质分布差异很大。细胞外液中最主要的阳离子是 Na^+，主要的阴离子是 Cl^-、HCO_3^-。细胞内液中的主要阳离子是 K^+，主要阴离子是 HPO_4^{2-} 和蛋白质所带阴离子。由于细胞膜为半透膜结构，水分子能自由通过细胞膜，故而细胞内液和细胞外液的渗透压相等。Na^+ 是维持细胞外液渗透压的主要阳离子，临床上常以血清 Na^+ 浓度作为判断细胞外液渗透压的指标，血 Na^+ 浓度正常即为渗透压正常。

人体内的体液必须维持适宜的酸碱度，这是机体进行正常生理活动和代谢过程的重要条件。当 pH 在 7.35～7.45 时，体液酸碱平衡正常。该平衡的调节主要是通过血液缓冲体系、肺的呼吸和肾的排泄几方面完成的。

二、水、电解质紊乱与酸碱平衡失调

体液平衡的失调可以表现为容量失调、浓度失调和成分失调。容量失调指等渗性体液的增加或减少，主要指细胞外液量的改变，如发生缺水或水过多（水中毒），一般细胞内液容量无特殊变化。浓度失调指细胞外液的水分发生改变，致渗透微粒的浓度发生改变，由于 Na^+ 构成细胞外液渗透微粒的 90%，因此，浓度失调主要指细胞外液 Na^+ 的异常。细胞外液其他离子浓度的改变因其量少而不致明显影响细胞外液的渗透压，故称为成分失调，如低钾血症或高钙血症、酸中毒或碱中毒等。

（一）水、钠代谢紊乱

在临床上，各种外科疾病导致患者出现一系列代谢紊乱的情况非常多见。一旦发生代谢紊乱，将同时出现机体的缺水与钠丢失。不同病因所引起的水钠代谢紊乱，水钠丢失程度亦会有所不同，既可失水多于失钠，也可失水少于失钠，或水钠成比例丧失。不同的丢失形式所引起的临床表现与缺水类型也有所不同。

1. **高渗性脱水** 指血清 Na^+ 浓度高于 150mmol/L。当机体严重缺水时，会使细胞内液移向细胞外间隙，导致细胞内、外液量均减少。其特点是虽有水和钠的同时丢失，但失水多于失钠，故细胞外液呈高渗状态。

【病因病机】 ①摄入水分不足，如食管癌导致吞咽困难、危重患者给水不足等。②水分丢失过多，如高热大量出汗、大面积烧伤、甲亢等。

【临床特征】 一般将高渗性脱水分为 3 度。①轻度缺水：缺水量占体重的 2%～4%，除口渴外无其他症状。②中度缺水：缺水量占体重的 4%～6%，表现为极度口渴、乏力，尿量骤减，唇舌干燥，皮肤弹性差，眼窝凹陷，常有烦躁不安。③重度缺水：缺水量超过体重的 6%，除上述表现外，可出现躁狂、幻觉、谵妄甚至昏迷等脑功能障碍症状。

【辅助检查】 实验室检查可见：①尿相对密度增高。②血钠浓度升高至 150mmol/L 以上。③血红蛋白、血细胞比容升高等。

【诊疗原则】 除积极治疗原发病外，应补充水分或低渗盐水。轻度缺水可经口服补充，无法经口服补充的患者应采取静脉补充 5% 葡萄糖溶液。

2. **低渗性脱水** 指血清 Na^+ 浓度低于 135mmol/L。当机体严重缺钠时，由于细胞外液的渗透压明显下降，水向细胞内转移，细胞内液增多，导致细胞水肿。其特点是失钠多于失水，细胞外液呈低渗状态。

【病因病机】 ①反复呕吐或慢性肠梗阻等导致胃肠道消化液慢性丧失。②大创面的慢性渗液。③长期使用排钠性利尿剂却未注意补给适量的钠盐。④等渗性缺水治疗时补充水分过多。

【临床特征】 一般可分为 3 度。①轻度缺钠：血钠浓度在 135mmol/L 以下，患者感疲乏、头晕、手足麻木，无口渴，尿中 Na^+ 减少。②中度缺钠：血钠浓度在 130mmol/L 以下，除上述症状外，还伴有恶心呕吐、脉搏细速、血压不稳或下降、脉压变小，同时可出现视物模糊、直立性晕倒等。尿量少，尿中几乎不含 Na^+ 和 Cl^-。③重度缺钠：血钠浓度在 120mmol/L 以下。患者常发生肌痉挛性抽搐、腱反射减弱甚至消失，出现神志不清甚至昏迷，常发生休克。

【辅助检查】　①血 Na^+ <135mmol/L。②尿相对密度常低于 1.010，尿 Na^+ 和 Cl^- 可明显减少。③红细胞计数、血细胞比容及血尿素氮值均升高。

【治疗原则】　除积极治疗原发病外，对低渗性脱水时细胞外液缺钠多于缺水的情况，应静脉输注高渗盐水。对于重度缺钠导致出现休克者，应先补充血容量，以改善微循环和组织器官的灌注。

3. 等渗性脱水　即水钠成比例丢失，血钠浓度在正常范围。其主要改变是细胞外液容量不足，细胞内液容量改变不明显。等渗性缺水是临床外科患者中最常见的缺水类型。

【病因病机】　①消化液的急性丧失，如大量呕吐、腹泻、肠外瘘等。②体液丧失在感染区或软组织内，如急性腹膜炎、烧伤等。

【临床特征】　患者不口渴或仅有轻度口渴，主要表现有尿少、厌食、恶心、乏力等，此时体液丧失占体重的 2%～4%。当体液急性丧失达体重的 5%时，患者出现脉搏细速、肢端湿冷、血压下降等休克早期表现。若体液继续丧失达体重的 6%～7% 时，则会出现严重的休克。

【辅助检查】　根据患者病史和临床表现，伴实验室检查有血液浓缩表现，尿相对密度增高，血 Na^+ 和 Cl^- 浓度仍在正常范围，可进行确诊。

【诊疗原则】　在积极治疗原发病的同时，可静脉滴注平衡盐溶液，目前常用的平衡盐溶液有乳酸钠与复方氯化钠的混合液，以及碳酸氢钠与等渗盐水的混合液两种。如果单用等渗盐水，大量输入后可导致血 Cl^- 过高，引起高氯性酸中毒。

（二）血钾失调

钾是机体细胞内最主要的电解质成分，体内的钾维持着细胞的代谢功能及细胞内液的渗透压与酸碱平衡；还参与了心肌的功能维持。机体正常血钾浓度为 3.5～5.5mmol/L，高于或低于正常范围均会引起不同的临床表现，临床上低钾血症更为常见。

1. 低钾血症　血清 K^+ 低于 3.5mmol/L，称为低钾血症。

【病因病机】　①K^+ 摄入不足，如禁食患者或昏迷患者。②K^+ 丢失过多，大量 K^+ 随消化液丢失。如呕吐、持续胃肠减压、肠瘘等；使用利尿剂，如呋塞米等，也会使 K^+ 从肾脏中排出过多。③K^+ 向组织内转移，如大量输注葡萄糖液，尤其与胰岛素合用时，可使部分 K^+ 进入细胞内。

【临床特征】　①神经肌肉系统：表现为肌无力，是低钾血症最早出现的表现。当血清 K^+ 浓度<2.5mmol/L 时，可出现软瘫、腱反射减弱或消失，呼吸肌麻痹可引起呼吸困难。②中枢神经系统：轻者有烦躁不安、倦怠无力，重者反应迟钝、定向力障碍、嗜睡甚至昏迷。③消化系统：可有口苦、食欲缺乏、恶心、呕吐、腹胀，严重时会出现麻痹性肠梗阻。④心血管系统：主要是心律失常，表现为心动过速、房性或室性期前收缩，严重时会导致心室纤颤。⑤代谢性碱中毒：见于严重低钾血症，K^+ 由细胞内移出，补充细胞外的钾，而 H^+ 进入细胞内，造成代谢性碱中毒。

【辅助检查】　①血清 K^+ <3.5mmol/L。②心电图检查：出现 ST 段压低，T 波低平、双相或倒置，部分出现 U 波对诊断也具有意义。

【治疗原则】　除积极治疗原发病外，应注意补充钾盐。对于缺钾较轻又能正常进食者，可采用口服补钾；不能口服或缺钾较重者均应采用静脉途径进行补钾。静脉补钾应遵守以下原则：①采用静脉滴注的方法缓慢给药，严禁静脉推注。如果输入过快，将出现致命风险。②每日补钾总量一般为 3～6g。③补钾溶液浓度不超过 0.3%。④输液速度一般在 60 滴/分以下。⑤对休克患者必须先输晶体液及胶体液，待尿量大于 40ml/h 后再静脉补钾。

2. 高钾血症　血清 K^+ 高于 5.5mmol/L，称为高钾血症。

【病因病机】　①进入体内 K^+ 过多，如使用含钾药物，静脉补钾过多过快或大量输入库存血。②肾排 K^+ 功能减退，如急性肾衰竭、应用保钾利尿剂、盐皮质激素不足等。③细胞内 K^+ 移出，如酸中毒、严重创伤、溶血等。

【临床特征】　一般无特异性症状，偶可出现四肢无力、神志模糊、淡漠等症状，严重时甚至出现微循环障碍的表现，如皮肤苍白发绀、低血压等。心肌兴奋性下降，心搏缓慢或心律不齐，最危险的可能由高钾血症导致心搏骤停。

【辅助检查】 ①血清钾超过 5.5mmol/L。②心电图检查也可辅助诊断。

【治疗原则】 高钾血症患者有心搏骤停的危险,故一经诊断应积极治疗以尽快降低血钾:①停止一切含钾药物或溶液的应用。②可采用 10%葡萄糖酸钙溶液 10~20ml,缓慢静脉注射,对抗心律失常。③5%碳酸氢钠溶液静脉滴注 250ml。④应用阳离子交换树脂每日口服 2~3 次,每次 15g,可从消化道带走较多的 K^+。⑤透析疗法多用于上述治疗后仍无法降低血钾浓度、病情较重的患者。

(三)酸碱平衡失调

在临床上,外科患者常常会由于各种原发病导致机体出现酸碱平衡失调。机体的酸碱平衡主要通过血液缓冲系统、呼吸功能和肾的重吸收及排泄三方面的共同调节,即血液 pH 维持在 7.35~7.45。当任何一种酸碱平衡失调后,机体都会通过各种代偿机制对其进行调节,尽量使 pH 恢复正常,但实际上,机体很难做到完全代偿。pH、HCO_3^- 和 $PaCO_2$ 是反映酸碱平衡的三大基本要素,HCO_3^- 的减少或增加都可能引起代谢性酸中毒或碱中毒;而 $PaCO_2$ 的增加或减少,则会引起呼吸性酸中毒或碱中毒。

1. 代谢性酸中毒 是临床上最常见的酸碱平衡失调,体内酸性物质堆积过多或 HCO_3^- 丢失过多都可引起代谢性酸中毒。

【病因病机】 ①肾功能不全:见于肾小管功能障碍致 HCO_3^- 吸收减少或 H^+ 无法排出的患者。②酸性物质产生过多:见于组织缺血缺氧,急性循环衰竭的患者,糖尿病或长期不能进食也会造成酮症酸中毒。③碱性物质丢失过多:如腹泻、高位肠瘘、肠梗阻、胆瘘等。

【临床特征】 轻度患者可无明显症状,重度患者可出现呼吸加深加快,呼气带酮味(烂苹果味),面色潮红,心率加快,血压偏低。严重者出现疲乏、神志不清甚至昏迷等中枢神经系统症状。

【辅助检查】 早期血 pH 可正常或偏低,HCO_3^-、碱剩余(BE)和 $PaCO_2$ 均有一定程度降低。

【治疗原则】 ①轻症患者:治疗原发病,再辅以补液、纠正缺水即可,此类患者不宜过早使用碱剂。②重症患者:应立即输液和补充碱剂治疗。临床常用 5%碳酸氢钠溶液纠正代谢性酸中毒。但在酸中毒被纠正后,患者会因离子化的钙减少而发生低钙抽搐,故应注意及时静脉注射葡萄糖酸钙以控制症状。

2. 代谢性碱中毒 是体内酸性物质大量丢失或碱性物质堆积过多,使血中 HCO_3^- 增多,H^+ 减少。

【病因病机】 ①胃液丢失过多:外科患者发生代谢性碱中毒最常见原因,如严重呕吐、胃肠减压导致胃酸和钾离子的丢失。②碱性物质摄入过多,如长期服用碱性药物或大量输注库存血等。③钾缺乏:低钾血症时,促进 H^+ 向细胞内转移。同时肾排 H^+ 增加。

【临床特征】 一般无明显症状,偶可出现呼吸变浅变慢,或精神神经方面的异常如嗜睡、精神错乱等,严重者可出现昏迷。

【辅助检查】 血 pH 正常或增高,HCO_3^-、BE 均有一定程度的增高。

【诊疗原则】 轻症患者仅需积极治疗原发病、适量输入等渗盐水或葡萄糖盐水;重症患者可给予 0.1mmol/L 稀盐酸溶液治疗。原则上纠碱不宜过速,不要求完全纠正,解除病因才是治疗的关键。

3. 呼吸性酸中毒 是由于肺通气及换气功能减弱,无法充分排出体内 CO_2,而导致血液 $PaCO_2$ 增高所引起。

【病因病机】 ①肺通气不足:常见于镇静剂过量、全身麻醉过深、呼吸机使用不当、气胸及急性肺水肿等。②肺换气障碍:肺组织纤维化等慢性阻塞性肺疾病也可导致体内 CO_2 潴留,引发高碳酸血症。

【临床特征】 初期患者可出现胸闷、呼吸困难、烦躁不安等症状,后期换气不足可导致缺氧,出现发绀、头痛。随酸中毒情况加重，患者出现血压下降、谵妄、昏迷等症状，甚至可出现脑缺氧导致呼吸骤停。

【辅助检查】　血 pH 明显下降，$PaCO_2$ 正常或增高。

【治疗原则】　除需尽快治疗原发病外，还应积极改善患者的通气及换气功能，如采用气管插管、气管切开并使用呼吸机等。

4. 呼吸性碱中毒　是由于肺泡过度通气，体内生成的 CO_2 排出过多，导致血 pH 升高，引起低碳酸血症。

【病因病机】　如疼痛、发热、创伤、中枢神经系统疾病、低氧血症及呼吸机辅助通气过度等。

【临床特征】　患者可有呼吸急促，手、足、口麻木伴针刺感，手足搐搦，严重者甚至出现急性呼吸窘迫综合征。

【辅助检查】　血 pH 增高、HCO_3^-、$PaCO_2$ 下降。

【诊疗原则】　首先应积极治疗原发病。用纸袋罩住口鼻，也可减少 CO_2 的呼出，提高血 $PaCO_2$ 水平。危重患者可采用呼吸机辅助呼吸治疗。

第 3 节　休　　克

案例 14-2

　　患者，男性，24 岁，工人，于半小时前从 3 米高处坠地，左胸先落于地面，出现呼吸困难，就诊时 BP 80/50mmHg，P 140 次/分，患者烦躁不安痛苦状，呼吸急促，口唇青紫，气管移向右侧，左胸廓饱满，呼吸运动较右胸弱。

问题思考： 1. 如何对该患者进行确诊？

　　　　　　　2. 对该患者应如何治疗？

　　休克（shock）是由于各种强烈的致病因素作用于机体，引起有效循环血量锐减、组织血流灌注不足，导致全身细胞急性缺氧、代谢障碍及器官功能受损所出现的临床综合征。其本质是氧供给不足和氧需求增加，产生炎症介质是休克的特征。

【病因病机】　不同类型休克发生时，均会出现有效循环血量急剧下降、微循环障碍、组织灌注不足、产生炎症介质等基本改变。有效循环血量取决于心功能、血容量、毛细血管床容量（由周围血管阻力决定）三要素。若是其中一个因素的变化超过了代偿范围，使心排血量降低、血容量减少、外周阻力下降，均可诱发休克。

【分类】　根据其病因病理，可分为失血性休克、创伤性休克、感染性休克。

【临床分期】　按照休克的病程演变分为两期。

1. 休克代偿期　患者表现为精神紧张、兴奋不安、呼吸急促、皮肤苍白、四肢厥冷、尿量减少、心率快、脉压小等。此期由于机体对有效循环血量减少的早期还具有代偿能力，故处理及时可较快纠正休克，否则进入休克失代偿期。

2. 休克失代偿期　患者意识模糊甚至昏迷，极度口渴，全身皮肤苍白，肢端厥冷发绀，脉搏、血压无法测出，少尿或无尿等，若皮肤、黏膜等出现瘀斑，或存在呼吸困难经一般吸氧无改善，多提示发生器官功能障碍。

【诊疗原则】　应根据病因及病情分期采取相应的诊疗措施，以尽快改善全身组织血液灌注，纠正细胞缺氧代谢紊乱，维持器官良好功能。

1. 一般紧急治疗

（1）体位：可采用 V 形位，头和躯干抬高 20°～30°、下肢抬高 15°～20°，以增加回心血量和改善呼吸。

（2）输氧：早期采用鼻导管或面罩给氧，氧流量可达 2~8L/min。

（3）防治感染：对于感染性休克可采用广谱抗菌药以纠正休克、巩固治疗。

（4）保温或降温：体温过高需适度降温，酷热季节室温宜保持在 20℃左右；寒冷季节则应注意保暖，但不要进行体表加温，以免皮肤血管扩张影响重要器官的血液灌注。

2. 补充血容量 是纠正休克引起的组织低灌注与缺氧的关键措施。首选晶体液补充，若需大量液体复苏也可联合应用胶体液，必要时辅以成分输血。对于休克患者，应在确诊后 6 小时内积极进行输液治疗，以快速恢复心搏、稳定组织供氧与循环功能。补液之后可通过监测患者动脉血压及尿量，结合患者皮肤温度、末梢循环及毛细血管充盈时间等微循环情况判断补液效果。

3. 积极处理原发病 能引发休克的外科疾病，如内脏损伤造成出血或坏死等，多需要尽快行手术治疗以处理原发病。针对不同类型的休克采取相应方案进行救治，如原发病无法消除，休克不能纠正，则应在抗休克的同时及早手术，以免耽误时机。

4. 应用血管活性药 血管活性药物包括血管收缩剂、血管扩张剂及强心剂，使用目的在于改善循环与升高血压。

5. 纠正酸碱失衡 目前多主张宁酸勿碱，酸性环境有利于氧和血红蛋白的解离，从而有助于向组织供氧，利于早期复苏。

6. 维护重要器官功能 多系统器官衰竭，为休克的主要死因。保护器官的关键是早期发现休克，积极抗休克，尽量缩短休克时间。休克患者以肾衰竭最多见，预防急性肾衰竭的措施：①在抗休克的综合措施基础上，尽可能维持尿量在 40ml/h 以上。②避免应用肾毒性药物。③早期使用低分子右旋糖酐，可疏通微循环，改善肾灌流。④当血容量基本补充完成，收缩压＞82mmHg，而尿量仍＜25ml/h 时，可静脉滴注呋塞米及甘露醇。

第 4 节　心肺脑复苏

案例 14-3

患者，女性，65 岁，既往有心脏病病史，与他人发生口角后，感胸闷喘憋。独自来医院就诊。挂号时突然倒地，不省人事，无心搏和呼吸，双瞳孔扩大。

问题思考： 该如何对该患者进行抢救？

心肺脑复苏（CPCR）是指对呼吸与心搏骤停患者，以口对口人工呼吸替代患者的自主呼吸，以胸外心脏按压诱发患者心脏自主搏动的急救措施。心搏骤停后各组织器官缺血缺氧、细胞坏死，维持血液灌注尤其是脑组织灌注是心肺复苏的重点，心肺脑的复苏不仅要恢复自主呼吸和心跳，更应恢复中枢神经系统的功能。复苏可分为基本生命支持、高级生命支持和复苏后治疗三个阶段。

一、基本生命支持

基本生命支持又称为初期复苏（BLS），主要的目的是通过建立人工呼吸和循环暂时维持患者生命，以保证最低限度的脑供血。对于非专业人士来说，如果发现有人突然出现昏厥，可轻拍其肩并大声呼唤，如果患者无应答无自主呼吸，就应立即判定其已出现心搏骤停。此时应立即呼叫急救中心，同时开始心肺复苏。心肺复苏的步骤为 C—A—B：在现场复苏时，先进行胸外心脏按压 C（circulation）30 次，随后打开气道，保持呼吸道通畅 A（airway），并进行人工呼吸 B（breathing）。

（一）心脏按压

心脏按压指通过掌根部对患者心脏处间接施压，以维持心脏充盈与排血功能，并诱发心脏进行自主搏动。

1. **胸外心脏按压**　使患者平卧于平整水泥地或硬板床上，抢救人员跪于患者右侧，将患者衣扣解开，将一手掌根部置于患者胸骨中下 1/3 处，另一手掌根部覆于前掌之上，手指翘起，两臂伸直不得打弯，垂直向患者胸骨加压。按压需有力而迅速，保证频率在 100～120 次/分，按压深度为成人 5～6cm，婴儿约为 4cm，儿童为 5cm（图 14-4）。心脏按压与人工呼吸的比例为 30∶2，直到患者出现自主呼吸或建立人工气道。

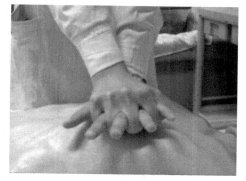

图 14-4　胸外按压

2. **开胸心脏按压**　适用于胸廓畸形、多发肋骨骨折、胸外伤并具备开胸条件的患者，但因其所需的技术要求较高，可能会延迟复苏时间。

（二）人工呼吸

对于溺水等导致窒息而引起心搏骤停的患者，人工呼吸也同样重要。

1. **开通气道**　是进行有效人工呼吸的先决条件。心搏骤停患者容易由舌后坠或呼吸道内的异物、分泌物、呕吐物等导致气道梗阻，故首先应打开气道、清除异物以解除梗阻。首先应将患者置于硬板床或平整地面上，解开衣扣，一手压患者额头，另一手托颈使患者头后仰致呼吸道变直，头后仰的程度是下颌角与耳垂之间连线与地面垂直；然后用手指清除患者口鼻腔的异物与分泌物，若患者戴有义齿等均应及时取出（图 14-5）。

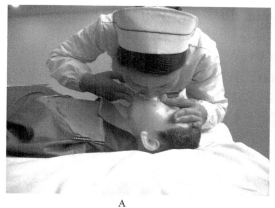
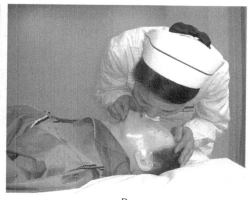

A   B

图 14-5　人工呼吸示意图
A. 口对口人工呼吸；B. 口对鼻人工呼吸

2. **进行人工呼吸**　抢救人员一手保持患者头后仰，捏紧患者鼻孔，另一手托住患者颈部，维持患者头后仰体位。深吸一口气，对准患者口部以中等力量吹入，每次送气量为 500～600ml，送气时间大于 1 秒，继而将口移开，再次重复，如此反复。人工呼吸有效的标志是胸廓随吹气而抬起。

有效的初期复苏必须是人工呼吸与心脏按压相互配合的连续过程，即每心脏按压 30 次，人工呼吸 2 次（即 30∶2）。

（三）电除颤

电除颤是以一定能量的电流冲击心脏使心室颤动终止。对于心搏骤停引发室性心动过速，后转为心室颤动的患者，应立即采用电除颤。如果除颤延迟，成功率将明显降低。通常在心室颤动后 4 分钟之内进行除颤可使患者预后明显改善。

二、高级生命支持

高级生命支持（ALS）又称后期复苏，是在初期复苏的基础上，应用高质量的复苏器械、设备和复苏药物等建立更为有效的通气与循环。

1. 呼吸支持　首选气管内插管，通气管插入后立即将气囊充气，可防止患者呕吐物等流入气管。进行正压通气时，频率为 8～10 次/分，避免过度通气。

2. 复苏期监测　多采用心电图监测，用于确定心搏骤停的类型和心律失常的性质，指导复苏抢救；连续监测冠状动脉灌注压与动脉血压、中心血氧饱和度等也可及时发现患者是否恢复自主循环。

3. 复苏药物的应用　用药目的是激发心脏恢复自主搏动；增强心肌收缩力；防治心律失常；调节急性酸碱平衡失调等。

常用复苏药物有：①肾上腺素，心肺复苏首选药物。有助于自主心律的恢复，且能增强心肌收缩力，从而提高电除颤的成功率。②阿托品，可改善心率和心绞痛、低血压等临床症状。③利多卡因，为治疗室性心律失常的首选药。首次剂量 1～1.5mg/kg，每 5～10 分钟重复应用。

三、复苏后治疗

当患者出现心搏骤停后，可引起机体组织器官出现缺血缺氧症状，器官缺氧损害程度决定了患者的功能恢复是否良好。系统的复苏后治疗（PCAC）不仅可降低复苏后循环不稳定导致的早期死亡率，以及多器官功能障碍和脑损伤导致的晚期死亡率，还能够改善患者的生存质量。

1. 呼吸管理　当患者已出现自主呼吸后，应常规进行吸氧治疗；对昏迷或自主呼吸尚未恢复者，应行机械通气治疗。需注意治疗过程中，避免发生低氧血症或过度通气。

2. 多器官功能障碍的防治　由于心搏骤停所引起的各器官缺血缺氧，可引起机体器官出现衰竭。某一器官的衰竭往往会影响其他器官功能的恢复，引发多器官功能障碍。若组织细胞灌注不足，则会引起代谢性酸中毒、肝肾功能障碍或急性肺损伤等。故复苏后应保持呼吸和循环功能的稳定，根据监测情况调整体液平衡，以改善组织的血流灌注和供氧。

3. 脑复苏　指为防治心搏骤停后缺氧性脑损伤而采取的措施。发生心搏骤停后通过复苏，患者可逐渐恢复自主循环。但脑组织即使出现再灌注，脑缺血的状况仍会继续发展，若脑细胞持续缺血缺氧，则会引发脑细胞不可逆损害。因此，脑复苏主要为减轻脑组织再灌注损伤，保护脑细胞功能。常用的方法有以下几种。①低温治疗：减少脑的氧耗率，维持脑氧供需平衡。②脱水利尿：常用 20%甘露醇 0.5～1g/kg 静脉滴注，并合用呋塞米 20～40mg/次静脉注射。③激素疗法：应用肾上腺皮质激素可缓解神经胶质细胞的水肿，对于脑水肿预防有一定作用。

自 测 题

选择题（A 型题）

1. 穿无菌手术衣戴无菌手套后，必须保持无菌的区域除双上肢外，还包括（　　）
   A. 整个胸、腹、背部
   B. 整个颈、胸、腹、背、肩部
   C. 腰部以上的前胸和背部
   D. 腰部以上的前胸和侧胸
   E. 腰部、背部

2. 手术区皮肤消毒范围，应包括手术切口周围多大区域（　　）
   A. 5cm
   B. 10cm
   C. 15cm
   D. 25cm
   E. 20cm

3. 低血钾时何时补钾合理（　　）

A. 尿量>20ml/h
B. 尿量>25ml/h
C. 尿量>30ml/h
D. 尿量>40ml/h
E. 尿量>50ml/h

4. 患者，女性，40 岁，因急性肠梗阻呕吐后出现口渴、尿少、血压偏低等症状，该患者脱水类型是（　　）
   A. 高渗性脱水
   B. 低渗性脱水
   C. 等渗性脱水
   D. 原发性脱水
   E. 继发性脱水

5. 低血钾症时，血钾低于（　　）
   A. 3.5mmol/L
   B. 5.5mmol/L
   C. 2mmol/L
   D. 2.5mmol/L
   E. 3mmol/L

6. 纠正呼吸性酸中毒最根本的措施是（　　）
   A. 吸氧
   B. 改善肺通气

C. 抗感染　　　　　　D. 给予乳酸钠

E. 给予抗菌药

7. 体液酸碱度正常范围是（　　）

A. 7.35～7.45　　　　B. 7.35～7.55

C. 7.25～7.35　　　　D. 7.45～7.55

E. 7.15～7.25

8. 抗休克最基本的措施是（　　）

A. 吸氧　　　　　　　B. 补充血容量

C. 应用血管活性药　　D. 应用糖皮质激素

E. 应用抗生素

9. 胸外心脏按压与人工呼吸次数比是（　　）

A. 5∶2　　　　　　　B. 10∶2

C. 15∶2　　　　　　　D. 30∶2

E. 5∶1

10. 胸外按压时，胸骨下陷（　　）

A. 5～6cm　　　　　B. 2～3cm

C. 6～8cm　　　　　D. 9～10cm

E. 7～8cm

（陈禹西）

第 *15* 章

颅脑疾病

第1节　颅内压增高

患者，女性，26 岁，因不慎从摩托车上摔下致昏迷入院，伤后 3 小时出现头痛、呕吐、神志模糊等症状。

问题思考： 1. 如何进行确诊？

2. 对该患者的诊疗措施是什么？

颅腔内容物（脑脊液、脑组织、血液）会对颅腔壁产生一定的压力，称为颅内压，一般维持在成人 70~200mmH$_2$O，儿童 50~100mmH$_2$O 的稳定范围内。当颅腔内容物体积增大或颅腔容量缩减超过颅腔容积的 8%~10%，会导致颅内压超过正常上限，从而引起相应的症状，称为颅内压增高。颅内压增高是神经外科常见的临床综合征。

【病因病机】　成人的颅腔容积为 1400~1500ml，正常情况下，受到血压与呼吸的影响，颅内压会发生轻微的波动。而当出现一系列病理生理改变后，则会引起颅内压出现明显升高，引起相应的综合征，其中较常见的病因有：

1. **颅内占位性病变** ①颅脑损伤：多由颅脑外伤所致，包括由颅内血管损伤所致的颅内血肿、脑挫裂伤伴脑水肿等。②脑肿瘤：如恶性胶质瘤或脑转移瘤，由于肿瘤生长迅速，周围伴有严重的脑水肿，多在短期内即出现较明显的颅内压增高。③脑寄生虫病：脑内多发性囊虫结节可引起弥散性脑水肿；单个或数个囊虫堵塞导水管产生梗阻性脑积水等。

2. **脑缺氧** 心搏骤停或昏迷患者出现呼吸道梗阻、全身麻醉过程中出现喉痉挛或呼吸停止，可导致严重脑缺氧表现，也会引发颅内压增高。

3. **脑血管病** 主要指脑血栓、脑软化区周围水肿、颅内动脉瘤和脑动静脉畸形引起的脑出血等，同样可引发颅内压增高。

4. **颅脑先天性疾病** 见于先天性脑积水、先天性小脑扁桃体下疝畸形等。

【临床特征】

1. **颅高压三主征** ①头痛：颅内压增高最常见的症状，通常以夜间及清晨较重，多呈胀痛或撕裂痛。当咳嗽、低头活动、用力时加重，头痛程度随颅内压的增高而进行性加重。②呕吐：多伴剧烈头痛而出现，呈喷射状，吐后头痛可有所缓解。③视盘水肿：颅高压增高的重要体征，眼底检查可见视盘充血、边界模糊不清、静脉怒张等。早期多不影响视力，若持续时间较长则会继发视神经萎缩，引起视力进行性下降，甚至失明。

2. **意识及生命体征改变** 初期表现为意识模糊、嗜睡、反应迟钝，严重者可出现昏睡、昏迷、瞳孔对光反射消失，甚至发生脑疝（图 15-1）；此期患者可出现血压、体温升高，脉搏变慢，严重者甚至继发呼吸衰竭而死亡。

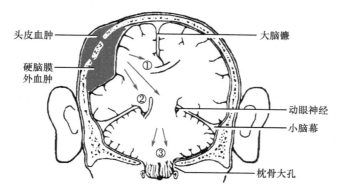

图 15-1 硬脑膜外血肿与脑疝形成示意图

【辅助检查】

1. **CT**   是目前诊断颅内病变的首选方法，快速、精准、无创伤。

2. **脑血管造影术**   用于诊断脑血管畸形或脑肿瘤等疾病，此法成像清晰，检出率较高。

3. **腰椎穿刺术**   可通过腰穿测压观察颅内压变化，同时可检出脑脊液生化指标，但有诱发脑疝的危险，故应慎重进行。

4. **颅内压监测**   临床上需监测颅内压者，可植入颅内压力传感器，进行持续监测，为药物治疗和手术时机提供指导。

【诊疗原则】   应根据患者病情采取个体化诊疗措施。

1. **一般措施**   凡颅内压增高患者，应密切监测神志、血压、呼吸、脉搏等生命体征。清醒患者给普食，呕吐频繁或昏迷者应暂禁食。补液时应维持出入液量的平衡，不宜过多。为防止便秘可用润肠缓泻剂疏通大便，禁忌用力排便或高位灌肠。昏迷患者可采用气管切开术，给予氧气吸入，以保持呼吸道通畅。

2. **治疗原发病**   是控制颅高压最合理、有效的方法，对颅内肿瘤应进行全切术；不能切除的病变组织，可行大部分切除或减压术；对颅脑损伤者可行血肿清除或去骨瓣减压术；颅内压若引起脑疝者，应立即手术处理。

3. **降低颅内压**

（1）药物降压：①人工冬眠低温，使患者处于亚低温状态，降低脑组织耗氧量。②脱水利尿，如应用氢氯噻嗪、呋塞米等；若患者已出现昏迷或意识障碍等症状可采用静脉或肌内注射呋塞米或20%甘露醇。③应用皮质激素类，如地塞米松、氢化可的松等，可减轻脑水肿。

（2）脑脊液体外引流降压：可经脑室缓慢放出脑脊液，以缓解颅高压。

4. **对症处理**   患者如出现剧烈头疼可予镇痛剂，但禁用吗啡制剂，以免抑制呼吸，促使患者死亡；癫痫发作者可选用抗癫痫药物进行治疗；烦躁患者可对症给予镇静剂。

5. **脑疝抢救**   若确诊患者发生脑疝，应尽快静脉输注高渗性降颅内压药物，缓解病情，争取时间。

> **链接**
>
> 什么是脑疝?
>
> 脑疝是指当颅内某腔出现占位性病变时，脑组织会因压力转移而发生移位，此时将导致脑血管、神经等受压被挤入枕骨大孔等生理性或病理性间隙或孔道，从而出现一系列严重的临床症状。发生脑疝的患者常出现颅内压增高的症状，如剧烈头痛、频繁呕吐、烦躁不安等，也可能发生瞳孔改变如瞳孔对光反射消失，运动障碍如病变对侧肢体肌力减弱或消失等。如患者脑干受压，还将引起生命中枢功能紊乱或衰竭。

第2节 颅脑损伤

颅脑损伤可由多种外伤所导致，如遭遇车祸、高处坠落，或在战时由火器伤所造成，是较易致死或致残的机体损伤类型。

由外力所造成的颅脑损伤通常有两种形式：①由暴力直接作用于头部所引起的损伤，称直接损伤。②暴力虽未直接作用于头部，但身体其他部位受到损伤后可将其外力传导至头部，同样会造成头部损伤，称间接损伤。

1. **直接损伤** ①受到钝器击打后头部沿外力作用方向呈加速运动而造成的加速性损伤。②从高处坠落、跌倒时运动的头部突然撞击于静止的地面，造成的损伤称作减速性损伤。③车祸发生时，车与地面的外力同时作用于头部，导致颅骨严重变形出现的损伤，称挤压性损伤。

2. **间接损伤** ①高处坠落时双足着地，外力经脊柱传导至颅底引起颅底骨折与脑损伤。②车祸发生时，外力作用于躯干，引起躯干发生加速运动，颅脑部由于惯性牵拉发生过伸或过屈，称挥鞭伤。③胸部若受严重外力作用，胸腔压力增高，使肩颈、头面部等皮肤黏膜及脑组织发生弥散点状出血，称创伤性窒息。

在临床工作过程中，大多颅脑损伤由单一原因所致，也存在一部分由不同原因造成机体损伤间接导致的复杂性颅脑损伤。如车祸发生时，车从患者身后撞击其背部，患者可因撞击向前发生加速运动而造成颈部牵拉伤，之后患者落地，颅部也可能直接撞击于地面引起减速性损伤，最后经车轮与地面的外力共同挤压，而造成挤压性损伤。因此，我们应对在临床实际工作中遇到的每一位患者的受伤原因及方式进行认真分析，设计科学合理的个体化治疗方案。

一、颅骨骨折

颅骨遭受外力冲击时，是否发生颅骨骨折主要取决于外力的大小、作用点和接触面积等。当颅骨受到外力的冲击时，可出现弯曲变形，随外力消失颅骨又将复原；但若遭到严重外力冲击，则可直接发生骨折，称颅骨骨折。本节主要按颅骨骨折的部位，分为颅盖骨折与颅底骨折。颅骨骨折常合并脑膜、脑、颅内血管与脑神经的损伤，故在治疗时切勿忽视脑合并伤。

（一）颅盖骨折

【病因病机】 颅盖骨折按照骨折形态可分为线形骨折、凹陷骨折。线形骨折的骨折线多较为单一，呈线条状或放射状；凹陷骨折大多数为颅骨全层凹陷，骨折线呈环状。在临床上以线形骨折较为常见。

【临床特征】 线形骨折很难靠触诊发现，主要是头皮损伤的表现，如局部疼痛、挫裂伤、血肿等。

凹陷骨折因骨片可陷入颅内，使脑组织局部受压或产生挫裂伤，临床上可并发颅内血肿或表现为颅高压症状，若骨折端刺破静脉甚至会引发致命性出血。

【辅助检查】 较为严重或局部凹陷较明显的骨折，若出血量较小，则可通过触诊进行确定。但较轻的颅盖骨折多无明显凹陷，且易与周围组织血肿混淆，故诊断上主要依靠颅骨正侧位 X 线摄片或 CT 进行鉴别。

【治疗原则】

1. **线形或星形骨折** 一般无须处理，但若骨折线跨过脑膜血管沟或静脉窦时，则须严密观察，容易继发硬脑膜外血肿。

2. **凹陷骨折** 下陷较轻，未引起脑受压，可不处理；若骨折凹陷范围大于 3～5cm、深度超过 1cm，或骨折片刺入脑内，尤其当骨折引起瘫痪、失语等，须通过手术治疗将陷入的骨折片撬起复位，或摘除碎骨片后作颅骨成形。

（二）颅底骨折

【病因病机】　颅底骨折多由颅盖骨折延伸而来，大多属于线形骨折。

【临床特征】

1. **颅前窝骨折**　骨折出血可进入眶内，在眼睑形成皮下瘀斑，俗称"熊猫眼"，也可由鼻腔或口腔流出。脑膜撕裂者，脑脊液也可经鼻流出形成脑脊液鼻漏。此型常合并嗅神经损伤。

2. **颅中窝骨折**　骨折出血及脑脊液可经中耳或破裂的骨膜由外耳道流出，形成耳漏；也可能经耳咽管入鼻腔形成鼻漏。此型常合并面、听神经损伤。

3. **颅后窝骨折**　颈枕区可出现皮下瘀斑，也可伴迷走神经、舌下神经损伤。

【辅助检查】　颅底结构复杂，X 线检查意义不大，可采用 CT 扫描并依据患者的一系列临床表现进行诊断。

【诊疗原则】　颅底骨折本身不需特殊处理，但脑脊液漏存在引起颅内感染的危险性。因此，必须尽早预防性使用抗生素，同时做好脑脊液外漏的处理。①应取头高 45°卧位，禁忌腰穿。②可用消毒棉球抹净耳、鼻的血性液体，切勿冲洗、填塞、滴入药液。③严禁擤鼻涕、打喷嚏、用力咳嗽等。脑脊液漏多在伤后 1～2 周自愈，若观察一个月后仍未停止漏液，应考虑行硬脑膜修补术，封闭瘘口。

二、脑 损 伤

案例 15-2

　　患者，男性，35 岁，头部外伤后出现短暂性昏迷，随后清醒，急诊入院：神志清，自诉头痛、头晕，查体无异常。

问题思考：　1. 对该患者的诊断是？

　　　　　　　2. 对该患者应如何处理？

　　脑损伤多由以下两种原因所造成：①外力作用于头部后，由颅骨内陷或发生骨折而引起。②头部遭受外力重击后，脑与颅骨之间相对运动造成损伤，在临床上更为多见，也更严重。按照脑损伤的发生时间，可将其分为原发性脑损伤与继发性脑损伤。如脑震荡和脑挫裂伤属于原发性脑损伤；而伤后一定时间内出现的脑损害，则称为继发性脑损伤，如脑水肿、颅内血肿等。一般在颅脑损伤中最为重要的部分即为脑损伤，若诊断与处理不及时，可导致患者迅速死亡。

（一）脑震荡

　　脑震荡是指头部受到撞击后，立即出现短暂的意识丧失及一过性神经功能障碍。脑震荡是最轻的脑损伤。

【病因病机】　作用于颅脑部的直接暴力或间接暴力，只要达到一定强度，均可导致脑震荡。

【临床特征】

1. **短时间意识丧失**　伤后立即出现，一般持续时间不超过 30 分钟，有的仅表现为思维混乱，并无昏迷。在此期间，患者可出现面色苍白、血压下降、冷汗淋漓等症状。

2. **逆行性遗忘**　即恢复意识后对受伤时甚至受伤前一段时间的情况无法回忆，而对往事记忆清楚。遗忘的程度多与脑震荡的轻重成正比。

3. **神经系统检查**　无阳性体征，多伴头晕、头痛、乏力、记忆力减退等症状，一般数日或数周即可恢复。

【辅助检查】

1. **腰椎穿刺**　颅内压和脑脊液均无异常。

2. **CT**　颅内无异常。

【诊疗原则】　单纯脑震荡不需要特殊治疗，一般卧床休息 1 周左右，必要时可辅以镇静剂、镇痛剂等，对患者进行安慰疏导。多数患者在 2 周内恢复正常，预后良好。

（二）脑挫裂伤

由外力打击头部所造成的脑器质性损伤，称脑挫裂伤。

【病因病机】 由强度较大的直接或间接暴力作用于头部，造成脑组织出血、挫伤、血肿等改变。

【临床特征】

1. **意识障碍** 伤后立即发生，为脑挫裂伤最突出的表现，患者昏迷时间可为数分钟，也可为数小时、数日，甚至数周、数月。昏迷时间与患者脑损伤严重程度成正比。

2. **生命体征改变** 轻症患者脉搏、呼吸、血压均无明显改变；严重者可出现脉搏变慢、呼吸深慢、血压上升。

3. **局灶症状** 伤后立即出现对侧肢体抽搐、硬瘫、失语等。

4. **头痛、恶心、呕吐** 由颅内压增高、蛛网膜下腔出血所致，是脑挫裂伤最常见的症状。

【辅助检查】

1. **腰椎穿刺** 可用于测定颅内压，或检查脑脊液是否含血。但对于颅内压明显增高者，须慎做或禁忌。

2. **CT** 局部脑组织内有高低密度混杂影，点片状高密度影为出血灶，低密度影则为水肿区。CT 是目前最常用也最有价值的检查手段。

【治疗原则】 以非手术疗法为主，必要时辅以手术清除血肿及坏死组织，并切除骨瓣减压。

1. **病情监测** 脑挫裂伤早期，患者病情波动较明显，应安排专人护理，若有条件者也可送入重症监护室，密切观察其生命体征与活动变化，必要时复查 CT。

2. **一般疗法**

（1）体位：一般采取头高位卧床休息。但对于昏迷患者则应采取侧卧位，防止误吸呕吐物或分泌物。

（2）保持呼吸道通畅：呼吸道若出现梗阻会加重脑水肿，使颅内压升高，病情恶化。故对昏迷患者应及时吸痰；短期无法清醒者，应尽早行气管切开；伴有呼吸衰竭的患者可采用呼吸机辅助呼吸。需注意的是，应定期对呼吸道的分泌物进行细菌培养与药敏试验，同时采用抗生素防治呼吸道感染。

（3）营养支持：早期可采用肠外营养，经静脉补给维生素、10%葡萄糖、10%或 20%脂肪乳剂、复方氨基酸液等。待 3～4 日肠蠕动恢复后，即可经鼻胃管给予肠内营养。若患者由于病情状况较差导致长期昏迷，也可采用胃造瘘术。

（4）对症处理：中枢性高热患者可采用亚低温冬眠疗法，其他由不同原因所引起的高热也可究其病因进行相应的处理。

（5）脑保护与功能恢复：巴比妥类药物的应用可显著改善脑缺血缺氧，适用于重度脑损伤患者。

3. **手术减压** 广泛脑挫裂伤，伴有严重脑水肿特别是颅内血肿者，可开颅清除血肿及坏死的脑组织，并彻底止血，然后切除大块骨瓣减压（外减压）。

三、颅 内 血 肿

颅内血肿由颅内出血积聚而成，是最常见且最严重的颅脑损伤继发性病变，若处理不及时，多可因进行性颅内压增高形成脑疝而危及生命。颅内血肿的发生率约占闭合性颅脑损伤的 10%，占重度脑损伤的 40%左右。按血肿发生的解剖部位，分为硬脑膜外血肿、硬脑膜下血肿和脑内血肿。

（一）硬脑膜外血肿

硬膜外血肿多为急性型，可发生于任何年龄段的人群，小儿较少见。

【病因病机】 绝大多数由于外力造成骨折，撕裂脑膜中动脉后于硬脑膜外形成血肿。血肿多见于颞部、额顶部和颞顶部，由脑膜中动脉主干撕裂所致血肿多在颞部；前支出血，多在额顶部；后支出血，多在颞顶部。

【临床特征】

1. **进行性意识障碍** 头部外伤后，由于脑损伤较重而出现昏迷，经一段时间后逐渐清醒，随后再次陷入昏迷。或可因脑损伤较轻，伤后无昏迷，但随着血肿逐渐形成而出现意识障碍。

2. **颅内压增高** 患者于昏迷后短暂的清醒期内常出现头痛、恶心、呕吐等颅内压增高症状，伴有血压增高、呼吸与脉搏减慢等生命体征改变。

3. **局灶症状** 颅内血肿可导致颅内压增高甚至脑疝，当形成小脑幕切迹疝时，患者除意识障碍外，还会因动眼神经受压而导致一侧瞳孔散大。若脑疝发展，脑干会由于严重受压而导致去脑强直。

【辅助检查】

1. **CT** 为首选的检查手段，不仅可直接显示硬脑膜外血肿，还可了解脑挫裂伤及脑水肿等情况。

2. **X线** 根据患者临床表现，结合 X 线平片显示骨折线经过脑膜中动脉，一般可进行早期诊断。

【诊疗原则】

1. **手术治疗** 适用于以下几类：有明显颅内压增高症状者；CT 显示有明显脑受压的颅内血肿；幕上血肿量>40ml、幕下血肿量>10ml。手术方法为根据 CT 结果采用骨窗开颅、清除血肿。血肿清除后如疑似出现硬脑膜下血肿者，应切开硬脑膜进行探查。对于病情危急者，可直接手术钻孔探查，再扩大为骨窗清除血肿。

2. **非手术治疗** 适用于伤后无明显意识障碍、CT 显示脑中线移位<1cm，幕上血肿量<30ml、幕下血肿量<10ml 的患者，治疗的同时应严密观察患者病情变化。

（二）硬脑膜下血肿

【病因病机】 硬脑膜下血肿来源于脑皮质血管，多由对冲伤所引起，血肿常位于额、颞部。主要因脑挫裂伤导致脑皮质血管破裂，出血聚积于硬脑膜和蛛网膜之间而形成（图 15-2）。

【临床特征】

1. **意识障碍** 伴有脑挫裂伤的患者多表现为持续性昏迷或昏迷进行性加重。

2. **颅内压增高** 血肿及脑挫裂伤可继发脑水肿，造成患者出现头痛、呕吐等颅高压症状，伴生命体征改变。

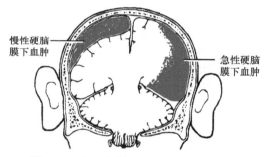

图 15-2 急、慢性硬脑膜下血肿示意图

3. **局灶症状** 多由于血肿发展迅速而引起脑疝，会出现瞳孔改变等症状。

4. **神经系统改变** 如患者为慢性硬脑膜下血肿，则可随血肿的发展逐渐引发一系列神经系统的改变，如出现颅高压症状、偏瘫、失语、耳鸣、记忆力减退、精神异常等。

【辅助检查】 CT 可见脑表面新月形高密度影，多伴有脑挫裂伤和脑受压，可以确诊。如患者出现颅高压症状伴精神异常等，应考虑是否为慢性硬脑膜下血肿，可施行 CT 或 MRI 检查进行确诊。

【治疗原则】 硬脑膜下血肿患者若症状较明显，应紧急手术探查，首选钻孔置管引流术；慢性硬脑膜下血肿患者则可经骨孔置入导管于血肿腔内，用生理盐水反复冲洗直至流出液清亮；一般经引流后效果较好。

（三）脑内血肿

脑内血肿一般较少见，常与枕部着力时的脑挫裂伤同时存在，发生率仅占闭合性颅脑损伤的 1%。但其若病情发展较急，死亡率可高达 50%。

【病因病机】 脑内血肿分为浅部与深部血肿两类。浅部血肿多由脑皮质血管破裂所导致，多位于额极、颞极等处；深部血肿常见于脑深部血管破裂，一般脑表面无明显挫裂伤。

【临床特征】 脑内血肿的临床表现类似于伴随脑挫裂伤的硬脑膜下血肿，如头痛、昏迷、精神异常等，且两者常相伴存在。

【辅助检查】 通过 CT 可见脑挫裂伤附近出现类圆形或不规则高密度影。

【诊疗原则】 脑内血肿的治疗与硬脑膜下血肿类似,可采用骨窗开颅。在清除硬脑膜下血肿后,可清晰辨别脑内血肿,一并清除即可。对于脑深部血肿,则可根据患者具体情况选用钻孔引流术等。

自 测 题

选择题（A 型题）

1. 脑内容物包括（　　）
   A. 脑组织　　　　　　　　　B. 脑脊液
   C. 血液　　　　　　　　　　D. 以上均是
   E. 以上均不是

2. 引起颅高压的病因有（　　）
   A. 颅脑损伤　　　　　　　　B. 颅内肿瘤
   C. 颅内感染　　　　　　　　D. 以上均是
   E. 以上均不是

3. 颅高压三主征为（　　）
   A. 头痛、视力下降、恶心
   B. 头痛、偏瘫、抽搐
   C. 头痛、呕吐、视盘水肿
   D. 血压升高、脉搏变快、呼吸变快
   E. 血压升高、脉搏变慢、呼吸变慢

4. 颅高压早期的表现是（　　）
   A. 脉搏增快、呼吸急促、血压升高
   B. 脉搏增快、呼吸急促、血压降低
   C. 脉搏减慢、呼吸急促、血压降低
   D. 脉搏减慢、呼吸深慢、血压升高
   E. 脉搏减慢、呼吸急促、血压升高

5. 各种颅内占位病变首选的辅助检查是（　　）
   A. B 超　　　　　　　　　　B. X 线平片
   C. CT　　　　　　　　　　　D. MRI
   E. 腰穿

6. 处理颅高压的关键措施是（　　）
   A. 禁食　　　　　　　　　　B. 补液
   C. 病因治疗　　　　　　　　D. 降颅内压
   E. 抗感染

7. 降颅内压的主要措施有（　　）
   A. 脱水　　　　　　　　　　B. 应用激素
   C. 人工冬眠低温　　　　　　D. 以上都是
   E. 以上都不是

8. 降颅内压最常用（　　）
   A. 20%甘露醇、呋塞米　　　B. 25%山梨醇
   C. 50%葡萄糖　　　　　　　D. 呋塞米
   E. 以上都是

9. 关于颅骨骨折说法错误的是（　　）
   A. 颅骨骨折本身多数并不重要
   B. 颅盖骨折的诊断依靠 X 线摄片
   C. 颅盖凹陷骨折均需手术治疗
   D. 颅底骨折的诊断依靠临床表现
   E. 颅盖骨折的诊断依靠 CT 摄片

10. 有关颅底骨折治疗说法错误的是（　　）
    A. 颅底骨折本身无须特殊治疗
    B. 严禁堵塞和冲洗
    C. 避免擤鼻涕、打喷嚏、用力咳嗽
    D. 脑脊液漏均可自行愈合
    E. 需提前使用抗生素抗感染

（陈禹西）

第**16**章

颈部疾病

甲状腺由左右两个侧叶与峡部所构成，背面有甲状旁腺，内邻喉、咽及食管。甲状腺由内外两层被膜包裹，在内、外被膜之间有疏松的结缔组织，甲状旁腺与喉返神经由此经过。喉返神经来自迷走神经，行走于气管、食管之间的沟内，喉上神经也来自迷走神经，分为内支与外支。甲状腺的主要功能是合成、储存与分泌甲状腺素。本章所要讲述的两类甲状腺肿瘤分别为甲状腺腺瘤与甲状腺癌。

第1节 甲状腺腺瘤

案例 16-1

患者，女性，35 岁，自诉于 1 个月前无意中发现右颈部有一无痛性包块，随吞咽上下活动，无声嘶及饮水呛咳。查体：右颈前直径 3cm 类圆形包块，光滑、界清、无压痛。超声显示右甲状腺直径 3cm 包块伴囊性病变。

问题思考：1. 对该患者初步诊断是什么？

2. 诊断的依据是什么？

甲状腺腺瘤是最常见的甲状腺良性肿瘤，好发于 40 岁以下的中青年女性。按形态学可将其分为滤泡状和乳头状囊性腺瘤两型，以滤泡状腺瘤多见。

【临床特征】 颈部出现圆形或椭圆形结节，多为单发。其表面光滑、稍硬、无压痛，随吞咽上下移动。腺瘤生长缓慢，大部分患者无任何症状，只有当乳头状囊性腺瘤因囊壁血管破裂或囊内出血时，肿瘤可在短期内迅速增大，引起患者出现局部胀痛。

【诊疗原则】 尽早手术，通常行包括腺瘤的患侧甲状腺腺叶全部或部分（腺瘤较小的情况）切除术。切除标本应立即行冷冻切片检查，以判定有无恶变。

第2节 甲状腺癌

案例 16-2

患者，女性，65 岁，近两年来颈部出现肿物，并逐渐出现憋气、吞咽困难、声音嘶哑、没有感冒却频繁咳嗽等症状。经相关检查后，诊断为甲状腺癌。

问题思考：随后应采取怎样的治疗方案？

甲状腺癌是最常见的甲状腺恶性肿瘤，约占全身恶性肿瘤的 1%，近年来呈上升趋势。

【病理分型】

1. 乳头状癌 是最常见的甲状腺癌类型，约占成人甲状腺癌的 60% 和儿童甲状腺癌的全部。好发于 30～45 岁女性。此型分化好，恶性程度低，常见于多中心病灶，约 1/3 累及双侧甲状腺，且易发生颈淋巴结转移，但预后较好。

2. 滤泡状腺癌 约占 20%，好发于 50 岁左右中年人，肿瘤生长较快，中度恶性，可经血行转移至肺、肝、骨及中枢神经系统，预后不如乳头状癌。

3. 未分化癌 约占 15%，好发于 70 岁左右老年人，高度恶性，发展迅速，约 50% 早期出现颈淋巴结转移，也可侵及气管、喉返神经或食管，或经血运转移至肺、骨等处。预后最差，一年存活率较低。

4. 髓样癌 仅占 7%，呈未分化状，中度恶性，可出现颈淋巴结侵及与血行转移，预后不如乳头状癌，但较未分化癌好。

【临床特征】 甲状腺内发现肿块是最常见的表现，随着病情进展可出现系列压迫症状：当肿块侵及气管时，可造成呼吸困难或咯血；当肿块侵犯压迫食管时，可引起吞咽困难；当肿块侵及喉返神经时，可出现声音嘶哑；当肿块侵及交感神经时，则出现霍纳（Horner）综合征；当肿块侵及颈丛神经时，可出现耳、枕、肩等处疼痛。

局部淋巴结转移可出现颈部淋巴结肿大，有的患者以颈淋巴结肿大为首要表现。晚期常转移到肺、骨等器官，引起相应临床症状。

【辅助检查】 采用 B 超及细针穿刺细胞学检查，行定位穿刺引导，取标本时以 20ml 注射器，接内径 0.7～0.9mm 的细针，刺入结节内，回抽注射器芯、造成并保持负压，然后按 2～3 个不同方向穿刺抽吸病变组织，做病理检查。

【治疗原则】 首选手术治疗，辅以应用放射性核素、内分泌及外放射等治疗。

1. 分化癌及髓样癌 应积极手术，一般行患侧甲状腺全切或近全切，有颈淋巴结转移患者可根据临床进行个体化评估行择区淋巴结清扫术。做全切或近全切除者应终身服用甲状腺素片或左甲状腺素以预防甲状腺功能减退。

2. 未分化癌 手术治疗难以根治，且可能促进癌细胞扩散。可口服左甲状腺素片辅以局部放射疗法。

自 测 题

选择题（A1 型题）

1. 甲状腺腺瘤的好发人群是（ ）
   A. 儿童　　　　　　　B. 中青年男性
   C. 中青年女性　　　　D. 老年人
   E. 以上均是

2. 有关甲状腺腺瘤说法错误的是（ ）
   A. 是一种常见的恶性肿瘤
   B. 一般为单发结节
   C. 肿块边界清楚，生长迅速
   D. 以手术治疗为主
   E. 以上均正确

3. 甲状腺癌最早期出现的临床表现是（ ）

A. 出血　　　　　　　B. 呼吸困难
C. 出现肿块　　　　　D. 声音嘶哑
E. 疼痛

4. 最常见的甲状腺癌是（ ）
   A. 乳头状癌　　　　　B. 滤泡状腺癌
   C. 未分化癌　　　　　D. 髓样癌
   E. 大细胞癌

5. 下列哪种甲状腺癌的预后最差（ ）
   A. 髓样癌　　　　　　B. 滤泡状腺癌
   C. 未分化癌　　　　　D. 乳头状癌
   E. 大细胞癌

（陈禹西）

第17章

胸 部 疾 病

第 1 节　乳 房 疾 病

成年女性的乳腺结构中有 15~20 个腺叶，每一腺叶又分为多个腺小叶，各有其单独的乳管结构，腺叶与乳管均以乳头为中心呈放射状排列。在腺叶间，有纤维束连于浅筋膜浅层与浅筋膜深层，称 Cooper 韧带。

乳腺是许多内分泌腺的靶器官，故其生理活动可受腺垂体、卵巢及肾上腺皮质等分泌的激素影响。乳房疾病是妇女的常见病。尤以乳腺癌为甚，是女性最常见的恶性肿瘤之一。

一、急性乳腺炎

急性乳腺炎是乳腺的急性化脓性炎症，多见于产后哺乳期的妇女，以初产妇更为常见，常于产后 3~4 周发病。

【病因病机】

1. **乳汁淤积**　乳汁营养丰富，是理想的培养基。乳汁的淤积有利于外界细菌入侵造成感染。

2. **细菌入侵**　当乳头破损或皲裂时，细菌将沿淋巴管入侵引发感染。细菌也可直接侵入乳管，上行至腺小叶造成感染。也可发生于断奶前，婴儿咬破乳头致损伤感染。致病菌以金黄色葡萄球菌为主。

【临床特征】　初期可见患乳肿胀，局部出现红肿、发热。随病情进展，后期患乳局部可形成脓肿，脓肿可向外溃破，也可能向深部蔓延形成乳房后脓肿。患者可出现寒战高热、脉搏加快，患侧腋窝淋巴结常肿大、压痛，白细胞计数明显增高。

【辅助检查】　白细胞及中性粒细胞计数增高。若触诊局部有波动感或经超声证明有脓肿形成，可在超声定位下行穿刺术抽出脓液，脓液行细菌培养及药物敏感试验即可诊断。

【诊疗原则】　消除感染，排空乳汁。

1. **非手术疗法**　患乳暂停哺乳，以吸乳器辅助吸乳，促使乳汁通畅排出。应用青霉素或头孢一代抗生素进行治疗，若对青霉素过敏者可采用红霉素替代治疗。此时如果停止哺乳将会影响婴儿的营养，同时也会加重乳汁淤积，故一般不断乳。但若感染过重或有乳瘘形成应停止哺乳，可口服溴隐亭 1.25mg，每日 2 次，服用 7~14 天；或肌内注射苯甲酸雌二醇，每次 2mg，每日 1 次至停止分泌。

2. **手术疗法**　如患乳出现脓肿形成，以手术治疗为主。手术时为避免损伤乳管而形成乳瘘，应做放射状切口；如发生乳晕下脓肿应沿乳晕边缘做弧形切口；深部脓肿或乳房后脓肿可沿乳房下缘做弧形切口，经乳房后间隙进行引流。切开后应用手指伸入轻轻分离脓肿造成的粘连处，有利于脓液排出。当脓腔较大时，可在脓腔最低点另行切开做对口引流。

【预防措施】　加强孕期卫生宣教，指导产妇用温水或肥皂水清洗乳头，如有乳头内陷，可经常进行提拉矫正。要养成定时哺乳、婴儿不含乳头睡、保持婴儿口腔清洁的良好习惯，每次哺乳应及时排空乳汁，如有淤积需按摩或用吸乳器排空乳汁，避免乳汁淤积。

二、乳腺囊性增生病

乳腺囊性增生病，简称乳腺病，为中年女性的多发病。常累及双乳、全乳，而局限于单乳或某一部位者较少见。

【病因病机】 发病与雌、孕激素比例失调有关，使乳腺实质增生过度和复旧不全。

【临床特征】 本病病程较长，发展缓慢，主要有以下特点。①乳房胀痛：一般于月经前发生或加重，经后减轻或消失，周期性较明显。②乳房肿块：一般呈多发性结节状，大小不一，质韧不硬，不粘连而可推动，结节实为囊状扩张的导管。③乳头溢液：较少见，溢液多为浆液性，极少数患者出现血性溢液。

【辅助检查】 可采用乳腺超声、乳腺 X 线钼靶片，其结果与患者病史及临床检查相结合进行确诊。若患者出现局部乳腺增生肿块明显时，应注意与乳腺癌的鉴别。

【治疗原则】

1. **非手术治疗** 可采用口服中药逍遥散 3～9g，每日 3 次。对症状较重的患者可采用他莫昔芬治疗，于月经结束后 5 日口服，每次 10mg，每日 2 次，连用 15 日后停药。

2. **手术治疗** 经药物治疗后肿块无明显消退者，或局部病灶出现疑似恶性病变时，应予以切除并做快速病理检查。

三、乳房纤维腺瘤

【病因病机】 乳房纤维腺瘤是女性常见的乳房肿瘤，好发于 20～25 岁的青年女性，月经来潮前或绝经后罕见，雌激素是本病发生的重要因素。

【临床特征】 患者多无明显自觉症状，肿块约 75% 为单发，少数为多发，好发于乳房外上象限。肿块生长缓慢，质韧有弹性，表面光滑，易于推动，月经周期对肿块的大小并无影响。

【诊疗原则】 手术切除是治疗纤维腺瘤的最佳选择，术中应将肿瘤及其包膜一同切除，切除物进行常规病理检查。

> **链接** 乳房检查法
>
> 乳房检查包括视诊、触诊与特殊检查。视诊主要观察患者两侧乳房形状、大小是否对称，有无局部异常隆起或凹陷，皮肤是否光滑、有无红肿。两侧乳头是否在同一水平，是否出现乳头内陷等。触诊应采用手指掌面按照乳房外上、外下、内下、内上象限的顺序进行检查，应注意先查健侧，后查患侧。特殊检查包括乳腺钼靶、超声及 MRI 检查，也可采用活组织病理检查。临床上较常采用乳腺钼靶检查，可用于乳腺癌的筛查。

四、乳 腺 癌

案例 17-1

患者，女性，49 岁，因右侧乳房发现一肿块 2 个月而就诊。自诉 2 个月前无意发现右侧乳房有一肿块，无疼痛，遂不在意，近来发现肿块不断增大伴乳房皮肤肿胀，急来就诊。触诊可触及约 3cm×5cm 大小的肿块，质较硬，表面不光滑，活动性差。右侧腋下可扪及 1～2 个肿大的淋巴结，无触痛。

问题思考：1. 对该患者初步诊断是什么？

2. 应如何对其进行治疗？

乳腺癌是女性最常见的恶性肿瘤之一，发病呈逐年上升趋势，在我国约占全身各种恶性肿瘤的 7%～10%，多见于 45～50 岁的妇女。

【病因病机】 乳腺癌的病因尚不清楚，目前研究调查显示可能与遗传、营养因素及环境因素与生活方式有一定关系。我国乳腺癌患者发病年龄相较于西方国家更为年轻，其中月经初潮年龄早、绝经年龄较晚、不孕或初次足月产年龄超过 35 岁等因素均与本病有一定关系。

【临床特征】

1. 局部表现

（1）乳房肿块：患者常于早期发现乳房出现无痛、单发的小肿块，质硬、表面不光滑、与周围组织分界不清故不易推动。

（2）乳房外形改变：当癌灶侵及 Cooper 韧带时，可牵拉致肿瘤表面皮肤凹陷，形成"酒窝征"；当癌灶侵及乳管使之收缩，可引起乳头内陷或被牵向癌肿一侧；若皮下淋巴管被癌细胞堵塞，则会引起淋巴回流障碍，出现真皮水肿，呈"橘皮样变"；当肿块较大时，可凸出乳房表面，向皮肤破溃，即成癌性溃疡；若癌肿向内侵入胸筋膜、胸肌，则癌块固定、不易推动。

（3）疼痛和溢血：乳腺癌发生肺转移时，可有胸痛、气急等，若出现骨转移，则为局部疼痛；少数患者乳头可出现血性溢液。

（4）淋巴转移：乳腺癌淋巴转移最早见于腋窝，肿大的淋巴结质硬、无痛，后期数目增多，融合成团，或与周围皮肤组织粘连。当腋窝主要淋巴管被癌细胞堵塞，将引起上肢淋巴水肿；进一步可引起锁骨上淋巴结，甚至对侧腋窝淋巴结肿大。

2. 全身表现　早期不明显，晚期可有乏力、贫血、恶病质等。

【辅助检查】

1. 乳腺超声　应用于年轻、妊娠期、哺乳期女性，可作为首选的影像学检查方法。

2. 乳腺 X 线钼靶摄片　是目前最常用也是最有效的检出方法。

3. 病理学检查　将肿块完整切下送病理检查，以确定病理类型。

【治疗原则】　采用以手术为主的综合治疗。

1. 手术治疗　对于临床 Ⅰ 期、Ⅱ 期患者，可采用保留乳房的乳腺癌切除术，但术后必须辅以放疗。目前最常用的手术方式为乳腺癌改良根治术，分为两种术式：①保留胸大肌，切除胸小肌；②保留胸大、小肌。此两种术式保留胸肌，术后外观效果较好。

2. 放射疗法　应用于肿块局部广泛切除后给予较高剂量的放射治疗。在单纯乳房切除术后应根据患者的年龄、疾病分期分类等情况决定是否应用。

3. 化学疗法　在整个治疗过程中占重要地位。常采用 CAF 方案（环磷酰胺、多柔比星、氟尿嘧啶），根据病情可在术后尽早用药。若患者肿瘤分化差、分期晚，可应用 TAC 方案（多西他赛、多柔比星、环磷酰胺）。如果出现局部晚期的病例，也可采用术前化疗，用于缩小肿瘤，提高手术成功概率。

4. 内分泌疗法　乳腺癌细胞中雌激素受体含量高者，可采用内分泌治疗，如他莫昔芬的应用，可通过与雌二醇争夺雌激素受体或影响 DNA 基因转录等，抑制肿瘤细胞生长。绝经患者可采用芳香化酶抑制剂如来曲唑等，其效果优于他莫昔芬。

链接

乳腺癌的诱发因素

乳腺癌的发生与以下几点密切相关。①生殖因素：从青春期开始出现营养过剩、超重肥胖等可加强或延长雌激素对乳腺上皮细胞的刺激，从而增加发病风险。②饮食结构：高脂肪高热量低纤维的饮食习惯。③精神因素：现代女性因工作、家庭原因易产生紧张焦虑、暴躁易怒等不良情绪。长期受不良情绪的影响，内分泌功能失调。④环境因素：如吸烟嗜酒、长期接触污染环境或放射类物质。⑤遗传因素：一级亲属中有乳腺癌病史者，发病危险性是普通人群的 2～3 倍。

第 2 节　胸 部 肿 瘤

案例 17-2

患者，男性，60 岁，因咳嗽、痰中带血于当地医院就诊，既往体检，否认结核病史，吸烟史 40

年，1~2 包/日，体检无特殊。胸部 CT 示右肺上叶后段周围型结节，直径 1.5cm，毛刺征，纵隔淋巴结阴性。当地医院考虑"结核（陈旧性？）"，未做进一步检查，单纯抗炎治疗后患者回家，未嘱其复查。后咳血症状反复，7 个月后复查胸部 CT 示病变增大至直径 4cm，局部侵犯壁层胸膜。

问题思考： 1. 对该患者的初步诊断是什么？

2. 应如何确诊？

一、肺　癌

肺癌是起源于支气管黏膜上皮的恶性肿瘤，故又名原发性支气管肺癌。在我国，肺癌的发病率居男性肿瘤发病率的首位。肺癌好发于 40 岁以上的中老年男性，但近年来女性肺癌的发病率也明显增加。

【病因病机】　肺癌的病因尚不明确，目前认为长期大量吸烟是肺癌的最重要危险因素，烟龄越长、吸烟量越大，患肺癌的风险性越高。戒烟后肺癌的危险性会逐年下降，但吸烟的致病效应不会完全消失。其他致病因素包括空气污染、烹饪油烟、职业接触（砷、铬、镍、石棉、电离辐射等）、饮食因素等；遗传因素也与本病有关。

肺癌的分布特点为右肺多于左肺，上叶多于下叶。传统上把位置上靠近肺门处的肺癌称中心型肺癌，把位于肺周围组织的肺癌称为周围型肺癌。按病理学分类可根据细胞类型将肺癌分为九种，常见的有 3 型。①鳞状细胞癌：与吸烟关系密切，男性占多数，常为中心型肺癌。生长较慢，病程较长。一般先经肺门淋巴结转移，对放疗及化疗较敏感，早期手术，预后较好。②腺癌：近年来发病呈明显上升趋势，女性患者占多数，或与烹饪油烟等因素有关，已成为最常见的肺癌。发病年龄相对较轻，多为周围型，生长较慢，但有时在早期便发生血行转移，而淋巴转移较晚。③小细胞癌：因细胞形态形如燕麦，故又称燕麦细胞癌。与吸烟关系密切，好发于老年男性，多为中心型肺癌，高度恶性，生长快，可早期便出现淋巴及血行转移。虽对放疗、化疗较敏感，但预后最差。

【临床特征】　肺癌的临床表现与癌肿的部位、大小、是否压迫邻近器官和有无转移有关。

1. **咳嗽**　当癌肿发生于较大的支气管时，可出现刺激性咳嗽。

2. **咳血痰**　常见于中心型肺癌，表现为痰中带血点、血丝或少量咯血。

3. **局部压迫症状**　如压迫膈神经，引起同侧膈肌麻痹；压迫喉返神经，出现声音嘶哑、声带麻痹；侵犯胸膜，出现胸腔血性积液导致气促；累及食管，发生吞咽困难；侵入纵隔和压迫颈交感神经等，可引起同侧上眼睑下垂、瞳孔缩小、眼球内陷、面部无汗等颈交感神经综合征（Horner 综合征）。

4. **淋巴结转移情况**　侵入的器官不同，所产生的临床症状也各不相同。若侵及脑组织，可出现头痛、恶心及神经系统症状；若发生骨转移会引起骨痛；肝转移则会导致右上腹疼痛、肝大等；若侵及皮肤则可触及皮下结节。

【辅助检查】

1. **胸部正侧位 X 线片**　是肺癌的首选检查方法。早期肺癌 X 线可能无法显示明显肿块，但可见由支气管阻塞所引起的局部肺不张，或病灶邻近部位的浸润性病变，或肺部炎性病变。中央型肺癌常显示肺叶或一侧全肺不张，靠近肺门区边缘不整齐的纵隔淋巴结肿大影像。若癌肿病灶中心部分坏死将出现空洞区，在影像学中显示为肿块内透亮区。周围型肺癌则表现为肺叶边缘部位椭圆形块影，边缘模糊粗糙。

2. **CT**　是发现早期肺癌的最有效手段，因其薄层扫描密度分辨率较高，故能显示一般 X 线检查隐藏区的早期癌灶。早期肺腺癌可在 CT 中表现为毛玻璃影，中心型肺癌则为肺门肿块或支气管内占位等。

3. **MRI**　MRI 分辨率比 CT 更高，更容易进行类似疾病的鉴别。

4. **痰细胞学检查**　是一种普查和诊断的简单有效的方法。清晨起床后取患者咳出的新鲜痰液送检，可从患者痰液中找出肺癌组织脱落的癌细胞，对于中央型肺癌更为有效。临床疑似肺癌者应连续送检痰液 3 次或 3 次以上做细胞学检查。

5. 经胸壁穿刺针吸活组织检查 如疑为周围型肺癌者，在 CT 或超声引导下经胸壁穿刺针吸活组织检查。但有产生气胸、血胸的危险，须慎用。

6. 胸腔积液检查 对疑似肺癌转移所致胸腔积液，可抽取做细胞学检查，寻找癌细胞。

【治疗原则】 除肺癌早期患者适用于手术治疗外，其他应以非手术治疗为主。

1. 手术治疗 早期肺癌通过手术治疗通常能达到治愈效果。通常首选肺叶切除术伴淋巴结清扫。在临床上应以肿瘤的类型与患者的耐受程度，分为扩大切除术与局部切除术。周围型肺癌一般首选肺叶切除术，中心型肺癌多需要切除患侧全肺。

2. 放射治疗 适用于出现纵隔淋巴结转移的肺癌，因高龄或心肺器质性病变无法耐受手术的肺癌早期患者或术后辅助治疗也可选用放射治疗。在各种类型的肺癌中，以小细胞癌对放射治疗敏感性较高，鳞癌次之。

3. 化学治疗 常用环磷酰胺、甲氨蝶呤、氟尿嘧啶、长春新碱、顺铂等，在各种类型的肺癌中未分化小细胞癌对化疗最为敏感，疗效也最好；其次是鳞状上皮细胞癌、腺癌的敏感度最低。但此法易产生副作用，如恶心、呕吐、食欲减退、脱发、白细胞减少等。如出现严重胃肠道反应，应及时调整药量或暂缓给药。

> **链接**
>
> **吸烟与肿瘤的关系**
>
> 与吸烟关系较密切的恶性肿瘤有肺癌、口腔癌、食管癌、胃癌、肝癌、皮肤癌等，但其中关系最密切，也最为人们所熟知的便是肺癌。在国际上，吸烟是公认的能够导致肺癌的罪魁祸首。在大量流行病学调查研究中发现，吸烟量与肺癌死亡成正相关，即每日吸烟支数越多，吸烟年限越长，吸烟指数越高，发生肺癌的危险性越高。

二、食 管 癌

我国是世界上食管癌较为高发的地区之一，以河南、河北、山西三省交界地区的发病率最高。食管癌好发于 40 岁以上的男性患者，以 60～64 岁年龄组发病率最高，是一种常见的上消化道恶性肿瘤。

【病因病机】 食管癌的确切病因尚不清楚，可能与以下因素有关：①吸烟与酗酒。②缺少某些微量元素（如钼）及维生素。③不良饮食习惯，如进食过快，食物过热、过硬，致食管慢性炎症和损伤。④食物中亚硝胺含量高，霉菌毒素污染食物。⑤遗传因素。

癌肿多位于胸中段食管，下段次之，上段较少。在我国主要以鳞癌为主，在欧美地区腺癌多见。按病理形态，可分为 4 型。①髓质型：管壁增厚向腔内外扩展，恶性程度高。②缩窄型：瘤体呈环形狭窄，较早引起梗阻。③蕈伞型：瘤体向食管腔内如蘑菇样凸起生长。④溃疡型：瘤体黏膜面深凹而边缘清楚，深入肌层。

癌细胞起源于食管黏膜，最先向黏膜下层扩散，继而向上、下及全层浸润，一旦透过纤维外膜，即可侵入邻近器官。食管癌主要经淋巴转移，到达与肿瘤部位相应的区域淋巴结，血行转移较晚。

【临床特征】 早期症状不明显，可在吞咽坚硬食物时偶有不适，如胸骨后烧灼样、针刺样、牵拉摩擦样疼痛，进食停滞感，食管内异物感等，哽噎感可随吞咽水后缓解或消失。中晚期出现典型的进行性吞咽困难，先是干硬粗糙食物，继而是半流质食物，最后水或唾液皆不能咽下。若出现持续胸、背痛，夜间尤甚，说明食管外组织已受侵犯。当癌肿侵犯喉返神经，常出现声音嘶哑；当癌肿侵入支气管，则形成食管-支气管瘘，出现饮水或进食剧烈呛咳，继发肺部感染，最后出现恶病质状态；若出现肝、脑等转移，则出现腹水、昏迷等。

【辅助检查】

1. 食管吞钡造影 早期可见局限性管壁僵硬、黏膜皱襞增粗及断裂、细小的充盈缺损或龛影。

2. 纤维食管镜检查及活检 为最主要、最常用的检查法，不仅能在食管镜下观察病变情况，还可取材做病理检查，可用于确诊。

【治疗原则】 多采用手术与放射治疗、化学治疗联合应用的综合治疗方案。

1. **手术治疗** 是治疗食管癌的首选方法。凡全身情况允许、无远处转移、尚未发现喉返神经等受累者，应及时手术探查，争取对肿瘤进行完全性切除，伴清扫淋巴结。可酌情选用胃、结肠或空肠重建食管，但此法较常见的术后并发症是吻合口瘘和吻合口狭窄。对于晚期食管癌不适宜手术患者，可采用食管腔内置管术、胃造瘘术等，借以改善患者生活质量。

2. **放射治疗** 术前放疗可提高远期生存率；对术中切除不完全的残留癌组织，可于术后 3～6 周开始进行放疗。如有手术禁忌证且尚可耐受放疗者，也可采用单纯放疗。

3. **化学治疗** 分为姑息性化疗、新辅助化疗、辅助化疗等，可根据患者病情制订个体化方案，以提高疗效。但应定期检查血常规，并注意药物不良反应。

【预防措施】 ①进行健康宣教：减少饮水中有害物质、防霉去毒、改变不良饮食习惯等。②及时治疗癌前病变，如食管炎、息肉、憩室等。③在高发地区、高发人群中定期开展普查、筛检。

链 接

食管癌的诱发因素

食管癌在我国的发病具有其独特的地理分布特点：以太行山南段的河南、河北、山西三省交界地区的发病率最高，可达 32/10 万。山东、安徽、江苏、福建、湖北、陕西、新疆等地也有相对集中的高发区。目前有研究表明，长期食用含亚硝酸盐食物，如腌制类食品咸鱼、鱼露、虾酱等；或地区土壤作物及饮水中，亚硝胺类化合物含量较高，都与当地食管癌患病率成正相关。此外，长期饮食中缺乏新鲜蔬菜与水果，造成的维生素 A、维生素 C 等缺乏，以及地区饮水与土壤中某些微量元素含量较低，都可能与食管癌的发生间接相关。

自 测 题

选择题（A 型题）

1. 急性乳腺炎好发人群是（ ）
   - A. 初产妇哺乳期
   - B. 产妇哺乳期
   - C. 女性妊娠期
   - D. 非哺乳期
   - E. 以上均是

2. 急性乳腺炎早期治疗中，不正确的是（ ）
   - A. 患乳停止哺乳，吸净乳汁
   - B. 局部热敷
   - C. 局部理疗
   - D. 切开引流
   - E. 感染可采用抗生素治疗

3. 症状与月经周期有关的乳腺疾病是（ ）
   - A. 乳腺囊性增生病
   - B. 乳腺纤维瘤
   - C. 乳腺癌
   - D. 乳腺炎
   - E. 以上均是

4. 乳腺纤维腺瘤好发部位是（ ）
   - A. 乳腺内下象限
   - B. 乳腺内上象限
   - C. 乳腺外上象限
   - D. 乳腺外下象限
   - E. 以上均是

5. 当乳腺癌无法确诊时，应（ ）
   - A. 行内分泌治疗
   - B. 行放射治疗
   - C. 行活组织检查
   - D. 行 B 超检查
   - E. 行 MRI

6. 中年男性突然发生胸闷、咳嗽、痰中带血，为确诊应首选（ ）
   - A. 支气管镜检查
   - B. 肺 CT 检查
   - C. 胸部 X 线平片检查
   - D. 胸穿活检
   - E. 痰培养检查

7. 肺癌早期最常见的表现是（ ）
   - A. 刺激性咳嗽
   - B. 顽固性胸痛
   - C. 声音嘶哑
   - D. 锁骨上淋巴结肿大
   - E. 咯血

8. 食管癌最有价值的检查是（ ）
   - A. 拉网法检查
   - B. 胸部 X 线片检查
   - C. 纤维食管镜检查
   - D. CT 检查
   - E. 痰培养检查

（陈禹西）

第 *18* 章

腹 部 疾 病

第1节 急性腹膜炎

急性腹膜炎，又称急性化脓性腹膜炎，是由细菌感染、化学性或物理性损伤等引起的腹腔脏腹膜和壁层腹膜的急性炎症。按病因可分为细菌性和非细菌性两类；按临床经过可分为急性、亚急性和慢性 3 类；按发病机制可分为原发性和继发性两类；按累及的范围可分为弥漫性和局限性两类。

一、继发性腹膜炎

案例 18-1

患者，男性，36 岁，突发上腹痛 6 小时余，伴恶心，呕吐，呕吐物为胃内容物，约 50ml，非喷射性，无黑便。查体：全腹肌紧张，明显压痛和反跳痛。

问题思考： 1. 该患者最可能患的疾病是什么？

2. 对该病的药物治疗，主要使用哪种类型的药物？

继发性腹膜炎系指腹腔内原发病波及腹膜和腹膜腔所引起的急性炎症性病变。其是最为常见的腹膜炎，约占腹膜炎的 98%。临床以腹胀、腹痛、恶心呕吐、感染性中毒症状、腹部压痛、反跳痛和腹肌紧张为主要特点。

【病因病机】

1. **病因** 引起继发性腹膜炎的细菌主要是胃肠道内的常驻菌群，其中以大肠埃希菌最多见，其次为厌氧拟杆菌、链球菌、变形杆菌等。一般都是混合性感染，故毒性较强。常见的病因有：

（1）腹腔内空腔脏器穿孔、外伤引起的腹壁或内脏破裂：最常见的原因，如胃、十二指肠溃疡穿孔，急性胆囊炎胆囊壁坏死穿孔，外伤造成的肠管、膀胱破裂等，导致相应的胃内容物、胆汁、伤口细菌进入腹腔，从而引起腹膜炎。

（2）腹腔内脏器官炎症扩散：也是常见的原因，如急性阑尾炎、急性胰腺炎、女性生殖器官化脓性感染等，含有细菌的渗出液在腹腔内扩散引起腹膜炎。

（3）其他：腹部手术中的腹腔污染，胃肠道、胆管、胰腺吻合口渗漏，腹壁严重感染等。

2. **病机** 胃肠内容物和细菌进入腹腔后，机体立即发生反应，腹膜充血、水肿，产生大量浆液性渗出液以稀释腹腔内的毒素，并出现大量的巨噬细胞、中性粒细胞，坏死组织、细菌和凝固的纤维蛋白，使渗出液变混浊而成为脓液，并形成脓苔附着在脏器表面，临床上产生一系列腹膜刺激征和感染中毒症状。

【临床特征】

1. **症状**

（1）腹痛：最主要的临床表现。一般都很剧烈，难以忍受，呈持续性。深呼吸、咳嗽、转动身体时疼痛加剧。疼痛先从原发病变部位开始，随炎症扩散而延及全腹。

（2）恶心、呕吐：腹膜受到刺激，可引起反射性恶心、呕吐，呕吐物多是胃内容物。

2. 体征

（1）生命体征：体温、脉搏的变化与炎症轻重有关。随着炎症加重，体温逐渐升高、脉搏逐渐加快。

（2）感染中毒症状：早期可表现为高热、脉速、呼吸浅快、大汗、口干。进一步发展后出现面色苍白、眼窝凹陷、皮肤干燥、四肢发凉、呼吸急促、口唇发绀、脉细微弱、血压下降、神志恍惚或不清等重度缺水、代谢性酸中毒及休克症状。

（3）腹部体征：腹胀，腹式呼吸减弱或消失。腹部压痛、反跳痛和腹肌紧张是腹膜炎的标志性特征。

【辅助检查】

1. 实验室检查 白细胞计数及中性粒细胞比例增高。

2. 影像学检查

（1）腹部立位 X 线平片：胃肠穿孔可见膈下游离气体。

（2）B 超：腹腔内有不等量的液体。

（3）CT：对腹腔内实质性脏器病变（如急性胰腺炎）的诊断帮助较大，对评估腹腔内液体量也有一定帮助。

（4）MRI：可用于腹腔脓肿和腹内实质脏器病变的诊断。

3. 诊断性腹腔穿刺 根据抽出液的性质可判断病因病情。

4. 腹腔镜检查 可用于弥漫性腹膜炎的诊治，尤其是原因不明的腹膜炎，可提高诊断准确率，避免不必要的剖腹探查。

【治疗原则】

1. 诊断 根据病史及典型体征、白细胞计数及分类、腹部 X 线检查、超声或 CT 检查结果等综合分析，继发性腹膜炎的诊断一般不难。

2. 治疗

（1）一般治疗：对病情较轻，或病程较长超过 24 小时，且腹部体征已减轻或有减轻趋势者，或伴有严重心、肺等脏器疾病不能耐受手术者，可行非手术治疗。具体措施：①禁食、胃肠减压。②纠正水、电解质紊乱。③补充热量和营养支持。④镇静、止痛和吸氧。

（2）药物治疗：用抗生素治疗。针对致病菌，主要是大肠埃希菌、肠球菌和厌氧菌（拟杆菌为主），选择用第三代头孢菌素。

（3）手术治疗：绝大多数的继发性腹膜炎需要及时手术治疗。①处理原发病，如胃、十二指肠溃疡穿孔要做胃大部分切除或穿孔修补术，切除坏疽的阑尾、胆囊和肠管。②彻底清洁腹腔。③充分引流。④术后处理：继续禁食、胃肠减压、补液、应用抗生素和营养支持治疗，保证引流管通畅。

二、腹腔脓肿

腹腔脓肿的形成主要是由于化脓性腹膜炎的脓液未被完全吸收，积存于原发病灶附近或腹腔其他部位，逐渐被大网膜、肠袢和纤维组织粘连包围，与游离腹腔隔离而成，包括膈下脓肿、盆腔脓肿和肠间脓肿（图 18-1）。

【病因病机】

1. 病因 继发于急性腹膜炎或腹腔内手术，原发性感染少见。

2. 病机 脓液在腹腔内积聚，由肠管、内脏、网膜或肠系膜等粘连包围，与游离腹腔隔离，形成腹腔脓肿。

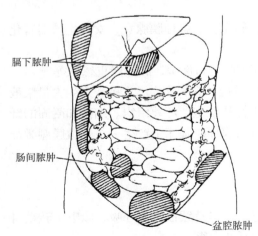

膈下脓肿

肠间脓肿

盆腔脓肿

图 18-1　腹腔脓肿好发部位

【临床特征】

1. 膈下脓肿

（1）全身症状：发热，初为弛张热，脓肿形成后呈持续高热，也可为中等程度的持续发热。逐渐出现乏力、衰弱、消瘦等。

（2）局部症状：持续性钝痛、呃逆、咳嗽、胸痛。

2. 盆腔脓肿

（1）临床症状：体温升高，典型的直肠或膀胱刺激症状，里急后重、大便频而量少、尿频、排尿困难等。

（2）体征：直肠指检发现在直肠前壁存在有波动感的肿物、有触痛。

3. 肠间脓肿　患者出现化脓感染症状，并有腹胀、腹痛、腹部压痛或扪及包块。

【辅助检查】

1. 实验室检查　膈下脓肿出现白细胞计数升高、中性粒细胞比例增高。

2. X 线检查　膈下脓肿 X 线透视出现膈肌升高，随呼吸活动受限或消失，X 线片示膈下占位阴影。

3. B 超检查　膈下脓肿在超声引导下穿刺可抽出脓液确诊；盆腔脓肿做下腹部超声及经直肠或阴道超声检查有助于明确诊断。

4. CT 检查　可进一步明确盆腔脓肿的诊断。

【诊疗原则】

1. 诊断

（1）膈下脓肿：可根据患者曾患急性腹膜炎或腹腔内脏器的炎症，或腹部手术数日后出现发热、腹痛的病史，以及临床表现和辅助检查作出诊断。

（2）盆腔脓肿：可根据患者在急性腹膜炎治疗过程中，曾有阑尾穿孔或结直肠手术的病史，临床症状和体征以及超声检查等进行诊断。

2. 治疗

（1）手术治疗：膈下脓肿可采用传统的切开引流术，但目前已很少用。盆腔脓肿较大者应采取手术治疗。

（2）经皮穿刺置管引流：适用于与体壁较近、局限性的单房膈下脓肿，优点是创伤小。

（3）非手术治疗：对膈下脓肿可采用支持治疗，包括补液、输血、营养支持和抗生素应用。对盆腔脓肿较小或尚未形成时，应用抗生素，辅以热水坐浴、物理透热等治疗。对肠间脓肿主要应用抗生素、物理透热及全身支持治疗。

第 2 节　腹 外 疝

案例 18-2

患者，男性，20 岁，左侧腹股沟区反复突出无痛性肿物 3 周，重体力劳动及久站时突出明显，平卧后可消失。查体：左侧腹股沟区可扪及一约 3cm×3cm×4cm 的椭圆梨形带蒂肿物，质地软，无触压痛，咳嗽冲击试验阳性，透光试验阴性。

问题思考：1. 对该患者的诊断是什么？

　　　　　2. 应该如何治疗？

体内某个脏器或组织离开其正常解剖部位，通过先天或后天形成的薄弱点、缺损或空隙进入另一部位，称为疝。疝多发生于腹部，以腹外疝多见（图 18-2）。

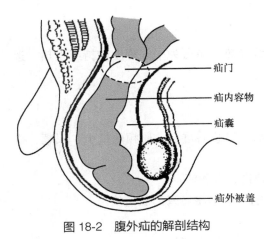

图 18-2　腹外疝的解剖结构

疝门
疝内容物
疝囊
疝外被盖

腹外疝以疝门部位作为命名依据，可分为腹股沟疝、股疝、切口疝、脐疝和上腹疝等，以腹股沟疝最为常见。腹外疝按疝内容物的病理变化和临床表现，可分为易复性疝、难复性疝、嵌顿性疝和绞窄性疝。

一、腹股沟疝

腹股沟疝是指发生在腹股沟区的腹外疝，分为斜疝和直疝两种。疝囊经过腹壁下动脉外侧的腹股沟深环（内环）突出，向内、向下、向前斜行经过腹股沟管，再穿出腹股沟浅环（皮下环），并可进入阴囊，称为腹股沟斜疝。疝囊经腹壁下动脉内侧的直疝三角区直接由后向前突出，不经过内环，也不进入阴囊，称为腹股沟直疝。其中，腹股沟斜疝最多见，占全部腹外疝的 75%～90%。发病率男多于女，男女比约为 15∶1，右侧多于左侧。

【病因病机】

1. 病因

（1）腹壁强度降低：引起腹壁强度降低的常见潜在因素有①某些组织穿过腹壁的部位，如精索或子宫圆韧带穿过腹股沟管、股动静脉穿过股管等；②腹白线发育不全；③手术切口愈合不良、外伤、感染、腹壁神经损伤、老年、肥胖所致肌萎缩等。

（2）腹内压力增高：慢性咳嗽、便秘、排尿困难、搬运重物、举重、腹水、妊娠、婴儿经常啼哭等。

2. 病机

（1）先天性解剖异常：胚胎形成过程中，睾丸附近的腹膜、腹横筋膜以及各肌经腹股沟管在腹股沟深环处逐渐下降形成鞘突。在婴儿出生后鞘突下段不久成为睾丸固有鞘膜，其余即自行萎缩闭锁。如鞘突不闭锁或闭锁不完全，就成为先天性斜疝的疝囊。

（2）后天性腹壁薄弱或缺损：腹横筋膜和腹横肌收缩可关闭腹股沟深环，如腹横筋膜薄弱或缺损、腹横肌和腹内斜肌发育不全则不能关闭而容易发生疝。

【临床特征】

1. 腹股沟斜疝

（1）突出的肿块：腹股沟斜疝的基本临床表现。肿块可因不同临床类型的疝而表现不同。①易复性斜疝：体积较小，在患者平卧或用手将肿块向腹腔推进时，肿块可消失。②难复性斜疝：肿块不能完全回纳。③嵌顿性疝：表现为肿块突然增大，并伴有明显疼痛，肿块不能推回。

（2）机械性肠梗阻表现：嵌顿性疝被嵌顿的内容物为肠袢时表现为腹部绞痛、恶心、呕吐、停止排便排气、腹胀等机械性梗阻的临床表现。若不及时解除梗阻，症状常逐渐加重，终将发展成绞窄，肠管壁因缺血而坏死，甚至发生穿孔。

2. 腹股沟直疝　常见于老年体弱者，表现为患者直立时，在腹股沟内侧端、耻骨结节上外方出现一半球形肿块，多不伴有疼痛及其他症状，平卧后多能自行消失。

【治疗原则】

1. 诊断

（1）根据腹股沟疝的病史及临床表现多可作出诊断。诊断困难时可做 CT 或立位 B 超检查，了解肠袢膨出、腹壁缺损的大小，有助于鉴别诊断。

（2）鉴别诊断

1）腹股沟斜疝与直疝的鉴别，见表 18-1。

表 18-1　腹股沟斜疝与直疝的鉴别

鉴别点	斜疝	直疝
发病年龄	多见于儿童及青壮年	多见于老年
突出途径	经腹股沟管突出，可进入阴囊	由直疝三角突出，不进入阴囊
疝块外形	椭圆或梨形，上部呈蒂柄状	半球形，基底较宽
回纳疝块后压住内环	疝块不再突出	疝块仍可突出
外环口指诊	外环扩大，咳嗽时有冲击感	外环大小正常，无咳嗽冲击感
精索与疝囊的关系	精索在疝囊后方	精索在疝囊前外方
疝囊颈与腹壁下动脉的关系	疝囊颈在腹壁下动脉外侧	疝囊颈在腹壁下动脉内侧
嵌顿机会	较多	较少

2）睾丸鞘膜积液：肿物全部局限在阴囊内，出现后不能还纳，透光试验阳性。

3）精索鞘膜积液：肿物位于腹股沟睾丸上方，体积较小，出现后不能回纳。牵拉同侧睾丸时，肿物可随之上下移动，透光试验阳性。

4）交通性鞘膜积液：阴囊肿物在起床或站立活动后出现，并逐渐增大，平卧和睡觉后逐渐缩小。用手挤压阴囊时肿物体积可缩小，透光试验阳性。

5）隐睾：包块体积较小，边界清楚，压之出现特有的胀痛感，患侧阴囊空虚。

2. 治疗

（1）非手术治疗：一岁以下婴幼儿可暂不手术。年老体弱或伴有其他严重疾病而禁忌手术者可采用非手术治疗。

（2）手术治疗：腹股沟疝最有效的治疗方法，有如下三种。①传统的疝修补术：基本原则是疝囊高位结扎、加强或修补腹股沟管管壁。②无张力疝修补术：具有术后疼痛轻、恢复快、复发率低等优点。③经腹腔镜疝修补术：具有创伤小、术后疼痛轻、恢复快、复发率低、无局部牵扯感等优点。

（3）绞窄性疝和嵌顿性疝的处理原则：绞窄性疝的内容物已坏死，需及早手术。嵌顿性疝具备下列情况的可先试行手法复位：嵌顿时间在 3～4 小时内，局部压痛不明显，也无腹部压痛或腹肌紧张等腹膜刺激征；年老体弱或伴有其他严重疾病而估计肠祥尚未绞窄坏死者。除上述情况外，嵌顿性疝原则上需要紧急手术治疗，以防止疝内容物坏死并解除伴发的肠梗阻。

第 3 节　肠 道 疾 病

一、急性阑尾炎

案例 18-3

患者，女性，27 岁。转移性右下腹痛，伴恶心呕吐 5 小时。呕吐物为胃内容、量少，T 约 39.2℃，P 115 次/分。查体：腹部平坦，右下腹有明显的压痛、反跳痛、肌紧张。血 WBC 为 $11.3×10^9$/L，中性粒细胞比例 90%。

问题思考：1. 对该患者最可能的诊断是什么？

2. 该患者确诊后，应采取的治疗措施是什么？

急性阑尾炎是外科常见病，最多见的急腹症。其是由多种革兰氏阴性需氧菌和厌氧菌引起的阑尾混合性化脓感染。临床以转移性右下腹疼痛、胃肠道症状、右下腹压痛、腹膜刺激征等为主要特点。阑尾炎一旦确诊，即应早期施行阑尾切除手术。

【病因病机病理】

1. 病因

（1）阑尾管腔阻塞：该病的最常见病因，淋巴滤泡明显增生、粪石均可导致阑尾管腔阻塞。

（2）细菌入侵：由于阑尾管腔阻塞，肠道内的革兰氏阴性或厌氧细菌繁殖，分泌毒素，损伤黏膜上皮并使黏膜形成溃疡，造成阑尾缺血，最终造成梗死和坏疽。

2. 病理分型　根据急性阑尾炎的临床过程和病理解剖学变化，可分为四种病理类型。

（1）急性单纯性阑尾炎：属轻型或病变早期，病变只限于黏膜和黏膜下层，临床体征及症状均较轻。

（2）急性化脓性阑尾炎：常由急性单纯性阑尾炎发展而来，病变可侵及阑尾的肌层及浆膜层，并可有小脓肿形成，临床体征及症状均较重。

（3）坏疽性及穿孔性阑尾炎：重型阑尾炎，阑尾管壁坏死或部分坏死，如穿孔未被包裹，感染扩散，可引起急性弥漫性腹膜炎。

（4）阑尾周围脓肿：急性阑尾炎发生坏疽或穿孔，如果此过程进展较慢，大网膜可将阑尾包裹并粘连，可形成炎性肿块或阑尾周围脓肿。

【临床特征】

1. 症状

（1）腹痛：典型的腹痛发生于上腹部，逐渐移向脐部，于6～8小时后转移并局限于右下腹，70%～80%患者具有这种转移性右下腹疼痛的特点。但不同类型及不同位置的阑尾炎，其腹痛的严重程度及部位可有差别。

（2）胃肠道症状：发病早期可有厌食、恶心、呕吐、腹泻等现象，但程度较轻。弥漫性腹膜炎时可致麻痹性肠梗阻、腹胀、排气排便减少。

（3）全身症状：早期乏力。炎症重时可出现中毒症状，如出现心率加快、寒战、高热，可达39～40℃。

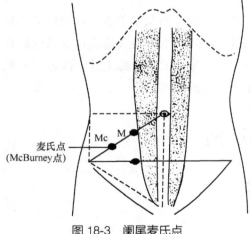

图 18-3　阑尾麦氏点

麦氏点
（McBurney点）

2. 体征

（1）右下腹压痛：急性阑尾炎的最常见的重要体征。压痛点通常位于麦氏点（图 18-3），可随阑尾位置的变异而有所变化，但始终在一个固定的位置上。炎症加重时，压痛范围随之扩大。当阑尾穿孔时，疼痛和压痛的范围可波及全腹。

（2）腹膜刺激征：当阑尾炎症加重，出现化脓、坏疽或穿孔时，可出现腹膜刺激征象，如反跳痛、腹肌紧张、肠鸣音减弱或消失等体征。但小儿、老人、孕妇、肥胖、虚弱或盲肠后位阑尾炎时，腹膜刺激征象可不明显。

（3）右下腹包块：阑尾周围脓肿形成时，在右下腹可扪及一压痛性包块，边界不清，固定。

（4）其他体征：结肠充气试验、腰大肌试验、闭孔内肌试验均为阳性。

3. 并发症

（1）急性阑尾炎的并发症：①腹腔脓肿。阑尾炎未经及时治疗的后果。②内、外痔形成。因阑尾周围脓肿未及时引流，脓肿向小肠或大肠内、膀胱、腹壁穿破而形成。③化脓性门静脉炎。阑尾急性感染时，阑尾静脉中的感染性血栓沿着肠系膜上静脉至门静脉所致。

（2）阑尾切除术后并发症：①出血。阑尾系膜的结扎线松脱，引起系膜血管出血。②切口感染：

最常见的术后并发症。③粘连性肠梗阻。较常见的并发症，与局部炎症重、手术损伤、切口异物、术后卧床等多种原因有关。④阑尾残株炎。阑尾残端保留过长超过 1cm 时，术后残株可复发炎症。⑤粪瘘很少见。

【辅助检查】

1. **实验室检查** 大多数急性阑尾炎患者的白细胞和中性粒细胞比例增高。

2. **腹部 X 线平片** 可见盲肠扩张和液气平面。

3. **B 超检查** 有时可发现肿大的阑尾或脓肿。

4. **CT 检查** 有助于阑尾周围脓肿的诊断。

【诊疗原则】

1. **诊断** 根据患者病史、临床症状、体检所见和实验室检查不难作出诊断，但须与以下疾病鉴别。①胃十二指肠溃疡穿孔。患者多有溃疡病史，表现为突发的剧烈腹痛，X 线检查有膈下游离气体。②右侧输尿管结石。为突发的右下腹阵发性剧烈绞痛，疼痛向会阴部、外生殖器放射，右下腹无明显压痛；B 超或 X 线片可见结石阴影。③异位妊娠。有停经史及阴道不规则出血史的育龄妇女，表现为突然下腹痛，阴道后穹隆穿 0 刺有血，B 超检查有助于鉴别。

2. **治疗**

（1）手术治疗：急性阑尾炎一旦确诊，即应早期施行阑尾切除术。绝大多数患者早期就医、早期确诊、早期手术，能收到良好的治疗效果。

（2）非手术治疗：仅适用于单纯性阑尾炎及急性阑尾炎的早期阶段，患者不接受手术治疗或客观条件不允许时，或有手术禁忌者，可考虑使用抗生素及补液治疗。

二、肠 梗 阻

案例 18-4

患者，女性，32 岁，反复腹痛 1 年，加重并停止排便 2 天，伴恶心呕吐，呕吐物呈粪样，并停止排便。查体：全腹压痛，左侧尤甚，伴反跳痛和肌紧张，移动性浊音阳性，肠鸣音弱。1 年前因急性阑尾炎化脓穿孔行阑尾切除术。

问题思考：1. 对该患者的诊断是什么？

2. 为进一步诊断，应进行哪些检查？

任何原因引起肠内容物不能正常运行、顺利通过肠道，称为肠梗阻，是外科常见的急腹症之一。肠梗阻可导致一系列全身性病理改变，严重时可危及患者生命。临床以腹痛、呕吐、腹胀和停止自肛门排气排便为主要特点。治疗以纠正肠梗阻所引起的全身性生理紊乱和解除梗阻为主。

【病因病机】

导致肠梗阻发生的基本原因有 4 种。

（1）机械性原因：最常见。各种原因引起肠腔变狭小，使肠内容物通过发生障碍。如粪块、异物等阻塞肠腔，粘连及束带压迫、肠管扭转使肠管受压，肿瘤、炎症等使肠腔变狭小。

（2）动力性原因：又分为麻痹性和痉挛性两类。神经反射或毒素刺激引起肠壁肌功能紊乱，使肠蠕动丧失或肠管痉挛，以致肠内容物不能正常运行，如急性弥漫性腹膜炎引起的麻痹性肠梗阻。

（3）血运性原因：肠系膜血管栓塞或血栓形成，使肠管血运障碍，发生肠麻痹而使肠内容物不能运行。

（4）其他：假性肠梗阻，无明显病因，属慢性疾病，可能是遗传性疾病，表现为反复发作的肠梗阻症状。

【分类】

（1）按病因分类：分为机械性肠梗阻、动力性肠梗阻、血运性肠梗阻和假性肠梗阻。

（2）按肠壁有无血运障碍，可分为两类：①单纯性肠梗阻。只是肠内容物通过受阻，而无肠管血运障碍。②绞窄性肠梗阻。指梗阻并伴有肠壁血运障碍者，可因肠系膜血管受压、血栓形成或栓塞等引起。

（3）按梗阻部位分类：高位（空肠）梗阻、低位小肠（回肠）和结肠梗阻。

（4）按梗阻程度分类：可分为完全性和不完全性肠梗阻。根据病程发展快慢，又可分为急性和慢性肠梗阻。

【临床特征】

1. **症状**　肠梗阻的原因、部位、病变程度、发病急慢不同，可有不同的临床表现，其共同表现是腹痛、呕吐、腹胀及停止自肛门排气排便。

（1）腹痛：机械性肠梗阻发生时，表现为腹中部阵发性绞痛，伴有肠鸣音。

（2）呕吐：在梗阻早期，呕吐呈反射性，呕吐物为食物或胃液。此后随肠梗阻部位高低而不同，部位越高呕吐出现越早、越频繁，呕吐物主要为胃及十二指肠内容；低位肠梗阻时，呕吐出现迟而少，呕吐物可呈粪样。

（3）腹胀：高位肠梗阻腹胀不明显，低位肠梗阻及麻痹性肠梗阻腹胀显著，遍及全腹。

（4）停止自肛门排气排便：在梗阻早期，尤其是高位肠梗阻，仍可将梗阻以下肠内粪便和气体排出。发生完全性肠梗阻后，患者多不再排气排便。

2. **体征**　单纯性肠梗阻早期，患者可无明显临床表现，梗阻晚期或绞窄性肠梗阻可出现血压下降、面色苍白等中毒或休克征象。机械性肠梗阻在腹部体检时常可见肠型和蠕动波。绞窄性肠梗阻则可有固定压痛及腹膜刺激征。

【辅助检查】

1. **实验室检查**　单纯性肠梗阻早期，实验室检查可无异常。但随着病情发展，血红蛋白值及血细胞比容可升高，尿相对密度增高。白细胞计数和中性粒细胞水平明显升高，多见于绞窄性肠梗阻。查血气分析，可出现酸碱失衡、电解质紊乱和肾功能异常的状况。

2. **X线检查**　在肠梗阻发生4～6小时后，X线检查可显示出肠腔内气体，立位或侧卧位透视或拍片，可见多数液平面及气胀肠袢。当怀疑有肠套叠、乙状结肠扭转或结肠肿瘤时，可行钡餐灌肠或CT以辅助诊断。

【诊疗原则】

1. **诊断**　在肠梗阻诊断过程中，必须辨明下列问题。

（1）是否为肠梗阻：根据腹痛、呕吐、腹胀、停止自肛门排气排便四大症状和腹部可见肠型或蠕动波，肠鸣音亢进等，一般可作出诊断。

（2）是机械性还是动力性肠梗阻：机械性肠梗阻具有上述典型临床表现，动力性肠梗阻腹胀明显。

（3）是单纯性还是绞窄性肠梗阻：绞窄性肠梗阻预后严重，必须及早手术治疗。绞窄性肠梗阻一般发作急骤，发展迅速，早期即可出现休克，可有明显的腹膜刺激征，腹胀不对称，呕吐物、胃肠减压抽出液、肛门排出物可为血性。

（4）是高位还是低位梗阻：高位小肠梗阻一般呕吐发生早而频繁，低位者呕吐出现晚而次数少，并可吐粪样物。

（5）是完全性还是不完全性梗阻：完全性梗阻一般呕吐频繁，如为低位梗阻则腹胀明显，完全停止肛门排气排便。而不完全性梗阻则呕吐及腹胀都较轻。

（6）是什么原因引起梗阻：应根据年龄、病史、体征、实验室检查及影像学资料全面分析可能引起肠梗阻的原因。

2. **治疗**　肠梗阻的治疗原则是矫正肠梗阻引起的全身性生理紊乱和解除梗阻。治疗方法根据梗阻的病因、性质、部位及患者全身情况和病情严重程度而定。

（1）基础治疗：不管采用手术还是非手术治疗，均需应用的基本处理。①胃肠减压，为治疗肠梗阻的重要方法之一。②矫正水、电解质紊乱及酸碱失衡，纠正肠梗阻这一最突出的生理紊乱极为重要的措施。③抗厌氧菌的抗生素，防治感染和中毒。④其他治疗，包括吸氧、镇静、止痛，应用生长抑素减少胃肠液分泌。

（2）解除梗阻：可分为手术治疗与非手术治疗两大类。

1）手术治疗：各种类型的绞窄性肠梗阻、肿瘤及先天性肠道畸形引起的肠梗阻，以及非手术治疗无效的患者，适应手术治疗。

2）非手术治疗：主要适用于单纯性粘连性（特别是不完全性）肠梗阻、麻痹性或痉挛性肠梗阻、蛔虫或粪块堵塞引起的肠梗阻、肠结核等炎症引起的不完全性肠梗阻、肠套叠早期等。非手术治疗包括中医中药治疗、口服或胃肠道灌注生植物油、针刺疗法，以及根据不同病因采用低压空气或钡灌肠、经乙状结肠镜插管、腹部按摩等方法。

第 4 节　肝　胆　疾　病

通过本节的学习，结合药学专业理解原发性肝癌、胆囊炎（急、慢性胆囊炎）和胆石症（胆囊结石和胆管结石）的病因病机、辅助检查、临床特征和诊疗原则。

一、胆　囊　炎

案例 18-5

患者，男性，37 岁，油腻饮食后右上腹疼痛 2 天。开始为胀痛，后转为阵发性绞痛，放射到右肩部。查体：T 38℃，神志清，皮肤、巩膜无黄染，右上腹胆囊区明显压痛，Murphy 征阳性。B 超检查：胆囊增大、囊壁增厚（5mm）。

问题思考：1. 该患者最可能的诊断是什么？
　　　　　2. 该患者确诊后，原则上采取什么方法治疗？

胆囊炎可分为急性、亚急性和慢性 3 类。急性胆囊炎是胆囊管梗阻和细菌感染引起的炎症，约有 95% 的患者有胆囊结石，称为结石性胆囊炎；5% 的患者无胆囊结石，称非结石性胆囊炎。慢性胆囊炎则是胆囊持续的、反复发作的炎症过程，超 90% 的患者有胆囊结石。亚急性则介于两者之间，临床表现及治疗方案与两者相似。

（一）急性胆囊炎

【病因病机】

急性结石性胆囊炎主要的致病原因如下。

1. 胆囊管梗阻　胆囊结石堵塞胆囊管损伤黏膜，阻碍胆汁排出，使胆管黏膜水肿甚至坏死。

2. 细菌感染　致病菌通过胆管逆行、循血液循环或淋巴途径进入胆囊，在胆汁流出不畅时造成感染。

【临床特征】

1. 症状

（1）上腹部疼痛：急性发作主要是上腹部疼痛。①开始仅上腹胀痛，逐渐发展为阵发性绞痛。②常夜间发作，常因饱餐、进食油腻食物而诱发。③疼痛常放射至右肩、肩胛和背部。

（2）发热：患者常有轻度至中度发热，如出现寒战高热则表明可能有胆囊坏疽、穿孔或积脓。

（3）黄疸：有部分患者可出现黄疸。

2. 体征　右上腹胆囊区域可有压痛，炎症波及浆膜时可有腹肌紧张及反跳痛，Murphy 征阳性。如发生坏疽、穿孔则出现弥漫性腹膜炎表现。

【辅助检查】

1. **实验室检查**　85%的患者白细胞升高。血清丙氨酸转移酶、碱性磷酸酶常升高，约 1/2 的患者血清胆红素升高，1/3 的患者血清淀粉酶升高。

2. **B超检查**　可见胆囊增大、囊壁增厚（>4mm），诊断准确率为 85%～95%。

3. **CT、MR 检查**　能协助诊断。

4. **^{99m}Tc-EHIDA 检查**　对症状不典型的患者，敏感性达 97%、特异性达 87%。

【诊疗原则】

1. **诊断**　根据典型的临床表现、结合实验室和影像学检查，一般可诊断。

2. **治疗**　急性结石性胆囊炎最终需采用手术治疗，原则上争取择期手术。

（1）非手术治疗：包括禁食、输液、营养支持、补充维生素、纠正水电解质及酸碱代谢失衡。抗感染可选用对革兰氏阴性细菌及厌氧菌有效的抗生素和联合用药。需并用解痉止痛、消炎利胆药物。

（2）手术治疗：急性期手术力求安全、简单、有效，对年老体弱、合并多个重要脏器疾病者，选择手术方法应慎重。手术方法：胆囊切除术、胆囊部分切除术、胆囊造口术、超声引导下经皮经肝胆囊穿刺引流术。

（二）慢性胆囊炎

慢性胆囊炎是胆囊持续的、反复发作的炎症过程，超过 90%的患者有胆囊结石。

【病因病机】　同急性胆囊炎。

【临床特征】

1. **症状**　常不典型。多数患者有胆绞痛病史，常在饱餐、进食油腻食物后出现腹胀、腹痛。腹痛程度不一，多在上腹部，牵涉到右肩背部。

2. **体征**　腹部检查可无体征，或仅有右上腹轻度压痛，Murphy 征或呈阳性。

【辅助检查】　B超作为首选检查方法，可见胆囊壁增厚、胆囊排空障碍或胆囊内结石。

【诊疗原则】

1. **诊断**　根据患者有腹痛发作的病史，以及胆囊有结石的证据，一般可诊断。

2. **治疗**

（1）手术治疗：对伴有结石或确诊为本病的无结石者应行胆囊切除，首选腹腔镜胆囊切除。

（2）非手术治疗：适用于不能耐受手术者。方法包括口服溶石药物、有机溶石剂直接穿刺胆囊溶石、体外震波碎石等；限制油腻食物并服用消炎利胆药、胆盐、中药等治疗。

二、胆 石 症

胆石症包括发生在胆囊及胆管的结石，是常见病和多发病。我国胆囊结石的发病率达到 10%，女性多于男性。按结石种类可分为胆固醇类结石、胆色素类结石，以及碳酸钙、磷酸钙或棕榈酸钙为主要成分的少见结石。按部位可分为胆囊结石、肝外胆管结石和肝内胆管结石。

案例 18-6

患者，女性，48 岁，突发性右上腹绞痛 1 天，伴有寒战，半年前有类似发作史。查体：T 38.5℃，神志清，皮肤、巩膜轻度黄染，右肋缘下触及肿大的胆囊、触痛明显。
问题思考：1. 该患者最可能的诊断是什么？
　　　　　2. 首选的检查方法是什么？

（一）胆囊结石

胆囊内的结石为胆囊结石，主要为胆固醇结石或以胆固醇为主的混合性结石和黑色胆色素结石。主要见于成人，发病率在 40 岁以后随年龄增长，女性多于男性。

【病因】　胆囊结石的成因非常复杂，与多种因素有关。任何影响胆固醇与胆汁酸浓度比例和造成胆汁淤滞的因素都能导致结石形成，如女性激素、肥胖、妊娠、高脂肪饮食、长期肠外营养、糖尿病、高脂血症等。

【临床特征】　大多数患者可无症状，仅在查体、手术时偶然发现。胆囊结石的典型症状为胆绞痛，只有少数患者出现，其他常表现为急性或慢性胆囊炎。

1. **胆绞痛**　典型发作是在饱餐、进食油腻食物后或睡眠中体位改变时。疼痛位于右上腹或上腹部，呈阵发性，或者持续疼痛阵发性加剧，可向右肩胛部和背部放射。

2. **上腹隐痛**　多数患者仅在进食过多、吃肥腻食物、工作紧张或休息不好时感到上腹部或右上腹隐痛。

3. **胆囊积液**　胆囊结石长期嵌顿或阻塞胆囊管但未合并感染时，胆囊黏膜吸收胆汁中的胆色素，并分泌黏液性物质，导致胆囊积液。

4. **Mirizzi 综合征**　是特殊类型的胆囊结石。临床特点是反复发作胆囊炎及胆管炎、明显的梗阻性黄疸。

【辅助检查】

1. **B 超**　首选，准确率接近 100%。超声检查发现胆囊内有强回声团，随体位改变而移动，其后有声影即可确诊为胆囊结石。

2. **腹部 X 线**　能确诊。

【诊疗原则】

1. **诊断**　根据病史及 B 超检查基本可诊断胆囊结石。

2. **治疗**　对有症状和（或）有并发症的胆囊结石，首选腹腔镜胆囊切除术。

（二）胆管结石

胆管结石又可分为肝外胆管结石和肝内胆管结石。左右胆管汇合部以下的为肝外胆管结石，包括肝总管结石和胆总管结石；汇合部以上的为肝内胆管结石。

【病因病机】

1. **肝外胆管结石**　肝外胆管结石分为继发性和原发性结石。继发性结石主要是胆囊结石排进胆管并停留在胆管内。原发性结石形成的诱因主要是胆管感染、胆管梗阻、胆管异物等。

2. **肝内胆管结石**　肝内胆管结石病因较复杂，主要与胆管感染、胆管寄生虫（蛔虫、华支睾吸虫）、胆汁停滞、胆管解剖变异、营养不良等有关。

【临床特征】

1. **肝外胆管结石**

（1）症状：一般平时无症状或仅有上腹部不适，当结石造成胆管梗阻时可出现腹痛或黄疸，如继发胆管炎时，可有较典型的 Charcot 三联征：腹痛、寒战高热、黄疸。

（2）体征：平日无发作时可无阳性体征，或仅有剑突下和右上腹深压痛。如合并胆管炎时，可在右上腹有不同程度的腹膜炎征象。

2. **肝内胆管结石**

（1）症状：肝内胆管结石多年无症状，或仅有上腹部和胸腹部胀痛不适。绝大多数患者以急性胆囊炎就诊，主要表现为寒战高热和腹痛。反复发作可导致肝脓肿或肝硬化，并出现相应的临床表现。

（2）体征：可能仅可触及肿大或不对称的肝，肝区有压痛和叩击痛。

【辅助检查】

1. **实验室检查**　肝外胆管结石合并胆管炎时，有白细胞及中性粒细胞水平升高，血清总胆红素及结合胆红素增高，血清氨基转移酶和碱性磷酸酶升高，尿中胆红素升高、尿胆原降低或消失。肝内胆管结石合并急性胆管炎时白细胞升高、中性粒细胞水平增高并左移；肝功能酶学检查异常。

2. **B 超检查**　首选的检查，能发现胆管结石并明确大小和部位。

3. **CT 检查**　能发现胆管扩张和结石部位。

4. 经皮肝穿刺胆管造影（PTC）和逆行胰胆管造影（ERCP） 有创性检查，能清楚显示结石及部位。

5. 磁共振胰胆管造影（MRCP） 是无损伤的检查方法，可发现胆管梗阻部位，但观察结石不一定满意。

【诊疗原则】

1. 诊断 根据病史，临床特征和影像学检查一般可诊断。

2. 治疗

（1）一般治疗：可作为手术前的准备治疗。治疗措施：应用抗生素，解痉，利胆，纠正水、电解质及酸碱平衡紊乱，加强营养支持和补充维生素，护肝。

（2）手术治疗：治疗胆管结石的主要方法。①肝外胆管结石手术方法有胆总管切开取石、T 管引流术、胆肠吻合术。②肝内胆管结石手术方法包括胆管切开取石、胆肠吻合术、肝切除术，其中胆管切开取石为最基本的手术方法。

第5节 肛周疾病

一、痔

案例 18-7

患者，男性，35 岁，反复排便时出现肛门肿物脱出 1 年，伴出血 1 周。肿物可自行还纳，伴疼痛、便后少量滴血，可自行缓解。

问题思考： 1. 对该患者的诊断是什么？

2. 该疾病的治疗原则是什么？

痔是最常见的肛肠疾病，可分为内痔、外痔和混合痔（图 18-4）。内痔是肛垫的支持结构、静脉丛及动静脉吻合支发生病理性改变或移位。外痔是齿状线远侧皮下静脉丛的病理性扩张或血栓形成。内痔通过丰富的静脉丛吻合支和相应部位的外痔相互融合则为混合痔。

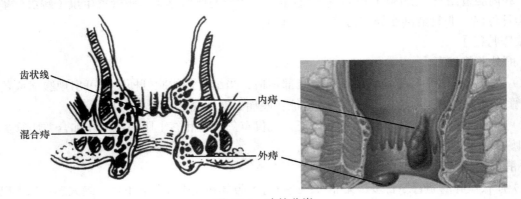

齿状线
混合痔
内痔
外痔

图 18-4 痔的分类

【病因病机】

1. 病因 病因尚未完全明确，可能与多种因素有关，目前主要有以下学说：

（1）肛垫下移学说：在肛周的黏膜下有一层环状的由静脉（或称静脉窦）、平滑肌、弹性组织和结缔组织组成的肛管血管垫，简称肛垫。正常情况下，肛垫疏松地附着在肛管肌壁上，排便时被推向下，排便后缩回肛管内，弹性回缩作用减弱后，肛垫则充血、下移形成痔。

（2）静脉曲张学说：认为痔的形成与直肠静脉扩张淤血相关，如长期坐立、便秘、妊娠、前列腺增大等。

2. **诱发因素** 长期饮酒和进食大量刺激性食物可使局部充血；肛周感染可引起静脉周围炎，使静脉失去弹性而扩张；营养不良可使局部组织萎缩无力。

【临床特征】 根据痔所在的部位不同，可分为 3 类，其相应的临床表现如下。

1. **内痔** 主要临床表现是出血和脱出。无痛性间歇性便后出鲜血是内痔的常见症状。部分患者可伴发排便困难。内痔的分度：①Ⅰ度。便时带血、滴血或喷射状出血，便后出血可自行停止，无痔脱出。②Ⅱ度。常有便血，排便时有痔脱出，便后可自行还纳。③Ⅲ度。偶有便血，排便或久站、咳嗽、劳累、负重时痔脱出，需用手还纳。④Ⅳ度。偶有便血，痔脱出不能还纳或还纳后又脱出。

2. **外痔** 主要临床表现是肛门不适、潮湿不洁，有时有瘙痒。如发生血栓形成及皮下血肿有剧痛称之为血栓性外痔，48 小时后疼痛才逐渐缓解。

3. **混合痔** 内痔和外痔的症状可同时存在。

【辅助检查】 肛门镜检查可看见痔块的情况，以及直肠黏膜有无充血、水肿、溃疡、肿块等。

【诊疗原则】

1. **诊断** 痔的诊断主要靠肛门直肠检查。先行肛门视诊，再做直肠指检，最后做肛门镜检查。根据患者的病史、临床表现和肛门直肠检查不难作出诊断。

2. **鉴别诊断**

（1）直肠癌：直肠癌在直肠指检时可扪到高低不平的硬块，而痔为暗红色圆形柔软的血管团。

（2）直肠息肉：息肉为圆形、实质性、有蒂、可活动，多见于儿童。

（3）直肠脱垂：易误认为环状痔，但直肠脱垂黏膜呈环形，表面平滑，括约肌松弛；而环状痔黏膜呈梅花瓣状，括约肌不松弛。

3. **治疗** 痔的治疗有 3 个原则：①无症状的痔无须治疗。②有症状的痔重在减轻或消除症状，而非根治。③以保守治疗为主。

（1）一般治疗：在痔的初期和无症状的痔，可通过增加纤维性食物，改变不良的大便习惯，保持大便通畅，防治便秘和腹泻。

（2）注射疗法：治疗Ⅰ、Ⅱ度出血性内痔的效果较好。通过局部注射硬化剂使痔和痔周围产生无菌性炎症反应，黏膜下组织纤维化，使痔块萎缩。

（3）胶圈套扎疗法：可用于治疗Ⅰ、Ⅱ、Ⅲ度内痔。原理是将特制的胶圈套入到内痔的根部，利用胶圈的弹性阻断痔的血运，使痔缺血、坏死、脱落而愈合。

（4）多普勒超声引导下痔动脉结扎术：适用于Ⅱ～Ⅳ度的内痔。通过阻断痔的血液供应达到缓解症状的目的。

（5）手术治疗：对于Ⅱ、Ⅲ度内痔和混合痔用保守治疗方法失败或不宜保守治疗的患者，则需采用手术治疗。常有的手术方法：痔单纯切除术、吻合器痔上黏膜环切钉合术、血栓外痔剥离术。

二、肛 裂

肛裂是指齿状线下肛管皮肤层裂伤后形成的小溃疡。方向与肛管纵轴平行，常引起肛周剧痛。多见于中青年人。临床以疼痛、便秘和出血为主要临床特点。

【病因病机病理】

1. **病因** 肛裂的病因尚不清楚，可能与长期便秘、粪便干结引起的排便时机械性创伤等因素有关。

2. **病理** 裂口上端的肛门瓣和肛乳头水肿，形成肥大乳头；下端皮肤形成袋状皮垂向下突出于肛门外，称为前哨痔。因肛裂、前哨痔、乳头肥大常同时存在，称为肛裂"三联征"。

【临床特征】 肛裂患者有典型的临床表现，即疼痛、便秘和出血。

1. **疼痛** 多剧烈，有典型的周期性，排便时肛管有烧灼样或刀割样疼痛，便后数分钟可缓解，随后因肛门括约肌收缩痉挛而再次剧痛，持续半小时到数小时；再次排便时又疼痛。

2. **便秘** 患者因害怕疼痛不愿排便，久而久之引起便秘，大便干硬，加重肛裂。

3. **出血** 排便时在粪便表面或便纸上见到少量血迹，或滴鲜血，大量出血少见。

【诊疗原则】

1. **诊断** 根据临床病史、肛门检查时发现的肛裂"三联征"，一般即能诊断肛裂。

2. **治疗**

（1）一般治疗：原则是解除括约肌痉挛，止痛，帮助排便，中断恶性循环，促使局部愈合。具体措施包括坐浴、润便、扩肛。

（2）手术治疗：经久不愈、保守治疗无效且症状较重者可采用手术治疗。常用的手术方法：肛裂切除术、肛管内括约肌切断术。

三、肛 瘘

肛瘘是指肛门周围的肉芽肿性管道，由内口、瘘管、外口 3 个部分组成。内口常位于直肠下部或肛管，多为一个；而外口在肛周皮肤上，可为一个或多个，经久不愈或反复发作，是常见的直肠肛管疾病之一。多见于青壮年男性。

【病因病机】

1. **病因** 大部分肛瘘由直肠肛管周围脓肿引起。

2. **肛瘘的分类** 分类方法很多，此次介绍常用的 3 种分类方法。

（1）按瘘管位置高低分类：①低位肛瘘，瘘管位于外括约肌深部以下。②高位肛瘘，瘘管位于外括约肌深部以上。

（2）根据瘘管数目分类：①单纯肛瘘，一个外口一个内口，一个管道。②复杂肛瘘，一个内口，一个以上外口，管道有多个分支。

（3）按瘘管与括约肌的关系分类：①肛管括约肌间型。约占 70%，多为低位肛瘘。②经括约肌瘘。约占 25%，可为低位或高位肛瘘。③肛管括约肌上型。约占 4%，为高位肛瘘。④肛管括约肌外型。最少见，仅占 0.5%。

【临床特征】 肛瘘的主要症状是瘘口外流出少量脓性、血性、黏液性分泌物。分泌物的刺激，可使肛门部潮湿、瘙痒，形成湿疹。当肛管中有脓肿形成时，可感到明显疼痛，且伴寒战、发热等全身感染症状，脓肿穿破或切开引流后，症状缓解。上述症状的反复发作是瘘管的临床特点。

【辅助检查】

1. **肛镜检查** 有时可发现肛瘘的内口。

2. **MRI 扫描** 能清晰显示瘘管位置及与括约肌之间的关系，部分患者可显示内口所在位置。

3. **结肠镜或钡灌肠检查** 用于复杂、多次手术、病因不明的肛瘘患者，以排除 Crohn 病和溃疡性结肠炎。

【诊疗原则】

1. **诊断** 根据临床表现、肛门检查一般即能诊断肛瘘，其中确定内口位置对明确诊断肛瘘非常重要。

2. **治疗** 肛瘘不能自愈，不治疗会反复发作形成直肠肛管周围脓肿，治疗方法主要有两种。

（1）堵塞法：用 0.5% 甲硝唑、生理盐水冲洗瘘管后，用生物蛋白胶自外口注入。该方法无创伤无痛苦，但治愈率仅约为 25%，单纯性肛瘘可采用此法。

（2）手术治疗：原则是将瘘管切开，形成敞开的创面，促使愈合。手术方法如下。①瘘管切开术，适用于低位肛瘘。②挂线疗法，适用于高位单纯性肛瘘或复杂性肛瘘的辅助治疗。③肛瘘切除术，适用于低位单纯性肛瘘。

第 6 节 腹 部 肿 瘤

案例 18-8

　　患者，男性，46 岁，上腹部隐痛 3 个月，黑便 5 天。伴食欲下降，无恶心、呕吐。近 1 个月来自觉乏力，体重明显下降。大便隐血++。胃肠道钡餐检查：见胃窦部小弯侧黏膜纹理紊乱，可见一 3cm×3.5cm 大小的龛影，胃壁僵直不规则。

问题思考：1. 对该患者的诊断是什么？

　　　　　 2. 为进一步确诊，采取哪些辅助检查最有效？

一、胃　　癌

　　胃癌是指发生在胃部的恶性肿瘤。我国胃癌的发病率在消化道的恶性肿瘤中居第二位，好发年龄在 50 岁以上，男女发病率之比为 2∶1。临床上早期胃癌常无明显症状，进展期以疼痛和体重减轻为主要特点。

　　【病因病机】　确切病因不十分明确，但与以下因素有关。

　　1. 地域环境及饮食生活因素　我国西北和东部沿海地区明显比南方地区高。长期食用熏烤、盐腌食品的人群发病率高，与食品中亚硝酸盐、真菌毒素等致癌物或前致癌物含量高有关。吸烟者较不吸烟者发病率高 50%。

　　2. 幽门螺杆菌感染　是引发胃癌的主要因素之一。幽门螺杆菌阳性者的发病危险性是阴性者的 3～6 倍。

　　3. 慢性胃部疾病　主要见于胃息肉、慢性萎缩性胃炎及胃大部切除术后的残胃。

　　4. 遗传和基因　与胃癌患者有血缘关系的亲属其胃癌发病率高 4 倍，胃癌的发生与抑癌基因 *P53*、*APC*、*Rb* 等发生基因缺失或突变有关。

　　【临床特征】

　　1. 症状

　　（1）早期胃癌：多数患者无明显症状，有时出现上腹不适、进食后饱胀恶心等非特异性消化道症状。

　　（2）进展期胃癌：疼痛与体重减轻是最常见的临床症状。常有较明显的消化道症状，如上腹不适、食欲下降、乏力、消瘦，部分患者有恶心、呕吐。

　　（3）晚期胃癌：常出现贫血、消瘦、营养不良甚至恶病质等表现。

　　2. 体征　胃癌扩散时出现锁骨上淋巴结肿大、腹水、腹部包块等。

　　【辅助检查】

　　1. 纤维胃镜检查　直接观察胃黏膜病变的部位和范围，并可获取病变组织做病理学检查，是诊断胃癌的最有效办法。

　　2. X 线钡餐检查　常采用气钡双重造影，通过黏膜相和充盈相的观察作出诊断，是目前诊断胃癌的常用方法。

　　3. CT 检查　在评价胃癌病变范围、局部淋巴结转移和远处转移方面具有较高的价值，是判断胃癌术前临床分期的首选方法。

　　4. 正电子发射成像　是一种新型无创的检查方法，对胃癌的诊断，判断淋巴结和远处转移病灶情况，准确率比较高。

　　5. 其他　癌胚抗原（CEA）、CA19-9 和 CA125 仅作为判断肿瘤预后和治疗效果的指标，无助于胃癌的诊断。

【诊疗原则】

1. **诊断**　根据临床症状，通过 X 线钡餐检查和纤维胃镜加活组织检查，诊断胃癌不难。

2. **治疗**

（1）手术治疗：外科手术是胃癌的主要治疗手段，也是目前治愈胃癌的唯一方法。分为根治性手术和姑息性手术两类。

（2）化学治疗：用于根治性手术的术前、术中和术后，延长生存期。晚期胃癌患者可采用适量化疗。常用的胃癌化疗给药途径有口服、静脉、腹膜腔、动脉插管区域灌注给药等。临床上较为常用的化疗方案有：FAM 方案（5 氟尿嘧啶+阿霉素+丝裂霉素）、MF 方案（氨甲喋呤+5 氟尿嘧啶）、ELP 方案（叶酸钙+5 氟尿嘧啶+依托泊苷）。

（3）免疫治疗：包括非特异生物反应调节剂如卡介苗、香菇多糖等；细胞因子如白介素、干扰素、肿瘤坏死因子等；以及过继性细胞免疫治疗如淋巴细胞激活后杀伤细胞、肿瘤浸润淋巴细胞等的临床应用。

（4）其他治疗：包括放疗、靶向治疗和中医中药治疗等。

二、原发性肝癌

案例 18-9

患者，男性，55 岁，既往有肝硬化病史 30 年，1 个月前出现右上腹隐痛，伴消瘦、乏力。查体：右肋下可扪及质地坚硬、表面凹凸不平的肿块。辅助检查：血清甲胎蛋白（AFP）测定值明显增高，达 520μg/L。

问题思考：1. 对该患者可能的诊断是什么？
　　　　　　2. 提高该患者长期疗效的关键是什么？

原发性肝癌，简称肝癌，是我国常见的恶性肿瘤之一，发病率占肿瘤死亡率的第二位。肝癌发病年龄多在 40～50 岁，男多于女，东南沿海地区较其他地区高。临床早期无明显症状，中晚期以肝区疼痛、进行性肝大、全身和消化道症状为主要特点。

【病因病机】

1. **病因**　原发性肝癌的病因和发病机制尚不明确。目前认为与肝硬化、病毒性肝炎、黄曲霉素等某些化学致癌物质和水土因素有关。

2. **病理分类**

（1）按大体病理形态：可分为结节型、巨块型和弥漫型。

（2）按肿瘤大小：可分为微小肝癌（直径<2cm）、小肝癌（>2cm）、大肝癌（直径>5cm）、巨大肝癌（>10cm）。

（3）按组织细胞学类型：可分为肝细胞癌、胆管细胞癌和混合型癌，其中绝大部分为肝细胞癌。

【临床特征】

1. **症状**　原发性肝癌早期缺乏典型症状，一旦出现症状和体征，疾病多已进入中、晚期。常见临床表现如下。

（1）肝区疼痛：超过半数的患者以此为首要症状，多为持续性钝痛、刺痛或胀痛。当肝癌结节发生坏死、破裂，引起腹腔内出血时，则表现为突然引起右上腹剧痛和压痛，出现腹膜刺激征等急腹症表现。

（2）全身和消化道症状：主要表现为乏力、消瘦、食欲减退、腹胀等。晚期则出现贫血、黄疸、腹水、下肢水肿、皮下出血及恶病质等。

2. **体征**　肝大为中、晚期肝癌最常见的主要体征。肝大呈进行性，质地坚硬，边缘不规则，表面凹凸不平呈大小结节或巨块状。

【辅助检查】

1. 肝癌血清标志物检测

（1）血清甲胎蛋白（AFP）测定：血清 AFP≥400μg/L，持续性升高并能排除妊娠、活动性肝病、生殖腺胚胎源性肿瘤等，即可考虑肝癌的诊断。

（2）血液酶学及其他肿瘤标志物检查：肝功能相关的酶可能升高，但缺乏特异性。

2. B 超检查 可显示肿瘤的大小、形态、所在部位以及肝静脉或门静脉内有无癌栓等。可发现直径 1.0cm 左右的微小癌灶，可用于高发人群的普查。

3. CT 检查 对肝癌的诊断符合率可达 90% 以上，可检出直径 1.0cm 左右的微小癌灶。

4. MRI 检查 诊断价值与 CT 相仿，对良、恶性肝内占位病变，特别与血管瘤的鉴别优于 CT；可显示肝静脉、门静脉、下腔静脉和胆管内有无癌栓。

5. 选择性肝动脉造影 属于创伤性检查，诊断正确率达 95% 左右。

6. 肝穿刺行针吸细胞学检查 在 B 超引导下行肝穿刺针吸细胞学检查，有确诊意义。肿瘤位于肝表面，经过各种检查仍不能确诊者，可行腹腔镜检查。

【诊疗原则】

1. 诊断 根据临床症状、体征，实验室检查如 AFP 测定，超声或 CT 等影像学检查，一般来说诊断不难，关键是要早期诊断出微小肝癌。

2. 治疗 早期诊断，早期采用以手术切除为主的综合治疗，是提高肝癌长期治疗效果的关键。早期施行手术切除仍是目前首选的、最有效的治疗方法。

（1）手术治疗：部分肝切除术、肝移植。

（2）肿瘤消融：B 超引导下经皮穿刺肿瘤行微波、射频或注射无水乙醇治疗，以及体外高能超声聚焦疗法等。适用于一些瘤体较小而又不能或不适宜行手术切除者。

（3）化学治疗：原则上不做全身化疗。对癌肿不能切除或肿瘤姑息切除的后继治疗，一般采用肝动脉和（或）门静脉置泵，做区域化疗栓塞。

（4）放射治疗：对一般情况较好，不伴有严重肝硬化，无黄疸、腹水，无脾功能亢进和食管静脉曲张，癌肿较局限，尚无远处转移而又不适于手术切除或手术后复发者，可采用放疗为主的综合治疗。

（5）全身药物治疗：包括生物和分子靶向药物以及中医中药治疗。

三、胰　腺　癌

案例 18-10

患者，男性，52 岁，进行性黄疸 3 个月，伴中上腹持续性胀感，夜间平卧时加重，消瘦显著。查体：慢性消耗性面容。皮肤、巩膜重度黄染。辅助检查：B 超示胰管扩张，胰头占位性病变。

问题思考： 1. 该患者首先考虑的诊断是什么？

2. 该患者确诊后，采取的治疗方法有哪些？

胰腺疾病中，胰腺癌是一种较常见的恶性肿瘤，其发病率有明显增高的趋势，90% 的患者在诊断后 1 年内死亡，5 年生存率仅为 1%～3%。40 岁以上好发，男性比女性多见。胰腺癌包括胰头癌、胰体尾部癌，其中胰头癌约占胰腺癌的 70%～80%。

【病因病机】 近年研究证明，胰腺癌存在染色体异常。在胰腺癌的致病因素中，吸烟是唯一被公认的危险因素，但其致病机制尚不完全清楚。

【临床特征】

1. 症状 临床症状以上腹部疼痛、饱胀不适、黄疸、食欲降低和消瘦最为多见。

2. 体征 体检可见巩膜及皮肤黄染，肝大，多数患者可触及肿大的胆囊。晚期偶可扪及质硬、固定的上腹肿块，腹水征阳性。

【辅助检查】

1. **实验室检查** 可有血、尿淀粉酶一过性升高，空腹或餐后血糖升高，胆管梗阻时血清总胆红素和直接胆红素升高、尿胆红素阳性。免疫学检查大多数胰腺癌血清学标志物可升高，包括 CA19-9、CEA、胰胚抗原等。

2. **B超检查** 可显示肝内、外胆管扩张，胰管扩张，胰头部占位病变，同时可观察有无肝转移和淋巴结转移。

3. **CT检查** 优于B超，对判定肿瘤能否切除具有重要意义。

4. **逆行胰胆管造影（ERCP）** 有创性检查，可显示胆管和胰管近壶腹侧影像或肿瘤远端胆、胰管扩张的影像。

5. **MRI或磁共振胰胆管造影（MRCP）** 能显示胰、胆管梗阻的部位、扩张程度，具有重要的诊断价值。

6. **经皮细针穿刺细胞学检查** 在B超或CT引导下穿刺肿瘤做细胞学检查阳性率可达80%左右。

【诊疗原则】

1. **诊断** 主要依据临床特征和影像学检查。

2. **治疗** 该病早期诊断困难，手术切除率低，预后很差。改进预后的关键在于早期诊断、早期发现和早期治疗。

（1）手术治疗：手术切除是胰腺癌有效的治疗方法。常用的手术方式：胰头十二指肠切除术、保留幽门的胰头十二指肠切除术、姑息性手术。

（2）辅助治疗：术后可采用氟尿嘧啶和丝裂霉素为主的化疗。也可以采用以放射治疗为基本疗法的综合治疗。

四、结 肠 癌

案例 18-11

患者，男性，48岁，左下腹持续隐痛3个月，伴消瘦乏力，近1周来大便带脓血，2~3次/天。查体：贫血貌，左下腹可扪及移动性肿块。辅助检查：Hb 78g/L，大便隐血试验阳性。X线钡剂灌肠示乙状结肠壁僵硬，可见充盈缺损。

问题思考：1. 对该患者的诊断是？

2. 该患者一旦确诊后，应做什么治疗？

结肠癌是胃肠道中常见的恶性肿瘤，好发部位为乙状结肠、回盲部、升结肠、降结肠和横结肠。近年来发病率呈明显上升趋势，以41~65岁发病率高。

【病因病机】 结肠癌病因尚未明确，但高危因素如下。

1. **相关疾病** ①腺瘤：结肠癌超过半数来自腺瘤的癌变。②溃疡性结肠炎和结肠血吸虫病肉芽肿，与结肠癌的发生有较密切的联系。

2. **饮食和运动** 过多的动物脂肪及动物蛋白饮食、缺乏新鲜蔬菜及纤维素饮食、缺乏适度的体力活动被认为是相关的高危因素。

3. **遗传** 如应将遗传性非息肉性结肠癌的错配修复基因突变携带者的家族成员，视为结肠癌的一组高危人群；家族性肠息肉病，已被公认为癌前期病变。

【临床特征】 结肠癌早期常无特殊症状，发展后主要有下列症状：

1. **排便习惯与粪便形状的改变** 常为最早出现的症状。多表现为排便次数增加，腹泻，便秘，粪便中带血、脓或黏液。

2. **腹痛** 早期症状之一，常为定位不确切的持续性隐痛，或仅是腹部不适或腹胀感，出现肠梗阻时则腹痛加重或为阵发性绞痛。

3. 腹部肿块　在腹部体检时可发现有腹部肿块，为瘤体或肠腔内积粪。肿块质硬、形状不规则，与周围组织有粘连。

4. 肠梗阻症状　一般属结肠癌的中晚期症状，多表现为慢性低位不完全肠梗阻，主要表现是腹胀和便秘，腹部胀痛或阵发性绞痛。部分左侧结肠癌患者以急性完全性结肠梗阻为首发症状。

5. 全身症状　可出现贫血、消瘦、乏力、低热等。病情晚期可出现肝大、黄疸、恶病质等全身症状。右侧结肠癌以全身症状、贫血和腹部肿块为主，而左侧结肠癌则以排便习惯改变、肠梗阻和便血为主。

【辅助检查】

1. 实验室检查　大便隐血试验阳性。

2. X 线检查　X 线钡剂灌肠或气钡双重对比造影检查，有助于明确诊断。

3. 纤维结肠镜或乙状结肠镜检查　有助于明确诊断。

4. B 超和 CT 检查　对了解腹部肿块和肿大淋巴结，发现肝内有无转移等均有帮助。

5. 血清癌胚抗原测定　45%患者检查值高于正常，对检测诊断结肠癌无特异性，但对了解肿瘤的预后、疗效的观察和复发有一定帮助。

【诊疗原则】

1. 诊断　根据病史、辅助检查不难作出诊断。

2. 治疗

（1）手术治疗：结肠癌一旦确诊，原则是采用以手术切除为主的综合治疗。

1）术前准备：①排空肠道：术前 12～24 小时口服复方聚乙二醇电解质散 2000～3000ml，或口服甘露醇。也可术前一天口服泻剂，如蓖麻油、硫酸镁或番泻叶液等。②肠道抗生素的应用：常规使用甲硝唑 0.4g，一日三次；新霉素 1.0g，一日两次，术前一天使用。

2）手术方法：①结肠癌根治性手术：切除范围包括癌肿所在肠袢及其系膜和区域淋巴结。②结肠癌并发急性肠梗阻，如患者情况不好可先行盲肠造口解除梗阻，二期手术再行根治性切除。对于肿瘤不能切除者，亦可考虑行姑息性结肠造口术。

（2）化学治疗：以氟尿嘧啶（5-Fu）为基础用药，以静脉化疗为主。目前的主要方案：FOLFOX6 方案、XELOX 方案、MAYO 方案。

（3）化学预防：大肠癌存在息肉-腺瘤-腺癌的演进序列，历时长，因此为预防提供了可能。目前常用的药物有舒林酸、维生素 E、维生素 C、维生素 A、非甾体抗炎药如阿司匹林等。

五、直 肠 癌

案例 18-12

患者，男性，48 岁，黏液脓血便 2 月余，3～5 次/天，伴肛门坠胀感和下腹部阵发性隐痛。查体：直肠指检可触及大小约 5cm×4cm 的肿块，质地硬，表面凹凸不平，指套染血。肠镜可见距离肛门 10cm 处的菜花状肿物，糜烂出血。

问题思考：1. 该患者可能的诊断是什么？

2. 该患者一旦确诊后，应为其做什么治疗？

直肠癌是乙状结肠、直肠交界处至齿状线之间的癌，也是消化道中较为常见的肿瘤。直肠癌临床早期可无明显症状，癌肿破溃形成溃疡或感染时才出现症状，以直肠刺激征、肠腔狭窄和癌肿破溃感染症状为主要特点。

【病因病机】

1. 病因　直肠癌的发病原因尚不清楚，其可能的相关因素同结肠癌。

2. 流行病特点 ①直肠癌比结肠癌发病率高，约为 1.5∶1。②低位直肠癌所占比例高，占直肠癌的 60%～75%，绝大多数在直肠指检时可触及。③青年人直肠癌的比例高，占 10%～15%。

【临床特征】 直肠癌早期可无明显症状，癌肿破溃形成溃疡或感染时才出现症状，其临床表现如下。

1. 直肠刺激症状 便意频繁、排便习惯改变；便前肛门有下坠感、里急后重、排便不尽感。

2. 肠腔狭窄症状 大便变形、变细或腹胀、腹痛、肠鸣音亢进等不全性肠梗阻表现。

3. 癌肿破溃感染症状 大便表面带血及黏液，甚至脓血便。

【辅助检查】

1. 实验室检查 大便隐血检查阳性。

2. 直肠指检 是诊断直肠癌最重要的方法。我国 75% 以上直肠癌患者能在直肠指检时触及，可查出癌肿的部位、大小、范围、与周边组织关系等。

3. 内镜检查 包括直肠镜、乙状结肠镜和纤维结肠镜检查。

4. 影像学检查

（1）钡餐灌肠检查：用以排除直肠多发癌和息肉病。

（2）B 超检查：腔内 B 超可在术前对直肠癌的局部浸润程度进行评估，腹部 B 超可检查是否存在肝转移。

（3）CT 检查：可了解直肠癌盆腔内扩散情况，是术前常用的检查方法。

5. 肿瘤标志物测定 癌胚抗原主要用于预测直肠癌的预后和监测复发。

【诊疗原则】

1. 诊断 直肠癌可通过临床表现，直肠指检，实验室、内镜及影像学检查以明确诊断。其中直肠指检是诊断直肠癌最重要的方法，近 75% 的直肠癌能在直肠指检时触及。癌胚抗原是目前公认的在大肠癌诊断及术后监测有意义的肿瘤标志物。

2. 治疗

（1）手术治疗：一旦确诊直肠癌，如无手术禁忌证，都应尽早施行直肠癌根治术。常用的手术方式：①局部切除术。②腹会阴联合直肠癌根治术（Miles 手术）。③经腹直肠癌切除术（Dison 手术），适用于距齿状线 5cm 以上的直肠上段癌，是目前应用最多的直肠癌根治术。④经腹直肠癌切除、近端造口、远端封闭手术（Hartmann 手术）。

（2）放射治疗：作为手术切除的辅助疗法，可提高疗效，降低术后局部复发率。

（3）化学治疗：治疗方案同结肠癌。

（4）其他治疗：主要有新辅助放化疗、基因治疗、靶向治疗和免疫治疗等。

自 测 题

选择题（A 型题）

1. 继发性腹膜炎的常见致病菌是（　　）
   A. 类杆菌
   B. 金黄色葡萄球菌
   C. 肺炎球菌
   D. 大肠埃希菌
   E. 变形杆菌

2. 诊断盆腔脓肿的简单的检查方法是（　　）
   A. B 超
   B. CT
   C. 直肠指检
   D. 磁共振
   E. 腹部检查

3. 最常见的腹外疝是（　　）
   A. 切口疝
   B. 腹壁切口疝
   C. 腹股沟斜疝
   D. 脐疝
   E. 腹股沟直疝

4. 急性阑尾炎最典型的症状是（　　）
   A. 恶心、呕吐
   B. 腹泻或便秘
   C. 发热
   D. 食欲减退
   E. 转移性右下腹痛

5. 有关肠梗阻的临床特征，正确的叙述是（　　）
   A. 腹中部阵发性绞痛
   B. 反射性呕吐

C. 高位肠梗阻腹胀明显

D. 低位肠梗阻呕吐明显

E. 停止自肛门排气排便

6. 有关混合痔的说法正确的是（　　）

A. 痔和瘘同时存在

B. 2个以上的内痔

C. 外痔栓塞

D. 内痔、外痔在不同的位置上存在

E. 表现为内痔和外痔症状可同时存在

7. 便结，排便时剧痛，大便上带鲜血是下列哪项疾病的表现（　　）

A. 肛周脓肿　　　　　B. 坐骨肛管间隙脓肿

C. 骨盆直肠间隙脓肿　　D. 肛瘘

E. 肛裂

8. 下列哪项是急性胆囊炎的主要病因（　　）

A. 胆囊内蛔虫　　　　B. 胆囊扭转

C. 胆囊结石　　　　　D. 胆囊狭窄

E. 严重创伤

9. 有关胆管结石，下列叙述不正确的是（　　）

A. 平时一般无症状

B. 胆管梗阻时可出现腹痛和黄疸

C. B超为首选的检查方法

D. 手术取石是主要治疗方法

E. 非手术治疗不包括应用抗生素

10. 诊断胃癌最有效的检查方法是（　　）

A. 纤维胃镜检查获取病变组织做病理学检查

B. X线钡餐检查

C. 腹部B超检查

D. 螺旋CT检查

E. 正电子发射成像检查

11. 结肠癌最早出现的症状为（　　）

A. 贫血　　　　　　　B. 腹部不适

C. 腹痛　　　　　　　D. 体重减轻

E. 排便习惯与粪便性状的改变

12. 原发性肝癌与下列哪项因素无关（　　）

A. 肝硬化　　　　　　B. 病毒性肝炎

C. 黄曲霉素　　　　　D. 吸烟

E. 水土因素

13. 胰腺癌的临床特征不包括（　　）

A. 上腹疼痛、不适　　B. 黄疸

C. 消瘦和乏力　　　　D. 食欲缺乏、腹胀

E. 脾大

（刘鸿业）

第19章

泌尿及男性生殖系统疾病

第1节 泌尿系统结石

案例 19-1

患者，男性，50岁，阵发性左腹部绞痛2小时，伴恶心呕吐。腹痛发作时剧烈难忍，并向左下腹放射至腹股沟，伴尿频、尿急等症状。查体：左下腹有压痛、无反跳痛，叩击痛阳性。血白细胞正常，尿常规：WBC 0～1/HP，RBC 7～10/HP。

问题思考：1. 该患者最可能的诊断是什么？

2. 为进一步确诊，首选的检查是什么？

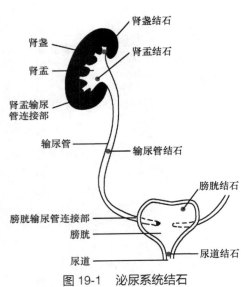

图 19-1 泌尿系统结石

尿石症又称尿路结石，是肾结石、输尿管结石、膀胱结石、尿道结石的总称（图 19-1）。肾、输尿管结石称上尿路结石，膀胱、尿道结石称下尿路结石。尿结石成分以草酸盐结石最常见，磷酸盐、尿酸盐和碳酸盐次之，通常尿结石以多种盐类混合形成。我国尿路结石发病率为 1%～5%，南方高发，男多于女，好发年龄在 25～40 岁。

【病因病机】

1. **病因** 影响结石形成的因素很多，年龄、性别、种族、遗传、环境因素、饮食习惯和职业对结石的形成影响很大。身体的代谢异常、尿路的梗阻、感染、异物和药物的使用是结石形成的常见病因。

（1）代谢异常：①形成尿结石的物质排出增加，如甲状旁腺功能亢进者尿钙增加，痛风患者尿酸排出增多。②尿 pH 改变，尿酸、胱氨酸结石在酸性尿中形成；磷酸盐结石在碱性尿液中形成。③尿中抑制结石形成物质减少，如枸橼酸盐、焦磷酸盐、酸性黏多糖、镁等。④尿量减少，使盐类和有机物质的浓度增高。

（2）局部病因：尿路梗阻、感染和尿路存在异物均是诱发结石形成的局部因素。

（3）药物相关因素：相关药物有两类，一类为本身含结石成分的药物如氨苯蝶啶、硅酸镁和磺胺类药物；另一类为能诱发结石形成的药物如乙酰唑胺、维生素 D、维生素 C 和糖皮质激素等。

2. **病机** 尚未完全清楚，有多种学说，肾钙化斑、过饱和结晶、结石基质、晶体抑制物质、异质促进成核学说是结石形成的基本学说。

一、上尿路结石

上尿路结石包括肾结石和输尿管结石。

【临床特征】

临床主要症状是疼痛和血尿，其程度与结石部位、大小、活动与否及有无损伤、感染、梗阻等有关。

1. **疼痛**　肾结石表现为肾区疼痛伴肋脊角叩击痛。肾盂内大结石和肾盏结石表现为活动后上腹或腰部钝痛。输尿管结石表现为肾绞痛或输尿管绞痛，其典型表现为阵发性腰部或上腹部疼痛，剧烈难忍，并沿输尿管行径放射至同侧腹股沟，还可涉及同侧睾丸或阴唇。

2. **血尿**　多数为镜下血尿，少数患者可见肉眼血尿。

3. **恶心呕吐**　常与肾绞痛伴发。

4. **膀胱刺激症状**　在结石伴感染或输尿管、膀胱壁段结石时可出现，表现为尿频、尿急和尿痛。

5. **并发症**　结石继发急性肾盂肾炎或肾积脓时，可有畏寒、发热、寒战等全身症状。结石引起肾积水时则可出现腰部包块。双侧上尿路结石引起完全性梗阻或孤立肾上尿路结石完全性梗阻，可导致无尿，出现尿毒症。

【辅助检查】

1. **实验室检查**

（1）尿常规：多为镜下血尿，合并感染时可有脓尿。有时可出现结晶尿。

（2）血液分析：检查血钙、白蛋白、肌酐、尿酸等。

（3）结石成分分析：制订结石预防措施和选用溶石疗法的重要依据。

2. **B 超检查**　应作为首选检查，可发现肾和输尿管结石，评价肾积水和肾实质萎缩等。

3. **X 线检查**

（1）尿路 X 线平片：能发现 90% 以上的结石。

（2）静脉尿路造影：上尿路结石确诊的方法，也是确定治疗方案的重要依据。

（3）逆行肾盂造影：多用于上述检查无法确诊或需了解结石以下尿路有无梗阻。

4. **CT 检查**　能发现 X 线检查不能显示的或较小的输尿管中、下段结石，有助于鉴别不透 X 线的结石、肿瘤、血块等。增强 CT 能显示肾积水的程度和肾实质的厚度，反映肾功能的改变情况。

5. **内镜检查**　可明确诊断和进行治疗，包括经皮肾镜，输尿管硬、软镜和膀胱镜检查，常在尿路 X 线平片和静脉尿路造影不能确诊时采用。

【诊疗原则】

1. **诊断**　出现与活动有关的疼痛和血尿，尤其是典型的肾绞痛，应考虑此病的诊断。再详细询问病史，结合有关的辅助检查一般可诊断。

2. **治疗**　根据患者结石的性质、形态、大小、部位不同，实施个体化治疗。

（1）病因治疗：根据形成结石的病因进行治疗，如甲状旁腺瘤引起的甲状旁腺功能亢进患者需切除腺瘤，尿路梗阻者需解除梗阻。

（2）药物治疗：结石≤0.6cm、光滑、结石以下尿路无梗阻及感染者可采用药物排石治疗。根据结石的性质选用溶石药物，如尿酸结石用枸橼酸氢钾钠、碳酸氢钠。针灸和中药金钱草、车前子有促进结石排出的作用。

（3）体外冲击波碎石术：通过 X 线或超声对结石进行定位，适用于直径≤2cm，结石以下输尿管通畅、肾功能良好、未发生感染的上尿路结石。为防止碎石快速排出形成结石，造成输尿管梗阻，再次碎石的间隔时间在 10～14 天以上为宜，碎石次数不超过 3～5 次。

（4）经皮肾镜碎石取石术：在超声或 X 线定位下，经腰背部细针穿刺直达肾盏或肾盂，扩张并建立皮肤至肾内的通道，在肾镜下取石或碎石。

（5）输尿管镜取石或碎石术：沿输尿管直视下碎石或取石，可作为中、下段输尿管结石的首选方法，亦用于体外冲击波碎石治疗所致的"石街"。

（6）腹腔镜输尿管取石术：适用于输尿管结石>2cm 者，或经体外冲击波碎石、输尿管镜手术治疗失败者。

（7）开放手术治疗：主要术式有肾盂切开取石术、肾实质切开取石术、肾部分切除术、肾切除术、输尿管切开取石术。

二、下尿路结石

下尿路结石包括膀胱结石和尿道结石。原发性膀胱结石多见于男孩，与营养不良和低蛋白饮食有关，其发生率在我国已明显降低。继发性膀胱结石常见于前列腺增生，膀胱憩室，异物或肾、输尿管结石排入膀胱。尿道结石见于男性，绝大多数来自肾和膀胱。

【临床特征】

1. **疼痛和排尿困难**

（1）膀胱结石：典型症状为排尿突然中断，疼痛放射至远端尿道及阴茎头部，伴排尿困难和膀胱刺激症状。小儿常用手搓拉阴茎，跑跳或改变排尿姿势以缓解疼痛，继续排尿。

（2）尿道结石：典型症状为排尿困难，点滴状排尿，伴尿痛，重者可发生急性尿潴留及会阴部剧痛。

2. **血尿和感染** 除典型症状外，常伴发血尿和感染。憩室内结石可仅表现为尿路感染。

【辅助检查】

1. **B超检查** 能发现强光团及声影，还可同时发现膀胱憩室、良性前列腺增生等。

2. **X线检查** 能显示绝大多数结石，怀疑有尿路结石可能时，还需行泌尿系统平片及排泄性尿路造影检查。

3. **膀胱尿道镜检查** 能直接见到结石，并可发现膀胱及尿道病变。

【诊疗原则】

1. **诊断** 根据典型症状和影像学检查一般可作出诊断。

2. **治疗**

（1）膀胱结石

1）一般治疗：有排尿困难者，应留置导尿管。

2）药物治疗：膀胱感染严重时，应用抗菌药物。

3）手术治疗：膀胱结石采用手术治疗，并应同时治疗病因。术式有①经尿道膀胱镜取石或碎石：适用于结石<2~3cm者。②耻骨上膀胱切开取石术：适用于结石过大、过硬或膀胱憩室病变者。

（2）尿道结石：根据结石的位置选择适当的方法，尽量不行尿道切开取石术，以免尿道狭窄。

第 2 节　前列腺增生症

案例 19-2

患者，男性，55岁，进行性排尿困难，夜尿增多3个月，饮酒后加重3小时来诊。直肠指检：可触及前列腺，表面光滑，质韧、有弹性，中间沟消失。

问题思考：1. 对该患者最可能的诊断是什么？

2. 该疾病需与哪些疾病相鉴别？

前列腺增生症，也称良性前列腺肥大，是引起男性老年人排尿障碍原因中最为常见的一种良性疾病，以排尿困难为主要临床特征。多发生于50岁以上的老年男性。

【病因病机】 病因尚不完全清楚，可能与体内雄激素及雌激素的平衡失调关系密切。目前公认老龄和有功能的睾丸是前列腺增生发病的两个重要因素，两者缺一不可。

【临床特征】 前列腺增生症状与前列腺体积大小之间并不一致，主要取决于引起梗阻的程度、病变发展速度以及是否合并感染等，症状可时轻时重。

1. **尿频**　是最常见的早期症状，夜间更明显。尿频主要由残余尿量增多致膀胱有效容量减少，以及前列腺充血刺激引起。

2. **排尿困难**　是最重要的症状。表现为排尿迟缓、断续，尿流细而无力，射程短，终末滴沥，排尿时间延长。

3. **尿潴留**　在排尿困难的基础上，如有受凉、饮酒、劳累等诱因而引起腺体及膀胱颈部充血水肿时，即可发生急性尿潴留。当膀胱内积存大量残余尿时，由于膀胱过度膨胀，膀胱内压力超过尿道阻力后尿液可随时自行溢出，出现充盈性尿失禁。

4. **其他症状**　合并感染或结石时，可出现明显的尿频、尿急、尿痛等膀胱炎症状以及血尿。晚期可有肾积水和慢性肾功能不全。长期排尿困难可引起腹股沟疝、内痔与脱肛等。

【辅助检查】

1. **直肠指检**　是重要的检查方法，前列腺增生患者均需做此项检查。可触及增大的前列腺，表面光滑，质韧、有弹性，中间沟变浅或消失。

2. **B超检查**　可显示前列腺体积大小，增生腺体是否突入膀胱，测定膀胱残余尿量。

3. **尿流率检查**　可确定前列腺增生患者排尿的梗阻程度。

4. **血清前列腺特异性抗原（PSA）测定**　前列腺增大有结节或较硬时，以排除前列腺癌的可能。

5. **其他检查**　静脉尿路造影（IVU）、膀胱镜检查等，可排除合并泌尿系统肿瘤的可能。

【诊疗原则】

1. **诊断**　50岁以上男性出现排尿不畅的临床表现，即应考虑有前列腺增生的可能。再结合辅助检查一般可作出诊断。但需与以下疾病相鉴别。①前列腺癌：直肠指检前列腺坚硬、有结节，或血清PSA异常，可行MRI和前列腺穿刺活检进行鉴别。②膀胱颈挛缩：慢性炎症所致，年龄较轻，前列腺不增大，膀胱镜检查可确诊。③尿道狭窄：多有尿道损伤及感染病史，行尿道膀胱造影与尿道镜检查不难确诊。④神经源性膀胱功能障碍：临床表现与前列腺增生相似，但患者常有中枢或周围神经系统损害的病史和体征。尿流动力学检查可明确诊断。

2. **治疗**　前列腺增生未引起明显梗阻者一般不需处理,可观察等待。症状明显者可进行如下治疗。

（1）药物治疗：适用于梗阻较轻或不能耐受手术者。常用的药物有 α 肾上腺素受体阻断药、5α 还原酶抑制剂和植物类药等。常用的 $α_1$ 受体阻断药有特拉唑嗪、阿夫唑嗪、多沙唑嗪。5α 还原酶抑制剂有非那雄胺和度他雄胺。

（2）手术治疗：适用于症状严重、存在明显梗阻或有并发症者。手术方式如下。①经尿道前列腺切除术（TURP）。适用于大多数良性前列腺增生患者，是目前最常用的手术方式。②开放手术有耻骨上经膀胱或耻骨后前列腺切除术。适用于巨大前列腺或合并膀胱结石者。

（3）其他疗法：有经尿道激光治疗、经尿道球囊高压扩张术、前列腺尿道网状支架置入术和经直肠高强度聚焦超声治疗。

第 3 节　泌尿系统肿瘤

案例 19-3

患者，男性，59岁，无明显诱因下出现间歇性无痛性全程血尿1个月，加重伴有血块2天来诊。血尿可自行减轻或停止，有时伴尿急、尿频和尿痛。B超检查示双肾正常，膀胱内有2.5cm×2.5cm×1.5cm 肿物。

问题思考：1. 该患者最可能的诊断是什么？

2. 应如何对该患者进行治疗？

泌尿系统最常见的肿瘤是膀胱癌，其次是肾肿瘤，前列腺癌发病率在我国近年有明显上升趋势。

一、肾 肿 瘤

肾肿瘤绝大多数为恶性，临床常见的肾肿瘤为来自肾实质的肾细胞癌、肾母细胞瘤和肾盂的乳头状肿瘤。肾细胞癌在成人多见，肾母细胞瘤在小儿最常见。

（一）肾细胞癌

肾细胞癌又称肾腺癌、肾癌，占肾恶性肿瘤的 85% 左右。

【病因病机】 尚未明确，可能与吸烟、肥胖、饮食、职业接触（如石棉、皮革等）、遗传因素（如 *VHL* 抑癌基因突变或缺失）等有关。

【临床特征】 肾癌高发年龄为 50～70 岁，男：女为 2：1，早期无明显症状，多在体检时被发现。常见症状为血尿、疼痛和肿块，被称为肾癌"三联征"。

1. **血尿** 为无痛性间歇性全程肉眼血尿，随病变的进展间歇期缩短，表明肿瘤已穿入肾盏或肾盂，并非早期症状。

2. **疼痛** 常为腰部钝痛或隐痛，血块引起输尿管梗阻时可发生肾绞痛。

3. **肿块** 肿瘤较大时在腹部或腰部易被触及。

4. **肾外表现** ①副瘤综合征：常见有发热、高血压、血沉增快等。②转移症状：如病理性骨折、咳嗽、咯血、神经麻痹及转移部位出现疼痛等。

【辅助检查】

1. **B 超检查** 对肾肿瘤的敏感性较高，可发现临床无症状，尿路造影无改变的早期肿瘤。

2. **X 线检查** 尿路 X 线平片可见肾外形增大，偶见肿瘤散在钙化。静脉尿路造影（IVU）可见肾盏、肾盂受压不规则变形，或充盈缺损。

3. **CT 检查** 对肾癌的确诊率高，能显示肿瘤部位、大小、有无累及邻近器官，是目前诊断肾癌最可靠的影像学方法。CT 表现为肾实质内不均质肿块。

4. **MRI 检查** 对肾癌诊断的准确性与 CT 相仿，但在显示邻近器官有无受侵犯，肾静脉或下腔静脉内有无癌栓则优于 CT。

【诊疗原则】

1. **诊断** 出现血尿、疼痛和肿块等三大症状之一的，即应考虑肾癌的可能，经有关辅助检查后一般可作出诊断。

2. **治疗** 肾癌对放疗和化疗不敏感，主要的治疗方法有：

（1）手术治疗：根治性肾切除术是肾癌最主要的治疗方法。开放性手术的切除范围包括患肾、肾周脂肪及肾周筋膜、区域肿大淋巴结及髂血管分叉以上的输尿管。近年来应用腹腔镜根治性肾切除术或腹腔镜肾部分切除术，具有创伤小、术后恢复快等优点。

（2）免疫治疗：应用生物制剂干扰素-α、白细胞介素-2 对预防和治疗转移癌有一定疗效。

（二）肾母细胞瘤

肾母细胞瘤又称肾胚胎瘤或 Wilms 瘤，是小儿最常见的恶性肿瘤。

【临床特征】 80% 以上在 5 岁以前发病，偶见于成人及新生儿。

1. **腹部肿块** 是最常见也是最重要的症状，绝大多数在洗澡或更衣时被发现。肿块多位于上腹部，表面光滑，中等硬度。

2. **腹痛、血尿和发热** 亦可有高血压及红细胞增多症。晚期出现消瘦、食欲差、恶心、呕吐、贫血等症状。

【辅助检查】

1. **B 超** 可检出肿瘤是来自肾的实质性肿瘤。

2. **静脉尿路造影（IVU）** 所见与肾癌相似，显示肾盏肾盂受压、变形和破坏。

3. CT 和 MRI　可显示肿瘤范围及邻近淋巴结、器官、肾静脉和下腔静脉有无受累情况。

【诊疗原则】

1. **诊断**　发现小儿上腹部有较光滑肿块，即应想到肾母细胞瘤的可能。结合 B 超等辅助检查情况，一般可作出诊断。

2. **治疗**　早期行患肾切除术，再辅以化疗和放疗进行综合治疗，可显著提高术后生存率。综合治疗 2 年生存率可达 60%～94%，2～3 年无复发应认为已治愈。

二、膀 胱 肿 瘤

膀胱肿瘤是泌尿系统最常见的肿瘤，绝大多数来自上皮组织，其中 90% 以上为变移上皮肿瘤。以血尿、膀胱刺激征为主要临床特点。发病年龄大多数为 50～70 岁，男女发病比例约为 4：1。

【病因病机】

1. **长期接触致癌物质**　从事染料、纺织、皮革、橡胶、塑料、油漆、印刷等职业的人员，因长期接触致癌物质联苯胺、β-萘胺，致发病危险性显著增加。

2. **吸烟**　是最重要的致癌因素，约 1/3 膀胱癌与吸烟有关。

3. **膀胱慢性感染与异物长期刺激**　如膀胱结石、膀胱憩室、留置导尿管等容易诱发膀胱癌。

4. **其他**　长期大量服镇痛药如非那西丁、食物中或由肠道菌作用产生的亚硝酸盐以及盆腔放射治疗等，均可能为膀胱癌的病因或诱因。

【临床特征】

1. **血尿**　是最常见和最早出现的症状。约 85% 的患者表现为间歇性肉眼血尿，可自行减轻或停止。出血量与肿瘤大小、数目及恶性程度不一致。

2. **膀胱刺激征**　为膀胱肿瘤晚期的表现，即尿频、尿急和尿痛。

3. **排尿困难**　膀胱三角区及膀胱颈部肿瘤可梗阻膀胱出口，造成排尿困难、尿潴留。

4. **其他**　输尿管口被肿瘤浸润阻塞可致肾积水、肾功能不全。膀胱癌晚期可有腰骶部疼痛及浸润性肿块、贫血、水肿等。

【辅助检查】

1. **尿液检查**　可作为血尿的初步筛选方法。近年采用尿检查端粒酶、膀胱肿瘤抗原（BTA）、核基质蛋白以及原位荧光杂交法等可提高膀胱癌的检出率。

2. **B 超检查**　可发现直径 0.5cm 以上的肿瘤，可作为患者的最初筛查方法。

3. **排泄性尿路造影（IVU）**　可了解肾盂、输尿管有无肿瘤以及肾功能。

4. **CT 和 MRI 检查**　多用于浸润性癌，可发现肿瘤浸润膀胱壁深度、局部转移肿大的淋巴结以及内脏转移的情况。

5. **膀胱镜检查**　是确诊膀胱癌的重要检查手段。可直接观察到肿瘤所在部位、大小、数目、形态，初步估计肿瘤的浸润程度。可行肿瘤组织活检及膀胱黏膜随机活检。

6. **膀胱双合诊**　可了解肿瘤大小，浸润的范围、深度以及与盆壁的关系，常用于术前对肿瘤浸润范围和深度的评估。

【诊疗原则】

1. **诊断**　中老年出现无痛性肉眼血尿，应首先想到泌尿系统肿瘤特别是膀胱肿瘤的可能。再结合病史、辅助检查一般可作出诊断。

2. **治疗**

（1）手术治疗：膀胱癌的主要治疗方法。术式有经尿道膀胱肿瘤电切术（TURBT）、经尿道膀胱肿瘤切除术、膀胱部分切除术、根治性膀胱全切除术及尿道改道术。

（2）化学治疗：作为手术治疗的辅助治疗。

自 测 题

选择题（A 型选择题）

1. 与泌尿系统结石形成无关的因素是（　　）
   A. 代谢异常　　　　　　　B. 尿路梗阻
   C. 尿量增加　　　　　　　D. 尿路感染
   E. 尿路存在异物

2. 小儿最常见的泌尿系统肿瘤是（　　）
   A. 肾细胞癌　　　　　　　B. 肾母细胞瘤
   C. 膀胱肿瘤　　　　　　　D. 阴茎癌
   E. 前列腺癌

3. 泌尿系统最常见的肿瘤是（　　）
   A. 肾细胞癌　　　　　　　B. 肾母细胞瘤
   C. 膀胱肿瘤　　　　　　　D. 阴茎癌
   E. 前列腺癌

4. 膀胱肿瘤发病原因中，最重要的因素是（　　）
   A. 吸烟　　　　　　　　　B. 长期接触致癌物质
   C. 膀胱慢性感染　　　　　D. 异物长期刺激
   E. 长期服用镇痛药

5. 肾癌最主要的治疗方法是（　　）
   A. 化学治疗　　　　　　　B. 根治性肾切除手术治疗
   C. 免疫治疗　　　　　　　D. 放射治疗
   E. 对症治疗

6. 引起男性老年人排尿障碍原因中最为常见的疾病是（　　）
   A. 膀胱癌　　　　　　　　B. 肾癌
   C. 前列腺增生症　　　　　D. 肾母细胞瘤
   E. 输尿管结石

7. 前列腺增生症最重要的症状是（　　）
   A. 尿潴留　　　　　　　　B. 尿频
   C. 排尿困难　　　　　　　D. 血尿
   E. 尿急

（刘鸿业）

第20章

运动系统疾病

运动系统疾病重点介绍骨折及关节脱位、骨与关节感染、骨肿瘤及颈肩腰腿痛退行性疾病。通过学习本章内容，应了解运动系统疾病的病因病机、影像学检查和诊断；熟悉运动系统疾病的临床特征、并发症和诊疗、预防原则。

第1节　骨折及关节脱位

一、骨　折　概　述

案例 20-1

患儿，男性，12岁，左前臂跌伤2小时来诊。查体：左腕关节呈"刺刀"样畸形，明显肿胀，皮下瘀斑，局部明显压痛，可触及骨擦感。

问题思考： 1. 对患者的诊断及诊断依据是什么？

2. 进一步检查及治疗原则是什么？

骨折是指骨的完整性和连续性中断。

【病因病机】

1. **直接暴力**　暴力直接作用于受伤部位发生骨折，常伴有不同程度软组织损伤。如打伤、碾压伤、火器伤等。

2. **间接暴力**　暴力通过传导、杠杆、旋转作用或者肌肉强烈收缩使肢体远处发生骨折。如跌倒时手掌撑地，依其上肢与地面所形成的角度不同，暴力向上传导，可致桡骨远端骨折或者肱骨髁上骨折。

3. **积累性劳损**　长期、反复、轻微的直接或间接损伤可致使肢体某一特定部位骨折，如远距离行军易致第二、三跖骨及腓骨下1/3段骨折，称为疲劳骨折。

【分类】

1. **依据骨折处是否与外界相通分类**　分为闭合性骨折和开放性骨折。骨折处皮肤及筋膜或骨膜完整，骨折端不与外界相通，称为闭合性骨折。骨折处皮肤及筋膜或骨膜破裂，骨折端与外界相通，称为开放性骨折，如骨盆骨折伴尿道破裂。开放性骨折容易发生感染。

2. **根据骨折的程度和形态分类**　分为不完全性骨折和完全性骨折。

（1）不完全性骨折：骨的完整性和连续性仅有部分破坏或中断。分为①裂缝骨折：骨质发生裂隙，无移位，多见于颅骨、肩胛骨等扁平骨。②青枝骨折：骨质和骨膜部分断裂，如同青嫩树枝被折，多见于儿童。

（2）完全性骨折：骨的完整性和连续性全部中断，按影像学 DR（直接数字 X 射线摄影）片所示骨折线方向及其形态可分为（图20-1）：横行骨折、斜行骨折、螺旋形骨折、粉碎性骨折、嵌插骨折、压缩性骨折、骨骺分离。

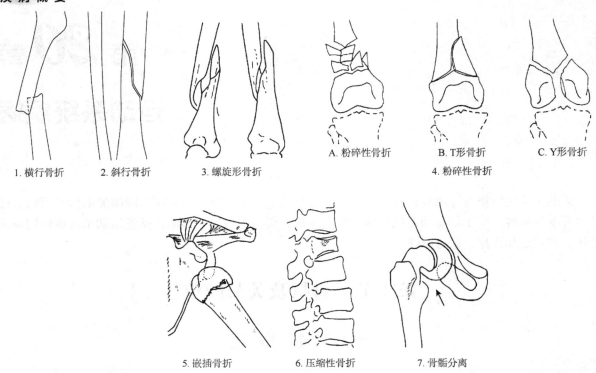

1. 横行骨折　　2. 斜行骨折　　3. 螺旋形骨折

A. 粉碎性骨折　　B. T形骨折　　C. Y形骨折

4. 粉碎性骨折

5. 嵌插骨折　　6. 压缩性骨折　　7. 骨骺分离

图 20-1　完全性骨折

3. 根据骨折端稳定程度分类　分为稳定性骨折和不稳定性骨折。骨折端不易移位或复位后不易发生移位的称为稳定性骨折，如裂缝骨折、青枝骨折、横行骨折、压缩性骨折、嵌插骨折等。骨折端易移位或复位后易再移位的称为不稳定性骨折，如斜行骨折、螺旋形骨折、粉碎性骨折等。

【临床特征】

1. 全身表现

（1）休克：出血是发生休克的主要原因。常见于骨盆骨折、股骨骨折、多发性骨折，以及严重的开放性骨折或并发重要内脏器官损伤时。

（2）发热：骨折后一般体温正常。出血量大的骨折，如股骨骨折、骨盆骨折，血肿吸收时可出现低热，但一般不超过 38℃。开放性骨折，出现高热时，应考虑感染的可能。

2. 局部表现

（1）骨折的一般表现：①疼痛与压痛。骨折处均感疼痛，患肢经固定制动后，疼痛减轻或消失。触诊时，骨折处有局限性压痛。②功能障碍。肢体骨折后运动功能部分或完全丧失。

（2）骨折的特有体征：①畸形。骨折端移位，患肢出现短缩、成角或旋转畸形。如 Colles 骨折的"餐叉"和"刺刀"畸形。②异常活动。骨折部位出现不正常的活动。③骨擦音或骨擦感：骨折端相互摩擦时，可听到骨擦音或触及骨擦感。

【辅助检查】

1. X 线检查　是最基本的首选的检查方法。凡怀疑有骨折者均应常规行 X 线检查，可以了解骨折类型和骨折移位情况，能为明确骨折诊断提供依据。

2. CT 检查　对 X 线检查难以检查的部位、复杂骨折及涉及关节骨折，如骨盆骨折、涉及髋关节等部位，CT 具有分辨率高、无重叠、图像后处理和三维成像等优点，从整体上观察骨折情况。

3. MRI 检查　磁共振检查所获得的图像清晰、分辨率高、对比度好，信息量大。磁共振检查常用于骨折周围软组织（肌腱、神经、血管）损伤、脊椎骨折脊髓损伤，还可以发现 X 线片及 CT 片未能发现的隐匿性骨折及确定骨挫伤的范围。

【并发症】

1. 早期并发症

（1）休克：严重损伤，骨折引起大出血或重要器官损伤所致。

（2）脂肪栓塞综合征：发生于成人，因骨折处骨髓腔被破坏，脂肪滴进入破裂的静脉窦内，进入血液循环引起肺、脑脂肪栓塞。

（3）重要内脏器官损伤：严重暴力除致骨折外，还可引起骨折附近的内脏器官如肝、膀胱、直肠等损伤。

（4）重要周围组织损伤：①重要血管损伤。常见股骨髁上骨折引起腘动脉损伤，肱骨髁上骨折引起肱动脉损伤。②周围神经损伤。肱骨中、下 1/3 段处骨折易损伤桡神经，腓骨颈骨折易损伤腓总神经。③脊髓损伤。多见于脊柱颈段和胸腰段，出现损伤平面以下的截瘫。

（5）骨筋膜室综合征：多见于前臂内侧和小腿，常由创伤骨折或外包扎过紧等，迫使骨筋膜室容积减小，骨筋膜室内压力增高所致。

2. 晚期并发症

（1）坠积性肺炎：多发生于骨折长期卧床的患者，特别是老年、体弱和患有慢性病的患者。

（2）压疮：严重创伤骨折后患者长期卧床不起，身体骨突起处受压，局部血液循环障碍易形成压疮。常见于骶尾部、髋部。

（3）下肢静脉血栓：多见于骨盆骨折或下肢骨折患者，由静脉血流缓慢、血液处于高凝状态所致。血栓回流至肺引起急性肺栓塞，致生命危险，甚至死亡。

（4）感染：开放性骨折，若清创不彻底，可导致化脓性骨髓炎。

（5）骨化性肌炎：骨折后骨膜下形成血肿，血肿肌化在关节附近的软组织内骨化，影响关节活动，多见于肘关节，又叫损伤性骨化。

（6）创伤性关节炎：关节内骨折未能准确复位，关节面不平整或畸形愈合，可引起创伤性关节炎。活动关节时疼痛，多见于膝、踝等负重关节。

（7）关节僵硬：长期固定可引起关节僵硬、骨质脱钙和肌肉萎缩，造成关节严重功能障碍。其是骨折和关节损伤最为常见的并发症。

（8）缺血性骨坏死：骨折段的血液供应被切断导致缺血坏死，如股骨颈骨折后股骨头缺血坏死。

（9）缺血性肌挛缩：骨筋膜室综合征处理不当的结果，如尺桡骨骨折形成的爪形手。

【骨折的愈合】

1. 骨折的愈合过程

（1）血肿炎症机化期：骨折致髓腔、骨膜下及周围软组织内出血，形成血肿，血肿伤后 6~8 小时即开始凝结成含有网状纤维的血凝块，吞噬细胞、成纤维细胞等从四周浸入，逐渐形成肉芽组织，转化为纤维结缔组织。这一过程约在骨折后 2 周完成。

（2）原始骨痂形成期：骨内膜和骨外膜的成骨细胞增生在骨折端内外形成的骨样组织逐渐骨化，彼此汇合形成梭形骨痂，形成内骨痂和外骨痂。骨折断端周围及髓腔内的纤维组织逐渐转化为软骨组织，软骨细胞不断增生、钙化而骨化，称为软骨内化骨，这一过程 4~8 周。

（3）骨痂改造塑形期：原始骨痂为排列不规则的骨小梁所组成，尚欠牢固。随着肢体的活动和负重，在应力轴线上的骨痂，逐步被清除；使原始骨痂逐渐被改造为坚硬的板层骨。骨髓腔重新沟通，恢复骨的正常结构，这一过程需要 8~12 周。

2. 影响骨折愈合的因素 骨折愈合过程受很多因素的影响，如年龄、健康情况、骨折的类型、骨折部位的血运、软组织损伤程度、软组织嵌入、感染及治疗方法等。

3. 骨折的愈合标准

（1）临床愈合标准：①局部无压痛及纵向叩击痛。②局部无异常活动。③X 线片显示骨折处有连续性骨痂，骨折线已模糊。④拆除外固定后，如为上肢能向前平举 1kg 重物持续达 1 分钟；如为下肢不扶拐能在平地连续步行 3 分钟，并不少于 30 步。⑤连续观察 2 周骨折处不变形。

（2）骨折不愈合：骨折经治疗后，超过一般愈合所需时间仍未愈合时，即属骨折延迟愈合或不愈合（骨不连）。

【诊疗原则】

1. **诊断**　根据病史及体征，凡有以上 3 种骨折的特有体征之一者，即可诊断为骨折。但有些如裂缝骨折、嵌插骨折等需摄 X 线片明确诊断。

2. **治疗**　复位、固定和功能锻炼是治疗骨折的三大原则。

（1）复位：将移位的骨折恢复正常或接近正常的解剖关系，重建骨骼的支架作用。复位的标准有解剖复位和功能复位两种。复位方法有手法复位、牵引复位和手术复位 3 种。

（2）固定：将骨折维持于复位后的位置，直至愈合，良好的固定是骨折愈合的关键。分为外固定及内固定，外固定是用于身体外部的固定，内固定是用于身体内部的固定。

（3）功能锻炼：目的是在不影响固定的前提下，尽快恢复患肢肌肉、肌腱、韧带、关节囊的舒缩活动，防止发生肌肉萎缩、骨质疏松、肌腱挛缩、关节僵硬等并发症。

二、常见关节脱位

案例 20-2

患者，男性，27 岁，左肩部跌伤后功能障碍 1 小时来诊。查体：左肩方肩畸形，左肩胛盂处可触及有空虚感，左肩关节弹性固定外展外旋位。Dugas 征阳性。左肩关节屈伸收展活动障碍。左手远端感觉、血运、活动正常。

问题思考：1. 对该患者可能的诊断是什么？
　　　　　2. 进一步的检查及治疗原则是什么？

关节脱位是指关节结构受到损伤，使关节面失去正常的对合关系。由暴力所致关节脱位称为创伤性脱位，由疾病破坏关节结构引起的脱位称为病理性脱位。多发生于肩、肘、髋关节等关节。

（一）肩关节脱位

【病因病机】

1. **病因**　创伤是肩关节脱位的主要原因，多为间接暴力所致。

2. **分类**　根据肱骨头脱位的移位方向分为前脱位、后脱位、盂下脱位和盂上脱位。根据脱位的程度分为半脱位和脱位。根据脱位的时间分为新鲜性脱位（2 周以内）和陈旧性脱位（超过 2 周）。根据是否有伤口与外界相通分为开放性脱位与闭合性脱位。

【临床特征】

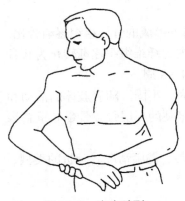

图 20-2　方肩畸形

1. **一般症状**　肩关节肿胀、疼痛、压痛及关节屈伸、收展、旋转功能障碍。

2. **专有体征**

（1）畸形：在腋窝，喙突下或锁骨下可触及移位的肱骨头，肩部失去圆浑的轮廓而出现方肩畸形（图 20-2）。

（2）弹性固定：患肢弹性固定于轻度外展位，常以健手托患臂，头和躯干向患侧倾斜。

（3）关节盂空虚：脱位的关节处触摸有空虚感。

（4）Dugas 征阳性：也称搭肩试验阳性，患侧手掌搭于健侧肩上时，肘部不能紧贴胸壁；如果肘部紧贴胸壁，患侧手掌不能搭于健侧肩上。

【辅助检查】　X 线正位、侧位片可确定肩关节脱位的类型、移位方向及有无撕脱骨折。

【诊疗原则】

1. **诊断**　根据病史、临床特征以及 X 线检查，一般不难诊断肩关节脱位。

2. **治疗**

（1）复位：以手法复位为主，复位成功的标志是 Dugas 征检查由阳性转为阴性。对于手法复位失败者需及时手术切开复位及修复关节囊。

（2）固定：手法复位成功后，可用三角巾悬吊上肢，肘关节屈曲 90°，一般固定 3 周，合并有大结节骨折者应固定 4～5 周。

（3）功能锻炼：固定期间须活动腕部及手指，解除固定后，鼓励患者逐步渐进主动锻炼肩关节，但各个方向活动。

（二）肘关节脱位

【病因病机】

1. **病因**　间接暴力是肘关节脱位的主要原因，以向后脱位最为常见。

2. **病机**　患者跌倒时上臂伸直，手掌撑地，暴力沿前臂传递到尺、桡骨近端，尺骨鹰嘴尖端抵在鹰嘴窝处形成支点，肱骨下端突破薄弱的关节囊前壁滑向前方，而尺骨鹰嘴则向后方脱位。

【临床特征】

1. **一般症状**　肘部肿胀、疼痛、压痛及关节屈伸功能障碍。

2. **专有体征**

（1）畸形：肘关节处于半伸直位，被动运动时伸不直肘部。

（2）弹性固定：患肢弹性固定于半伸直位，常以健手托患侧前臂。

（3）关节盂空虚感：可触摸到凹陷处。

（4）肘后三点关系破坏，失去正常关系（正常人肘关节伸直，肱骨外上髁、内上髁和鹰嘴突三个骨突在同一直线上，当肘关节完全屈曲时，三者形成等腰三角形，后脱位时此三角关系消失）。

【辅助检查】　X 线检查可了解脱位类型及是否合并骨折。

【诊疗原则】

1. **诊断**　根据病史、临床特征以及 X 线检查，诊断肘关节脱位不难。

2. **治疗**

（1）手法复位：复位成功肘关节恢复正常活动，肘后三点关系转为正常。复位失败及超过 3 周的陈旧性肘关节脱位应手术治疗切开复位。

（2）固定：用长臂石膏托固定肘关节于屈曲 90°位，再用三角巾悬吊于胸前，一般固定 2～3 周。

（3）功能锻炼：固定期间进行肌肉收缩，并活动腕关节及手指。解除固定后及早进行肘关节屈伸和前臂旋转活动。

（三）髋关节脱位

【病因病机】

1. **病因**　间接暴力是髋关节脱位的主要原因，多由发生交通事故引起，以向后脱位最为常见。

2. **病机**　患者坐位，髋关节处在屈曲、内收、内旋位，股骨头关节面的大部分超越髋臼后缘，处在不稳定状态，此时如膝部受到由前向后的暴力，股骨头即从髋关节囊的后下方薄弱区脱出，造成后脱位。

【临床特征】

1. 明显疼痛、压痛及髋关节屈伸功能障碍。

2. 肢体短缩，髋关节后脱位时髋关节呈屈曲、内收、内旋畸形。

3. 触诊髋关节后脱位在臀部触及脱出的股骨头；髋关节前脱位可在腹股沟处摸到股骨头。

【辅助检查】

1.X 线检查　了解脱位情况以及有无骨折。

2.CT 检查　可从三维立体方面了解脱位及骨折情况。

【诊疗原则】

1.**手法复位**　在全身麻醉或椎管内麻醉下，采用 Allis 法，即提拉法复位。如感到明显的弹跳与响声，提示复位成功。复位时间要尽可能早，如复位 2 次失败及超过 72 小时的，髋关节脱位应手术治疗切开复位。

2.**固定**　患者做皮肤牵引或穿钉子鞋 2～3 周，不必石膏固定。

3.**功能锻炼**　需卧床休息 4 周。卧床期间做股四头肌收缩动作。2～3 周后开始活动关节。4 周后扶双拐下地活动。3 个月后可完全承重。

第 2 节　骨与关节感染

案例 20-3

患者，男性，8 岁，跌倒后右下肢疼痛 2 天入院。患者烦躁、寒战、高热、体温达 39.2℃。查体：右下肢体半屈曲状；右大腿下段局部皮肤发红、肿胀，皮温增高，明显压痛，无畸形。血常规检查：白细胞及中性粒细胞均增高。X 线检查：无骨折征象。

问题思考：1.该患者最可能的诊断是什么？

2.对该患者如何进行治疗？

一、化脓性骨髓炎

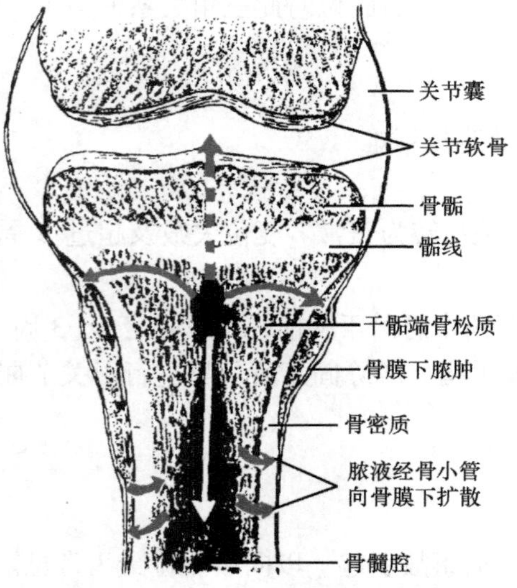

图 20-3　急性血源性骨髓炎蔓延途径

化脓性骨髓炎是指由化脓性细菌感染，导致骨膜、骨皮质和骨髓发生的炎症性反应。化脓性骨髓炎按感染途径分 3 类：①身体其他部位的化脓性病灶中的细菌经血液循环播散至骨膜、骨皮质、骨髓引起的急性炎症，称血源性骨髓炎；根据起病情况又分为急性血源性骨髓炎（图 20-3）和慢性血源性骨髓炎。②开放性骨折发生了感染，或骨折手术后出现了感染，称为创伤后骨髓炎。③邻近软组织感染直接蔓延至骨骼，如慢性小腿溃疡引起胫骨骨髓炎，称为外来性骨髓炎。各种类型骨髓炎的发病机制不同，治疗方法也有差别，本节只叙述急性血源性骨髓炎。

【病因病机】

1.**病因**　化脓性细菌的感染是急性血源性骨髓炎的病因。最常见的致病菌是金黄色葡萄球菌，乙型链球菌占第二位，嗜血属流感杆菌、大肠埃希菌、产气夹膜杆菌、肺炎球菌等也可致病。

2.**诱因**　外伤可为诱因，局部外伤后组织创伤、出血易诱发急性骨髓炎。

3.**病机**　身体其他部位的感染病灶如皮肤疖、痈等因处理不当或机体抵抗力下降，该病灶的化脓性细菌经血液循环播散至骨膜、骨皮质、骨髓引起急性炎症。

【临床特征】　儿童多见，以胫骨上段和股骨下段最多见，其次为肱骨和髂骨。发病前往往有外伤病史。

1.**全身症状**　恶寒、高热、呕吐，呈脓毒样发作。往往起病急，继而高热，体温达 39～41℃，伴寒战，全身毒血症状严重。小儿可有烦躁、呕吐与惊厥。重者有昏迷、谵妄与感染性休克。

2. 局部症状 早期有患部剧痛，肢体半屈曲状，周围肌痉挛，因疼痛抗拒做主动与被动活动。患部皮温增高，有局限性压痛。如病灶接近关节，可有反应性关节积液。当脓肿穿破骨质、骨膜至皮下时，可有局部红肿、压痛、波动感。脓肿穿破皮肤后，形成窦道。

【辅助检查】

1. 实验室检查 ①血常规检查：白细胞计数及中性粒细胞分类计数均增高。②血培养：培养出致病菌，均做药物敏感试验，以便调整抗菌药。③局部脓肿分层穿刺：抽出液做涂片检查、细菌培养与药物敏感试验。

2. X 线检查 早期检查往往无异常表现，发病 2 周后逐渐出现松质骨虫蚀样散在骨破坏、骨膜增生、新骨形成等。

3. CT 检查 可以提前发现骨膜下脓肿，对细小的骨脓肿仍难以显示。

4. MRI 检查 具有早期诊断价值，可以早期发现局限于骨内的炎性病灶，并能观察到病灶的范围、病灶炎性水肿的程度和有无脓肿形成。

【诊疗原则】

1. 诊断 凡有下列表现均应考虑急性血源性骨髓炎的可能：①急骤的高热与毒血症表现。②长骨干骺端疼痛剧烈而不愿活动肢体。③该部位有一个明显的压痛区。④白细胞计数和中性粒细胞计数增高。MRI 检查具有早期诊断的价值。血培养与分层穿刺液培养致病菌可明确病因。

2. 治疗

（1）全身支持疗法：高热时降温，给予高蛋白质、高维生素的饮食。少量多次输血，提高机体免疫力及抵抗力。注意维持水、电解质和酸碱平衡。

（2）药物治疗：早期联合应用大剂量有效抗生素，在发病 5 天内使用往往可以控制炎症。抗生素应继续使用至体温正常、症状消失后 2 周左右。

（3）局部辅助治疗：用石膏托或皮肤牵引固定患肢于功能位，有利于炎症消退和缓解疼痛，防止关节挛缩和病理性骨折。

（4）手术治疗：手术治疗宜早，最好在抗生素治疗后 72 小时仍不能控制局部症状时进行。手术目的是引流脓液、减轻毒血症症状，阻止急性骨髓炎转变为慢性骨髓炎。手术方法有钻孔、引流两种。

二、骨与关节结核

案例 20-4

患者，男性，20 岁，左髋部肿痛、跛行 20 余天，伴低热、乏力、消瘦。查体：T 37.5℃，左髋部活动受限。实验室检查：血沉增快。髋关节 X 线检查：关节间隙变窄，边缘性骨质破坏。

问题思考：1. 对该患者最可能的诊断是什么？

2. 如何对该患者进行治疗？

骨与关节结核是由结核杆菌引起的发生在骨与关节的感染性疾病，是一种继发性结核病变。原发病灶为肺结核或消化道结核，好发年龄为儿童和青少年，30 岁以下占 80%以上。好发部位为脊柱、膝关节、髋关节、肘关节等一些负重大，活动多，易于发生创伤的骨与关节，其中脊柱结核占 50%。

【病因病机】 结核杆菌是引起骨与关节结核的病原体。

【临床特征】 患者往往自身有肺结核病史或家族肺结核病史。

1. 全身症状 起病缓慢，低热、乏力、盗汗、消瘦、食欲缺乏及贫血。有高热和毒血症状者，多见于儿童。

2. 局部症状

（1）病变部位：多为单发性，少数为多发性。

（2）疼痛症状：早期不明显，活动后加剧，随关节内或骨髓腔内压力增高，出现激烈疼痛。

（3）浅表关节可有肿胀与积液，压痛，关节处于半屈曲状态以缓解疼痛；后期出现肌萎缩，关节肿胀呈梭形。

（4）冷脓肿形成：全关节结核发展结果是在病灶部位出现较多脓液、结核性肉芽组织、死骨和干酪样坏死物质，因缺乏潮红、发热等急性炎症反应，称之为冷脓肿或寒性脓肿。

（5）冷脓肿破溃后出现混合性感染，混合感染的结果是慢性消耗、贫血中毒症状明显，甚至肝肾衰竭而致死。

（6）脊椎结核脓肿可直接压迫脊髓引起疼痛、肌肉痉挛、神经功能障碍甚至截瘫等。

（7）部分患者可出现病理性骨折和病理性脱位。

（8）晚期病变静止后可有各种后遗症，如关节功能障碍、关节屈曲挛缩畸形、脊柱后凸畸形、肢体不等长等。

【辅助检查】

1. 实验室检查

（1）血常规检查：有轻度贫血，白细胞计数一般正常，有混合感染时白细胞计数增高。

（2）血沉：红细胞沉降率在活动期明显增快；静止期可正常。

（3）C反应蛋白（CRP）：与疾病的炎症反应程度相关，可作为结核活动性及临床疗效的判定指标。

（4）结核菌素试验（PPD）：常为阴性，强阳性有助于诊断。

（5）细菌培养：脓液或关节液涂片查找抗酸杆菌和结核分枝杆菌培养阳性对诊断具有重要意义。

（6）结核分枝杆菌DNA检测：采用聚合酶链反应（PCR）技术检测结核分枝杆菌DNA，具有敏感性高、特异性强、快速的特点，是结核病原学诊断的重要参考。

2. 病理检查　病变部位穿刺活检以及手术后病理组织学检查是确诊的重要方法，病理学检查见典型结核性肉芽肿。

3. X线检查　对诊断骨与关节结核十分重要，但不能作出早期诊断，一般起病6～8周后才有X线片改变。其表现为区域性骨质疏松和周围少量钙化的骨质破坏病灶，周围可见软组织肿胀影。

4. CT检查　能显示病灶周围的冷脓肿，死骨与病骨都可以清晰地显露。

5. MRI检查　可以在炎性浸润阶段时显示出异常信号，具有早期诊断价值。

6. B超检查　可探查深部冷脓肿的位置和大小。

7. 关节镜检查和滑膜活检　对诊断滑膜结核很有价值。

【诊疗原则】

1. 诊断　根据病史、临床特征和辅助检查，一般可对本病作出诊断。

2. 治疗

（1）全身治疗

1）支持治疗：注意休息、营养，每天摄入足够的蛋白质和维生素。平时多卧床休息。贫血者可给补血药，重度贫血或反复发热不退的可间断性输给少量新鲜血液、免疫球蛋白。混合感染的急性期可给抗生素治疗。

2）抗结核药物疗法（参考内科部分肺结核用药方案）。

（2）局部治疗

1）局部制动：石膏、支架固定与牵引等。一般小关节结核固定期限为1个月，大关节结核要延长到3个月。

2）局部注射：常用药物为异烟肼，剂量为100～200mg，每周注射1～2次。最适用于早期单纯性滑膜结核。

3）手术治疗：术前规范抗结核药物治疗4～6周，至少2周。然后进行手术治疗，可缩短疗程、预防或纠正畸形，减少残疾和复发。手术方法：①切开排脓引流。②病灶清除术。

第 3 节　腰腿痛和颈肩痛疾病

腰腿痛和颈肩痛是临床常见的一组症状，其病因复杂，以退行性病变和慢性损伤引起者居多。腰腿痛是指发生在下腰、腰骶、骶髂和臀部等处的疼痛，可伴有一侧或双侧下肢痛及马尾神经受压症状，主要病因是腰椎间盘突出症。颈肩痛是指颈、肩、肩胛等处疼痛，有时伴有上肢痛或颈脊髓损伤症状，主要病因有颈椎病和肩关节周围炎。

一、颈　椎　病

案例 20-5

患者，女性，33 岁，文员，因着凉后颈肩部、上臂疼痛 1 个月来诊。查体：患者颈部僵硬，向右侧倾斜，颈部活动受限，头颈后仰及左侧旋转时疼痛加剧，颈部和肩部均有压痛，并向左侧上肢放射；上肢牵拉试验阳性，压头试验也可为阳性。X 线平片示颈曲轻度侧弯，椎间孔变窄。

问题思考： 1. 对该患者可能的诊断是什么？

2. 如何预防该疾病？

颈椎病是指颈椎间盘退行性病变及继发性椎间关节退行性变所致脊髓、神经、血管损害而表现相应症状和体征。颈椎病是 50 岁以上人群的常见病，男性居多，好发部位依次为 C5～6、C4～5、C6～7。

【病因病机】

1. 颈椎间盘退行性变　是颈椎病发生和发展的最基本原因。椎间盘退变而使椎间隙狭窄，关节囊、韧带松弛，脊柱活动时稳定性下降，进而引起椎体、关节突关节、钩椎关节、前后纵韧带、黄韧带及项韧带等变性、增生、钙化。这样形成颈段脊柱不稳定的恶性循环，最后发生脊髓、神经、血管受到刺激或压迫的表现。

2. 损伤　各种急、慢性损伤可使原已退变的颈椎和椎间盘损害加重而诱发颈椎病。如长时间低头工作、用电脑等。

3. 颈椎先天性椎管狭窄　是指在胚胎或发育过程中椎弓根过短，使椎管矢状径小于正常。在此基础上，即使退行性变比较轻，也可出现压迫症状而发病。

【临床特征】　根据对脊髓、神经、血管受到刺激或压迫的症状、体征不同分 4 种类型颈椎病。

1. 神经根型颈椎病　此型最常见，占 50%～60%。其典型的临床症状主要表现为颈枕部或颈肩部疼痛或麻木，呈持续性或阵发性并向上肢及手指放射，可以伴有针刺样或过电样串麻感，可见颈肌痉挛，颈肩部有压痛，颈肩关节活动受限，受累神经根支配区皮肤感觉减退、感觉过敏、相关肌肉肌力减弱。上肢牵拉试验阳性，压头试验也可为阳性。

2. 脊髓型颈椎病　此型症状最重，占 10%～15%。

（1）症状：据脊髓受压部位和程度不同，可产生不同临床症状，如上肢表现有手部麻木，活动不灵，精细活动失调，握力减退；或下肢麻木，步态不稳，有踩棉花样感觉，足尖拖地；躯干部可有束胸感。在后期出现尿频或排尿、排便困难等大小便功能障碍。

（2）体征：查体可见感觉障碍平面，肌力减退，四肢腱反射活跃或亢进，腹壁反射、提睾反射和肛门反射减退或消失，Hoffmann 征、Babinski 征等阳性。

3. 椎动脉型颈椎病　病变组织刺激、压迫、牵拉椎动脉，造成椎-基底动脉供血不足，出现偏头痛、耳鸣、耳聋、视觉障碍，以及突发性眩晕而猝倒。可有心慌、心悸、恶心、呕吐等。头部活动时可诱发或加重；体位改变，血供恢复后症状缓解。

4. 交感神经型颈椎病　病因不明。主要表现为交感神经兴奋或抑制的症状。①交感神经兴奋症状：如头痛或偏头痛，头晕特别是头转动时加重，有时伴恶心、呕吐；视物模糊、视力下降；心跳加速、血压升高；耳鸣、听力障碍；头颈和上肢异常出汗等。②交感神经抑制症状：头晕、眼花、流泪、鼻塞、心动过缓、血压下降及胃肠胀气等。

【辅助检查】

1. X 线检查　神经根型颈椎病平片显示颈椎生理前凸消失，椎间隙变窄，椎体前后缘骨质增生，钩椎关节、关节突关节增生及椎间孔狭窄等退行性改变征象。

2. CT、MRI 检查　可见椎间盘突出，神经、脊髓受压情况等。

3. 椎动脉造影　椎动脉型颈椎病可见椎动脉局部受压、梗阻、血流不畅迹象。

【诊疗原则】

1. 诊断　中年以上患者，根据病史、症状、体征、神经系统检查，结合 X 线平片、CT、MRI、肌电图等检查，一般可作出相应的诊断。

2. 治疗

（1）非手术治疗：主要适用于神经根型、椎动脉型、交感神经型颈椎病。①颌枕带颈椎牵引。用于脊髓型以外的各型颈椎病。②颈围或颈托制动。可限制颈椎过度活动，减少颈椎不稳，充气型颈托除固定颈椎还有牵张作用。③理疗。可促进炎性水肿消退和松弛肌肉，适当的推拿按摩可减轻肌肉痉挛，改善血液循环。④药物对症治疗。短期交替应用非甾体抗炎药、肌松剂。⑤其他。改善不良工作体位与睡眠姿势；椎动脉型颈椎病还可结合高压氧治疗。

（2）手术治疗：非手术治疗半年无效或影响正常生活和工作；神经根性疼痛剧烈，非手术治疗无效；神经根病损导致所支配的肌肉进行性萎缩者。

3. 预防原则　主要是避免颈椎急、慢性损伤，保持颈椎的相对稳定性。

（1）养成良好的坐、站、行及工作姿势，避免长时间仰伸和屈曲，选择高低适当的枕头，平时转头动作要轻而慢。

（2）加强功能锻炼：进行颈部及上肢活动或体操锻炼，以使颈部及肩部肌放松，改善局部血液循环。

（3）一般在手术后 2～3 周协助患者下床活动，坚持四肢肌肉锻炼；一年内避免负重劳动、便秘、受凉以及颈部过度活动。

二、肩关节周围炎

案例 20-6

患者，女性，57 岁，因着凉后右肩部疼痛、活动受限 1 周来诊。无明显外伤史，近期自觉梳头都感到困难。查体：右肩活动受限，右手无麻木和感觉异常；肩部肌肉萎缩，压痛明显。X 线片无异常。

问题思考：1. 该患者可能的诊断是什么？

2. 应采取哪些处理措施？

肩关节周围炎是肩关节囊、滑囊、肌腱及肩周肌的慢性损伤性炎症，简称肩周炎，又称粘连性肩关节囊炎。多发于 50 岁左右人群，所以本病民间又称为"五十肩"。女性多于男性，左侧多于右侧。肩周炎是以肩关节疼痛和活动不便为主要症状的常见病症，如得不到有效的治疗，有可能严重影响肩关节的功能活动。

【病因病机】

1. 病因

（1）肩部因素：中老年人肩部软组织退行性变及对外力的承受力减弱是基本因素。

（2）肩外因素：颈椎病、心肺和胆管疾病发生的肩部牵涉痛，原发病长期不愈致肩部肌肉持续性痉挛、缺血而形成肩部炎性病灶。

2. 诱因　肩部的急、慢性损伤或因上肢外伤、手术或其他原因长期固定肩关节。

【临床特征】

1. **症状**　早期肩部疼痛，逐渐加重，可放射至颈部和上臂中部；夜间明显，影响睡眠。后期肩关节僵硬，逐渐发展，严重时患肢不能梳头、洗面和扣腰带。

2. **检查**　肩关节活动受限，以外展、外旋或后伸受限最明显。三角肌有轻度萎缩，斜方肌痉挛。

【辅助检查】　X 线摄片可见肩颈部骨质疏松征象。MRI 见关节囊增厚，肩部滑囊可有渗出；对鉴别诊断意义较大。临床上还开展关节镜检查。

【诊疗原则】

1. **诊断**　根据临床表现，结合辅助检查及关节镜检查结果综合分析判断。

2. **治疗**　以非手术治疗为主，目的是缓解疼痛，恢复功能，避免肌肉萎缩。主要措施：①急性期肩部制动，局部温热治疗。②慢性期坚持锻炼并配合理疗、针灸、推拿等。③症状明显者口服或外用非甾体抗炎药。④每日进行肩关节的主动活动或被动肩关节牵拉训练。⑤对症状持续且重者，以上治疗无效时，在麻醉下采用手法活关节镜下松解粘连，然后再注入类固醇或透明质酸钠，可取得满意疗效。⑥对肩外因素所致的肩周炎，除局部治疗外，还需对原发病进行治疗。

三、腰椎间盘突出症

案例 20-7

患者，男性，50 岁，因腰骶部疼痛伴右下肢放射痛 2 周来诊。疼痛从右腰骶部向同侧臀部、大腿后方、小腿外侧、足背或足外侧放射，伴麻木感。咳嗽、打喷嚏时疼痛加剧。查体：右腰骶部压痛和叩击痛，右小腿肌力减弱，直腿抬高试验及加强试验阳性。

问题思考：1. 该患者最可能的诊断是什么？

2. 为明确诊断，应进行什么检查？

3. 应采取哪些处理措施？

腰椎间盘突出症主要是指在腰椎间盘发生退行性变的基础上，纤维环破裂、髓核突出、压迫神经根而引起的一种综合征，是腰腿痛最常见的原因之一。可发生在任何成年人，最多见于中年人，以 20～50 岁为多发年龄，男性多于女性。

【病因病机】

1. **病因**　退行性变是腰椎间盘突出的根本原因，积累伤则是主要诱发原因。

（1）椎间盘退行性变：随着年龄增长，纤维环和髓核水分减少，弹性降低，椎间盘变薄，易于向后突出；此外，后纵韧带、椎体及椎间盘的退行性改变使椎间盘结构松弛，抗震荡能力下降而易发生损伤。

（2）损伤：反复弯腰、扭转、承重等慢性积累伤是椎间盘突出的主要诱发因素，腰部急性损伤也可造成椎间盘突出，如提取重物或暴力撞击。

（3）遗传因素：有色人种发生率较低，小于 20 岁的青少年患者中约 32% 有阳性家族史。

（4）妊娠：妊娠期盆腔、下腰部组织充血明显，各种结构相对松弛，而腰骶部又较平时承受更大的重力，增加了椎间盘损伤的机会。

（5）发育异常：腰椎骶化、骶椎腰化和关节突不对称等腰骶部先天发育异常，使下腰椎承受异常应力，均会增加椎间盘的损害。

2. **发病机制**　椎间盘由髓核、纤维环和软骨终板构成，由于椎间盘承受躯干及上肢的重量，在日常生活及劳动中，易发生劳损。椎间盘仅有少量血液供应，营养主要靠软骨终板渗透，较为有限，从而极易发生退变，向后突出，是椎间盘突出产生腰腿痛的机制。

【临床特征】

1. **症状**

（1）腰痛：早期患者表现仅有腰痛，可呈急性剧痛或慢性隐痛。

（2）坐骨神经痛：患者症状逐渐加重，出现坐骨神经痛；部分患者腰痛与坐骨神经痛可同时出现。坐骨神经痛是沿坐骨神经走行方向的放射痛，疼痛从下腰部向臀部、大腿后方、小腿外侧、足背或足外侧放射，可伴有麻木感。

（3）马尾神经受压综合征：如椎间盘组织脱垂或髓核向正后方突出压迫马尾神经，可表现为会阴区感觉麻木、排便排尿功能障碍、双下肢疼痛等感觉、运动异常。

2. 体征

（1）疼痛致脊柱变形和腰部活动受限，约 60%患者脊柱正常生理弯曲消失，呈现腰椎侧凸、前凸或后凸，腰部各方向活动受限，以前屈受限最明显。

（2）在相应的病变椎间隙、棘突旁侧有深压痛、叩痛，并伴有下肢放射痛。

（3）直腿抬高试验及加强试验阳性，即让患者仰卧，膝伸直，被动抬高患侧下肢至 20°～40°时则发生坐骨神经痛，为直腿抬高试验阳性；此时稍降低患肢高度至疼痛缓解，再将距小腿关节被动背屈，如又出现坐骨神经痛为加强试验阳性。

（4）感觉、肌力和腱反射改变：当神经根受压，受压神经支配的相应部位出现异常或麻木，肌力减退，部分患者表现为膝反射和跟腱反射减弱或消失。

【辅助检查】

1. X 线检查 能直接反映腰部有无侧突、椎体退行性变和椎间隙有无狭窄等。

2. CT、MRI 检查 可显示髓核突出，压迫神经根的部位和程度。

【诊疗原则】

1. 诊断与鉴别诊断

（1）诊断：典型腰椎间盘突出症患者，根据病史、症状、体征以及 X 线平片上相应神经节段有椎间盘退行性表现者即可作出初步诊断。结合 X 线造影、CT、MRI 等方法，能准确地观察病变间隙、突出方向、突出物大小、神经受压情况及主要引起症状部位。

（2）鉴别诊断：①腰肌劳损。主要症状是无明显诱因的慢性疼痛，腰痛为酸胀痛，休息后可缓解。有固定疼痛点，叩击疼痛减轻，直腿抬高试验阴性。②腰椎管狭窄症。以间歇性跛行为主要特点，一般无坐骨神经损伤的体征，临床上腰椎间盘突出症患者常合并椎管狭窄。两者鉴别需要用 X 线平片、CT、MRI 来确定。③神经根及马尾肿瘤。临床症状呈进行性加重。X 线片示椎弓根间距及椎间孔的孔径增大。椎管造影、MRI 及脑脊液检查可明确诊断。④梨状肌综合征。表现为臀部和下肢痛，但一般无腰痛。体检时缺乏明确的神经定位体征。

2. 治疗 依据临床症状的严重程度，采用非手术或手术方法治疗。

（1）非手术治疗：腰椎间盘突出症 80%～90%的患者可以通过非手术治疗而缓解或治愈。其适应证如下。①初次发作、病程较短。②经休息后症状可自行缓解，影像学检查椎间盘无严重突出者。③由于全身疾病或局部皮肤疾病不能施行手术者。④不同意手术者。治疗方法：①卧床休息，一般严格卧床 3 周，带腰围逐步下地活动。②应用非甾体抗炎药物。③牵引疗法，骨盆牵引最常用。④理疗。

（2）手术治疗：对诊断明确、症状严重、经半年以上严格非手术治疗无效或者有马尾神经受压症状者应考虑手术治疗。主要手术方法：全椎板切除髓核摘除术、半椎板切除髓核摘除术、显微外科腰椎间盘摘除术、经皮腰椎间盘切除术。

3. 预防 腰椎间盘突出症的预防：①站或坐要保持正确的姿势，避免长时间坐或站立，激烈运动前做好准备活动。②平时加强腰背肌锻炼，加强腰椎稳定性。③多睡硬板床可以减少椎间盘承受的压力。④避免腰部脊柱过度屈曲和旋转扭曲。⑤搬运重物时应采取适当的姿势。⑥穿平跟鞋以对身体提供更好的支持。

第 4 节 骨 肿 瘤

案例 20-8

患者，男性，19 岁，无诱因下出现左下肢疼痛 1 个月，前来就诊。查体：右大腿下段肿胀、皮温增高、明显压痛。X 线检查示：左股骨下段骨质和骨髓腔溶骨性破坏，呈"日光射线"样。

问题思考：1. 该患者可能的诊断是？

2. 如需进一步明确诊断，最可靠的检查是？

骨肿瘤是指发生在骨内或起源于各种骨组织成分的肿瘤，包括原发性肿瘤和继发性肿瘤。

【概述】

1. **分类**

（1）原发性骨肿瘤：根据肿瘤组织的形态结构，特别是肿瘤细胞的分化类型及所产生的细胞间物质类型，分为良性和恶性两类。常见的良性肿瘤有骨样骨瘤、骨软骨瘤、软骨瘤；恶性肿瘤有骨肉瘤、软骨肉瘤和纤维肉瘤。

（2）继发性骨肿瘤：即转移性骨肿瘤，是指发生在其他器官的瘤细胞通过血液循环或淋巴管转移到骨骼上，此类肿瘤均属恶性肿瘤。

（3）瘤样病变：另有一些病损类似肿瘤，如骨囊肿、骨纤维发育不良，称为瘤样病变。

（4）交界性肿瘤：也称行为不确定的肿瘤，即骨巨细胞瘤，巨细胞瘤是一种良性或局部侵袭性的肿瘤，而恶性巨细胞瘤则是恶性肿瘤。

2. **发病状况** 原发性肿瘤中良性肿瘤比恶性多见。良性肿瘤中以骨软骨瘤、软骨瘤多见。恶性肿瘤以骨肉瘤、软骨肉瘤和纤维肉瘤多见。骨肿瘤的发病与年龄有关，如骨肉瘤多发生于儿童和青少年，而骨巨细胞瘤主要发生于成人。解剖部位对肿瘤的发生也有重要意义，肿瘤多见于骨生长最活跃的部位即干骺端，如股骨下端、胫骨上端、肱骨上端。

【临床特征】

1. **疼痛与压痛** 疼痛是生长迅速的肿瘤最显著的症状。良性肿瘤多无疼痛，但骨样骨瘤可因反应骨的生长而产生剧痛。恶性肿瘤一般均有明显疼痛，且随病情进展而加重，夜间疼痛并有压痛。

2. **局部肿胀或肿块** 良性肿瘤常表现为质硬而无疼痛，生长缓慢，通常被偶然发现。局部肿胀和肿块发展迅速多见于恶性肿瘤。局部血管怒张反映肿瘤的血运丰富，多属恶性。

3. **功能障碍和压迫症状** 邻近关节的肿瘤，疼痛和肿胀可使关节活动功能发生障碍。脊髓肿瘤不论是良、恶性都可引起压迫症状，出现截瘫。位于骨盆的肿瘤可引起消化道和泌尿系统机械性梗阻症状。

4. **病理性骨折** 轻微外伤引起病理性骨折是某些骨肿瘤的首发症状，也是恶性骨肿瘤和骨转移瘤的常见并发症。

5. 晚期恶性肿瘤可出现贫血、消瘦、食欲缺乏、体重下降和低热等全身症状。

【辅助检查】

1. **X 线检查** 能反映骨与软组织的基本病变。溶骨性良性骨肿瘤骨皮质变薄或膨胀，边界清楚，有明显边缘，一般无软组织和骨膜反应阴影。恶性肿瘤骨质破坏较广泛，密度不均，边界不清，软组织内有不规则阴影。骨膜反应在骨肉瘤中为 Codman 三角或日光放射状阴影，在尤因肉瘤呈"葱皮样"。

2. **CT 和 MRI 检查** 可以为骨肿瘤的存在及确定骨肿瘤的性质提供依据，也可更清楚地显示肿瘤的范围，识别肿瘤的侵袭程度，以及与邻近组织的关系，帮助制订手术方案和评估治疗效果。

3. **ECT（放射性核素骨显像）检查** 可明确病损范围，能早期发现可疑的骨转移灶，也可帮助了解异体骨的骨愈合情况。

4. **DSA 检查** 可显示肿瘤血供情况，如肿瘤的主干血管，新生的肿瘤性血管，以利于进行选择性血管栓塞和注入化疗药；化疗前后对比检查可了解新生血管的改变，检测化疗的效果。

5. **超声检查** 可描绘软组织肿瘤和突出骨外的肿瘤情况，对骨转移癌寻找原发灶有很大的帮助。

6. **病理检查** 病理组织检查是骨肿瘤最后确诊的唯一可靠检查。

7. **生化测定** 恶性骨肿瘤测定血钙、血磷、血清碱性磷酸酶等生化指标有临床意义。如骨质有迅速破坏时，血钙往往升高；血清碱性磷酸酶反映成骨活动，在骨肉瘤中有明显升高。

8. **现代生物技术检测** 分子生物学和细胞生物学领域的新发现可揭示与临床转归及预后相关的机制。

【诊疗原则】

1. **诊断** 患者的临床特征、X 线等影像学检查和病理检查的三者结合，一般可以诊断本病。

2. **治疗** 手术治疗应按外科分期来选择手术界限和方法，尽量达到既切除肿瘤，又可保全肢体。

（1）外科手术治疗

1）良性肿瘤的外科治疗：①刮除植骨术，适用于良性骨肿瘤和瘤样病变。②外生性骨肿瘤的切除，如骨软骨瘤，手术的关键是完整切除肿瘤骨质、软骨帽及软骨外膜，防止复发。

2）恶性肿瘤的外科治疗：①保肢治疗，保肢治疗的局部复发率为 5%～10%。②截肢治疗，适应于就诊较晚，破坏广泛和对其他辅助治疗无效的恶性肿瘤。

（2）化学治疗：极大提高了恶性肿瘤患者的生存率和保肢率。

（3）放射疗法：可强有力地影响恶性肿瘤的繁殖能力，可在化疗后或与化疗同时进行。

（4）其他治疗：有血管栓塞治疗、温热-化学疗法、免疫治疗等。

自 测 题

选择题（A 型题）

1. 骨折的特有体征是（ ）
   A. 疼痛　　B. 瘀斑
   C. 功能障碍　　D. 肿胀
   E. 异常活动

2. 骨折及关节脱位最基本的首选的辅助检查是（ ）
   A. X 线检查　　B. CT 检查
   C. MRI 检查　　D. 物理学检查
   E. B 超检查

3. 不属于骨折早期并发症的是（ ）
   A. 关节僵硬　　B. 休克
   C. 脂肪栓塞综合征　　D. 重要内脏器官损伤
   E. 重要周围组织损伤

4. 骨折治疗的基本原则是（ ）
   A. 复位后固定，给予促进骨折愈合的药物
   B. 手法复位，外固定，给予活血化瘀药物
   C. 切开复位，内固定，给予抗生素
   D. 复位、固定和功能锻炼
   E. 复位后固定，待解除固定后开始功能锻炼

5. 肩关节脱位专有的体征是（ ）
   A. 疼痛　　B. 肿胀
   C. Dugas 征阳性　　D. 关节僵硬

E. 休克

6. 急性血源性骨髓炎最常见的致病菌是（ ）
   A. 乙型链球菌　　B. 大肠杆菌
   C. 肺炎球菌　　D. 金黄色葡萄球菌
   E. 铜绿假单胞菌

7. 骨和关节结核发病率最高的部位是（ ）
   A. 肩关节　　B. 肘关节
   C. 脊柱　　D. 髋关节
   E. 膝关节

8. 好发于青少年的恶性肿瘤是（ ）
   A. 软骨瘤　　B. 骨肉瘤
   C. 骨巨细胞瘤　　D. 骨样骨瘤
   E. 纤维肉瘤

9. 颈椎病的基本原因是（ ）
   A. 感染　　B. 肿瘤
   C. 化脓性炎症　　D. 结构性缺陷
   E. 颈椎间盘退行性变

10. 腰椎间盘突出症患者的体征不包括（ ）
    A. 腱反射亢进　　B. 压痛及叩击痛
    C. 腰部活动受限　　D. 腰椎侧凸
    E. 直腿抬高试验和加强试验阳性

（刘鸿业）

第**5**篇 妇产科疾病

第**21**章 生理产科

第1节 妊娠诊断

案例 21-1

　　患者，女性，26 岁，已婚，平素月经规律，结婚半年未采取避孕措施，此次停经 40 天，一周来自觉食欲缺乏，恶心泛酸，时有呕吐。

问题思考： 1. 对该患者应首先考虑的诊断是什么？

　　　　　　2. 为明确诊断，需要做哪些检查？

　　妊娠是胚胎和胎儿在母体内发育成长的过程。临床上一般以末次月经的第一天作为妊娠的开始，全过程约 40 周。根据妊娠不同时期的特点，将妊娠分为 3 个时期。妊娠 13 周以前称为早期妊娠；第 14～27 周称为中期妊娠；第 28 周及其以后称为晚期妊娠。

一、早期妊娠的诊断

　　1. **停经** 平素月经周期规律的生育年龄妇女，月经过期 10 日以上的应首先考虑早期妊娠的可能。

　　2. **早孕反应** 停经 6 周左右出现头晕、畏寒、嗜睡、乏力、食欲减退、厌恶油腻、恶心、晨起呕吐、喜酸食等症状称为早孕反应，反应多于妊娠 12 周左右自行消失。

　　3. **尿频** 由妊娠早期增大的子宫在盆腔压迫膀胱引起。

　　4. **乳房变化** 孕妇自觉乳房胀痛，乳房逐渐增大，乳头乳晕着色加深。乳晕周围皮脂腺增生出现深褐色结节，称为蒙氏结节。

　　5. **辅助检查** ①妊娠试验：目前临床上多用早早孕诊断试纸法检测尿液，若为阳性结合临床表现可诊断妊娠，是最简便、快速的方法。②B 超检查：妊娠早期超声检查的主要目的是确定宫内妊娠，孕 6 周时，可见胚芽和原始心管搏动。

二、中、晚期妊娠的诊断

　　1. **子宫增大** 随着妊娠进展，子宫逐渐增大。手测子宫底高度或尺测耻上子宫长度可估计胎儿大小及孕周（图 21-1）（表 21-1）。

　　2. **胎动** 孕妇常在孕 20 周左右感觉到胎动。随着妊娠进展，胎动趋于频繁，至孕 32～34 周达高峰，孕 38 周后胎动逐渐减少。孕 28 周之后，正常胎动次数≥10 次/2 小时。

　　3. **胎心音** 于孕 12 周用超声多普勒可听到胎心音，正常每分钟 110～160 次。

　　4. **胎体** 孕 20 周后，经孕妇腹壁可触及胎体，孕 24 周后更为清楚。

　　5. **辅助检查** ①B 超检查：能显示胎儿数目、胎方位、胎心搏动和胎盘位置及成熟度，且能测量胎头双顶径，观察胎儿有无畸形。②胎儿心电图：目前国内常用间接法检测胎儿心电图，通常于孕 12 周以后可显示较规律的图形。

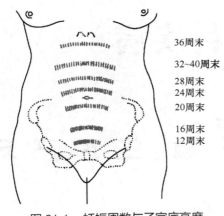

36 周末

32~40 周末

28 周末
24 周末

20 周末

16 周末
12 周末

图 21-1　妊娠周数与子宫底高度

表 21-1　不同孕龄的子宫高度和子宫长度

妊娠周数	手测子宫底高度	尺测耻上子宫长度（cm）
12 周末	耻骨联合上 2~3 横指	-
16 周末	脐耻之间	-
20 周末	脐下 1 横指	18（15.3~21.4）
24 周末	脐上 1 横指	24（22.0~25.1）
28 周末	脐上 3 横指	26（22.4~29.0）
32 周末	脐与剑突之间	29（25.3~32.0）
36 周末	剑突下 2 横指	32（29.8~34.5）
40 周末	脐与剑突之间或略高	33（30.0~35.3）

第 2 节　孕 期 保 健

一、产 前 检 查

1. **产前检查的时间**　应从确诊早孕时开始。对无异常者，定期检查应于孕 20 周左右开始，每 4 周检查 1 次，孕 28 周后每两周检查一次，孕 36 周后每周一次。如有异常，应及时处理并酌情增加检查次数。

2. **首次产前检查的内容**

（1）询问病史：年龄、职业、推算预产期、月经史及既往孕产史、既往史及手术史、本次妊娠过程、家族史，以及丈夫健康状况。

（2）全身检查：观察发育及营养状况、有无水肿，测体重及血压，检查心、肺、肝、胆、脾及乳房发育情况等。

（3）产科检查：主要了解胎儿和产道情况，包括腹部检查、骨盆检查，产道检查。

（4）辅助检查：除常规检查血常规、血型及尿常规，还应根据具体情况行相关检查。

3. **复诊产前检查**　复诊产前检查是为了解前次产前检查后有何不适，以便及早发现高危妊娠。复诊产前检查的内容应包括询问上次产检后有无特殊情况出现、测量体重及血压、复查胎位、听胎心、进行孕期卫生宣教并预约下次复诊日期。

二、健 康 指 导

1. **膳食指南**　建议孕妇在一般人群膳食指南的基础上，补充叶酸，常吃含铁丰富的食物，选用碘盐；妊娠呕吐严重者，可少量多餐，保证摄入含必要量碳水化合物的食物；妊娠中晚期适量增加奶、鱼、禽、蛋、瘦肉的摄入，积极准备母乳喂养。

2. **活动与休息**　孕期适当运动，运动方式因人而异，量力而行。孕期应保证充足的休息，每日应有 8~9 小时的睡眠和 1~2 小时的午休。妊娠中晚期卧床休息应多取左侧卧位。

3. **孕期卫生**　孕妇出汗多、皮脂腺分泌旺盛，白带多，应注意保持清洁，避免感染。

4. **自我监护**　胎动计数是孕妇自我监护胎儿宫内情况的简单而有效的重要手段。孕妇胎动自测法：孕妇每天早、中、晚卧床计数胎动，每次 1 小时，3 次胎动数乘以 4 即为 12 小时胎动数。若胎动≥30 次/12 小时或者胎动 3~5 次/小时为正常；若胎动<10 次/12 小时或者逐日下降超过 50%不能恢复者，则为异常，应及时就诊。

5. **药物使用**　许多药物影响胚胎的发育，尤其是妊娠前 3 个月用药更要注意。若病情需要应遵医嘱使用。

6. **遗传学方面检查**　为避免缺陷儿的出生，遗传性疾病的夫妻或者有家族史者，以往有不明原因反复流产、死胎、死产者和 35 岁高龄孕妇等应及时就诊，进行遗传咨询、遗传筛查和产前诊断。

第 3 节 正 常 分 娩

妊娠满 28 周以后，胎儿及其附属物由母体经产道娩出的过程，称为分娩。妊娠满 28 周至不满 37 周分娩称早产；妊娠满 37 周至不满 42 周期间分娩称足月分娩；妊娠满 42 周及其以后分娩称过期妊娠。

一、决定分娩的因素

决定分娩的因素是产力、产道、胎儿及精神心理因素。临产后若各因素均正常并能相互适应，胎儿顺利经阴道自然娩出者，为正常分娩。

1. **产力** 为将胎儿及其附属物从子宫内逼出的力量。包括子宫收缩力、腹壁肌及膈肌收缩力、肛提肌收缩力。①子宫收缩力：简称宫缩，是临产后的主要产力，贯穿于整个分娩过程中。具有节律性、对称性、极性和缩复作用的特点（图 21-2）。②腹壁肌、膈肌收缩力：第二、三产程胎儿及其附属物娩出的重要辅助力量。③肛提肌收缩力：有协助胎先露部在骨盆腔内旋转的作用，协助胎儿及其附属物娩出。

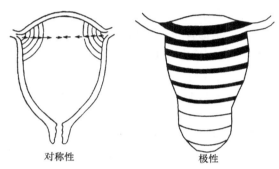

对称性　　　　　　　　极性

图 21-2　子宫收缩对称性、极性图

2. **产道** 是胎儿娩出的通道，分为骨产道和软产道两部分。

（1）骨产道：真骨盆，其大小、形状与分娩关系密切。

（2）软产道：分娩过程中发生相应变化，有利于胎儿娩出。

3. **胎儿** 胎儿大小、数目、胎位及有无畸形，是影响分娩及决定分娩难易程度的重要因素。胎头是胎体的最大部分，胎头颅缝和囟门有一定的可塑性，在分娩过程中，通过颅骨轻度重叠，从而缩小头颅体积，有利于分娩。

4. **精神心理因素** 临产后产妇常出现焦虑、不安和恐惧，对分娩疼痛的恐惧和紧张可导致宫缩乏力、宫口扩张缓慢、胎头下降受阻、产程延长，甚至可导致胎儿窘迫、产后出血等。因此在分娩过程中，应给产妇心理支持。

二、先兆临产、临产诊断、产程分期

1. **先兆临产** 分娩发动前，出现预示即将临产的症状，如不规律宫缩、胎儿下降感，以及阴道少量淡血色分泌物称为先兆临产。

（1）不规律宫缩：又称假临产，特点是持续时间短且不恒定，间歇时间长且不规律，仅引起下腹部轻微胀痛，夜间出现而于清晨消失，无进行性宫缩增强和宫口扩张。

（2）胎儿下降感：由于胎先露部下降、入盆衔接使宫底下降，孕妇自觉上腹部较前舒适，下降的先露部可压迫膀胱引起尿频。

（3）见红：分娩前 24～48 小时，因宫颈内口附近的胎膜与子宫壁分离，毛细血管破裂，少量血液与宫颈管内的黏液混合经阴道排出。见红是分娩即将开始的可靠征象。

2. **临产诊断** 临产开始的标志为有规律且逐渐增强的子宫收缩，持续 30 秒或以上，间歇 5～6分钟，并伴有进行性宫颈管消失、宫口扩张和胎先露部下降。

3. **总产程及产程分期** 总产程即分娩全过程，是指从规律宫缩开始至胎儿、胎盘娩出的全过程。临床分为 3 个产程。

（1）第一产程：又称宫颈扩张期，从开始出现间歇 5～6 分钟的规律宫缩到宫口开全。初产妇的宫颈较紧，宫口扩张较慢，不超过 20 小时。经产妇的宫颈较松，不超过 14 小时。

（2）第二产程：又称胎儿娩出期，从宫口开全到胎儿娩出。初产妇最长不应超过 3 小时，经产妇不应超过 2 小时。

（3）第三产程：又称胎盘娩出期，从胎儿娩出到胎盘娩出，需 5～15 分钟，不应超过 30 分钟。

第 4 节　正常产褥

产褥期是指从胎盘娩出至产妇全身器官（乳腺除外）恢复或接近正常未孕状态所需要的一段时间，通常为 6 周。

【临床特征】

1. **生命体征**　产后体温多在正常范围内。体温可在 24 小时内略升高，但一般不超过 38℃。产后 3～4 天因乳房血管、淋巴管极度充盈，伴体温升高，称为泌乳热，一般持续 4～16 小时体温即下降。产后脉搏略缓慢，为 60～70 次/分。产后呼吸深慢，为 14～16 次/分。正常血压无明显变化。

2. **子宫复旧**　胎盘娩出后，子宫逐渐恢复到未孕状态的过程称为子宫复旧。

【诊疗原则】

1. **产后 2 小时内的处理**　产后 2 小时极易发生严重并发症，故产妇应留在产房，严密观察产妇的生命体征、子宫收缩、阴道流血情况、宫底高度及膀胱是否充盈等。

2. **饮食**　根据产妇胃肠功能由流质饮食逐渐恢复到普通饮食，应摄入高营养、易消化、富含纤维素、微量元素的食物，保证足够的热量和水分。哺乳者还应多喝汤汁，适当补充维生素和铁剂。

3. **休息和活动**　应保证充足的休息和睡眠，产后尽早适当活动，经阴道自然分娩的产妇，产后 6～12 小时即可起床轻微活动。次日起可下床，逐渐开始适当的活动和产后锻炼。

4. **排尿和排便**　鼓励产妇产后 4～6 小时内自行排尿，防止产后尿潴留。产后常发生便秘，应多吃粗纤维食物及早下床活动。

5. **会阴处理**　选用对外阴无刺激的消毒液擦洗外阴，每日 2～3 次。会阴部水肿者可局部进行湿热敷，产后 24 小时后可用红外线照射外阴。会阴部有缝线者，应注意观察伤口有无红肿、硬结及分泌物。

6. **乳房护理**　指导产妇正确母乳喂养，提倡纯母乳喂养 4～6 个月，对影响母乳喂养的异常情况及时处理。

7. **产后检查与计划生育**　产后检查包括产后访视和产后健康检查（产后 42 天）两部分。产褥期内禁忌性交。

自测题

选择题（A₁ 型题）

1. 早孕最早、最重要的症状是（　　）
   A. 腹泻　　　　B. 停经　　　　C. 尿频
   D. 乳房胀痛　　E. 食欲缺乏

2. 孕妇 4 周前开始感到胎动，现用胎心听筒可听到胎心，请推断现在妊娠周数大约是（　　）
   A. 12 周　　　　B. 16 周　　　　C. 24 周
   D. 20 周　　　　E. 28 周

3. 孕 16 周末，手测子宫底高度（　　）
   A. 脐下 1 横指　　　　B. 脐上 1 横指
   C. 脐上 3 横指　　　　D. 脐耻之间
   E. 脐与剑突之间

（杜冬梅）

第22章
妊娠并发症

正常妊娠时，胚胎着床在宫腔的适当部位，并继续生长发育，至足月时临产分娩。若胚胎种植在宫腔以外，或胚胎、胎儿在宫内生长发育的时间过短或过长，或母体出现各种妊娠特有的脏器损害，即可发生妊娠并发症。

第1节 流 产

案例 22-1

患者，女性，25岁，孕1产0。已停经50天，阵发性下腹痛伴阴道少量流血3天，腹痛加重伴出血增加2小时就诊。妇科检查：阴道出血量较多，子宫颈口开大1cm，宫颈口可见胎膜堵塞，子宫增大、软，如50天孕大小。

问题思考：1. 对该患者最可能的诊断是什么？
2. 明确诊断后应该如何处理？

妊娠不足28周，胎儿体重不足1000g而终止者称为流产。流产按发生时间不同分为两类，发生于孕12周前者称早期流产，发生在孕12周或之后者称晚期流产。流产按发生原因不同又分为自然流产和人工流产。

【病因病机】

1. 胚胎因素 胚胎或胎儿染色体异常，是自然流产的主要原因，多为染色体数目异常和染色体结构异常。

2. 母体因素 妊娠期患急慢性疾病、生殖器官疾病、内分泌失调、不良习惯、创伤等均可引起流产。

【临床特征】 流产的主要临床表现是停经后阴道流血和腹痛。根据流产发展过程及临床表现分为以下类型：

1. 先兆流产 表现为停经后少量阴道流血和轻微下腹痛。妇科检查：宫颈口未开，胎膜未破，妊娠物尚未排出，子宫大小与孕周相符，妊娠试验阳性。

2. 难免流产 在先兆流产基础上，流产已经成为必然。表现为阴道流血增多，阵发性下腹痛加剧。妇科检查：子宫颈口已扩张，有时可见胚胎组织或胎囊堵塞宫颈口，子宫大小与孕周基本相符或略小。

3. 不完全流产 指妊娠物部分排出体外，还有部分残留于子宫腔内或嵌顿于宫颈口处，影响子宫收缩，导致出血，甚至发生休克。妇科检查：子宫颈口已扩张，有时可见胚胎组织堵塞在子宫颈口，子宫小于孕周。因反复出血，且宫腔内有组织残留，易诱发感染。

4. 完全流产 妊娠物已完全排出，阴道流血逐渐减少，腹痛逐渐消失。妇科检查：子宫颈口已关闭，子宫接近正常大小。

5. 特殊情况流产 ①稽留流产：胚胎或胎儿已经死亡而滞留在子宫腔内尚未自然排出者。患者曾经有先兆流产的症状，阴道出血时有时无，子宫不再增大反而缩小。②复发性流产：指与同一伴侣连续发生 3 次或 3 次以上的自然流产。③流产合并感染：流产过程中引起宫内感染，严重时感染可进一步扩展到盆腔、腹腔及全身。

【辅助检查】

1. **妊娠试验**　可用免疫学方法以诊断妊娠。临床上多选用放射免疫法或酶联免疫吸附试验，进行人绒毛膜促性腺激素（HCG）的定量测定。

2. **超声检查**　对于确定不同类型的流产和鉴别诊断有实用价值。

3. **孕酮测定**　因体内孕酮呈脉冲式分泌，血孕酮的测定值波动程度较大，对临床指导意义不大。

【治疗原则】

1. **治疗**　流产为妇产科常见病，一旦发生流产症状，应根据流产的不同类型，进行相应处理。

（1）先兆流产：应卧床休息，禁止性生活，尽量少做阴道检查。可给予黄体酮、维生素 E 等药物治疗，此外，精神紧张者可适当给予镇静剂。

（2）难免流产：一旦确诊，应尽早促使胚胎及胎盘完全排出。

（3）不完全流产：一经确诊，应及时清除宫腔内残留组织，可行刮宫术。出血时间较长者，应给予抗生素预防感染。

（4）完全流产：临床症状消失，超声检查证实宫腔内无残留妊娠物，一般不需要特殊处理。

（5）稽留流产：处理较困难。一旦确诊，应尽早促使宫腔妊娠物排出。可行引产或刮宫，但应做好术前准备，预防术中出血的危险。

（6）复发性流产：针对病因进行处理。

（7）流产合并感染：应先应用抗生素预防感染后再行清宫术；此外，患者应取半卧位，以利于宫腔内液体流出和炎症局限。

2. **预防**　做好孕期保健，预防急性传染病发生，积极治疗慢性疾病；孕期避免重体力劳动，防止外伤；孕早期应避免性生活，避免接触有害物质等。

第 2 节　异 位 妊 娠

案例 22-2

　　患者，女性，26 岁。孕 2 产 1，停经 40 天，少量阴道流血 5 天，突发左下腹撕裂样痛 2 小时入院。既往月经规律，此次阴道流血呈点滴状，褐色，与既往月经不同。查体：神志清，面色苍白，T 37℃，P 100 次/分，R 18 次/分，BP 80/50mmHg，腹部压痛、反跳痛，以左下腹为著，移动性浊音阳性。妇科检查：宫颈举痛明显。

问题思考：1. 对该患者最可能的诊断是什么？

　　　　　　2. 明确诊断后应该如何处理？

　　受精卵于子宫体腔以外着床，称为异位妊娠。异位妊娠包括输卵管妊娠、卵巢妊娠、腹腔妊娠、阔韧带妊娠及宫颈妊娠等，其中以输卵管妊娠最常见，约占异位妊娠的 95%，是早期妊娠孕妇死亡的主要原因。

【病因病机】

1. **输卵管异常**　输卵管炎症是最常见的原因。慢性炎症可使输卵管管腔狭窄、堵塞；输卵管手术史、阑尾炎、子宫内膜异位症、盆腔结核等也可引起输卵管病变；输卵管发育不良或功能异常，均影响受精卵的正常运行而使受精卵在输卵管着床。

2. **受精卵游走**　受精卵经宫腔或腹腔进入对侧输卵管着床。

3. **辅助生殖技术**　使用辅助生殖技术或避孕失败者发病概率增大。

4. 其他　子宫肌瘤或卵巢肿瘤压迫输卵管，影响卵巢管腔的通畅性，使受精卵运行受阻。输卵管子宫内膜异位可增加受精卵着床于输卵管的可能。

【临床特征】

1. 症状

（1）停经：除间质部妊娠停经时间较长外，其他多有 6～8 周停经史。有时月经延迟几日出现不规则阴道流血误认为月经来潮，或由于月经过期仅数日而不认为是停经。

（2）腹痛：患者就诊的主要症状，常表现为一侧下腹部隐痛或酸胀感，随时间延长患者突感一侧下腹部撕裂样剧痛，常伴有恶心、呕吐。当血液积聚于直肠子宫凹陷处时，出现肛门坠胀感。随着出血增多，疼痛可由下腹部向全腹部扩散，血液刺激膈肌，出现肩胛部放射痛及胸部疼痛。

（3）阴道流血：胚胎死亡后常有不规则阴道流血，色暗红或者深褐色，量少呈点滴状，一般不超过月经量，少数患者阴道流血较多，类似月经。

（4）晕厥与休克：由于腹腔急性内出血及剧烈腹痛，轻者出现晕厥，严重者出现失血性休克。

2. 体征

（1）一般情况：腹腔内出血较多时，患者呈贫血貌；大量出血时，患者可出现面色苍白、脉搏快而细弱，血压下降等休克表现。

（2）腹部检查：下腹有明显压痛及反跳痛；出血多时，可见全腹膨隆，叩诊有移动性浊音。若血液凝固与周围组织或器官发生粘连可触及包块。

（3）妇科检查：阴道内常有来自宫腔的少许血液，阴道后穹隆饱满、触痛，宫颈举痛或摇摆痛，此为输卵管妊娠的主要特征之一。内出血多时，检查子宫有漂浮感。在子宫一侧或其后方可触及边界不清的包块。

【辅助检查】

1. HCG 测定　测定尿或血 HCG 对早期诊断异位妊娠至关重要。

2. 超声检查　目前临床上诊断常用、重要的方法之一，超声检查与血 HCG 测定相结合，对异位妊娠的诊断帮助更大。

3. 阴道后穹隆穿刺或腹腔穿刺　是一种简单、可靠的诊断方法。抽出暗红色、不凝固血液说明腹腔有内出血；当有血肿或粘连时，也可抽不出血液。

4. 腹腔镜检查　该检查不再是异位妊娠诊断的"金标准"，且有 3%～4% 的患者因为妊娠囊过小而被漏诊，目前很少将腹腔镜作为检查的手段，而更多作为手术治疗手段。

【治疗原则】　根据病情缓急，采取相应的处理，以手术治疗为主。

1. 急救处理　内出血多易出现休克，应立即抗休克治疗并进行手术。

2. 无或少量内出血的治疗　严密观察病情，在做好备血、输液准备的前提下，可采用 3 种方法：①非手术治疗。甲氨蝶呤是治疗早期输卵管妊娠安全、可靠的方法，近年来临床不断有米非司酮成功治疗的报道。②手术治疗。多采用腹腔镜行输卵管保守性手术。③期待治疗。适用于病情稳定，血 HCG 水平较低（<1500U/L）且呈下降趋势。期待治疗必须向患者说明病情及征得同意。

第 3 节　妊娠期高血压疾病

案例 22-3

孕妇，26 岁，孕 36 周，双下肢水肿半个月，头痛、眼花一周。既往无高血压及慢性肾炎。查体：BP 160/110 mmHg，宫底脐上 2 指，头先露，胎心率 146 次/分；水肿++；尿蛋白++，诊断为子痫前期（重度）。

问题思考：1. 对该患者应首选什么药物治疗？
　　　　　2. 如何预防该药物所致的中毒？

妊娠期高血压疾病是产科常见的并发症，尤其子痫前期-子痫是导致孕产妇及围生儿病死率升高的主要原因之一。妊娠相关高血压疾病概括为 4 类，包括妊娠期高血压、子痫前期-子痫、妊娠合并慢性高血压、慢性高血压伴发子痫前期。

【发病机制】　妊娠期高血压疾病的孕妇发病背景复杂，尤其是子痫前期-子痫存在多因素发病异源性、多机制发病异质性、病理改变和临床表现的多通路不平行性。妊娠期高血压疾病的病理生理改变包括慢性子宫胎盘缺血、免疫不耐受、脂蛋白毒性、遗传印记、滋养细胞凋亡和坏死增多及孕妇过度耐受滋养细胞炎性反应等。

【临床特征】

1. 妊娠期高血压　妊娠 20 周后首次出现高血压，收缩压≥140mmHg 和(或)舒张压≥90mmHg，尿蛋白检测阴性。收缩压≥160mmHg 和（或）舒张压≥110mmHg 为重度妊娠期高血压。妊娠期高血压于产后 12 周内恢复正常。

2. 子痫前期-子痫

（1）子痫前期：妊娠 20 周后孕妇出现收缩压≥140mmHg 和（或）舒张压≥90mmHg，伴有下列任意 1 项。①尿蛋白定量≥0.3g/24h，或尿蛋白/肌酐值≥0.3，或随机尿蛋白≥+（无条件进行蛋白定量时的检查方法）；②无蛋白尿但伴有以下任何 1 种器官或系统受累：心、肺、肝、肾等重要器官，或血液系统、消化系统、神经系统的异常改变，胎盘-胎儿受到累及等。

血压和（或）尿蛋白水平持续升高，或孕妇器官功能受累，或出现胎盘-胎儿并发症，是子痫前期病情进展的表现。子痫前期孕妇出现下述任一表现为重度子痫前期：①血压持续升高不可控制；②持续性头痛、视觉障碍或有其他中枢神经系统异常表现；③持续性上腹部疼痛及肝包膜下血肿或肝破裂表现；④氨基转移酶水平异常；⑤肾功能受损；⑥低蛋白血症伴腹水、胸腔积液或心包积液；⑦血液系统异常；⑧微血管内溶血；⑨心力衰竭；⑩肺水肿；⑪胎儿生长受限或羊水过少、胎死宫内、胎盘早剥等。

（2）子痫：子痫前期基础上发生不能用其他原因解释的强直性抽搐，可以发生在产前、产时或产后，也可以发生在无临床子痫前期表现时。

3. 妊娠合并慢性高血压　慢性高血压患者发生胎盘早剥、胎儿生长受限等的风险增加，且13%～40%可能发展为慢性高血压并发子痫前期，因此，孕期应加强母儿监测和评估。

4. 慢性高血压伴发子痫前期　慢性高血压容易并发子痫前期，同时对母儿带来更高的风险，因此，慢性高血压患者应严密监测是否并发重度子痫前期，一旦并发重度子痫前期则按照子痫前期进行管理。

【辅助检查】

1. 妊娠期出现高血压时　应检查以下项目：①血常规；②尿常规；③肝功能、血脂；④肾功能；⑤凝血功能；⑥心电图；⑦产科超声。

2. 出现子痫前期及子痫时　视病情发展和诊治需要在上述基础上应酌情增加以下检查：①排查自身免疫性疾病；②高凝状况检查；③血电解质检查；④眼底检查；⑤超声等影像学检查肝、肾等器官及胸腹水情况；⑥动脉血气分析；⑦心脏彩超及心功能检测；⑧超声检查和监测胎儿生长发育指标；⑨头颅 CT 或 MRI 检查。

【诊疗原则】　妊娠期高血压疾病的治疗目的是预防重度子痫前期和子痫的发生，降低母儿围产期并发症发生率和死亡率，改善围产结局。及时终止妊娠是治疗子痫前期-子痫的重要手段。

1. 治疗原则　正确评估整体母儿情况；孕妇休息镇静，积极降压，预防抽搐及抽搐复发，有指征地利尿，有指征地纠正低蛋白血症；密切监测母儿情况以预防和及时治疗严重并发症，适时终止妊娠，治疗基础疾病，做好产后处置和管理。

2. 治疗手段　应根据病情的轻重缓急和分类进行个体化治疗，对不同妊娠期高血压疾病孕妇分层、分类管理：①妊娠期高血压者，应嘱其休息、镇静，监测母儿情况，酌情降压治疗，重度妊娠期高血压按重度子痫前期处理。②子痫前期者，应有指征地降压、利尿和纠正低蛋白血症，预防抽搐，镇静，密切监测母儿情况，预防和治疗严重并发症的发生，适时终止妊娠。③子痫者，应治疗抽搐，预防抽搐复发和并发症，病情稳定后终止妊娠。④妊娠合并慢性高血压者，应动态监测血压变化，以降压治疗为主，注意预防子痫前期的发生。⑤慢性高血压伴发子痫前期者，应兼顾慢性高血压和子痫前期的治疗，伴发重度子痫前期临床征象者按重度子痫前期处理。

（1）评估和监测：对产前、产时和产后的病情进行密切监测和评估十分重要，目的在于了解病情轻重和进展情况，及时合理干预，早防早治，避免不良妊娠结局的发生。

（2）一般治疗：①妊娠期高血压和子痫前期患者可门诊治疗，重度子痫前期患者应住院治疗。②应注意适当休息，保证充足的蛋白质和热量，适当限制食盐摄入。③保证充足睡眠，必要时可睡前口服地西泮 2.5～5.0mg。

（3）降压：降压的目的是预防子痫、心脑血管意外和胎盘早剥等严重母儿并发症。收缩压≥160mmHg 和（或）舒张压≥110mmHg 的高血压孕妇应进行降压治疗；收缩压≥140mmHg 和（或）舒张压≥90mmHg 的高血压孕妇建议降压治疗。

（4）解痉：硫酸镁是治疗子痫和预防抽搐复发的一线药物，也是在重度子痫前期预防子痫发作的用药。血清镁离子有效治疗浓度为 1.8～3.0mmol/L，超过 3.5mmol/L 可能出现中毒症状。使用硫酸镁必备条件：①膝腱反射存在；②呼吸≥16 次/分；③尿量≥25ml/h 或≥600ml/24h；④备有 10% 葡萄糖酸钙。镁离子中毒时停用硫酸镁并静脉缓慢推注（5～10 分钟）10%葡萄糖酸钙 10ml。如孕妇同时合并肾功能障碍、心功能受损或心肌病、重症肌无力等，或体重较轻者，则硫酸镁应慎用或减量使用。条件许可，用药期间可监测孕妇的血清镁离子浓度。

（5）扩容治疗：子痫前期孕妇需要限制补液量以避免肺水肿。除非有严重的液体丢失（如呕吐、腹泻、分娩失血）使血液明显浓缩、血容量相对不足或高凝状态者，通常不推荐扩容治疗。

（6）镇静：应用镇静药物的目的是缓解孕产妇的精神紧张、焦虑症状，改善睡眠，预防并控制子痫应个体化酌情应用。

（7）利尿：不主张常规应用利尿剂，仅当患者出现全身性水肿、肺水肿、脑水肿、肾功能不全、急性心力衰竭时，可酌情使用呋塞米等快速利尿剂。

（8）低蛋白血症的纠正问题：严重的低蛋白血症伴腹水、胸腔积液或心包积液者，应补充白蛋白或血浆，同时注意配合应用利尿剂及严密监测病情变化。

（9）促胎肺成熟：妊娠<34 周并预计在 1 周内分娩的子痫前期孕妇，均应给予糖皮质激素促胎肺成熟。

（10）分娩时机和方式：子痫前期孕妇经积极治疗，而母儿状况无改善或者病情持续进展的情况下，达到一定孕周，应考虑终止妊娠。终止妊娠的时机，应考虑的因素包括孕周、孕妇病情及胎儿情况等多方面。

（11）子痫的处理：①一般急诊处理。子痫发作时应预防孕妇坠地外伤、唇舌咬伤，须保持气道通畅，维持呼吸、循环功能稳定，密切观察生命体征、尿量等。避免声、光等一切不良刺激。②控制抽搐。硫酸镁是治疗子痫及预防复发的首选药物。③控制血压和预防并发症。④终止妊娠。子痫孕妇抽搐控制后即可考虑终止妊娠。⑤子痫前期-子痫发生的病因性治疗。控制子痫后，注意查找病因。

（12）产后处理：妊娠期高血压可延续至产后，但也可在产后首次发生高血压、子痫前期甚至子痫，仍需重视。

自 测 题

一、选择题（A 型题）

1. 下列与异位妊娠无关的临床表现是（　　）

 A. 下肢水肿   B. 阴道流血

 C. 停经   D. 晕厥与休克

 E. 腹痛

2. 异位妊娠最常见的着床部位是（　　）

 A. 卵巢   B. 输卵管

 C. 子宫颈   D. 子宫角

 E. 腹腔

3. 输卵管妊娠患者就诊时，最常见的主诉是（　　）

 A. 胸痛   B. 腹痛

 C. 咳嗽   D. 咯血

 E. 呼吸急促

4. 孕 38 周孕妇，因轻微头痛，血压为 160/110mmHg，尿蛋白++，以先兆子痫收入院，在应用硫酸镁治疗过程中，护士应报告医师停药的情况是（　　）

 A. 呼吸 18 次/分   B. 膝反射消失

 C. 头痛缓解   D. 血压 130/90mmHg

 E. 尿量 800ml/24 小时

5. 某孕妇，26 岁，因妊娠高血压疾病用硫酸镁治疗，发生了中毒现象，除停药外，还应给予（　　）

 A. 山莨菪碱肌内注射

 B. 5%葡萄糖静脉滴注

 C. 50%葡萄糖静脉注射

 D. 低分子右旋糖酐静脉注射

 E. 10%葡萄糖酸钙静脉注射

二、选择题（B 型题）

（6~7 题共用题干）

已婚女，25 岁，停经 60 天，阴道少量流血 2 天，伴轻微下腹疼痛；检查宫颈口闭，子宫如孕 2 个月大，既往孕 2 个月时流产 1 次，患者情绪低落，B 超检查显示宫腔内胎儿胎心搏动。

6. 对此患者护理措施不妥的是（　　）

 A. 保胎   B. 卧床休息

 C. 帮助消除顾虑   D. 注意阴道流血

 E. 协助清宫

7. 入院第二天，患者阴道流血多，伴下腹阵发性疼痛，小便时发生阴道有组织样物排出。此时护理措施不妥的是（　　）

 A. 流产已发生，不必处理

 B. 注意检测生命体征

 C. 做好心理护理

 D. 注意外阴清洁

 E. 协助清宫

（杜冬梅）

第23章

女性生殖系统炎症

第1节 阴 道 炎

案例 23-1

患者，女性，32 岁，白带增多伴有外阴瘙痒 10 天。妇科检查：外阴红肿、有抓痕，阴道黏膜充血，有散在出血点，后穹隆处见大量黄色泡沫状分泌物，子宫、附件无异常。

问题思考：1. 对该患者最可能的诊断是什么？

2. 为明确诊断需要做哪些检查？

阴道炎是最常见的妇科疾病。临床上常见的有滴虫性阴道炎、念珠菌性阴道炎、细菌性阴道炎和老年性阴道炎。

一、滴虫性阴道炎

【病因病机】 滴虫性阴道炎病原体为阴道毛滴虫。阴道毛滴虫适宜的生长温度是 25～40℃，最适宜的 pH 是 5.2～6.6，在潮湿环境中生长，pH 在 5 以下环境中其生长受抑制。以性接触直接传播，也可经公共浴池、游泳池、污染的衣物、被褥、器械及敷料等间接传播。

【临床特征】 妇产科检查可见阴道黏膜充血，有散在的出血点或草莓状突起，以后穹隆部最明显，分泌物典型特点为稀薄脓性、泡沫状，有异味。

【辅助检查】

1. **阴道分泌物悬滴法** 显微镜下可见呈波状运动的滴虫。

2. **阴道分泌物培养** 准确性更高。对可疑者多次悬滴法未能发现滴虫时采用。

【治疗原则】

1. **全身用药** 甲硝唑或替硝唑口服。

2. **局部用药** 降低阴道 pH，增强阴道的防御能力。选用 1% 乳酸、0.5% 乙酸溶液冲洗阴道或坐浴；甲硝唑或甲硝唑泡腾片在冲洗完阴道后塞入阴道后穹隆。

3. **性伴侣治疗** 滴虫性阴道炎主要通过性交直接传播，因此性伴侣应同时使用甲硝唑或替硝唑进行口服治疗。

4. **妊娠期滴虫性阴道炎的治疗** 妊娠期治疗的目的主要是减轻患者症状，一般采用局部给药。

5. **随访及治疗失败的处理** 由于滴虫性阴道炎患者再感染率很高，最初感染 3 个月内需要追踪、复查。为避免重复感染，对密切接触的用品如内裤、毛巾等建议高温消毒。

二、念珠菌性阴道炎

【病因病机】

1. **病因** 主要由白色假丝酵母菌（白念珠菌）感染引起。假丝酵母菌适合在酸性环境下生长，患者阴道 pH 通常 <4.5。

2. **传播途径** 主要为内源性传染，假丝酵母菌作为机会致病菌，除阴道外，也可寄生于人的口腔、肠道，这 3 个部位的假丝酵母菌可互相传染，也可通过性交直接传染。少部分患者通过接触感染的衣物间接传染。

3. **诱因**　长期应用广谱抗生素、妊娠、糖尿病、大量应用免疫抑制剂以及接受大量雌激素治疗等、胃肠道假丝酵母菌感染者粪便污染阴道、穿紧身化纤内裤及肥胖使外阴局部温度与湿度增加，都是发病的影响因素。

【临床特征】

1. **症状**

（1）外阴瘙痒：为念珠菌性阴道炎的主要症状。严重者奇痒，坐卧不安，异常痛苦。可伴有外阴灼痛、尿频、尿痛及性交痛。

（2）阴道分泌物增多：白色稠厚，呈凝乳状或豆腐渣样。

2. **体征**　妇科检查可见外阴红斑、水肿，可伴有抓痕，严重者可见皮肤皲裂、表皮脱落。阴道黏膜红肿、小阴唇内侧及阴道黏膜附有白色块状物，擦除后露出红肿黏膜面，急性期还可见到糜烂及浅表溃疡。

【辅助检查】

（1）阴道分泌物悬滴检查：显微镜下可见芽孢和假菌丝。

（2）其他：阴道分泌物培养、阴道 pH 测定有助于诊断和鉴别。

【诊疗原则】

1. **消除诱因**　糖尿病患者积极控制血糖；避免长期大量使用雌激素、广谱抗生素和免疫抑制剂。

2. **局部用药**

（1）提高阴道 pH，降低阴道酸度。选用 2%～4%碳酸氢钠溶液冲洗阴道或坐浴。

（2）选用咪康唑栓剂或克霉唑栓剂，每晚 1 粒塞入阴道深部，连用 7 天，也可采用早、晚各 1 粒的 3 天疗法。

3. **全身用药**　常用药物有氟康唑 150mg，顿服。

4. **注意事项**　症状反复发作者，考虑阴道混合性感染及非念珠菌性阴道炎的可能。

三、细菌性阴道炎

【病因病机】　正常阴道菌群以乳酸杆菌占优势。若产生过氧化氢的乳酸杆菌减少，阴道 pH 升高，阴道微生态失衡，其他微生物大量繁殖，主要有加德纳菌、各种厌氧菌等，以及人型支原体感染，导致细菌性阴道炎。

【临床特征】　10%～40%患者临床无症状，有症状者主要表现为阴道分泌物增多，有恶臭味，可伴有轻度外阴瘙痒或烧灼感。分泌物呈灰白色，均匀一致，稀薄，黏度很低，容易将分泌物从阴道壁拭去。阴道黏膜无充血的炎症表现。细菌学检查无滴虫、真菌或淋病奈瑟菌。

【治疗原则】

1. **全身用药**　首选为甲硝唑 400mg，每日 2 次口服，共 7 日；其次为替硝唑 2g，口服，每日 1 次，连服 3 日；或克林霉素 300mg，口服，每日 2 次，连服 7 日。

2. **阴道用药**　甲硝唑制剂 200 mg，每晚 1 次，共 7 日；或 2%克林霉素软膏涂抹阴道，每次 5g，每晚 1 次，连用 7 日。哺乳期以局部用药为宜。

四、老年性阴道炎

【病因病机】　绝经后妇女因卵巢功能衰退或缺失，雌激素水平降低，阴道壁萎缩，黏膜变薄，上皮细胞内糖原减少，阴道内 pH 升高（多为 5.0～7.0），嗜酸的乳杆菌不再为优势菌，局部抵抗力降低，以需氧菌为主的其他致病菌过度繁殖，从而引起炎症。

【临床特征】

1. **症状**　白带增多，呈淡黄色、稀薄，感染严重时呈脓血性白带。伴有外阴瘙痒、灼热感。

2. **体征** 老年性改变，外阴、阴道萎缩，阴道皱襞消失，黏膜充血，有散在出血点。

【辅助检查】 阴道分泌物检查可见大量白细胞。

【治疗原则】

1. **补充雌激素** 主要为针对病因的治疗，增加阴道抵抗力。雌激素制剂可以全身给药，也可以局部给药。局部涂抹雌三醇软膏，每日 1～2 次，连用 14 日。

2. **抑制细菌** 局部应用抗生素如诺氟沙星制剂 100mg，放于阴道深部。每日 1 次，7～10 日为一个疗程。

第 2 节 子宫颈炎症

案例 23-2

患者，女性，30 岁，孕 4 产 2。白带增多伴下腹不适 3 个月为主诉就诊。妇科检查：宫颈糜烂，糜烂面凹凸不平，占整个宫颈面积的 2/3 以上，多发囊肿，宫颈刮片检查结果为"慢性炎症"。

问题思考： 1. 对该患者最可能的诊断是什么？

2. 该病的治疗原则是什么？

宫颈炎症是妇科常见的疾病之一。临床多见的子宫颈炎是急性子宫颈管黏膜炎，若急性子宫颈炎未经及时诊治或病原体持续存在，可导致慢性子宫颈炎症。

一、急性子宫颈炎

【病因病机】 急性子宫颈炎可由多种病原体引起，也可由物理因素刺激、化学因素刺激、机械性子宫颈损伤、子宫颈异物伴发感染所致。常见的病原体为性传播疾病病原体如淋病奈瑟菌及沙眼衣原体。

【临床特征】 大部分患者无症状。有症状者主要表现为阴道分泌物增多，呈黏液脓性，阴道分泌物的刺激可引起外阴瘙痒，伴有腰酸及下腹坠痛。若合并尿路感染，可出现尿急、尿频、尿痛。妇科检查可见宫颈充血、水肿、糜烂，有黏液脓性分泌物从子宫颈管排出。子宫颈管黏膜质脆，容易诱发出血。淋病奈瑟菌感染还可见到尿道口、外阴口黏膜充血、水肿及多量脓性分泌物。

【诊疗原则】 主要为抗生素药物治疗。可根据不同情况采用经验性抗生素治疗及针对病原体的抗生素治疗。

二、慢性子宫颈炎

【病因病机】 慢性子宫颈炎可由急性子宫颈炎迁延而来，也可为病原体持续感染所致，病原体与急性子宫颈炎相似，主要有以下病理类型。

（1）慢性子宫颈管黏膜炎：由于子宫颈管黏膜皱襞较多，感染后形成持续性子宫颈管黏膜炎，表现为子宫颈管黏液增多及有脓性分泌物，反复发作。

（2）子宫颈息肉：炎症长期刺激，宫颈管局部黏膜增生并向宫颈管外口突出，形成单个或多舌形，色鲜红，质软而脆，易出血的组织成为宫颈息肉。息肉蒂细长，与宫颈相连，摘除后易复发。

（3）子宫颈肥大：由于长期慢性炎症刺激，宫颈组织充血、水肿、腺体和间质增生，宫颈呈不同程度肥大，质地变硬，表面常光滑。

【临床特征】

1. **症状** 慢性子宫颈炎多无症状，少数有阴道分泌物增多，呈乳白色黏液状，有时为淡黄色、脓性或血性。

2. **体征** 妇科检查可发现黄色分泌物覆盖子宫颈口或从子宫颈口流出，或在糜烂样改变的基础上同时伴有子宫颈充血、水肿、脓性分泌物增多或接触性出血，也可表现为子宫颈息肉或子宫颈肥大。

【辅助检查】　宫颈糜烂与早期宫颈癌外观上很难鉴别，应常规做宫颈刮片细胞学检查，必要时行阴道镜检查及活组织检查以确诊。

【治疗原则】　对持续性子宫颈管黏膜炎症，需了解有无沙眼衣原体及淋病奈瑟菌的再次感染、性伴是否已进行治疗、阴道微生物群失调是否持续存在，针对病因给予治疗。子宫颈息肉行息肉摘除术，术后将切除息肉送组织学检查。

自 测 题

选择题（A 型题）

1. 滴虫性阴道炎的临床表现为（　　　）
   A. 外阴无瘙痒、灼痛
   B. 分泌物稀薄、泡沫状
   C. 阴道黏膜附有白色假膜
   D. 后穹隆有黄水样分泌物
   E. 分泌物无臭味

2. 最适宜阴道毛滴虫的生长环境是（　　　）
   A. pH 5 以下
   B. pH 6.1～6.4
   C. pH 5.2～6.6
   D. pH 7.5 以上
   E. 以上都不是

3. 适用 2%～4%碳酸氢钠溶液进行阴道冲洗的患者是（　　　）
   A. 细菌性阴道炎患者
   B. 慢性子宫颈炎患者
   C. 滴虫性阴道炎患者
   D. 老年性阴道炎患者
   E. 念珠菌性阴道炎患者

4. 稠厚呈豆腐渣样阴道分泌物见于（　　　）
   A. 老年性阴道炎
   B. 滴虫性阴道炎
   C. 慢性子宫颈炎
   D. 念珠菌性阴道炎
   E. 细菌性阴道炎

5. 慢性子宫颈炎患者最常见的病理改变是（　　　）
   A. 子宫颈息肉
   B. 子宫颈糜烂
   C. 子宫颈肥大
   D. 子宫颈腺囊肿
   E. 子宫颈黏膜炎

6. 有关子宫颈肥大的正确描述是（　　　）
   A. 子宫颈组织质脆易出血
   B. 子宫颈外口有 1 个或多个红色赘生物
   C. 子宫颈表面粗糙
   D. 子宫颈表面鳞状上皮被浸软、脱落
   E. 慢性子宫颈炎刺激宫颈组织充血、水肿、腺体和间质增生

（杜冬梅）

第1节 子宫肌瘤

案例 24-1

　　患者，女性，46 岁，月经量增多、经期延长 2 年，发现下腹部包块 6 个月就诊。妇科检查：子宫前位，宫颈光滑，呈不规则增大，孕 3 个月大小，表面结节感，质硬，无压痛，边界清，活动好，双侧附件无异常。

问题思考： 1. 对该患者最可能的诊断是什么？

　　　　　　 2. 该病的治疗原则是什么？

　　子宫肌瘤是女性生殖器官最常见的良性肿瘤，常见于 35～50 岁妇女。子宫肌瘤多生长于子宫体部，少数在子宫颈部。根据肌瘤与子宫肌壁的关系可分为肌壁间肌瘤、浆膜下肌瘤、黏膜下肌瘤 3 种类型（图 24-1）。

　　【病因病机】 病因不明，可能与体内雌激素水平过高或长期刺激有关。

　　【临床特征】

　　1. 症状 子宫肌瘤的典型症状为月经过多与继发贫血，也有一些患者可无自觉症状。肌瘤的症状一般与肌瘤生长部位、大小有密切关系。

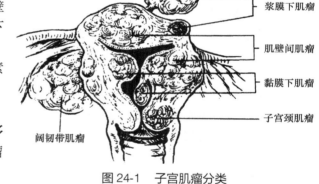

图 24-1　子宫肌瘤分类

　　（1）月经量增多及经期延长：最常见症状。以黏膜下肌瘤最明显，其次为肌壁间肌瘤，浆膜下肌瘤很少影响月经。

　　（2）腹部包块：当浆膜下或肌壁间肌瘤增大超越盆腔时，患者多能自己扪及包块而去医院就诊，可伴有下坠感。

　　（3）压迫症状：子宫前壁下段肌瘤可压迫膀胱，引起尿频、排尿困难、尿潴留，子宫后壁等肌瘤可引起便秘等症状。

　　（4）腹痛：当浆膜下肌瘤发生蒂扭转时可出现急性腹痛；妊娠期或产褥期，肌瘤红色变性时可出现剧烈腹痛伴发热；黏膜下肌瘤排出宫腔时，刺激子宫收缩可引起下腹部痉挛性疼痛。

　　（5）对妊娠及分娩的影响：浆膜下肌瘤一般不影响受孕，黏膜下肌瘤和引起宫腔变形的肌壁间肌瘤可引起不孕和流产。

　　2. 体征 妇科检查：较小的肌壁间肌瘤子宫呈均匀性增大，较大的肌壁间肌瘤子宫呈不规则增大，表面有结节状突起，质硬。黏膜下肌瘤子宫多为均匀性增大，带蒂的黏膜下肌瘤如突出子宫颈口或阴道内，可在宫口触到或见到瘤体；浆膜下肌瘤可扪及子宫表面有单个或多个质硬、结节状物突起。

　　【治疗原则】 子宫肌瘤一旦确诊后，可根据肌瘤大小、肌瘤部位、有无症状、患者年龄及生育的要求酌情处理。

1. 随访观察　肌瘤小、无明显症状者，尤其是近绝经期患者，一般不需要治疗，通常每 3~6 个月复查一次，随访期间若子宫肌瘤增大迅速、临床症状明显时，应考虑进一步治疗。

2. 药物治疗　对月经量增多，子宫增大约妊娠 8 周大小，近绝经期患者，症状较轻或不能耐受手术者可给予药物治疗。

3. 手术治疗　长期保守治疗无效，或症状明显，肌瘤较大，合并贫血生长迅速者应考虑手术治疗。

第 2 节　子 宫 颈 癌

案例 24-2

患者，女性，43 岁，平素月经规律，近 2 个月多次出现接触性出血，色鲜红，量不多，能自止。妇科检查：阴道无异常分泌物，宫颈肥大，于 9~12 时处见一菜花样病灶，余处光滑。

问题思考：1. 该患者最可能的诊断是什么？
　　　　　2. 为明确诊断，需要做哪些检查？
　　　　　3. 确诊后应采取的治疗措施是什么？

子宫颈癌是最常见的女性生殖器恶性肿瘤，50~55 岁为高发年龄，子宫颈癌筛查的普及，使子宫颈癌能够得到早期发现、早期诊断和早期治疗，发病率和死亡率明显下降。

【病因病机】　子宫颈癌与人乳头瘤病毒（HPV）感染、多个性伴侣、吸烟、性生活过早（<16 岁）、性传播疾病、经济状况低下、口服避孕药和免疫抑制等因素相关。

【临床特征】

1. 临床表现　早期子宫颈癌无明显症状和体征，随着病变的发展，可出现以下表现。

（1）阴道流血：早期常表现为接触性出血。也可表现为不规则阴道流血，或经期延长、经量增多。

（2）阴道排液：多数患者有白色或血性、稀薄如水样或米泔状、有腥臭味的阴道排液。晚期患者因癌组织坏死伴感染，可有大量米泔样或脓性恶臭白带。

（3）晚期癌的症状：根据病灶侵犯范围出现继发性症状。病灶波及骨盆壁，压迫输尿管或直肠、坐骨神经时，常诉尿频、尿急、肛门坠胀、里急后重、下肢肿痛等。晚期可有贫血、恶病质等全身衰竭症状。

2. 临床分期　子宫颈癌分期广泛采用 2018 年国际妇产科联盟分期标准（24-1）。

表 24-1　子宫颈癌分期

分期	内容
Ⅰ期	癌严格局限于子宫颈（忽略扩散至子宫体）
ⅠA 期	显微镜下诊断，最大间质浸润深度≤5mm
ⅠA1 期	间质浸润深度≤3mm
ⅠA2 期	间质浸润深度>3mm 而≤5mm
ⅠB 期	间质浸润深度>5mm （病变范围大于ⅠA 期）；病变局限于子宫颈，测量肿瘤最大径线
ⅠB1 期	间质浸润深度>5mm 而最大径线≤2cm 的浸润癌
ⅠB2 期	最大径线>2cm 而≤4cm 的浸润癌
ⅠB3 期	最大径线>4cm 的浸润癌
Ⅱ期	子宫颈癌侵犯超出子宫，但未达阴道下 1/3 或骨盆壁
ⅡA 期	累及阴道上 2/3，无宫旁浸润
ⅡA1 期	最大径线≤4 cm 的浸润癌

分期	内容
ⅡA2期	最大径线>4 cm 的浸润癌
ⅡB期	宫旁浸润，但未达骨盆壁
Ⅲ期	癌累及阴道下 1/3，和（或）扩散至骨盆壁，和（或）导致肾积水或无功能肾，和（或）盆腔淋巴结转移，和（或）腹主动脉旁淋巴结转移
ⅢA期	癌累及阴道下 1/3，未扩散至骨盆壁
ⅢB期	扩散至骨盆壁，和（或）导致肾积水或无功能肾（除外其他原因所致）
ⅢC期	盆腔淋巴结转移和（或）腹主动脉旁淋巴结转移（包括镜下微转移），无论肿瘤大小与范围（采用r与p标记）
ⅢC1期	仅盆腔淋巴结转移
ⅢC2期	腹主动脉旁淋巴结转移
Ⅳ期	癌已扩散超出真骨盆或累及膀胱或直肠黏膜（活检证实）；泡样水肿不属于Ⅳ期
ⅣA期	扩散至邻近的盆腔器官
ⅣB期	转移至远处器官

注：1）所有分期均可在临床检查的基础上，根据影像学及病理学对肿瘤大小和范围的评估进行补充。病理学发现可取代影像学和临床发现；2）淋巴脉管受侵不改变分期，镜下浸润宽度不再纳入分期标准；3）游离的肿瘤细胞不改变分期，但应记录其存在；4）ⅢC期应备注 r（影像学）和 p（病理学）以表明分期的依据；若为影像学发现盆腔淋巴结转移，分期应为ⅢC1r；若为病理学证实者则为ⅢC1p；所用影像学方法和病理技术应予以记录

【辅助检查】

1. **子宫颈细胞学检查** 是早期发现子宫颈癌筛查的基本方法。

2. **HPV 检测** 敏感性较高，特异度较低。

3. **阴道镜检查** 筛查发现有异常，如细胞学伴 HPV 阳性，建议行阴道镜检查。

4. **子宫颈活组织检查** 是确诊宫颈癌和癌前病变最可靠的方法。在碘试验或阴道镜指导下活检可提高取材的准确性。

【诊疗原则】

1. **治疗** 常采用手术和放疗为主、化疗为辅的综合治疗。

（1）手术：适用于原位癌、早期宫颈癌患者，可行全子宫切除术及子宫次全切除术。

（2）放疗：早期病例以腔内放疗为主，体外照射为辅。晚期则以体外照射为主，腔内放疗为辅。

（3）全身治疗：包括全身化疗和靶向治疗、免疫治疗。化疗主要用于晚期或复发转移的患者。常用的药物有顺铂、环磷酰胺、博来霉素等。

2. **预防** 普及防癌知识、定期开展宫颈癌的普查普治；积极治疗宫颈糜烂和宫颈上皮内瘤样病变，以预防宫颈癌的发生。

第 3 节 卵 巢 肿 瘤

案例 24-3

患者，女性，42 岁，孕 2 产 1，2 年前体检发现右下腹有一直径 6cm 包块，实性，未定期复查。一天前小便后突然下腹痛，伴恶心，无发热。妇科检查子宫正常大小，子宫右上方可及一直径 14cm，张力较大，有压痛的包块，不活动。B 超提示右附件区有 14cm×3cm×4cm 大包块，内有不均质回声团，直肠子宫陷凹有少量积液。

问题思考：1. 对该患者可能的诊断是什么？

2. 应对该患者采取什么治疗措施？

卵巢肿瘤是常见的妇科肿瘤，可发生于任何年龄。其中恶性肿瘤早期常无症状，不易被发现，晚期病例缺乏有效的治疗手段，致死率居妇科恶性肿瘤首位。根据组织来源，卵巢肿瘤主要分为上皮性肿瘤、性索-间质肿瘤、生殖细胞肿瘤、转移性肿瘤等。

【病因病机】 确切病因不明，卵巢上皮性肿瘤可能与以下因素有关。

1. **机体因素** 卵巢瘤在月经初潮早、绝经晚、未产的妇女发病率高，而分娩次数多，哺乳和口服避孕药的妇女发病危险减少。

2. **遗传因素** 是近年来研究的较多的病因之一，多数病例由常染色体显性遗传所致，卵巢恶性肿瘤患者约有10%具有遗传异常。

【临床特征】

1. **症状与体征**

（1）卵巢良性肿瘤：早期肿瘤小，多无明显症状，常在妇科检查时发现。肿瘤继续增大到一定程度，可出现尿频、便秘、气急、心悸等压迫症状。检查可见腹部膨隆，叩诊实音，无移动性浊音。妇科检查在子宫一侧或双侧触及球形肿块，表面光滑，边界清楚，囊性或实性，活动，与子宫无粘连。

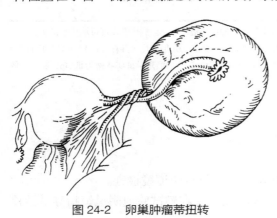

图 24-2 卵巢肿瘤蒂扭转

（2）卵巢恶性肿瘤：早期多无症状，晚期主要症状为腹胀、腹部肿块、腹水及其他消化道症状；部分患者可有消瘦、贫血等恶病质表现；功能性肿瘤可出现不规则阴道流血或绝经后出血。妇科检查肿瘤多为双侧，实性或半实性，表面凹凸不平，肿块界限不清，固定。晚期患者在腹股沟、腋下、锁骨上可触及肿大的淋巴结。

2. **并发症**

（1）蒂扭转：常见的妇科急腹症（图 24-2）。典型症状是突然发生一侧下腹剧烈疼痛，伴恶心、呕吐甚至休克。妇科检查扪及张力较大肿块，有压痛，一旦确诊应尽快行肿瘤切除术。

（2）破裂：囊肿破裂后，其症状的轻重与破口大小、流入腹腔囊液的性质和囊液量有关。常表现为腹痛、恶心、呕吐甚至导致内出血、腹膜炎、休克。妇科检查腹部有压痛、腹肌紧张，有时有腹水征。疑有破裂，应立即剖腹探查。

（3）感染：较少见。一般由肿瘤蒂扭转或肿瘤破裂后引起。主要表现为发热、腹痛、肿块、腹部压痛及肌紧张等。

（4）恶变：若肿瘤增长迅速，尤其是双侧性，应疑为恶变，并考虑尽早手术。

【辅助检查】

1. **影像学检查** 超声检查可根据肿块的囊性或实性、囊内有无乳头等判断肿块性质，诊断符合率＞90%；CT、磁共振均有助于进一步明确诊断。

2. **肿瘤标志物** 血清 CA125、血清 AFP、血清 HCG；性激素、血清人附睾蛋白 4（HE4）多用于卵巢肿瘤的诊断、病情监测和疗效评估。

3. **腹腔镜检查** 可直接观察肿块情况，并可窥视整个盆腔、腹腔，必要时在可疑部位进行多点活检或抽取腹腔液行细胞学检查。

4. **细胞学检查** 抽取腹水或腹腔冲洗液和胸腔积液，查找癌细胞。

【诊疗原则】

1. **预防**

（1）筛查：主要应用血清 CA125 检测联合盆腔超声检查。

（2）遗传咨询与相关基因检测：对高风险人群的卵巢癌预防有一定的意义。

2. **治疗** 一经确诊应行手术治疗，辅以化疗或放疗等综合治疗。

自 测 题

选择题（A 型题）

1. 下列关于子宫肌瘤的描述错误的是（　　）
   A. 白带增多　　　　　　B. 引起不孕或流产
   C. 一旦发现，必须手术　　D. 可引起月经改变
   E. 女性生殖器官肿瘤中最常见的良性肿瘤
2. 下列哪项不是子宫肌瘤的典型表现（　　）
   A. 月经改变　　　　　　B. 腹部肿块
   C. 外阴瘙痒　　　　　　D. 压迫症状
   E. 贫血
3. 子宫肌瘤临床表现月经过多时，与下列哪项关系特别密切（　　）
   A. 肌瘤大小　　　　　　B. 患者体质
   C. 肌瘤多少　　　　　　D. 肌瘤生长部位
   E. 有无并发症
4. 下列关于子宫颈癌描述错误的是（　　）
   A. 最常见的妇科恶性肿瘤之一
   B. 早期与宫颈糜烂临床表现相似
   C. 血行转移多见
   D. 与早婚、早育、多产等因素有关
   E. 与性传播的某些病毒有关
5. 下列哪项不是子宫颈癌的典型症状（　　）
   A. 晚期阴道出血　　　　B. 月经稀少
   C. 疼痛　　　　　　　　D. 阴道排液
   E. 早期接触性出血
6. 确诊宫颈癌必须做的检查是（　　）
   A. 阴道镜检查　　　　　B. 子宫颈刮片
   C. 诊断性刮宫　　　　　D. 宫腔镜检查
   E. 子宫颈或子宫颈管活组织检查

（杜冬梅）

第 **25** 章

女性生殖系统其他疾病

第1节 不 孕 症

不孕（育）症是由多种病因导致的生育障碍状态，是生育期夫妇的生殖健康不良事件。女性无避孕性生活至少 12 个月而未孕称为不孕症，对男性则称为不育症。

【病因病机】 造成不孕的因素是多方面的。①女方不孕因素：大约占 60%左右。排卵障碍、输卵管因素、子宫因素、宫颈因素，阴道因素等。②男方不孕因素：大约占 30%左右。③不明原因性不孕：占 10%~20%。男女双方因素均不能排除。

【检查步骤】 不孕的原因较复杂，必须对男女双方按照一定程序进行全面检查。

【治疗原则】

1. **一般治疗** 加强营养、增强体质，积极治疗内科疾病。夫妻双方检查后如未发现不孕原因，应排除思想顾虑。学会预测排卵期，加强性知识指导。

2. **病因治疗** 治疗生殖器器质性病变、诱发排卵、补充黄体功能、改善宫颈黏液、应用辅助生殖技术等。

第 2 节 生殖内分泌疾病

一、功能失调性子宫出血

案例 25-1

患者，女性，16 岁，学生，停经 4 个月，不规则阴道流血 15 天。妇科检查：腹平软、无压痛，外阴未婚未产型，肛腹诊发现子宫后位，稍大，软，无压痛，双侧附件无异常。

问题思考：1. 该患者最可能的诊断是什么？

2. 明确诊断后应采取什么治疗措施？

功能失调性子宫出血，是指调节生殖的神经内分泌机制失常引起的异常子宫出血。功能失调性子宫出血可分为无排卵型和排卵型两类。可发生于任何年龄，全身及内外生殖器官无器质性病变。

1. **无排卵型功能失调性子宫出血** 常见于青春期和绝经过渡期。前者因下丘脑-垂体-卵巢的调节功能未完全成熟，后者因卵巢功能不断衰退，卵巢虽有卵泡发育，但不排卵，也无黄体形成。其临床特点是月经周期紊乱、经期长短不一、经量多少不等。

无排卵型功能失调性子宫出血的治疗，不同年龄应采取不同方法。青春期患者应以止血、调整月经周期、促进排卵为原则；绝经过渡期患者应以止血、调整月经周期、减少经量为原则。止血常用的治疗方法有性激素止血、刮宫止血及止血药物的应用；调整月经周期常用的治疗方法有雌、孕激素序贯法，雌、孕激素合并应用。促进排卵适用于青春期和生育年龄功能失调性子宫出血患者，可选用氯米芬、绒毛膜促性腺激素等。

2. **排卵型功能失调性子宫出血** 排卵型功能失调性子宫出血多发生于生育年龄妇女。卵巢虽然有排卵，但黄体功能异常。常见有黄体功能不足和子宫内膜不规则脱落两种类型。黄体功能不足的临床特点为月经周期缩短，常有不孕或孕早期流产史。子宫内膜不规则脱落的临床特点为经期延长。排卵型功能失调性子宫出血的治疗要点主要是促使黄体功能健全，或通过反馈作用促使黄体如期萎缩，子宫内膜剥脱。

二、痛 经

痛经为最常见的妇科症状之一，指行经前后或月经期出现下腹疼痛、坠胀、伴腰酸或其他不适。程度较重影响生活和工作质量。痛经分为原发性痛经和继发性痛经两类，前者是指生殖器官无器质性病变的痛经，后者是指由盆腔器质性病变引起的痛经。原发性痛经的发生主要与月经时子宫内膜合成和释放前列腺素（PG）增加有关，过多的前列腺素使子宫平滑肌过度收缩，子宫缺血、缺氧，引起痛经。此病在青少年期常见，多在初潮后 6～12 个月发病。

原发性痛经在青春期多见，痛经自月经来潮后开始，最早出现在经前 12 小时，行经第一日疼痛最剧烈，持续 2～3 小时缓解。疼痛呈痉挛性，并可伴有恶心、呕吐、腹泻、头晕等症状，严重时面色苍白、出冷汗，甚至昏厥。妇科检查无异常发现。原发性痛经应重视心理治疗，疼痛不能忍受时可辅以药物治疗。使用前列腺素合成酶抑制剂可减少前列腺素产生，减轻或消除痛经。对于要求避孕的痛经妇女，可口服避孕药。

三、围绝经期综合征

案例 25-2

患者，女性，51 岁。自述近年来月经周期不规则，行经 2～3 天干净，量较以前少，自感阵发性潮热、出汗，偶有心悸、眩晕。妇科检查：子宫稍小，其余正常。

问题思考： 1. 首先考虑的诊断是什么？
2. 该病的处理原则是什么？

围绝经期指接近绝经出现与绝经有关的内分泌、生物学和临床特征至绝经后 1 年。围绝经期综合征指妇女绝经前后由性激素减少所致的一系列躯体及精神心理症状。绝经分为自然绝经和人工绝经，自然绝经指卵巢内卵泡生理性耗竭，人工绝经是手术切除双侧卵巢或使用其他方法毁坏双侧卵巢功能。

【临床特征】

1. **月经紊乱** 绝经前约半数以上的妇女出现月经紊乱，多为月经周期不规则，持续时间及月经量不定。

2. **血管舒缩症状** 主要表现为潮热、出汗。其特点表现为面部和颈部皮肤阵阵发红，继之出汗，一般持续 1～3 分钟。轻者每日发作数次，重者十余次。

3. **自主神经失调症状** 常出现心悸、眩晕、头疼、失眠、耳鸣等自主神经失调症状。

4. **精神神经症状** 表现为焦虑不安、激动易怒或情绪低落、抑郁多疑而不能自我控制。记忆力减退及注意力不集中。

5. **泌尿生殖道的症状** 表现为泌尿生殖道萎缩，皱襞变平、阴道干燥、性交疼痛等。易反复发生阴道炎及尿路感染。

6. **心血管系统疾病** 绝经后妇女高血压、冠心病、心肌梗死等疾病发生率增加。

7. **骨质疏松症** 绝经后因雌激素水平下降，骨质吸收速度快于骨质生成，促使骨质丢失变疏松，易发生骨折。

【辅助检查】

1. **促卵泡激素（FSH）测定** 绝经过渡期 FSH>10U/L，提示卵巢储备功能下降。FSH>40U/L，提示卵巢衰竭。

2. **雌二醇测定** 雌二醇<150pmol/L。

【治疗原则】

1. **一般药物治疗** 坚持体育锻炼，摄入含蛋白质及钙丰富的食物。使用谷维素有助于调节自主神经功能。必要时服用镇静药以助睡眠。

2. **激素替代疗法** 可缓解潮热、出汗等症状；治疗泌尿生殖道的萎缩症状；延缓或预防骨质疏松的发生；降低心血管疾病的病死率。但单一雌激素长期应用可使子宫内膜癌发生的危险性增加，目前强调雌孕激素联合使用，可降低风险。用药原则：尽量选用天然雌激素，剂量要求个体化，以最小有效剂量为最佳。

自 测 题

选择题（A 型题）

1. 功能失调性子宫出血是指（ ）
   A. 生育期妇女的异常子宫出血
   B. 更年期妇女的异常子宫出血
   C. 青春期的异常子宫出血
   D. 伴有轻度子宫内膜非特异性炎症的子宫出血
   E. 由神经内分泌功能失调引起的异常子宫出血

2. 无排卵型功能失调性子宫出血常见于（ ）
   A. 不孕患者　　　　　B. 产后
   C. 育龄期　　　　　　D. 流产后
   E. 青春期及更年期

3. 有关原发性痛经的叙述正确的是（ ）
   A. 患者雌激素水平异常升高可致痛经
   B. 经期子宫内膜 PG 过度合成引起痛经
   C. 子宫自主神经敏感性增加易发痛经
   D. 子宫内膜组织缺氧引起痛经
   E. 子宫内膜异位引起的痛经

4. 有关围绝经期妇女的表现叙述错误的是（ ）
   A. 生殖器官萎缩　　　　B. 阴道黏膜变薄
   C. 常有尿失禁　　　　　D. 阴道分泌物增加
   E. 骨质疏松

（杜冬梅）

第 *26* 章

计 划 生 育

案例 26-1

患者，女性，29 岁，已婚，门诊咨询恰当的避孕方法。孕 3 产 1，2 年前足月自然分娩一名女婴，3 个月以前有 1 次人工流产史。平素安全期避孕或采用避孕工具避孕。

问题思考： 1. 对该患者选择何种避孕方式较为妥当？

2. 请给出进一步的保健指导。

第 1 节 药 物 避 孕

女性避孕药是应用人工合成的甾体激素避孕。各种避孕药均由睾酮衍生物、孕酮类衍生物、雌激素类衍生物等按照不同剂量配伍而成。

一、短效口服避孕药

短效口服避孕药是由雌、孕激素组成的复方制剂，在各类避孕药中应用最广泛。常用的有复方炔诺酮（口服避孕片 I 号）、复方甲地孕酮（口服避孕片 II 号）、复方左炔诺孕酮等。其主要作用机制为抑制排卵，正确使用避孕药的有效率接近 100%。使用方法：自月经来潮的第 5 日开始服用第 1 片，连服药 22 日，停药 7 日后服用第二个周期。服药后可出现类早孕反应、月经失调、体重增加、色素沉着等。

二、长效口服避孕药

长效口服避孕药由长效雌激素和人工合成孕激素配伍制成，制剂有复方炔雌醚、甲炔诺酮等，服药 1 次可避孕 1 个月。口服后被胃肠道吸收，储存于脂肪组织内，缓慢释放起长效避孕作用。孕激素促使子宫内膜转化为分泌期引起撤退性出血。避孕有效率达 96%～98%。复方长效口服避孕药激素含量大，副作用较多，如类早孕反应、月经失调等，市场上已经很少见。

三、探亲避孕药

探亲避孕药适合于短期探亲夫妇，其作用主要有抑制排卵，改变子宫内膜形态与功能，使宫颈黏液变黏稠。常用炔诺酮、甲地孕酮，可在探亲当日开始服用，每日一次，至探亲结束。探亲避孕药的避孕效果可靠，但由于使用探亲避孕药的剂量大，现在已经很少应用。

四、注射用长效避孕药

注射用长效避孕药为长效雌、孕激素复方制剂，肌内注射 1 次可避孕 1 个月，作用机制与短效避孕药相同。常用的有复方己酸孕酮注射液（避孕针 1 号），第一个月于月经周期第 5 天和第 12 天各肌内注射 1 次，以后在每次月经周期第 10～12 天肌内注射 1 支。副作用基本上同口服避孕药。初用药数月内可出现月经周期紊乱，但多渐恢复，否则需停药。

219

第2节 工具避孕

利用工具防止精子进入阴道，或阻止进入阴道的精子进入宫腔，或通过改变宫腔内环境达到避孕的目的，称为工具避孕法。主要有使用宫内节育器、避孕套、阴道隔膜等方法。

宫内节育器是一种安全、有效、简便、经济、可逆的避孕工具。我国常用的有下列2种：①惰性宫内节育器，由惰性原料如金属、硅胶、塑料等制成。②活性宫内节育器，其内含有活性物质如铜离子、激素药物及磁性物质等，避孕效果好。

宫内节育器适用于已婚育龄妇女无禁忌证，愿意选用此方法避孕者。放置时间一般为月经干净后3～7天。常见的副作用有出血、腰酸腹坠等。并发症主要有感染、节育器嵌顿、节育器异位、脱落或带器妊娠。

第3节 人工流产

凡在妊娠3个月内采用手术或药物方法终止妊娠称为人工流产。人工流产可分为手术流产与药物流产两种方法。人工流产只能作为避孕失败的补救措施，而不能将其作为节育方法。

一、药物流产

目前国内外都致力于用药物作为避孕失败后节制生育的补救措施，以替代手术流产，此方法安全、可靠、简便易行，将成为最理想的节育措施。

目前临床常用米非司酮配伍米索前列醇为药物流产最佳方案。具体的方法是米非司酮25mg，口服2次/日，连续3日，于第4日上午口服米索前列醇0.6mg，一次服完。一般用于停经49天以内的孕妇，完全流产率可达93%左右。最大的副作用是流产后出血时间过长和出血量增多。用药后应密切随访，若药物流产失败，宜及时用手术终止妊娠。

二、手术流产

手术流产是妊娠早期用人工方法终止妊娠的手术。目前采用最多的是负压吸引术，个别孕周稍大者，可行钳刮术。适用于妊娠10周以内要求终止妊娠而无禁忌证者，和因各种疾病不宜继续妊娠者。

手术流产常见并发症：①人工流产综合征，即手术过程中，患者突然出现头晕、恶心、呕吐、面色苍白、脉搏细弱缓慢、血压明显下降等表现。②术中出血。③子宫穿孔，可导致内出血、感染、脏器损伤等严重后果。④术后感染：常见为子宫内膜炎、子宫肌炎、附件炎、盆腔炎等。⑤吸宫不全，主要为部分胎盘、胎儿组织残留，引起术后持续性阴道少量或大出血。⑥宫颈或宫腔粘连，为远期并发症。

自测题

选择题（A型题）

1. 下列哪项不是避孕药的不良反应（ ）
   A. 阴道炎 B. 月经失调
   C. 体重增加 D. 类早孕反应
   E. 色素沉着

2. 宫内节育器放置的时间为（ ）
   A. 月经的第14天 B. 月经的出血期
   C. 月经的第22天 D. 月经干净后3～7天
   E. 月经前3～7天

3. 已婚育龄妇女目前常用的避孕方法是（ ）

A. 放置宫内节育器 B. 使用避孕药
C. 使用避孕针 D. 口服避孕药
E. 安全期避孕

4. 下列哪项不是手术流产的并发症（ ）
   A. 术中出血 B. 子宫穿孔
   C. 癌变 D. 术后感染
   E. 宫腔粘连

（杜冬梅）

第6篇 儿科疾病

第27章 营养障碍性疾病

一个 1 岁的小儿，尚未出牙，经常夜间啼哭，汗多，头型呈方盒样，鸡胸；一个 8 个月的小儿，在玩耍时突然发生神志不清，两眼上窜，四肢抽动，一日内发作 10 余次，不发热，发作后玩耍如常。这样的情况你见过吗？你能想到这些现象竟会与营养相关吗？通过本章课程的学习你将会知道答案。

第1节 维生素 D 缺乏性佝偻病

案例 27-1

患儿，男性，7 个月，人工喂养，每日配方奶量 800ml，已添加米粉、蛋黄等辅食，平时患儿易激惹，睡眠不安，多汗。查体：发育营养中等，方颅，头发稀疏，未出牙，前囟 2cm×2cm 大小，平坦。胸廓可见肋软骨沟，心肺听诊正常，其余查体无异常发现。

问题思考：1. 对该患儿可诊断为？

2. 常要用哪种药物治疗？

链接

体内维生素 D 的来源

人体维生素 D 主要来源于皮肤中的 7-脱氢胆固醇，经日光中的紫外线照射转变为胆骨化醇，即内源性维生素 D_3；另一来源是从食物中获得，即外源性维生素 D_2，均需经过体内进一步代谢生成 1,25-二羟维生素 $D_3[1,25-(OH)_2D_3]$ 才具有生物活性，获得很强的抗佝偻病作用。

维生素 D 缺乏性佝偻病是由于儿童体内维生素 D 不足导致钙、磷代谢紊乱而产生的一种以骨骼病变为特征的全身慢性营养性疾病。多见于 2 岁以下婴幼儿。我国北方佝偻病患病率高于南方。

【病因病机】

1. 维生素 D 缺乏的原因 ①围生期维生素 D 不足：母亲妊娠期，尤其妊娠后期维生素 D 不足。②日照不足（主要病因）：紫外线不能透过玻璃窗，如婴儿缺少户外活动、居住在高层建筑群、多烟雾尘埃区，或者居住在北方，因日照时间短，缺乏紫外线照射，可使内源性维生素 D 生成不足。③食物中补充维生素 D 不足：无论是母乳还是奶粉中维生素 D 含量都较少，若不及时添加辅食也易患佝偻病。④疾病影响：如小儿患肝胆或胃肠道疾病会影响维生素 D 的吸收。⑤生长速度过快：如早产及双胎，婴儿体内储存的维生素 D 不足而生长发育较快，如未及时补充可导致维生素 D 缺乏。⑥药物的影响：苯妥英钠、巴比妥等抗惊厥类药物能加速维生素 D 的分解；糖皮质激素可以对抗维生素 D 对钙的转运作用。

2. 发病机制 维生素 D 缺乏时，肠道钙、磷吸收减少，血中钙、磷下降。血钙降低刺激甲状旁腺激素（PTH）分泌增加，动员骨钙释出，维持血钙在正常或接近正常水平；同时抑制肾小管重吸收磷，大量的磷经肾排出，使血磷降低，钙磷乘积下降，骨盐不能有效地沉积，致使骨样组织增生，碱性磷酸酶增多，临床上产生一系列骨骼和血生化改变。

【临床特征】 本病多见于 3 个月至 2 岁的小儿，以非特异的神经精神症状出现较早，继而出现生长中的骨骼改变、肌肉松弛、生长迟缓及免疫力下降等。临床上将其分为四期。

1. **初期** 多见于 3 个月左右的小儿。主要表现为神经精神症状，多汗、夜惊、易激惹、烦躁、睡眠不安等，出现枕秃（图 27-1）。此期常无明显骨骼异常。

2. **活动期**（激期） 神经精神症状更为显著，此期出现骨骼的改变，对生长速度快的部位如颅骨、四肢骨、胸廓影响最大，因小儿身体各部骨骼的生长速度随年龄不同而异，故不同年龄有不同的骨骼改变。3～6 个月患儿可见颅骨软化，7～8 个月患儿可有方颅或鞍形颅 （图 27-2）；1 岁左右小儿出现肋骨串珠，以第 7～10 肋最明显；膈肌附着处的肋骨受膈肌牵拉而内陷形成郝氏沟；胸骨突出，呈鸡胸或漏斗胸，影响呼吸功能。6 个月以上出现佝偻病手镯或脚镯；小儿开始行走后，可出现 "O" 形腿或 "X" 形腿。全身肌肉松弛，肌张力低下，关节松弛而有过伸现象，腹肌张力低下致腹部膨隆呈蛙腹。条件反射形成得慢，表情淡漠，语言发育延迟，免疫力低下，常伴感染、贫血等。

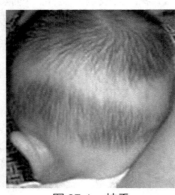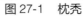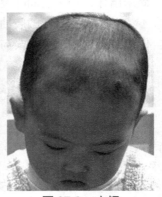

图 27-1　枕秃　　　　　　　图 27-2　方颅

3. **恢复期** 经治疗后，临床症状减轻或接近消失，精神活泼，肌张力恢复。

4. **后遗症期** 多见于 3 岁以后的小儿，临床症状消失，血生化及 X 线检查正常。仅后遗不同程度的骨骼畸形。

【辅助检查】

1. **实验室检查** 碱性磷酸酶在佝偻病的病程中增高较早，恢复较晚，故在临床诊断及治疗观察中价值较大。血清 1,25-(OH)$_2$D$_3$ 水平在佝偻病初期就已明显降低，为可靠的早期诊断指标。

2. **X 线检查** X 线表现以骨骼生长较快的长骨为明显，尤以尺桡骨远端更为明显，各期表现为：①初期或轻症，改变不明显，干骺端钙化线可有轻度模糊，以尺桡骨端明显。②激期或重症，干骺端钙化线消失，呈毛刷状，常有杯口状凹陷；骺线显著增宽，骨质稀疏，皮质变薄，可伴有不完全性骨折及下肢弯曲畸形。③恢复期，钙化线重新出现，但仍不规则，杯口状改变渐消失，骨质密度恢复正常。

【诊疗原则及预防】 佝偻病治疗应贯彻早期治疗，综合治疗的原则。治疗目的在于控制病情活动，防止畸形和复发。治疗以口服维生素 D 为主。不能口服者用维生素 D 肌内注射。小儿应提倡母乳喂养，及时添加辅食，增加户外活动。

第 2 节　维生素 D 缺乏性手足搐搦症

案例 27-2

患儿，男性，6 个月，因惊厥 3 次来医院就诊。患儿昨日突然发生四肢抽动，双眼上翻，面肌抽动，意识不清，约持续 1 分钟缓解，搐搦停止后一切活动如常。查体：T 37℃，可见枕秃，其余无特殊发现。

问题思考：1. 对该患儿的临床诊断是什么？

　　　　　2. 该患儿惊厥的直接病因是什么？

维生素 D 缺乏性手足搐搦症又称低钙惊厥，多见于 6 个月以内的婴儿。主要由于维生素 D 缺乏、甲状旁腺代偿功能不足或其他各种因素的影响，致血清钙降低，使神经肌肉兴奋性增高，引起局部或全身肌肉抽搐。

【病因病机】

1. **病因**　发病原因与佝偻病相同。春夏季户外活动增多；长期腹泻或梗阻性黄疸；发热、感染或饥饿时。目前因预防维生素 D 缺乏工作的普遍开展，维生素 D 缺乏性手足搐搦症已较少发生。

2. **发病机制**　维生素 D 缺乏时，血钙下降而甲状旁腺不能代偿性分泌增加；血钙继续降低，当总血钙低于 1.75mmol/L，或离子钙低于 1.0mmol/L（4mg/dl）时可引起神经肌肉兴奋性增高，出现抽搐。春夏季户外活动增多，使体内维生素 D 合成骤增，血钙大量沉着于骨骼，肠道钙吸收相对不足造成低血钙；长期腹泻或梗阻性黄疸，使维生素 D 与钙的吸收减少；发病年龄多在 6 个月以下，生长发育较快，需要钙质较多，而饮食中供应不足；发热、感染或饥饿时，由于组织分解释放磷，导致血磷升高、血钙下降。

【临床特征】　主要为惊厥、手足搐搦和喉痉挛，并有程度不等的活动期佝偻病的表现。

1. **典型发作**　血清钙低于 1.75mmol/L 时可出现惊厥、手足搐搦和喉痉挛。①惊厥：多见于小婴儿。突然发生四肢抽动，两眼上窜，面肌颤动，神志不清，发作时间可短至数秒钟，或长达数分钟以上，发作时间长者可伴口周发绀。发作停止后，意识恢复，精神萎靡而入睡，醒后活泼如常，发作次数可数日 1 次或 1 日数次，甚至多至 1 日数十次。一般不发热，发作轻时仅有短暂的眼球上窜和面肌抽动，神志清楚。②手足搐搦：可见于较大婴儿、幼儿，突发手足痉挛呈弓状，双手呈腕部屈曲状，手指伸直，拇指内收掌心，强直痉挛；足部踝关节伸直，足趾同时向下弯曲（图 27-3）。③喉痉挛：婴儿见多，喉部肌肉及声门突发痉挛，呼吸困难，有时可突然发生窒息、严重缺氧甚至死亡。

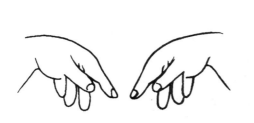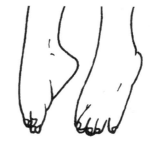

图 27-3　手足搐搦

2. **隐匿型**　没有典型发作的症状，血清钙多在 1.75～1.88mmol/L，但可通过刺激神经肌肉而引出下列体征。①面神经征：叩诊锤叩击婴儿颧弓与口角间的面颊部，引起眼睑和口角抽动者为阳性，新生儿期可呈假阳性。②陶瑟征：以血压计袖带包裹上臂，使血压维持在收缩压和舒张压之间，5 分钟内该手出现痉挛症状为阳性。③腓反射：以叩诊锤叩击膝下外侧腓骨小头上腓神经处，引起足向外侧收缩者即为阳性。

【治疗原则】　应立即控制惊厥或解除喉痉挛，纠正低钙血症，然后给予维生素 D 治疗。

1. **急救处理**　惊厥期应立即吸氧，喉痉挛者须立即将舌头拉出口外，并进行口对口呼吸或加压给氧，必要时进行气管插管以保证呼吸道通畅。迅速控制惊厥，用水合氯醛或地西泮镇静剂止惊。

2. 钙剂治疗　在使用镇静剂同时应补充钙剂，轻症患儿可口服钙剂 1～2 周，如口服钙剂有困难或重症患儿，可给予 10%葡萄糖酸钙 5～10ml 加入 10%～25%葡萄糖液 10～20ml，缓慢静脉注射（10 分钟以上）或静脉滴注，不可皮下或肌内注射以免造成局部坏死。惊厥停止后口服钙剂。

3. 维生素 D 治疗　开始钙剂治疗的同时不应给予大剂量维生素 D，以免诱发搐搦症状。一般等 1 周后再应用足量维生素 D，2000～4000U/d，直到佝偻病恢复期，改用预防量。

第 3 节　营养性缺铁性贫血

案例 27-3

患儿，男性，2 岁，于入院前 6 个月无明显原因出现喜食泥土，并出现逐渐加重的皮肤黏膜苍白，以唇、口腔、甲床最明显，精神食欲差而就诊。查体：皮肤、黏膜苍白，心率 130 次/分，肝肋下 3cm，脾肋下 1cm。实验室检查：Hb 85g/L，RBl $2.8×10^{12}$/L。

问题思考： 1. 该患儿的临床诊断是什么？

2. 应怎样调整患儿饮食？

营养性缺铁性贫血是由于体内铁缺乏导致血红蛋白合成减少而引起的一种小细胞低色素性贫血，为小儿贫血中最常见的类型，尤以婴幼儿发病率最高，对小儿健康危害较大，为我国重点防治的小儿常见病之一。

【病因病机】

1. 病因

（1）铁摄入不足：导致缺铁性贫血的主要原因，人体内的铁主要来源于食物及衰老的红细胞破坏释放。食物中铁吸收率的高低除与铁的摄入量密切相关外，还与铁的种类有关。动物性食物中的铁属于血红素铁，吸收率高，还可促进非血红素铁的吸收；植物性食物中的铁属于非血红素铁，吸收率低且易受肠内其他因素的影响。维生素 C、果糖、氨基酸等还原物质能促进铁的吸收，而磷酸、草酸、植物纤维、牛奶、茶和咖啡等可抑制铁的吸收。无论是人乳还是牛乳中铁的含量均较低，而人对牛乳中铁的吸收率仅为 10%。足量母乳喂养的小儿可维持血红蛋白和储存铁在正常范围 6 个月左右。人工喂养小儿、6 个月以后的母乳喂养小儿若不及时添加含铁丰富且易于吸收的辅食，如肉类、蛋黄、肝脏、青菜、水果等，则易发生缺铁性贫血。

（2）储铁不足：胎儿期最后 3 个月从母体获得的铁最多，出生时体内总铁含量与出生体重成正比。早产、双胎、低出生体重儿、过早结扎脐带均可使胎儿储铁减少。此外，母亲患严重的缺铁性贫血也可造成胎儿储铁减少。

（3）生长发育快：随着小儿体格生长，血容量也相应增加，年龄越小，生长发育越快，需铁量越多，出生后 3～4 个月时，先天储铁已经用尽，必须及时补充。婴儿尤其是早产儿，如不及时添加含铁丰富的食物，很容易发生缺铁性贫血。

（4）铁的吸收障碍：长期消化功能紊乱如慢性腹泻、呕吐，食物搭配不合理，均可直接影响铁的吸收。

（5）铁的丢失过多：长期慢性失血如钩虫病、婴儿牛奶过敏致肠出血等均可使铁的丢失过多。

2. 发病机制　铁是合成血红蛋白的原料，缺铁时血红素生成不足，进而血红蛋白合成减少，导致新生的红细胞内血红蛋白含量不足，细胞质减少，细胞变小。红细胞数量减少程度不如血红蛋白明显，呈小细胞低色素性贫血。缺铁可影响肌红蛋白的合成，并可使多种含铁酶的活性减低而产生一些非造血系统的表现。缺铁还可引起组织器官的异常和细胞免疫功能降低。

【临床特征】　任何年龄均可发病，以 6 个月至 2 岁最多见。发病缓慢，其临床表现随病情轻重而有所不同。

1. 一般表现 皮肤黏膜逐渐苍白，以唇、口腔黏膜及甲床较明显，易疲乏，不爱活动。年长儿可诉头晕、眼前发黑、耳鸣等。

2. 髓外造血表现 由于髓外造血，肝、脾可轻度增大；年龄越小，病程越久，贫血越重，肝脾增大越明显。

3. 非造血系统症状 ①消化系统症状：食欲减退，少数有异食癖（如嗜食泥土、墙皮、煤渣等）；可有呕吐、腹泻；可出现口腔炎、舌炎或舌乳头萎缩。重者可出现萎缩性胃炎或吸收不良综合征。②神经系统症状：表现为烦躁不安或萎靡不振、精神不集中、记忆力减退，智力多数低于同龄儿。③心血管系统症状：明显贫血时心率增快，严重者心脏扩大，甚至发生心力衰竭。④其他：因细胞免疫功能降低，常合并感染。可因上皮组织异常而出现反甲。

【辅助检查】

1. 血常规 血红蛋白降低比红细胞数减少明显，呈小细胞低色素性贫血。外周血涂片可见红细胞大小不等，以小细胞为多，中央淡染区扩大。网织红细胞正常或轻度减少。白细胞、血小板一般无改变。

2. 骨髓象 呈增生活跃，以中、晚幼红细胞增生为主。各期红细胞均较小，胞质少，染色偏蓝，显示胞质成熟程度落后于胞核。粒细胞和巨核细胞系一般无明显异常。

3. 铁代谢的检测 血清铁蛋白是早期诊断缺铁性贫血的敏感指标。血清铁降低，总铁结合力升高，运铁蛋白饱和度降低。

【治疗原则】

1. 一般治疗 注意营养，及时添加辅食；加强护理，防止感染。

2. 祛除病因 对引起缺铁的原因应予去除。

3. 铁剂治疗 铁剂是治疗缺铁性贫血的特效药。一般选用二价铁盐口服；口服铁剂从小剂量开始，在两餐之间服用，以减少胃肠道不良反应；同时服用维生素C可增加铁的吸收，同服牛奶、茶、咖啡及抗酸药等可影响铁的吸收；通过检测网织红细胞来观察铁剂治疗的效果；铁剂要用至血红蛋白恢复正常后6～8周，以增加储存铁。

4. 预防 提倡母乳喂养，及时添加辅食，婴幼儿食品应加入适量铁剂加以强化，早产儿自2个月左右给予铁剂预防。

自 测 题

选择题（A型题）

1. 佝偻病初期的主要表现为（　　）
   A. 睡眠不安，多汗易惊　　B. 低热
   C. 肋骨串珠　　D. 方颅
   E. 颅骨软化

2. 维生素D缺乏性手足搐搦症，主要是由于（　　）
   A. 血钙迅速转移至骨骺　　B. 血钙蛋白浓度降低
   C. 骨钙不能游离入血　　D. 血中钙离子降低
   E. 甲状旁腺反应亢进

3. 小儿最常见的贫血是（　　）
   A. 生理性贫血　　B. 营养性缺铁性贫血
   C. 营养性巨幼红细胞性贫血 D. 溶血性贫血
   E. 再生障碍性贫血

4. 下列哪项不是佝偻病患儿骨样组织堆积的表现（　　）

   A. 郝氏沟　　B. 方颅
   C. 手镯　　D. 肋骨串珠
   E. 脚镯

5. 为预防佝偻病一般应服维生素D至（　　）
   A. 6个月　　B. 1岁
   C. 2岁　　D. 3岁
   E. 4岁

6. 口服铁剂治疗缺铁性贫血时以下哪种方法最好（　　）
   A. 在两餐之间，同时服维生素C
   B. 在餐前，同时服维生素C
   C. 在餐后，同时服维生素C
   D. 与牛奶同服
   E. 从大剂量逐渐减少

7. 导致婴幼儿缺铁性贫血的最主要原因是（　　）

A. 先天储铁不足   B. 铁摄入量不足

C. 生长发育快   D. 铁的吸收障碍

E. 铁的丢失过多

8. 预防小儿营养性缺铁性贫血应强调（　　　　）

  A. 母乳喂养

  B. 牛乳喂养

  C. 母乳加辅食，如蔬菜、水果

D. 母乳加辅食，如蛋黄、豆类、肉类

E. 牛乳加辅食，如蔬菜、水果

9. 维生素 D 缺乏性佝偻病最主要的病因是（　　　）

  A. 疾病影响   B. 维生素 D 摄入不足

  C. 日光照射不足   D. 食物中的钙磷比例不当

  E. 肝肾功能严重受损

（刘云霞）

第28章

小儿肺炎

案例 28-1

　　患儿，男性，1岁6个月，发热、咳嗽3天，加重伴气喘1天。3天前患儿发热，T 38.5℃，咳嗽，痰少，今日就诊，咳嗽加剧，伴气喘，精神食欲欠佳，大便黄色稀糊状，3～4次/天，偶有吐奶。自服"阿莫西林""小儿止咳糖浆"3天，无效。查体：T 38.3℃，P 120次/分，心率40次/分，神志清楚，急性热病容，精神萎靡，咽部充血，双侧扁桃体Ⅰ°肿大，双肺呼吸音粗，腋下及肺底部可闻及中小水泡音及哮鸣音。腹稍胀，质软，肝、脾未触及。

问题思考： 1. 考虑患儿的初步诊断是什么？

　　　　　　2. 需要选取什么药物进行治疗？

　　小儿肺炎是指由不同病原体或致病因素所致的肺部炎症。儿童时期最常见的肺炎为支气管肺炎，临床以发热、咳嗽、气促、呼吸困难和肺部固定湿啰音为其特征。本病是儿科常见疾病，也是我国5岁以下小儿死亡的主要原因，为我国儿科重点防治的"四病"之一。本病一年四季均可发病，以冬春季及气温骤变时多见。

　　小儿肺炎分类如下。①病理分类：支气管肺炎、大叶性肺炎、间质性肺炎。②病因分类：感染性肺炎如病毒性、细菌性、支原体、衣原体肺炎等；非感染性肺炎如吸入性肺炎、坠积性肺炎。③病程分类：急性肺炎（病程＜1个月），迁延性肺炎（病程1～3个月），慢性肺炎（病程＞3个月）。④病情分类：轻症肺炎（主要为呼吸系统表现）、重症肺炎（除呼吸系外，其他系统也受累）。临床上若病原体明确则以病因分类，否则常按病理分类。

【病因病机】

　　1. 病因　病原体感染是引起肺炎的常见原因。常见病毒为呼吸道合胞病毒、腺病毒、副流感病毒；细菌为肺炎链球菌、流感嗜血杆菌和金黄色葡萄球菌；肺炎支原体被认为是引起年长儿肺炎的主要病原体；患儿在病毒感染的基础上继发细菌感染，称为混合性感染，此外。冷暖失调、过度劳累、居住环境不良、维生素D缺乏性佝偻病、营养不良、先天畸形及免疫功能低下为诱发因素。

　　2. 发病机制　病原体侵入呼吸道后，引起支气管、肺泡、肺间质炎症，支气管因黏膜炎症使管腔狭窄，肺泡壁因充血水肿而增厚，肺泡腔内充满炎性渗出物，最终造成通气和换气障碍，导致缺氧和二氧化碳潴留。为代偿缺氧和二氧化碳潴留，患儿出现呼吸与心率增快，由于辅助呼吸肌参与呼吸运动，出现鼻翼扇动、三凹征和点头样呼吸。严重时甚至并发呼吸衰竭、心力衰竭、中毒性脑病、中毒性肠麻痹和酸碱平衡紊乱等。

　　【临床特征】　支气管肺炎是小儿时期最常见的肺炎。本章主要介绍支气管肺炎。2岁以下的婴幼儿多见，起病多数较急，发病前数日多先有上呼吸道感染，主要表现为发热、咳嗽、气促、肺部固定的中小细湿啰音。

　　1. 轻症肺炎　主要以呼吸系统症状为主。患儿发热（多为不规则热，小婴儿及重度营养不良儿可不发热，甚至体温不升）、咳嗽（早期为刺激性干咳，极期咳嗽反而减轻，恢复期咳嗽有痰）、气促和呼吸困难等。重者可有鼻翼扇动、点头呼吸、三凹征、唇周发绀。典型病例肺部可听到较固定的中、细湿啰音。

2. 重症肺炎 除呼吸系统外还可累及循环、神经和消化系统等出现相应的临床表现。①循环系统：常见心肌炎和心力衰竭。心肌炎表现为面色苍白、心动过速、心音低钝、心律不齐、心电图显示 ST 段下移和 T 波低平倒置。心力衰竭表现为呼吸突然加快超过 60 次/分；心率突然加快，婴儿＞180 次/分，幼儿＞160 次/分；骤发极度烦躁不安、明显发绀、面色发灰；心音低钝奔马律；肝脏迅速增大在肋下 3cm 或短时间内增加 1.5cm；颈静脉怒张尿少或无尿，颜面眼睑或双下肢水肿。②神经系统：轻度缺氧表现为烦躁嗜睡，当发生中毒性脑病而致脑水肿时出现意识障碍、惊厥、呼吸不规则、前囟隆起、脑膜刺激征等。③消化系统：轻症常表现为食欲缺乏、呕吐、腹泻、腹胀等；重症可引起中毒性肠麻痹出现肠鸣音消失，腹胀严重时，呼吸困难加重，消化道出血时可呕吐咖啡渣样物、便血。④若中毒症状与呼吸困难突然加重，体温持续不退或退而复升，还应考虑脓胸、脓气胸、肺大疱等并发症的发生。

【辅助检查】

1. 血常规检查 细菌性肺炎时白细胞及中性粒细胞增高，并有核左移。病毒性肺炎时白细胞总数正常或降低，并可见异型淋巴细胞。

2. 胸部 X 线检查 早期肺纹理增多，以后可见两肺中下野有大小不等的点片状阴影，或融合成片状阴影，亦可伴有肺大疱或肺不张。

3. 病原学检查 取痰液或鼻咽拭子进行病毒分离和细菌培养，可明确病原体。聚合酶链反应（PCR）或特异性基因探针检测病原体 DNA 可对多种病原体进行特异、敏感的检测；冷凝集试验可作为肺炎支原体的辅助检查。

【诊疗原则】

1. 诊断 根据临床表现、胸部 X 线检查，可作出诊断。

2. 治疗 ①一般治疗：保持室内空气流通，室温在 18～20℃、湿度 60%为宜，及时清除上呼吸道分泌物，常拍背以利痰排除。②抗感染治疗：根据不同病原体选择药物。抗生素主要用于细菌性肺炎，肺炎链球菌肺炎首选青霉素类抗生素；支原体、衣原体肺炎用红霉素或阿奇霉素；一般应持续用药至体温正常后 5～7 天，临床症状基本消失后 3 天。病毒性肺炎用抗病毒制剂，如利巴韦林等。

3. 预防 避免淋雨、受凉等诱发因素，积极治疗上呼吸道感染，房间多通风，少到人员聚集的场所。

自 测 题

选择题（A 型题）

1. 婴幼儿期引起支气管肺炎的细菌主要是（ ）
   - A. 葡萄球菌
   - B. 变形杆菌
   - C. 脑膜炎双球菌
   - D. 肺炎链球菌
   - E. 大肠埃希菌

2. 患儿，7 个月，因重症肺炎入院。在治疗中，突然烦躁不安，呼吸困难加重，呼吸 60 次/分，心率 170 次/分，心音低钝，肝在短期内增大 2cm。最可能发生下列哪项并发症（ ）
   - A. 高热惊厥
   - B. 低血糖
   - C. 中毒性脑病
   - D. 呼吸衰竭
   - E. 心力衰竭

3. 肺炎链球菌肺炎首选抗生素为（ ）
   - A. 青霉素类
   - B. 氨基糖苷类
   - C. 红霉素类
   - D. 抗病毒类
   - E. 头孢菌素类

4. 支原体肺炎治疗用（ ）
   - A. 青霉素
   - B. 红霉素
   - C. 利巴韦林
   - D. 四环素
   - E. 苯巴比妥

5. 肺炎患儿出现严重腹胀，肠鸣音消失是由于（ ）
   - A. 消化功能紊乱
   - B. 低钠血症
   - C. 中毒性肠麻痹
   - D. 低钾
   - E. 高血压

6. 关于小儿肺炎，下列哪项不正确（　　）
    A. 病原体多由呼吸道入侵
    B. 肺炎链球菌肺炎首选青霉素类抗生素
    C. 不同病原体所致肺炎预后相同
    D. 不同病原体所致肺炎临床特点不同
    E. 婴幼儿肺炎最常见的是支气管肺炎
7. 抗生素治疗小儿肺炎，最适合的停药时间是体温正常后（　　）

A. 3～4 天，临床症状基本消失后 1 天
B. 4～5 天，临床症状基本消失后 2 天
C. 5～7 天，临床症状基本消失后 3 天
D. 7～9 天，临床症状基本消失后 4 天
E. 5～7 天，临床症状基本消失后 5 天

（刘云霞）

第29章

小 儿 腹 泻

案例 29-1

患儿，男性，10个月。人工喂养。3天来腹泻，大便15～20次/日，蛋花汤样粪便，伴低热，偶有呕吐，1天来明显少尿。查体：T 38℃，精神萎靡，口干，眼窝及前囟明显凹陷，皮肤弹性差，四肢凉，血压64/40mmHg，血钠132mmol/L。

问题思考：1. 该患儿是轻型腹泻还是重型腹泻？

2. 首批液体应该补什么？

小儿腹泻或称小儿腹泻病，是一组由多病原、多因素引起的以大便次数增多和大便性状改变为特点的消化道综合征。6个月～2岁婴幼儿发病率高，是造成小儿营养不良、生长发育障碍的主要原因之一。

【**病因病机**】 导致腹泻发生的机制：肠腔内存在大量不能吸收的具有渗透活性的物质、肠腔内电解质分泌过多、炎症所致的液体大量渗出及肠道运动功能异常等。因此可将腹泻分为渗透性腹泻、分泌性腹泻、渗出性腹泻、肠道功能异常性腹泻。但临床上不少腹泻是在多种机制共同作用下发生的。

（一）易感因素

1. 婴幼儿消化系统发育尚未成熟 胃酸和消化酶分泌少，酶活力偏低，不能适应食物的较大变化；婴幼儿水代谢旺盛，1岁以内每日摄入及排出的水分占体内总液量的1/2（成人为1/7），对缺水的耐受力差，失水时易发生体液紊乱；生长发育快，所需营养物质相对较多，且婴儿食物以液体为主，入量较多，胃肠道负担重；婴儿期神经、内分泌、循环、肝、肾功能发育不成熟，易发生消化道功能紊乱。

2. 机体防御功能差 ①婴儿胃排空较快，胃酸偏低，对进入胃内的细菌杀灭能力较弱。②血清免疫球蛋白（尤其是IgM、IgA）和胃肠道分泌型IgA均较低。③出生后尚未建立正常肠道菌群或滥用广谱抗生素使肠道正常菌群的平衡失调，对入侵的致病微生物的拮抗作用丧失，而易患肠道感染。

3. 人工喂养 人工喂养的食物和食具极易受污染，故人工喂养儿肠道感染发生率明显高于母乳喂养儿。

（二）感染性因素

病原微生物多随污染的食物或饮水进入消化道，也可通过污染的手、玩具、日用品或带菌者传播。其能否引起肠道感染，取决于感染菌量的多少、微生物的毒力和宿主的防御功能。

1. 肠道内感染 可由病毒、细菌、真菌、寄生虫引起。①病毒感染：寒冷季节的婴幼儿腹泻80%由病毒感染引起。主要病原体为轮状病毒、柯萨奇病毒、埃可病毒、肠道腺病毒等。②细菌感染（不包括法定传染病）：主要以致病性大肠埃希菌引起，其次有空肠弯曲菌、耶尔森菌、沙门菌、铜绿假单胞菌、变形杆菌等。③真菌感染：念珠菌、曲菌、毛霉菌，小儿以白色念珠菌多见。

2. 肠道外感染 如上呼吸道感染、肺炎等，其病原体可同时感染肠道，或由于毒素作用致消化道功能紊乱引发腹泻。

（三）非感染性因素

1. 饮食因素 喂养不当可引起腹泻，多为人工喂养儿，原因为饮食量不当、喂养不定时、突然改变食物品种，或过早喂给大量淀粉或脂肪类食品，使消化过程发生障碍。如对牛奶或大豆过敏而引起过敏性腹泻。

2. 原发性或继发性双糖酶缺乏或活性降低　主要为乳糖酶，肠道对糖的消化吸收不良而引起腹泻。

3. 气候因素　气候突然变化、腹部受凉使肠蠕动增加；天气过热消化液分泌减少或由于口渴饮奶过多等都可能诱发消化功能紊乱而致腹泻。

【临床特征】　连续病程在 2 周以内的腹泻为急性腹泻，病程 2 周至 2 个月为迁延性腹泻，病程 2 个月以上为慢性腹泻。不同病因引起的腹泻常各具临床特点和不同临床过程。急性腹泻的共同临床表现：

1. 轻型腹泻　常由饮食因素或肠道外感染引起。起病可急也可缓，以胃肠道症状为主，大便次数增多，但每次量不多，呈黄色或黄绿色，稀薄或带水，有酸味，常见白色或黄白色奶瓣和泡沫。食欲不佳，偶有溢乳或呕吐，无脱水及全身中毒症状，多在数日内痊愈。

2. 重型腹泻　多由肠道内感染引起。常急性起病，也可由轻型发展而来。除有较重的胃肠道症状外，还有较明显的脱水、电解质紊乱和全身感染中毒症状，如发热、烦躁或萎靡、嗜睡，甚至昏迷、休克。

（1）胃肠道症状：腹泻频繁，每日大便十余次至数十次，多为黄色水样或蛋花样便，含有少量黏液，少数患儿也可有少量血便。食欲低下，常有呕吐，严重者可吐咖啡色液体。患儿肛周皮肤由于长时间受腹泻粪便刺激可发生臀红、糜烂甚至感染。

（2）水、电解质及酸碱平衡紊乱症状

1）水代谢紊乱：由于吐泻丢失体液和摄入量不足，体液总量减少，导致不同程度和性质的脱水。

脱水程度：①轻度脱水：失水量为体重的 5%（50ml/kg），患儿精神稍差，略有烦躁不安，皮肤稍干燥，弹性尚可，前囟和眼窝稍凹陷，口唇黏膜略干，哭时有泪，尿量稍减少。②中度脱水：失水量为体重的 5%～10%（50～100ml/kg），患儿精神萎靡或烦躁不安，皮肤苍白、干燥、弹性较差，前囟和眼窝明显凹陷，口唇黏膜干燥，哭时泪少，尿量明显减少，四肢稍凉。③重度脱水：失水量为体重的 10%以上（100～120ml/kg），患儿精神极度萎靡，表情淡漠，昏睡甚至昏迷，皮肤弹性极差，前囟及眼窝极度凹陷，哭无泪，脉搏细速，四肢厥冷，无尿。

脱水性质：由于腹泻患儿水和电解质丢失的比例不尽相同，可造成不同性质的脱水。①等渗性脱水：血清钠在 130～150mmol/L，临床表现为一般脱水症状，是临床上最常见的脱水类型。②低渗性脱水：血清钠低于 130mmol/L，临床表现多较严重，初期可无口渴的症状。除一般脱水表现外，多有血压下降、四肢厥冷、尿量减少等休克症状，严重低钠者可发生脑细胞水肿，故多有嗜睡等神经系统症状，甚至发生惊厥和昏迷，多见于营养不良伴腹泻及病程较长的重型腹泻患儿。③高渗性脱水：血清钠高于 150mmol/L，其临床脱水体征并不明显，患儿常有剧烈口渴、高热、烦躁不安。多见于病程较短的呕吐、腹泻伴高热者或不显性失水增多而给水不足者。

2）代谢性酸中毒：中、重度脱水多有不同程度的代谢性酸中毒，患儿表现为精神萎靡或烦躁不安，口唇樱红，呼吸深大，恶心、呕吐、昏睡、昏迷等，但小婴儿症状可以很不典型。

3）低钾血症：血清钾低于 3.5mmol/L，神经肌肉兴奋性降低，表现为肌无力、腱反射消失、肠麻痹、心音低钝、心动过速、心律不齐等。

4）低钙血症和低镁血症：脱水、酸中毒纠正后可出现手足抽搐和惊厥等低钙症状，极少数久泻和营养不良患儿输液后出现震颤、抽搐。用钙治疗无效时应考虑有低镁血症可能。

【辅助检查】

1. 血常规检查　白细胞总数及中性粒细胞增多提示细菌感染，嗜酸性粒细胞增多提示寄生虫感染或过敏性病变。

2. 大便常规检查　无或偶见白细胞者多为侵袭性细菌感染以外的病因引起，有较多的白细胞常由各种侵袭性细菌感染引起。大便涂片发现念珠菌孢子和菌丝有助于真菌性肠炎的诊断，如怀疑病毒感染需做病毒学检查。

3. 血液生化检查 血钠测定提示脱水性质，血钾浓度反映体内缺钾的程度，血气分析可了解体内酸碱平衡程度和性质。必要时可查血钙和血镁。`

【诊疗原则】 根据发病季节、病史、临床特征和辅助检查可以作出临床诊断。调整饮食，合理用药，控制感染，纠正水、电解质紊乱和酸碱失衡，加强护理，预防并发症。不同时期的腹泻病治疗各有侧重。

1. 饮食疗法 继续饮食，以满足生理需要，补充疾病消耗，以缩短腹泻后的康复时间，应根据疾病的特殊病理生理状况、个体消化吸收功能和平时的饮食习惯进行合理调整。母乳喂养儿继续哺乳，暂停辅食；人工喂养儿可喂以等量米汤或稀释的牛奶或其他代乳品，有严重呕吐者可暂时禁食4～6小时，但不禁水，待好转后继续喂食，由少到多。病毒性肠炎多有继发性双糖酶（主要是乳糖酶）缺乏，可暂停乳类喂养，改为豆制代乳品、发酵乳、去乳糖配方奶粉。

2. 纠正水、电解质及酸碱平衡紊乱 脱水是急性腹泻死亡的主要原因，合理的液体疗法是降低病死率的关键。口服补液可用于腹泻时预防脱水及纠正轻、中度脱水；中度以上脱水，吐泻严重或腹胀的患儿应用静脉补液；重度酸中毒或经补液后仍有酸中毒症状者，补充碱性溶液碳酸氢钠或乳酸钠；纠正低钾、低钙和低镁血症。

（1）口服补液盐（ORS液）：成分是氯化钠0.35g、碳酸氢钠0.25g、氯化钾0.15g、葡萄糖2g，加温开水100ml。轻度脱水口服液量50～80ml/kg，中度脱水80～100ml/kg，于8～12小时内将累积损失量补足。脱水纠正后，可将ORS液用等量水稀释按病情需要随意口服。如患儿眼睑出现水肿可改为白开水口服。因ORS液为2/3张液，故新生儿和有明显呕吐、腹胀、休克、心肾功能不全等患儿不宜采用。

（2）静脉补液：输入溶液的成分、量和滴注持续时间必须根据患儿的脱水性质和程度决定。同时要注意结合患儿的年龄、营养状况、自身调节功能而灵活掌握。补液原则为先浓后淡、先快后慢、见尿补钾、防惊补钙。

1）入院第1天补液：补液总量包括累积损失量、继续损失量和生理需要量，根据脱水程度补给，一般轻度脱水补液量为90～120ml/kg，中度脱水补液量为120～150ml/kg，重度脱水补液量为150～180ml/kg，对少数营养不良、肺炎、心肾功能不全的患儿应根据具体病情分别进行较详细的计算。

2）溶液种类：溶液中电解质与非电解质的比例应根据脱水性质（等渗性、低渗性、高渗性）分别选用，一般等渗性脱水用1/2张含钠液（如2:3:1液，即2份0.9%氯化钠溶液、3份10%葡萄糖液和1份1.4%碳酸氢钠溶液组成），低渗性脱水用2/3张含钠液（如4:3:2液，即4份0.9%氯化钠溶液、3份10%葡萄糖液和2份1.4%碳酸氢钠溶液组成），高渗性脱水用1/3张含钠液（如1:2液，即1份0.9%氯化钠溶液和2份10%葡萄糖液组成）。若临床判断脱水性质有困难时，可先按等渗性脱水处理。

3）输液速度：主要取决于脱水程度和继续损失的量和速度，对重度脱水有明显周围循环障碍者应先快速扩容，用2:1等渗含钠液（即2份0.9%氯化钠溶液和1份1.4%碳酸氢钠溶液组成），于30～60分钟内快速输入。累积损失量（扣除扩容液量）一般在8～12小时内补完。脱水纠正后，补充继续损失量和生理需要量时速度宜减慢，于12～16小时内补完。若吐泻缓解，可酌情减少补液量或改为口服补液。

4）纠正酸中毒：因输入的混合溶液中已经含有一部分碱性溶液，输液后循环和肾功能改善，酸中毒即可纠正。或根据临床症状结合血气测定结果，另加碱性溶液纠正。

5）纠正低血钾：有尿或来院前6小时内有尿即应及时补钾，浓度不应超过0.3%；每日静脉补钾时间，不应少于8小时；切忌将钾盐静脉推入，否则导致高钾血症，危及生命。一般静脉补钾要持续4～6天。能口服时可改为口服补充。

6）纠正低血钙、低血镁：出现低钙症状时可用10%葡萄糖酸钙加葡萄糖稀释后缓慢静脉注射。

低镁者用 25%硫酸镁深部肌内注射，症状缓解后停用。

　　3. 药物治疗　①水样泻患儿（约占 70%）：多为病毒和非侵袭性细菌所致，一般不用抗生素，应合理使用液体疗法，选用微生态制剂和黏膜保护剂。②黏液、脓血便患儿（约占 30%）：多为侵袭性细菌感染，针对病原选用抗菌药物，再根据大便培养和药物敏感试验结果进行调整。③肠道微生态疗法：常用双歧杆菌、嗜酸乳杆菌等。④肠黏膜保护剂：如蒙脱石散。⑤避免用止泻剂：如洛哌丁胺，因其有抑制胃肠动力的作用，可增加细菌繁殖和毒素的吸收，对感染性腹泻有时是很危险的。

　　4. 预防　指导合理喂养；注意饮食卫生；增强体质，消除病因；注意气候变化。

链 接

什么是微生态疗法？

　　肠道内菌群失调是引起婴幼儿腹泻的一个重要原因。为了恢复肠道正常菌群的生态平衡，抑制病原菌的定植与侵袭，临床上常用双歧杆菌、嗜酸乳杆菌、粪链球菌、需氧芽孢杆菌等活菌制剂，补充肠道益生菌，恢复肠道菌群平衡而达到止泻功效。服用时不可与抗生素同服，以免降低疗效。

自 测 题

选择题（A 型题）

1. 当婴儿腹泻脱水和酸中毒基本纠正时，突然发生惊厥应首先考虑（　　）
　　A. 低血糖　　　　　　B. 低血钙
　　C. 低血镁　　　　　　D. 低血钠
　　E. 高血钠

2. 婴儿腹泻重症区别于轻症的主要点是（　　）
　　A. 蛋花汤样大便　　　B. 每日大便可达十余次
　　C. 大便腥臭有黏液　　D. 水电解质紊乱及酸中毒
　　E. 发热、烦躁不安

3. 判断脱水性质最有效的辅助检查是（　　）
　　A. 测量体重　　　　　B. 测尿量
　　C. 测血钠浓度　　　　D. 测血钾浓度
　　E. 测体温

4. 引起秋季腹泻最常见的病原体是（　　）
　　A. 柯萨奇病毒　　　　B. 埃可病毒
　　C. 轮状病毒　　　　　D. 致病性大肠埃希菌

　　E. 葡萄球菌

5. 腹泻患儿的饮食护理哪项正确（　　）
　　A. 继续母乳喂养，暂停辅食
　　B. 静脉补充营养
　　C. 禁食 12 小时
　　D. 少食多餐
　　E. 禁食 4～6 小时

6. 5 岁小儿因腹泻入院，入院后查体，见其精神萎靡，听诊心音低钝，有腹胀，肠鸣音减弱，腱反射减弱等，该患儿最大的可能是发生了（　　）
　　A. 低钙血症　　　　　B. 低钾血症
　　C. 低镁血症　　　　　D. 酸中毒血症
　　E. 高钙血症

7. 关于小儿腹泻的治疗以下说法不正确的是（　　）
　　A. 饮食疗法　　　B. 纠正水、电解质紊乱及酸碱失衡
　　C. 药物控制感染　D. 肠道微生态疗法
　　E. 纠正心力衰竭

（刘云霞）

第30章

风湿热

案例 30-1

患儿，男性，11岁。主因低热、关节肿痛1周、胸闷、心悸1天入院。半个月前曾患化脓性扁桃体炎。查体：T 38℃，R 25次/分，P 120次/分，精神萎靡，面色苍白。双肺呼吸音清，心率120次/分，律齐，心尖部第一心音低钝，心尖区可闻及吹风样收缩期杂音。双侧膝关节红肿伴活动受限。心电图可见PR间期延长，ASO增高。

问题思考：1. 该患儿诊断为什么疾病？
　　　　　2. 治疗该病最主要的药物有哪些？

风湿热是一种常见的结缔组织病，多与A组乙型溶血性链球菌感染有关，主要表现为心脏炎、多发性关节炎、舞蹈病、环形红斑和皮下结节，可反复发作。心脏损害最为严重，且多见。约有2/3的患儿因反复发作而发展成慢性风湿性心瓣膜病，发病年龄以5～15岁多见。

【病因病机】　多认为与A组乙型溶血性链球菌感染后的变态反应和自身免疫性相关，链球菌细胞壁与宿主心肌、心瓣膜、血管平滑肌和脑组织存在交叉抗原；某些抗链球菌抗体可与人体的心脏、丘脑等组织发生交叉反应；链球菌抗原与抗链球菌抗体可形成循环免疫复合物沉积于人体关节滑膜、心肌、心瓣膜后激活补体成分，产生炎性病变；风湿性心脏病患者体内可出现抗心肌抗体，损伤心肌组织，发生心肌炎；A组乙型溶血性链球菌感染所产生的细胞介导的细胞毒性反应也是发生机制之一。此外，以遗传特征为基础的人体易感性和免疫应答的个体差异性在风湿热发病中也起一定作用。

【临床特征】　多数患者在发病前1～4周有上呼吸道感染和猩红热病史。其临床表现主要取决于病变侵犯部位和程度。通常呈急性起病，并伴发热，可有精神不振、疲乏、食欲不佳、面色苍白、鼻出血和腹痛等。个别有风湿性胸膜炎和肺炎表现，随后出现下述特征性症状和体征，并有反复发作倾向。

1. **关节炎**　占风湿热患儿的50%～60%，以游走性和多发性为其特点，常对称累及膝、踝、肩、腕、肘、髋等大关节；局部呈红、肿、热、痛和活动受限表现。

2. **心脏炎**　为本病最严重的表现，占风湿热患儿的40%～50%，临床上以心肌炎、心内膜炎最多见。表现为心动过速、心尖区第一心音低钝和奔马律；心包炎时可有心包摩擦音、心音遥远、颈静脉怒张和心脏扩大等。

3. **皮下结节**　占风湿热患儿的5%～10%，常位于肘、膝、腕、踝、指（趾）关节伸侧，结节如豌豆大小，数目不等，较硬，触之不痛，经2～4周自然消失。

4. **环形红斑**　占风湿热患儿的2%～5%，常见于四肢内侧和躯干，为淡红色环状红晕，边缘轻度隆起，环内皮肤颜色正常。红斑时隐时现，不痒不硬，压之褪色，可反复发作。

5. **舞蹈病**　占风湿热患儿的3%～10%，是锥体外系受累所致。表现为全身或者部分肌肉的无目的性不自主快速运动，如挤眉弄眼、摇头转颈、咧嘴伸舌等表现。

【辅助检查】

1. **血常规检查**　可有轻度贫血，白细胞总数及中性粒细胞数均增高。

2. 血清抗链球菌溶血素 "O"（ASO）抗体检查 在链球菌感染后 1 周开始上升，4～6 周达峰值，2～3 个月后逐渐下降。

3. 风湿热活动性指标检查 白细胞总数和中性粒细胞数增高、贫血、血沉增快、C 反应蛋白（CRP）阳性、球蛋白增高、黏蛋白增高，均提示风湿热活动。

链接

ASO 测定的临床意义

血清链球菌溶血素 "O"（ASO）是乙型溶血性链球菌的代谢产物，具有抗原性，入侵人体后可产生相应的抗体。测定 ASO 可作为乙型溶血性链球菌感染的重要依据。一般情况，链球菌感染后 1 周，ASO 开始升高，4～6 周达到高峰，可持续数周，连续检测抗体效价逐渐升高，对诊断急性肾小球肾炎和活动性风湿病有重要意义，抗体效价下降说明病情缓解。

【诊疗原则】

1. **诊断** 风湿热的诊断，见表 30-1。

表 30-1 风湿热的诊断标准

主要表现	次要表现	链球菌感染证据
心脏炎	临床表现	近期患过猩红热
杂音	既往风湿热病史	咽培养溶血性链球菌阳性
心脏增大	关节痛 [a]	ASO 或风湿热抗链球菌抗体增高
心包炎	发热	
充血性心力衰竭		
多发性关节炎	实验室检查	
舞蹈病	血沉增快，C 反应蛋白阳性，白细胞增多，贫血	
环形红斑	心电图 [b]：PR 间期延长，QT 间期延长	
皮下结节		

注：诊断时必须具备 2 个主要表现，或 1 个主要表现及 2 个次要表现，并需具备近期有溶血性链球菌感染证据。a，如关节炎已列为主要表现，则关节痛不能作为一项次要表现；b，如心脏炎已列为主要表现，则心电图不能作为一项次要表现。如有前期的链球菌感染证据，并有 2 项主要表现或 1 项主要表现加 2 项次要表现，高度提示可能为急性风湿热。但对以下 3 种情况，又找不到风湿热病因者，可不必严格遵守上述诊断标准：①以舞蹈病为唯一临床表现者。②隐匿发病或缓慢发生的心脏炎。③有风湿热史或现患风湿性心脏病，当再次感染 A 组链球菌时，有风湿热复发的高度危险者

2. **治疗**

（1）一般治疗：风湿热活动期必须卧床休息。若无明显心脏受损表现，在病情好转后，控制活动量直至症状消失血沉正常。若有心脏扩大、心包炎、持续性心动过速和明显心电图异常者，在症状消失血沉正常后仍需卧床休息 3～4 周。恢复期亦应适当控制活动量 3～6 个月。病程中宜进食易消化和富有营养的饮食。

（2）抗风湿治疗：有心脏炎者遵医嘱宜早期使用糖皮质激素，总疗程 8～12 周，无心脏炎者可用水杨酸制剂（阿司匹林），总疗程 4～8 周。

（3）抗生素治疗：应用青霉素治疗以清除溶血性链球菌。

（4）舞蹈病的治疗：遵医嘱给予镇静剂。

3. **预防** 合理安排患儿的日常生活，避免剧烈活动， 防止着凉和呼吸道感染，坚持应用长效青霉素预防感染。

选择题（A型题）

1. 预防风湿热复发的首选药是（　　）
   A. 阿司匹林　　　　　　B. 磺胺药
   C. 红霉素　　　　　　　D. 吲哚美辛
   E. 长效青霉素

2. 下列哪些不属于风湿热诊断标准中的主要表现（　　）
   A. 多发性关节炎　　　　B. 舞蹈病
   C. 心脏炎　　　　　　　D. 多形红斑
   E. 皮下结节

3. 小儿风湿热最主要的危害是（　　）
   A. 高热　　　　　　　　B. 关节炎
   C. 环形红斑　　　　　　D. 心脏炎
   E. 舞蹈病

4. 诊断风湿热下列哪项不是主要临床表现（　　）
   A. 发热　　　　　　　　B. 多发性关节炎
   C. 环形红斑　　　　　　D. 心脏炎
   E. 皮下结节

（刘云霞）

第31章

急性肾小球肾炎

案例 31-1

患儿，男性，8 岁，因眼睑水肿、少尿 3 天，加重 1 天入院。患儿 3 天前无明显诱因出现眼睑水肿，尿量减少，未予重视。1 天前水肿加重，双下肢有水肿，尿量明显减少，患儿 2 周前患过"感冒"，未做特殊处理而自行缓解。起病以来精神不佳，食欲减退，睡眠尚可，活动减少，体重增加，大便无明显改变。

问题思考： 1. 对该患儿的初步诊断是？

2. 本病的治疗原则是？

急性肾小球肾炎简称急性肾炎，是一种与感染有关的以两侧肾小球弥漫性炎症为主的急性免疫反应性疾病。临床主要表现为水肿、少尿、血尿和高血压。其是以肾小球滤过率降低为特点的一种肾小球疾病。严重病例可出现严重循环充血、高血压脑病和急性肾功能不全，本病大多数由链球菌感染后引起，故又称急性链球菌感染后肾炎，其他病原体如葡萄球菌、肺炎链球菌、柯萨奇病毒、埃可病毒、流感病毒及腮腺炎病毒等也可引起急性肾炎。本章主要介绍链球菌感染后急性肾炎。

急性肾炎是小儿时期最常见的一种肾脏疾病，占小儿泌尿系统疾病的首位，好发于 6～12 岁小儿，2 岁以下极少见，男性多于女性，约为 2：1。发病以秋冬季节较多，绝大多数预后良好。

【病因病机】 本病为 A 组乙型溶血性链球菌引起的上呼吸道感染或皮肤感染后的一种免疫反应。链球菌作为抗原刺激机体产生相应抗体，形成抗原抗体复合物沉积于肾小球基底膜，并激活补体，引起肾小球局部免疫损伤和炎症，肾小球毛细血管的免疫性炎症，使肾小球毛细血管管腔变窄甚至闭塞，导致肾小球血流量减少，肾小球滤过率降低，体内钠盐潴留，临床上出现少尿、水肿、高血压和全身循环充血等症状。又由于肾小球基底膜断裂，血浆蛋白和红细胞、白细胞通过肾小球毛细血管壁渗出到肾小球囊内，临床上出现血尿、蛋白尿、白细胞尿和管型尿。

【临床特征】 急性肾炎其链球菌感染灶以上呼吸道感染或脓皮病为主。自其类前驱感染至肾炎起病，有一无症状的间歇期，一般感染后经 1～3 周无症状的间歇期而急性发病。呼吸道感染引起者 6～12 天，平均 10 天，多表现有发热、颈部淋巴结肿大及咽炎；脓皮病引起者 14～28 天，平均 20 天。

1. **典型表现** 除起病有低热、乏力、食欲减退、头痛、头晕、呕吐等一般症状，典型表现如下：

（1）水肿、少尿：水肿是最常见的症状，也是大多数患儿就诊的主要原因，早期为眼睑及颜面水肿，晨起重，渐波及全身，水肿呈非凹陷性，一般 2～3 周随尿量增多而消退。水肿同时尿量明显减少。

（2）血尿：起病时几乎都有血尿。轻者仅见镜下血尿，重者可见肉眼血尿。几乎见于所有病例。酸性尿呈烟灰水样或浓茶样，中性或碱性尿呈鲜红或洗肉水样。肉眼血尿 1～2 周逐渐消失，而镜下血尿可持续 1～3 个月，少数延续半年或更久。

（3）高血压：30%～80% 的患儿有高血压，多为轻、中度高血压。一般学龄前小儿 >120/80mmHg。多数患儿在 1～2 周内随尿量增多血压降至正常。

2. **重症表现**

（1）严重循环充血：由于水钠潴留、血容量增加，轻者可见呼吸增快、咳嗽、肝大和肺底闻及

237

湿啰音。严重时则可见呼吸困难、端坐呼吸、颈静脉怒张、频繁咳嗽、咳粉红色泡沫样痰、心脏扩大、甚至出现奔马律等症状，危重患儿可因急性肺水肿而死亡。本症与心力衰竭相似，但并不能证实心肌泵血功能衰竭。

（2）高血压脑病：主要由于脑血管痉挛导致脑缺血缺氧，血管通透性增高而发生脑水肿，或脑血管扩张所致。表现为剧烈头痛、呕吐、眼花、复视或一过性失明，严重时甚至惊厥和昏迷。及时控制血压后，上述症状可迅速缓解。

（3）急性肾衰竭：主要由于肾小球滤过率下降，出现尿少、尿闭、氮质血症（头痛、恶心、呕吐、意识障碍等）、电解质紊乱（乏力、心率减慢和心律失常的高钾血症）和代谢性酸中毒等症状。多持续 3~5 日。

【辅助检查】

1. **尿液检查** 尿蛋白通常为+~+++；红细胞增多，多为变形红细胞，有少量白细胞及多种管型，其中红细胞管型是急性肾炎的重要特征。

2. **血液检查** 早期红细胞计数及血红蛋白可稍低（系由血容量扩大、血液稀释所致），白细胞计数可正常或增高；红细胞沉降率增快；ASO 抗体增高；总补体及 C3 均明显下降，6~8 周后恢复正常。

3. **肾功能检查** 肾小球滤过率（GFR）下降，少尿期血尿素氮、肌酐可暂时增高。

【治疗原则】

1. **休息** 急性期（起病 2 周内）应绝对卧床休息，直到水肿消退、血压正常、肉眼血尿消失，可下床轻微活动或室外散步；血沉正常后可上学，但仅限于完成课堂作业。3 个月内应避免重体力活动，3 个月后 12 小时尿沉渣细胞绝对计数（阿迪计数）正常，可恢复正常体力活动。

2. **加强饮食管理** 对有水肿、高血压者应限盐。食盐控制在每日 1~2g，对有严重少尿、循环充血者，每日水分摄入一般以不显性失水加尿量计算。有氮质血症者，应限制蛋白质入量，可给优质动物蛋白每日 0.5g/kg。供给高糖饮食以满足小儿热量需求。尿量增加水肿消退，血压正常，氮质血症消除后，尽早恢复正常饮食，以保证小儿生长发育的需要。

3. **控制感染** 应用抗生素对急性肾炎本身无明显作用，目的是彻底清除感染灶，可在早期给予青霉素或其他敏感抗生素治疗 10~14 天，或根据培养结果换用其他敏感抗生素。

4. **对症治疗**

（1）利尿：经控制水盐入量仍水肿、少尿者可口服氢氯噻嗪，水肿显著及明显循环充血者可肌内或静脉注射呋塞米，必要时可 4~8 小时重复应用，但静脉注射剂量过大时可有一过性耳聋。

（2）降压：凡经休息，控制水钠、利尿后，血压仍高者或血压持续升高，舒张压>90mmHg 时应及时给予降压药，首选硝苯地平，也可用卡托普利。

5. **对严重循环充血的治疗**

（1）严格限制水钠摄入，用强利尿剂如呋塞米，促进液体排出。

（2）表现有肺水肿者，除对症治疗外，可加用硝普钠缓慢静脉滴注。用药时严密观察监测血压。随时调整药液滴速，以防发生低血压。滴注时药液、针管、输液管等用黑布遮盖，以免药物遇光分解。

6. **对高血压脑病的治疗** 原则为选用降压效力强而迅速的药物，首选硝普钠，通常用药后 1~5 分钟内可使血压明显下降，抽搐立即停止，惊厥者还可给予地西泮。

7. **对急性肾衰竭的治疗** 应严格限制液体入量，掌握"量出为入"的原则。每日补液量=前 1 日尿量+不显性失水量+异常丢失液量–内生水量。注意纠正电解质紊乱，积极利尿，供给足够热量，减少组织蛋白质分解，必要时及早采取透析治疗。

8. **预防原则** 根本的预防措施是防治链球菌感染。平日应加强锻炼，注意皮肤清洁卫生，以减少呼吸道及皮肤感染。如一旦感染则应及时彻底治疗。感染后 2~3 周应检查尿常规以及时发现异常。

自测题

选择题（A型题）

1. 患儿，男性，10岁，患急性肾炎，近2天来尿更少，气急，不能平卧，体检：R 48次/分，心率110次/分。两肺底可闻及少许中、小水泡音，肝右肋下 2cm，最大可能为急性肾炎伴（　　　）
   - A. 肺炎
   - B. 代谢性酸中毒
   - C. 严重循环充血
   - D. 急性肾衰竭
   - E. 高血压脑病

2. 急性肾炎水肿首先出现的部位是（　　　）
   - A. 下肢
   - B. 腹部
   - C. 胸部
   - D. 眼睑及面部
   - E. 腰骶部

3. 急性肾小球肾炎属于下列哪种性质的疾病（　　　）
   - A. 感染后免疫反应性疾病
   - B. 病毒直接感染肾脏
   - C. 细菌直接感染肾脏
   - D. 单侧肾脏化脓性炎症
   - E. 肾脏纤维化

4. 急性肾炎患儿应用青霉素的目的是（　　　）
   - A. 控制肾炎症
   - B. 防止肾炎症进一步发展
   - C. 防止其他合并症
   - D. 彻底清除感染灶
   - E. 降低机体免疫反应

5. 急性肾炎患儿恢复上学的指标是（　　　）
   - A. 尿蛋白消失
   - B. 血沉正常
   - C. 镜下血尿消失
   - D. ASO 正常
   - E. 阿迪计数正常

6. 患儿，男性，8岁，因水肿入院，尿红细胞++，BP 120/83mmHg。头痛、头晕，初诊为急性肾小球肾炎。处理首先应（　　　）
   - A. 无盐饮食
   - B. 低蛋白饮食
   - C. 利尿、消肿、降压
   - D. 记出入量
   - E. 肌内注射青霉素

7. 下列哪项是与急性肾炎发病有关的细菌（　　　）
   - A. 双歧杆菌
   - B. 脑膜炎双球菌
   - C. 链球菌
   - D. 肺炎链球菌
   - E. 流感嗜血杆菌

（刘云霞）

第 32 章

小儿传染病

第 1 节 麻　疹

患儿，男性，1 岁，咳嗽、流涕 5 天入院。患儿于发病第 4 天开始出疹，体温下降，皮疹开始于耳后发际，继之发展到全身，为充血性斑丘疹。

问题思考：1. 考虑该患儿可能的诊断是什么？

2. 该患儿需要隔离吗？如果需要，隔离多长时间？

麻疹是由麻疹病毒引起的急性呼吸道传染病。临床症状有发热、咳嗽、流涕、眼结膜充血、口腔黏膜斑及全身皮肤斑丘疹。冬春季多见。我国自 1965 年开始使用麻疹疫苗以来，麻疹发病率大幅度下降。

【流行病学】

1. **传染源**　患者是唯一的传染源，麻疹出疹前后 5 天具有传染性。

2. **传播途径**　麻疹病毒主要通过呼吸道飞沫传播，到达呼吸道或眼结膜而致感染。

3. **易感人群**　未患过麻疹也未接种过麻疹疫苗者均为易感者。病后可获得持久免疫力。

【临床特征】

1. **潜伏期**　10～14 天，表现为精神萎靡，烦躁不安。

2. **前驱期**　从发病至出疹前一般持续 3～4 天。主要表现类似上呼吸道感染，如发热、咳嗽、流涕、喷嚏、畏光流泪、结膜充血、眼睑水肿等卡他症状。在上下磨牙对应的颊黏膜上 1.0cm 处灰白色、周围有红晕的小点，称科氏斑（Koplik 斑，出疹后 1～2 天消失），它是麻疹早期诊断的重要依据。

　　　　　　　　　　　　　麻疹黏膜斑产生的机制

麻疹黏膜斑是由于颊黏膜下的微小分泌腺炎症，导致浆液性渗出及内皮细胞增生而形成，是麻疹诊断的重要体征。

3. **出疹期**　于发病第 4 天左右开始出疹，一般持续 3～5 天。皮疹首先开始于耳后发际，渐及前额、面颈、躯干、四肢与手脚心。皮疹初为淡红色斑丘疹，直径 2～4mm，皮疹痒，疹间皮肤正常。可见面部水肿，眼分泌物增多，甚至粘连，眼睑不易睁开，流涕，称为麻疹面容。

4. **恢复期**　出疹 3～5 天后体温下降，皮疹按出疹的先后顺序消退，并留有糠麸样脱屑及淡褐色色素沉着。

【辅助检查】

1. **血常规检查**　血白细胞总数正常或减少，淋巴细胞相对较多。

2. **多核巨细胞检查**　于出疹前 2 天至出疹后 1 天，取患者鼻咽分泌物涂片染色后可见多核巨细胞或包涵体细胞。

3. **血清学检查**　采用酶联免疫吸附试验进行麻疹病毒特异性 IgM 抗体检测，敏感性和特异性均好。

【治疗原则】　目前尚无特异性药物治疗方法。主要是对症治疗、加强护理和并发症治疗。

1. **一般治疗**　卧床休息，保持室内适当的温度、湿度和空气流通，避免强光刺激。注意皮肤和眼、鼻、口腔清洁。鼓励多饮水，给予易消化和营养丰富的食物。

2. **对症治疗**　高热时可酌情使用小量退热剂，但应避免急骤退热，特别是在出疹期。烦躁可适当给予镇静剂。频繁剧咳可用镇咳剂或雾化吸入。

【预防】　提高人群免疫力，减少麻疹易感人群是消除麻疹的关键。

1. **控制传染源**　对麻疹患者要做到早发现、早报告、早隔离、早治疗。一般隔离至出疹后 5 天，合并肺炎者延长至出疹后 10 天。对接触麻疹的易感患儿应隔离检疫 3 周，并给予被动免疫。

2. **切断传播途径**　流行期间易感儿童避免到人群密集的场所去。患者停留过的房间应通风并用紫外线照射消毒，患者的衣物应在阳光下暴晒。无并发症的轻症患儿可在家中隔离，以减少传播和继发医院内感染。

3. **保护易感人群**　主动免疫可采用麻疹减毒活疫苗预防接种，我国儿童免疫规划程序规定出生后 8 个月为麻疹疫苗的初种年龄，1 岁 6 个月至 2 岁儿童要完成第 2 次接种。被动免疫可预防发病或减轻麻疹症状。被动免疫只能维持 3～8 周，以后应采取主动免疫。

第 2 节　水　　痘

案例 32-2

患儿，男性，3 岁，昨天从幼儿园回来时萎靡不振，食欲欠佳，今来医院就诊，查体：T 38.9℃，咽部轻度充血，前胸及后背可见散在红色斑丘疹及椭圆形小水疱，水疱清亮，周围有红晕，瘙痒。患儿家庭及邻居未发现类似患者。临床初步诊断为水痘。

问题思考：1. 本病的皮疹有什么特点？
　　　　　2. 本病的治疗原则是？

水痘是由水痘-带状疱疹病毒初次感染引起的急性传染病。主要发生在婴幼儿，冬春两季多发，接触或飞沫均可传播。临床以皮肤黏膜分批出现斑丘疹、水疱和结痂，而且各期皮疹同时存在为特点。该病为自限性疾病，病后可获得终身免疫，也可在多年后感染复发而出现带状疱疹。

【流行病学】

1. **传染源**　患者是唯一的传染源，自发病前 1～2 天直至皮疹干燥结痂期均有传染性。

2. **传播途径**　主要通过空气飞沫经呼吸道和直接接触疱疹的疱浆而传染，传染性很强。在集体小儿机构中易感者接触后 80%～90% 发病。

3. **易感人群**　任何年龄均可感染，以婴幼儿和学龄前、学龄期儿童发病较多，6 个月以下的婴儿较少见。

【临床特征】

1. **典型水痘**　出疹前可出现前驱症状，如发热、厌食和不适等。发热 1～2 日后即进入发疹期。皮疹特点：①首发于躯干、头部，逐渐延及面部，最后达四肢，皮疹分布以躯干为多，面部及四肢较少，呈向心性分布。②最初的皮疹为粉红色帽针头大的斑疹，数小时内变为丘疹，继之变为透明饱满的水疱，24 小时后水疱混浊并呈中央凹陷，水疱易破溃，2～3 天迅速结痂。③皮疹陆续分批出现，伴明显痒感，在疾病高峰期可见到斑疹、丘疹、疱疹和结痂同时存在。④黏膜皮疹可出现在口腔、咽部或外阴等部位，易破溃形成小溃疡，全身症状较轻，病程长短不一。皮疹结痂后多不留瘢痕。

2. **重症水痘**   多发生在恶性疾病或免疫功能低下患儿。持续高热和全身中毒症状明显, 皮疹多并且易融合成大疱型或呈出血性, 可继发感染或伴血小板减少。

3. **并发症**   较常见的并发症是继发皮肤细菌感染, 神经系统并发症常见的为脑炎, 原发性水痘肺炎多见于免疫缺陷者和新生儿, 其他如脑病合并内脏脂肪变性综合征 (Reye 综合征) 常发生于水痘后期。

【辅助检查】

1. **外周血白细胞计数**   白细胞总数正常或减少。

2. **疱疹刮片**   刮取新鲜疱疹基底组织和疱疹液涂片, 瑞氏染色见多核巨细胞。

3. **血清学检测**   血清水痘病毒特异性 IgM 抗体检测, 可帮助早期诊断。

【治疗原则】   水痘为自限性疾病, 无合并症时以一般治疗和对症处理为主。

1. **一般治疗**   患者应隔离, 加强护理, 如勤换内衣、剪短患儿指甲、戴手套以防抓伤和减少继发感染等。保持空气流通, 供给足够水分和易消化的食物。

2. **对症治疗**   发热期应卧床休息, 体温高者可予退热剂。皮肤瘙痒明显者可局部使用炉甘石洗剂。抗病毒治疗首选阿昔洛韦, 应尽早使用, 一般应在皮疹出现的 48 小时内开始。继发细菌感染时可给予抗生素治疗。一般忌用肾上腺皮质激素。

【预防】

1. **控制传染源**   患儿应呼吸道隔离, 从出疹开始到全部疱疹结痂为止; 对有接触史的易感小儿, 应检疫 3 周。

2. **切断传播途径**   流行期间易感儿童避免到人群密集的场所去。

3. **保护易感人群**   水痘减毒活疫苗能有效预防小儿发生水痘, 其保护率可达 85%~95%, 并可持续 10 年以上。接触水痘的小儿 72 小时内肌内注射水痘-带状疱疹免疫球蛋白可起到预防作用。

第 3 节   流行性腮腺炎

案例 32-3

    患儿, 8 岁, 小学一年级学生, 发热 2 天, T 38.5℃, 伴头痛、食欲缺乏 1 天, 今晨发现右侧耳下部肿大, 有触痛感, 表面不红, 边缘不清, 进食时胀痛明显。2 周前同班学生中发现 1 例流行性腮腺炎。

问题思考: 1. 最可能的临床诊断是?
            2. 该患儿应该隔离多久?

    流行性腮腺炎是由腮腺炎病毒引起的急性呼吸道传染病。主要为腮腺的非化脓性炎症性肿胀、疼痛、发热等表现。常可累及其他腺体组织或脏器及神经系统, 引起脑膜炎、脑膜脑炎、睾丸炎、卵巢炎、胰腺炎等并发症。本病为自限性疾病, 大多预后良好。

【流行病学】

1. **传染源**   腮腺炎患儿和健康带病毒者是本病的传染源。腮腺肿大前 6 天至腮腺肿大后 9 天内有高度传染性。

2. **传播途径**　主要通过呼吸道飞沫传播。亦可因唾液污染食具和玩具，通过直接接触而感染。

3. **易感人群**　普遍易感，学龄儿童最常见，1 岁内婴儿极少感染，感染后具有终身免疫。

4. **流行特征**　全年均可发病，以冬、春季为主，在儿童集体机构易造成暴发流行。

【临床特征】

1. **潜伏期**　14～25 天，平均 18 天。多数无前驱症状，常以腮腺肿大和疼痛为首发体征。常先单侧腮腺肿大，2～4 天后对侧也肿大，位于下颌骨后方和乳突之间，以耳垂为中心向前、后、下发展，边缘不清，表面发热但多不红，触之有弹性感并有触痛。腮腺肿大 48 小时达高峰，因腮腺导管阻塞，咀嚼和进食时疼痛加剧，持续 4～5 天后逐渐消退。发病中可有不同程度的发热。

2. **并发症**　由于腮腺炎病毒有嗜腺体和嗜神经性，常侵入中枢神经系统和其他腺体、器官而引起并发症如脑膜脑炎、睾丸炎、卵巢炎、胰腺炎和心肌炎等。

【辅助检查】

1. **血常规检查**　白细胞计数正常或稍低，淋巴细胞相对增多。

2. **血清和尿淀粉酶测定**　90%患者发病早期血清和尿淀粉酶有轻度至中度增高，2 周左右恢复正常，血脂肪酶增高有助于胰腺炎的诊断。

3. **病毒分离**　早期患者可在唾液、尿、血、脑脊液中分离到病毒。

链接

为何流行性腮腺炎患儿的血、尿淀粉酶增高

由于腮腺炎时，受侵犯的唾液腺管水肿，管内有脱落的坏死上皮细胞堆积，使腮腺腺体分泌物排出受阻，结果唾液内的淀粉酶经淋巴系统进入血液而使血、尿淀粉酶增高。

【治疗原则】　目前尚无特异性抗病毒治疗，以对症处理为主。

1. **一般治疗**　应卧床休息，进易消化、清淡饮食，避免酸性食物，保持口腔清洁，预防细菌感染。

2. **抗病毒治疗**　应用利巴韦林，疗程 5～7 天。

3. **对症治疗**　腮腺肿胀较重时，可适当应用镇痛剂，局部涂敷中药，如醋调如意金黄散、紫金锭或青黛散。也可用仙人掌除刺捣烂外敷，鱼腥草捣烂外敷。高热时可用物理降温或解热剂，保证液体入量。

【预防】

1. **管理传染源**　早期隔离患者直至腮腺肿完全消退为止。集体机构中有接触史的儿童应检疫 3 周。

2. **切断传播途径**　室内通风换气、食醋蒸熏消毒。对易感者较多的机构（幼儿园、学生集体宿舍）注意勤通风、勤晒被及空气消毒。

3. **保护易感人群**　易感患儿可接种腮腺炎减毒活疫苗，除皮下接种外，也可采用喷喉、喷鼻或气雾吸入等；或接种麻疹-风疹-腮腺炎三联疫苗。

第 4 节　手足口病

案例 32-4

患儿，女性，4 岁，幼儿园中班。3 天前出现发热、咳嗽、流涕、食欲缺乏在家休息，1 天前发现手心，足心、臀部有红色疱疹，不疼不痒，口腔黏膜有多处溃疡，疼痛不能进食就诊。

问题思考：患儿可能诊断为什么疾病？

【流行病学】

1. **传染源**　患者和隐性感染者均为传染源。

2. **传播途径**　主要通过消化道、呼吸道和密切接触等途径传播。

3. 易感人群 人群对肠道病毒普遍易感，但成人大多通过隐形感染获得相应的抗体，因此临床上以儿童患者为主。感染后可获得免疫力。容易在托幼机构的儿童之间流行。

【临床特征】

1. 普通病例 急性起病，大多有发热，可伴有咳嗽、流涕、食欲缺乏等症状。口腔黏膜出现散在的疱疹或溃疡，多位于舌、颊黏膜和硬腭等处，引起口腔疼痛，导致患儿拒食、流涎。手、足和臀部出现斑丘疹、疱疹，偶见于躯干，呈离心性分布。皮疹消退后不留瘢痕或色素沉着，多在 1 周内痊愈，预后良好。

2. 重症病例 少数病例（尤其是小于 3 岁者）病情进展迅速，在发病 1～5 天左右出现脑膜炎、脑炎（以脑干脑炎最为凶险）、脑脊髓炎、肺水肿、循环障碍等，极少数病例病情危重，可致死亡，存活病例可留有后遗症。

（1）神经系统表现：精神差、嗜睡、易惊、头痛、呕吐、谵妄甚至昏迷；肢体抖动，肌阵挛、眼球震颤、共济失调、眼球运动障碍；无力或急性弛缓性麻痹；惊厥。查体可见脑膜刺激征，腱反射减弱或消失，巴氏胎儿水肿综合征等病理征阳性。

（2）呼吸系统表现：呼吸浅促、呼吸困难或节律改变，口唇发绀，咳嗽，咳白色、粉红色或血性泡沫样痰液；肺部可闻及湿啰音或痰鸣音。

（3）循环系统表现：面色苍灰、皮肤花纹、四肢发凉，指（趾）发绀；出冷汗；毛细血管再充盈时间延长。心率增快或减慢，脉搏浅速或减弱甚至消失；血压升高或下降。

【辅助检查】

1. 血常规检查 白细胞计数正常或降低，病情危重者白细胞计数可明显升高。

2. 血生化检查 部分病例可有轻度 ALT、AST、肌酸激酶同工酶（CK-MB）升高，病情危重者可有肌钙蛋白（cTnI）和血糖升高。

3. 血气分析 呼吸系统受累时可有动脉血氧分压降低、血氧饱和度下降，二氧化碳分压升高和酸中毒。

4. 脑脊液检查 神经系统受累时可表现为外观清亮，压力增高，白细胞计数增多，以单核细胞为主，蛋白质正常或轻度增多，糖和氯化物正常。

5. 病原学检查 鼻咽拭子、气道分泌物、疱疹液或粪便标本中 CoxA16、EV71 等肠道病毒特异性核酸阳性或分离到肠道病毒可以确诊。

6. 血清学检查 急性期与恢复期血清 CoxA16、EV71 等肠道病毒中和抗体有 4 倍以上的升高亦可确诊。

7. 胸 X 线检查 可表现为双肺纹理增多，网格状、斑片状阴影，部分病例以单侧为著。

8. 磁共振检查 神经系统受累者可有异常改变，以脑干、脊髓灰质损害为主。

【治疗原则】 目前尚无特效抗病毒药物和特异性治疗手段，普通病例主要是对症治疗；注意隔离，避免交叉感染；适当休息，清淡饮食，做好口腔和皮肤护理。重症病例进行神经系统受累治疗、呼吸循环衰竭的治疗和恢复期的治疗。

【预防】 目前尚无安全有效的疫苗预防 EV71 等肠道病毒的感染。患儿应进行隔离。本病流行期间不宜带儿童到人群聚集的公共场所，注意保持环境卫生，勤洗手，居室要经常通风，勤晒衣被。

自 测 题

选择题（A 型题）

1. 麻疹患儿皮疹最先出现的部位是（　　）

    A. 面部　　　　　　　　　B. 耳后发际

    C. 前胸　　　　　　　　　D. 后背

E. 双下肢

2. 麻疹患儿有传染性的时间是（　　）

    A. 出疹当天至出现发热

    B. 出疹前 3 天至出疹当天

C. 出疹前 5 天至出疹后 5 天

D. 出疹前 7 天至出疹后 5 天

E. 出疹后 10 天

3. 小儿初次接种麻疹减毒活疫苗的年龄是（　　）

　A. 满 1 个月　　　　　　B. 满 3 个月

　C. 满 5 个月　　　　　　D. 满 8 个月

　E. 满 12 个月

4. 典型水痘患儿皮疹特点是（　　）

　A. 均为水滴样疱疹　　　B. 皮疹呈离心性分布

　C. 首发于头面部　　　　D. 疹间皮肤不正常

　E. 丘疹、新旧水疱和结痂同时存在

5. 水痘患儿传染性较强的时间是（　　）

　A. 接触患者后 3 天至出现发热

　B. 接触患者后 3 天至出疹

　C. 自发热至出疹

　D. 自出疹前 1 日至皮疹全部结痂

　E. 出疹前 7 天至出疹后 5 天

6. 手足口病的病原体是（　　）

　A. 肠道病毒　　　　　　B. 手足口病毒

　C. 呼吸道病毒　　　　　D. 流感病毒

　E. 埃博拉病毒

7. 小儿患水痘后重返幼儿园的要求是（　　）

　A. 体温正常　　　　　　B. 食欲好转

　C. 无新皮疹出现　　　　D. 全部皮疹干燥结痂

　E. 出疹后 10 天

8. 流行性腮腺炎患儿具有传染性的时间是（　　）

　A. 接触患者至出现发热

B. 出现发热至腮腺肿大

C. 腮腺肿大至消肿

D. 腮腺肿大前 1 天至消肿后 3 天

E. 腮腺肿大前 6 天至腮腺肿大后 9 天

9. 流行性腮腺炎患儿合适的饮食为（　　）

　A. 易消化的半流质饮食

　B. 助消化的酸性食物

　C. 可口的麻辣食物

　D. 营养丰富的干燥食物

　E. 普食

10. 患儿，女性，1 岁，上午到邻居家玩耍，现已得知邻居家孩子患有麻疹，可患者未接种过麻疹减毒活疫苗，现对小芳应首先采取的措施是（　　）

　A. 注射麻疹减毒活疫苗　　B. 注射青霉素

　C. 口服维生素 C　　　　　D. 注射丙种球蛋白

　E. 口服中药板蓝根

11. 患儿，女性，4 岁，昨日发热 38.5℃，轻咳，疲乏，今发现背部及胸部有淡红色斑丘疹及小水疱，较痒，最可能的疾病是（　　）

　A. 荨麻疹　　　　　　　　B. 麻疹

　C. 水痘　　　　　　　　　D. 带状疱疹

　E. 猩红热

12. 手足口病的传染源是（　　）

　A. 患者和隐性感染者　　　B. 家畜

　C. 肠道病毒　　　　　　　D. 结核病患者

　E. 孕妇

（刘云霞）

第 **7** 篇　眼耳鼻喉口腔疾病

第 **33** 章　眼 部 疾 病

第1节　结　膜　炎

结膜大部分暴露在外界，容易受到各种病原微生物和各种理化因素的刺激而发病。以传染性结膜炎最为多见。根据病因分为细菌性结膜炎、病毒性结膜炎等。

一、急性细菌性结膜炎

案例 33-1

王女士，18 岁。2 天前游泳后双眼先后出现发痒、疼痛、流泪及灼热感，双眼分泌物多，晨起时睁眼困难。检查：双眼睑红肿，双眼结膜充血水肿，以穹隆部结膜为甚，分泌物为黏脓性，睑结膜无乳头、滤泡增生。

问题思考： 1. 患者初步诊断是什么疾病？

2. 确诊后如何指导患者正确用药？

急性细菌性结膜炎，是由细菌感染引起的急性传染性眼病，俗称红眼病。其主要特征为发病急，结膜明显充血，大量脓性或黏脓性分泌物，有一定自愈倾向。传染性强，多见于春秋季节，可散发感染，也可在集体公共场所流行，多为双眼发病。

【病因病机】　常见的致病菌为肺炎链球菌、流感嗜血杆菌、金黄色葡萄球菌等。

【临床特征】

1. 症状　患眼有疼痛、畏光、流泪、灼热和异物感及大量分泌物等。当分泌物附着在角膜表面时，可造成暂时性视物不清，冲洗后即可恢复视力。由于分泌大量黏液脓性分泌物，晨起时常因上下眼睑的睫毛被分泌物粘连在一起而导致睁眼困难。当病变侵及角膜时，畏光、疼痛及视力下降等症状明显加重。少数患者可同时有上呼吸道感染的表现和全身症状。

2. 体征　可见眼睑肿胀，显著的结膜充血为主要体征，以睑结膜及穹隆部结膜最为显著。球结膜有不同程度的水肿。分泌物初为浆液性，后为黏液脓性。角膜受累时可有角膜边缘浸润、溃疡或角膜浅层点状浸润。

一般情况下，发病急，潜伏期 1～2 天，发病 3～4 日，病情即达高潮，然后逐渐减轻，10～14日即可痊愈。由 Koch-Weeks 杆菌和肺炎链球菌感染引起病情较重者，病程可持续 2～4 周。

【治疗原则】　根据病情的轻重可选择隔离治疗防止感染扩散，进行结膜囊冲洗、局部用药等。

1. 隔离治疗　患者应实行接触隔离，避免传染，防止流行。

2. 结膜囊冲洗　对分泌物过多的患者，可用 3%硼酸溶液或生理盐水冲洗结膜囊。

3. 局部用药　根据不同的病原菌选用有效的抗生素滴眼液、眼膏或眼用凝胶,如 0.1%氧氟沙星、0.5%金霉素等；睡前涂红霉素、妥布霉素眼膏。

4. **禁止热敷或包扎患眼** 单眼患病时应防止健眼被感染。

5. **培养良好的卫生习惯** 注意洗手和个人卫生，勿用手或衣袖拭眼，手帕、毛巾等经常换洗，阳光下晒晾消毒。畏光时可戴遮光眼镜，但是要注意及时消毒。提倡一人一巾一盆。加强公共卫生管理。

二、病毒性结膜炎

病毒性结膜炎是病毒感染引起的急性传染性结膜炎，好发于夏秋季，多为双眼发病，常形成流行，可同时侵犯角膜和结膜。临床上较为常见的类型是流行性角结膜炎和流行性出血性结膜炎。

【病因病机】

1. **流行性角结膜炎** 由腺病毒 8、19、29 和 37 型（人腺病毒 D 亚组）引起。

2. **流行性出血性结膜炎** 由 70 型肠道病毒引起。

【临床特征】 不同的病毒感染引起的结膜炎表现略有不同。

1. **流行性角结膜炎**

（1）症状：患眼有异物感、刺痒、烧灼感及水样分泌物。当病变累及角膜时异物感加重，出现畏光、流泪、视物不清。

（2）体征：可见眼睑水肿，结膜显著充血水肿、偶有结膜下点状出血，睑结膜、穹隆结膜有大量滤泡，睑结膜可有假膜形成，耳前淋巴结肿大压痛。数天后，可出现弥散的斑点状角膜损害，多位于角膜中央区，可影响视力。儿童可有全身症状，如发热、头痛、咽痛及中耳炎等。

2. **流行性出血性结膜炎**

（1）症状：患眼出现畏光、流泪、异物感、剧烈眼痛、水样分泌物。

（2）体征：眼睑红肿，结膜高度充血水肿、伴有球结膜下点状或片状出血，睑结膜滤泡增生，角膜上皮点状剥脱，耳前淋巴结肿大。本病自然病程 5～10 天，多见于成人，婴幼儿症状轻且不易感染。

【治疗原则】 病毒性结膜炎有一定的自限性。采用结膜囊冲洗、局部抗病毒治疗等。

1. **结膜囊冲洗** 用生理盐水冲洗结膜囊。

2. **局部治疗** 点用 0.1%疱疹净、0.1%无环鸟苷眼药水。在角膜未发生病变时，可同时滴用 0.5%醋酸可的松眼药水，能减轻症状。

3. **培养良好的卫生习惯** 病毒性结膜炎具有高度接触传染性，由飞沫、分泌物、污染物传播，由手接触到眼。其余的可参考急性细菌性结膜炎的治疗。

三、免疫性结膜炎

免疫性结膜炎又称变态反应性结膜炎，是结膜对外界过敏原的一种超敏性免疫反应。

【病因病机】 病因不明确，临床上以春季角结膜炎和泡性角结膜炎较多见。

1. **春季角结膜炎** 又名春季卡他性结膜炎。通常认为和花粉敏感有关，是体液免疫介导的Ⅰ型超敏反应（速发型超敏反应）。常见于青少年，20 岁以下男性多见，无传染性。

2. **泡性角结膜炎** 是以角膜、结膜上有泡性结节形成为特征的结膜炎。可能是对多种微生物蛋白质过敏所致，是细胞介导的Ⅳ型超敏反应（迟发型超敏反应）。多见于儿童、青少年，尤其多发于营养不良和过敏体质者。

【临床特征】

1. **春季角结膜炎** 是一种季节性、反复发作的角结膜炎。患者双眼奇痒难忍；畏光、流泪、有异物感；分泌物多呈黏丝状。有自愈倾向。

2. **泡性角结膜炎** 患者有异物感、流泪等。角膜受累有明显的角膜刺激征。根据泡性结节侵犯的部位，临床上分为泡性结膜炎、泡性角膜炎、泡性角结膜炎 3 类。

【治疗原则】

1. 目前尚无特效治疗办法,以局部短期用药减轻症状的对症治疗为主。同时积极寻找过敏原,并尽可能避免接触。

2. 药物治疗,局部滴用肥大细胞膜稳定剂;症状严重者可短期局部应用糖皮质激素。对顽固复发的病例可用环孢素滴眼剂与抗生素滴眼液联合滴眼;也可口服抗组胺药物等。长期用糖皮质激素滴眼液应警惕激素性青光眼的发生。

3. 对于反复角膜炎引起角膜瘢痕,导致视力严重下降的患者可以考虑角膜移植进行治疗。

4. 增强体质,加强体育锻炼,改善营养和个人卫生;尽可能避免接触易致敏物;也可口服维生素 B_2、鱼肝油、钙剂等。

第 2 节 青 光 眼

青光眼是一组以特征性视神经萎缩和视野缺损为共同特征的疾病。病理性高眼压是其主要危险因素,如不及时治疗,视野可以全部丧失而致失明。青光眼是三大致盲眼病之一。最常见的是急性闭角型青光眼。

案例 33-2

患者,女性,56 岁,因右眼剧烈胀痛,偏头痛,视力严重下降就诊。发病前一天晚上因在昏暗的灯光下玩麻将至深夜而引发。检查:右眼视力 0.1,右眼混合充血,角膜雾状水肿混浊,前房浅,瞳孔中度散大呈竖椭圆状,对光反射迟钝,晶状体轻度混浊,余窥不清。左眼视力 0.6,未见明显异常。测眼压,右眼 50mmHg,左眼 18 mmHg。

问题思考: 1. 此时首先应考虑的检查是?

2. 初步诊断是?

一、急性闭角型青光眼

急性闭角型青光眼是一种以眼压急剧升高,出现相应症状和眼前段组织改变为体征的眼病。多发于中老年人,女性发病率较高,男女比例为 2:1。常双眼先后或同时发病,具有一定的家族性、遗传性。

【病因病机】 急性闭角型青光眼的病因目前尚未充分阐明,研究认为主要与以下因素有关。

1. 解剖因素 如眼球前后径短、角膜小、前房浅、房角狭窄,有家族遗传倾向性,多为远视眼。此被公认为主要发病因素。

2. 诱因 如情绪激动、视疲劳、用眼过度、长期失眠、习惯性便秘,或局部、全身用药不当等。

【临床特征】 典型的急性闭角型青光眼有以下 6 个不同的临床病程阶段,不同的阶段各有其特征。

1. 临床前期 若一眼急性发作已被确诊,另一眼虽无症状也可诊断为急性闭角型青光眼临床前期;另外,有些急性闭角型青光眼在急性发作前虽无自觉症状,但存在发病的解剖因素,在一定诱因作用下,眼压明显升高,也可以诊断为本病的临床前期。

2. 先兆期 表现为一过性或反复多次的小发作,发作多出现在傍晚,突感雾视、虹视,患侧眼眶、额部、鼻根部疼痛,眼压升高,常在 40mmHg 以上。睡眠或休息后可自行缓解,一般不留永久性组织损害。

3. 急性发作期 表现为剧烈头痛、眼球胀痛、畏光、流泪、虹视、雾视、视力急剧下降至指数或手动,可伴恶心、呕吐等全身症状。体征有眼部充血;角膜雾状混浊,前房极浅,房角闭塞;虹膜呈节段性萎缩;瞳孔括约肌麻痹,瞳孔呈竖椭圆形放大,对光反射消失;晶状体前下可有灰白色点状或片状混浊称青光眼斑;眼底可见视网膜动脉搏动、视盘水肿或视网膜血管闭塞;眼压急剧升高，多在 50mmHg 以上。高眼压缓解后，症状减轻或消失，视力好转，眼前段常留下永久性组织损害。角膜后色素沉着、虹膜节段性萎缩和青光眼斑，称为青光眼三联征。临床上看到上述改变，即可证明患者曾有过急性闭角型青光眼急性发作史。

4. 间歇期 急性大、小发作后的患者，经过治疗或未经治疗，眼压下降，视力恢复，房角重新开放，小梁功能尚未遭受严重损害，不用药或单用少量缩瞳剂眼压基本维持正常。这种病情缓解是暂时的，随时有再次发作的可能。

5. 慢性期 急性大发作或反复小发作之后，房角广泛粘连（＞180°），小梁功能严重损害，眼压中度升高，瞳孔散大，眼底见青光眼性视神经萎缩，视盘凹陷，视野缺损。

6. 绝对期 高眼压持续过久，视神经萎缩，视功能丧失，偶尔可因眼压过高或角膜变性而剧烈疼痛。

【辅助检查】 最常用最基本的检查项目有眼压、房角、视野和眼底检查。

1. 眼压检查 眼压测量用于青光眼的诊治，还可反映降眼压药的效果。

2. 房角检查 房角的开放或关闭是诊断开角型青光眼或闭角型青光眼的依据，也是鉴别原发性青光眼和继发性青光眼的重要手段。

3. 视野检查 视野改变是诊断青光眼的金标准。青光眼视野缺损的类型、发展方式，以及视野缺损与视盘改变的关系都具有一定特征性。定期视野检查对于青光眼的诊断和随访都十分重要。

4. 眼底检查 青光眼的眼底检查，主要是检查视盘的改变，这是诊断青光眼的客观依据。视杯扩大是青光眼视盘损害的重要特征。

【诊疗原则】 一般来说青光眼是不能预防的，但早发现、合理治疗，绝大多数患者可终生保持有用的视功能。因此，青光眼的防盲必须强调早发现、早诊断和早治疗。

1. 一般治疗 避免饮食起居等诱发因素，饮食清淡易消化；多吃水果，保持大便通畅；保证充足睡眠；一次饮水量不超过 300ml；勿在暗处停留时间过长；不宜进烟酒浓茶、辛辣食物等刺激性食物；避免举重、倒立等增加张力的运动。

2. 药物治疗

（1）缩瞳剂：常用 1%～4%毛果芸香碱（匹罗卡品）眼药水。该药作用是缩小瞳孔，开放房角，改善房水循环，降低眼压缓解眼痛。

（2）β受体阻滞药：常用 0.25%～0.5%吗洛尔滴眼液、0.25%倍他洛尔等，每日滴眼 1～2 次。其作用是减少房水生成降低眼压。

（3）碳酸酐酶转化抑制剂：常用乙酰唑胺片剂，每次口服 250mg，每天 2～3 次，首剂加倍。其作用是抑制房水生成，使眼压下降。

（4）高渗脱水剂：常用 20%甘露醇注射液，快速静脉滴注。作用是脱水，减少眼内容，快速降低眼压。

3. 激光疗法 临床前期患者，应尽早做预防性激光周边虹膜成形术或激光虹膜周切术，有效预防急性发作。

4. 手术治疗 急性闭角型青光眼缓解后，眼压基本平稳，可进行小梁切除术、虹膜根切术等。

5. 辅助治疗 全身症状严重者，可进行止吐、镇静、神经保护治疗。

链接

激光虹膜周切术

激光虹膜周切术是在上方虹膜周边部薄弱处利用激光造周切孔，经此孔直接形成前后房沟通，使前后房压力平衡，周边虹膜变平坦，房角开放或增宽，解除了瞳孔阻滞致虹膜膨隆和房角关闭，是预防和治疗早期原发性闭角型青光眼、保护视功能的一种有效方法。

二、先天性青光眼

先天性青光眼是胎儿发育过程中，房角发育异常，小梁网-Schlemm 管系统不能正常有效排出房水而引起眼压升高致视功能受损的一类青光眼。多为双眼发病，好发于男性。根据发病年龄的早晚分为婴幼儿型青光眼和青少年型青光眼。

【病因病机】 病因尚不完全清楚，认为与遗传有关，可为常染色体显性、隐性或多因子遗传。病理组织表现为虹膜根部附着靠前，致小梁网通透性下降，具有一定的遗传性。

【临床特征】

1. **婴幼儿型青光眼** 常在 3 岁以前发病，患儿有较重的畏光、流泪及眼睑痉挛，尤其在强光下，检查可见患儿常为大角膜，角膜上皮水肿，呈雾状混浊，眼球扩大，前房加深，呈轴性近视，房角检查可能发现虹膜、房角异常，眼底可见视盘萎缩及杯盘比值增大，测量眼压升高。

2. **青少年型青光眼** 在 30 岁左右发病，多为轴性近视，早期多无自觉症状，眼压不稳定，昼夜波动较大。24 小时动态眼压测量有助于早期诊断。晚期眼压多持续性增高。眼前段：前房深度正常或较深，虹膜平坦，房角开放。眼底：视盘凹陷进行性扩大和加深、杯盘比值增大。视网膜血管向内侧移位，呈屈膝爬行状。视网膜神经纤维层缺损。视野检查有缺损等。

【治疗原则】

1. **治疗原则** 婴幼儿型先天性青光眼一旦确诊应尽早手术挽救患儿的视力，药物治疗多无效果。青少年型青光眼的治疗参照原发性开角型青光眼的治疗。

2. **病情观察** 对手术儿应密切观察手术后患儿的前房深浅、瞳孔大小、伤口情况等。

3. **知识指导** 提倡优生优育，避免近亲结婚，以减少遗传性疾病。

第3节 白 内 障

晶状体是眼屈光间质重要的组成成分。晶状体混浊称白内障，其是全球性致盲性眼病。

一、年龄相关性白内障

年龄相关性白内障，是指中老年开始发生的晶状体混浊，随着年龄增加，患病率明显增高。由于其主要发生于老年人，以往习惯称为老年性白内障。常双眼患病，但有发病先后，严重程度也不一致。

【病因病机】 年龄相关性白内障的病因较为复杂，其是晶状体老化后的退行性改变，是多种因素作用于晶状体氧化损伤的综合结果。如年龄、职业、放射和自由基损伤；营养物质、化学物质缺乏和抗生素的使用；葡萄糖、半乳糖等代谢障碍；脂质过氧化产物损伤等。

【临床特征】 两眼发病可有先后，视力呈进行性、无痛性减退，由于晶体皮质混浊，晶状体不同部位屈光力不同，可有眩光感，或单眼复视，近视度数增加。根据晶状体混浊开始出现的部位不同，分为皮质性、核性和后囊膜下性 3 种类型。

1. **皮质性白内障** 最多见。按其发展过程及表现形式，可分为初发期、膨胀期、成熟期和过熟期。

（1）初发期：晶状体周边皮质呈楔形浑浊，尖端指向瞳孔中心，瞳孔区皮质透明，故无视力障碍。

（2）膨胀期：晶状体混浊逐渐加重，其皮质吸收水分而肿胀，晶状体体积增大，将虹膜根部推向前，致前房变浅、房角变窄，可诱发闭角型青光眼急性发作。用斜照法检查，光线侧照瞳孔区时可见新月形虹膜投影，此期视力明显下降，眼底窥不清。

（3）成熟期：皮质肿胀消退，晶状体恢复原来大小，此期晶状体完全混浊呈乳白色，虹膜投影消失，眼底窥不进。视力可降至手动或光感。

（4）过熟期：成熟期持续时间过长，晶状体水分继续丧失，晶状体体积缩小，前房变深，虹膜震颤，晶状体皮质溶解液化，核失去支撑而下沉，此时患者视力突然好转。可由晶状体皮质溶解液化引起晶状体过敏性葡萄膜炎、晶状体溶解性青光眼。

2. 核性白内障 较皮质性白内障少见。发病较早，一般 40 岁左右开始发病，进展缓慢。早期视力影响不大，但在强光下因瞳孔缩小而视力有所减退。晚期核呈深棕色，视力极度减退。

3. 后囊膜下性白内障 在晶状体后囊膜下的浅层皮质出现棕黄色混浊，由许多致密小点组成，其中有小空泡和结晶样颗粒，外观似锅巴状。由于混浊位于视轴，故早期出现明显视力障碍。

【辅助检查】

1. **眼部常规检查** 视功能检查，检眼镜及裂隙灯显微镜检查晶状体、眼压检查等。

2. **B 超检查** 对于白内障患者是一种常规检查方法，可排除玻璃体积血、视网膜脱离和眼内肿瘤等疾病。

3. **眼电生理检查及光定位检查** 用于判断手术预后效果。

4. **角膜曲率及眼轴长度检查** 用以确定手术时人工晶体的度数。

【治疗原则】

1. **药物治疗** 目前尚无使晶状体代谢恢复正常和使浑浊被吸收的药物。发病早期，使用抗氧化剂药物，可以延缓白内障的进展。

2. **手术治疗** 是治疗白内障的最基本、最有效的方法。目前主要采用白内障超声乳化吸除联合后房型折叠式人工晶体植入术。

链 接

白内障超声乳化吸除联合后房型折叠式人工晶体植入术

白内障超声乳化吸除术：应用超声能量将混晶状体核和皮质粉碎成乳糜状后吸出、保留晶状体后囊的手术方法。配合后房型折叠式人工晶状体植入术，手术切口小、伤口愈合快、视力恢复迅速、不需住院，是目前公认的最安全有效的白内障手术方法之一。

二、先天性白内障

先天性白内障是指晶状体混浊发生于出生时或出生后第一年内，为儿童常见眼病，是造成儿童失明和低视力的重要原因，多为双眼。

【病因病机】

1. **遗传因素** 大约一半的先天性白内障与遗传有关。

2. **环境因素** 最常见的是母体感染风疹病毒引起的先天性白内障。新生儿早产、缺氧、高浓度吸氧也可引起先天性白内障。

3. **原因不明** 许多散发病例没有明显的遗传因素及环境因素。

【临床特征】

1. **症状** 患者多为婴幼儿，不能自诉，常为父母观察所发现。可单眼或双眼。多数为静止性，少数出生后继续发展。

2. **体征** 晶状体不同部位、不同形状、不同程度的浑浊，如膜性、核性、绕核性、前极性、后极性、点状、花冠状白内障等。

【辅助检查】 染色体、血糖、尿糖和酮体等检查可以帮助了解病因。

【治疗原则】

1. **一般治疗** 精心呵护患儿，动作轻柔，态度和蔼，使患儿安静与合作。避免因哭闹、挠抓而影响术眼康复。

2. **手术治疗** 视力明显受影响的患儿，应尽早手术，一般宜在 3～6 个月手术，最迟不超过 2 岁，过迟可引起形觉剥脱性弱视。

3. **心理疏导** 患儿家长缺乏本病的防治知识，要耐心向家属介绍本病防治知识，讲解手术的预期效果，消除患者家属的恐惧、焦虑心理。

4. 健康指导

（1）宣传优生优育，禁止近亲结婚，防止先天性疾病发生。

（2）重视孕期保健，尤其怀孕早期。

（3）如术后视力改善不佳，应尽早进行低视力康复训练。

第4节　屈光不正

眼为视觉器官，能接受外界光线的刺激并形成物像，因此眼球的主要特征就是具有光学属性。从光学角度看，眼是一种精密无比的复合光学系统。

当眼调节在放松状态时，外界的平行光线通过眼的屈光系统后，聚焦在视网膜上形成清晰物像的状态，称为正视眼。当眼调节在放松状态时，外界的平行光线通过眼的屈光系统后，不能聚焦在视网膜上形成清晰物像的状态，称为屈光不正。屈光不正包括近视、远视及散光。

一、近　视

当眼调节在放松状态时，外界的平行光线经眼的屈光系统后，聚焦在视网膜之前的状态称为近视。

【病因病机】 造成近视的原因有很多，目前尚不完全清楚。其中遗传因素是很重要的原因。其次有不合理的长期看近物、看书、写字的姿势不正确、环境光线差、饮食不均衡、户外运动少等。

【分类】

1. 根据近视程度分类 轻度近视：<-3.00D；中度近视：-3.00～-6.00D；高度近视：>-6.00D。

2. 按照屈光成分分类

（1）轴性近视：眼球前后径（眼轴）较正常人长，眼的屈光力正常。高度近视多为轴性近视。眼轴每延长 1mm，可增加 3.00D 的近视。

（2）屈光性近视：眼的屈光力强，眼球前后径正常。常见于角膜弯曲度大，如圆锥角膜；晶状体弯曲度大，如晶状体变厚。

【临床特征】

1. 视力减退 轻度或中度近视，主要表现为视远距离物体模糊，并无其他症状，在近距离工作时，不需调节或少用调节即可看清细小目标，反而感到方便。

2. 视疲劳 有眼干、异物感、眼胀痛等视疲劳症状，休息后可缓解。

3. 斜视 高度近视眼，工作时目标距离很近，两眼过于向内集合，这就会造成内直肌使用过多而出现眼位向外斜或隐性外斜。

4. 眼底改变 多数高度近视，眼球前后径变长，出现视网膜变性、近视弧形斑、脉络膜萎缩、豹纹状眼底、黄斑出血、视网膜裂孔、视网膜脱离及巩膜后葡萄肿等并发症。

【辅助检查】 根据视力检查初步分析判断屈光类型及程度。

【治疗原则】 通过各种屈光矫正方法，使光线聚焦在视网膜上，达到看得清楚、看得舒服、看得持久的目的，以获得最佳视觉效果。常用的方法有以下几种。

1. 佩戴框架眼镜 框架眼镜是日常生活中最常见的一种光学矫正器具。可佩戴矫正视力最佳、度数最低的凹透镜矫正视力。

2. 佩戴角膜接触镜 其亦称隐形眼镜。

3. 角膜屈光手术 目前主要的手术方式是飞秒激光辅助制瓣的准分子激光原位角膜磨镶术和飞秒激光小切口角膜基质透镜取出术（SMILE）。

4. 眼内屈光手术 眼内屈光手术是在晶状体和前、后房施行手术以改变眼的屈光状态，根据手术时是否保留晶状体分为两类。

（1）屈光性晶状体置换术：以矫正屈光不正为目的摘除透明或浑浊晶状体植入人工晶状体的一种手术方式。该方法要求手术对象为成年人，年龄偏大者为宜，如40岁以上。不适合行角膜屈光手术的高度近视患者或远视患者可选择此手术。

（2）有晶状体眼人工晶状体植入术：适用于屈光状态稳定，不宜或不愿接受框架眼镜、角膜接触镜或角膜屈光手术，但又有接受屈光手术愿望并适宜者。

链接

后房型有晶体眼人工晶体植入术

后房型有晶体眼人工晶体植入术已成功运用了10多年。可用于矫正近视、远视和散光，而无须去除或破坏角膜组织、无须进行角膜缝合。尤其在治疗高度近视的效果上更为明显。该人工晶体轻巧柔软，植入眼内，既看不到晶体，也不会感觉到晶体，必要时还可以取出，同时具有高度精确性和可预测性进行个性化定制，患者的满意度非常高。

二、远　　视

当眼调节在放松状态时，外界的平行光线经眼的屈光系统后，聚焦在视网膜之后的屈光状态称为远视。

【病因病机】

1. **轴性远视**　指眼的屈光力正常，眼球前后径较正常人短，是远视中最常见的类型。眼球发育受影响时，眼轴不能达到正常长度即成为轴性远视。

2. **屈光性远视**　指眼球前后径正常，由于眼的屈光力较弱，如扁平角膜、无晶状体眼等，形成屈光性远视。

【分类】　根据远视的程度可分为：轻度远视（<+3.00D）、中度远视（+3.00～+6.00D）和高度远视（>+6.00D）。

【临床特征】

1. **视力减退**　其远、近视力均不正常，且近视力比远视力更差。

2. **视疲劳**　远视眼患者出现视物模糊、眉弓部发胀、头痛、嗜睡、失眠、记忆力减退等调节性疲劳体征。

3. **斜视**　远视程度较大的学龄前儿童由于过度调节和过多地集合，使视近反射失调而诱发内斜视或隐性内斜。

4. **眼底改变**　假性视盘炎。

【辅助检查】

1. **超声检查**　应用B超进行眼轴长度、前房深度、晶状体厚度等指标的测量。

2. **电脑验光及检影镜检查**　需要在充分的睫状肌麻痹状态下进行，对青少年更应如此。

【治疗原则】　远视应准确验光确定远视度数，佩戴矫正视力最佳、度数最高的凸透镜矫正。角膜接触镜矫正、屈光手术等，见近视的诊疗原则。

三、散　　光

散光是指由于眼球屈光系统各子午线的屈光力不同，外界的平行光线进入眼内不能在视网膜上形成一个焦点的屈光状态。

【病因病机】　散光可为先天性，也可是后天获得的，散光包括角膜散光、晶状体散光和眼底散光，其中以角膜散光最为重要。

【分类】　散光包括规则散光和不规则散光。规则散光主要是角膜和晶状体方面的原因；不规则散光主要由角膜屈光面凹凸不平所致，如角膜瘢痕、翼状胬肉等。

【临床特征】

1. **视力** 看远看近都不清楚，似有重影。高度散光患者可有头位倾斜和斜颈。

2. **视疲劳** 眯眼以达到针孔或裂隙的作用，轻度散光患者易出现。

【辅助检查】 电脑验光和检影验光可很快查出散光的度数和轴向，整个眼底不能以同一屈光度观察清楚。

【治疗原则】

1. **戴镜矫正** 影响视力时应予矫正，规则散光可戴圆柱镜片矫正。不规则散光可试用硬性高透氧性角膜接触镜（RGP）或角膜塑形镜（OK）矫正，18岁以上成人的高度散光可考虑行准分子激光屈光性角膜手术以矫正散光。

2. **健康指导** 避免用眼过度导致视疲劳，定期检查视力，保持身心健康，指导患者注意眼镜和角膜接触镜的护理和保养。

自 测 题

选择题（A型题）

1. 治疗急性细菌性结膜炎方法错误的是（ ）
   A. 点抗生素眼液
   B. 分泌物多时进行结膜囊冲洗
   C. 热敷患眼
   D. 禁忌包盖患眼
   E. 睡前可涂抗生素眼膏

2. 关于流行性角结膜炎，何者不对（ ）
   A. 一般无耳前淋巴结肿大
   B. 有大量滤泡形成
   C. 潜伏期5~7天，双眼发病
   D. 眼睑水肿，球结膜充血、水肿
   E. 眼部刺激症状明显

3. 白内障的主要症状是（ ）
   A. 视力障碍
   B. 眼痛
   C. 结膜充血
   D. 流泪
   E. 眼分泌物

4. 先天性白内障尽早手术的目的是预防（ ）
   A. 近视
   B. 远视
   C. 弱视
   D. 斜视
   E. 散光

5. 急性细菌性结膜炎的常见发病季节（ ）
   A. 夏季
   B. 冬季
   C. 春秋季节
   D. 春夏季节
   E. 秋冬季节

6. 病毒性结膜炎，好发于（ ）
   A. 夏季
   B. 冬季
   C. 夏秋季节
   D. 春夏季节
   E. 秋冬季节

7. 结膜炎的治疗过程中，哪一项是错误的（ ）
   A. 冲洗结膜囊
   B. 冷敷
   C. 局部点抗生素
   D. 全身应用抗生素
   E. 遮盖患眼

8. 急性闭角型青光眼瞳孔开大是由于高眼压使（ ）
   A. 瞳孔括约肌麻痹
   B. 瞳孔开大肌兴奋
   C. 副交感神经抑制
   D. 交感神经兴奋
   E. 交感及副交感神经失调

9. 屈光不正不包括（ ）
   A. 近视
   B. 远视
   C. 散光
   D. 老视
   E. 高度近视

10. 近视眼要佩戴合适的（ ）
    A. 凹透镜
    B. 凸透镜
    C. 圆柱镜
    D. 凹面镜
    E. 凸面镜

11. 正视眼患者晶状体摘除术后的屈光或调节是（ ）
    A. 屈光状态正视无调节力
    B. 屈光状态远视有相当年龄的调节力
    C. 屈光状态远视无调节力
    D. 屈光状态近视无调节力
    E. 屈光状态近视有相当年龄的调节力

12. 对远视眼下列说法错误的是（ ）
    A. 定期检查视力
    B. 散瞳验光
    C. 生理性远视无须戴镜
    D. 视力下降均应配镜矫正
    E. 发生内斜应配镜矫正

13. 散光最主要的症状是（ ）
    A. 视野小
    B. 重影
    C. 视疲劳
    D. 复视
    E. 以上都不是

（刘艳芳）

一、分泌性中耳炎

分泌性中耳炎是以鼓室积液及听力下降为主要特征的中耳非化脓性炎性。冬春季节多发，小儿多见，是小儿听力下降的重要原因。本病的命名除分泌性中耳炎外，还称其为卡他性中耳炎、胶耳等。

【病因病机】

1. 病因

（1）咽鼓管功能障碍：有两方面因素。①咽鼓管机械性阻塞，如小儿腺样体肥大、肥厚性鼻炎、鼻咽部肿瘤或长期的鼻咽部填塞等。②咽鼓管周围肌肉力量薄弱，不能正常开放，鼓室处于负压状态等。

（2）感染：中耳积液中可检出病毒和细菌者为 1/3～1/2。

（3）免疫反应：中耳积液中检出细菌的特异性抗体和免疫复合物，以及补体、溶酶体酶等，提示分泌性中耳炎可能与免疫反应有关。

2. 病机　咽鼓管阻塞后，外界空气不能进入中耳，原有的气体逐渐被黏膜吸收，腔内形成相对负压，引起中耳黏膜静脉扩张，通透性增强，液体漏出；同时中耳黏膜腺体和杯状细胞增多，分泌亢进，导致中耳腔出现积液。

【临床特征】

1. 症状

（1）听力减退：听力下降、自听增强。

（2）耳痛：急性者可有隐隐耳痛，慢性者耳痛不明显。

（3）耳鸣：多为低调间歇性，如噼啪声、嗡嗡声及流水声等。当头部运动或打呵欠、擤鼻时，耳内可出现气过水声。

2. 体征　急性期鼓膜呈放射状充血，鼓膜内陷，正常标志改变或消失，锤骨柄向后上移位，锤骨短突外突。慢性者鼓膜混浊，内陷明显。透过鼓膜可见液平面。

【辅助检查】　听力检查：音叉及纯音测听结果显示为传导性耳聋。反复多次者，做鼻咽部检查排除鼻咽癌。

【治疗原则】　清除中耳积液，改善中耳通气引流及病因治疗为本病的治疗原则。

1. 清除中耳积液，改善中耳通气引流

（1）鼓膜穿刺术：在无菌操作下从鼓膜前下方刺入鼓室，抽吸积液。必要时可重复穿刺，亦可于抽液后注入糖皮质激素类药物。

（2）鼓膜切开术：液体较黏稠或局麻下无法行鼓膜穿刺时，应行鼓膜切开术。

（3）保持鼻腔及咽鼓管通畅：可用 1%麻黄碱液或丙酸倍氯米松鼻气雾剂交替滴（喷）鼻，每日2～3 次。

（4）咽鼓管吹张：可采用咽鼓管吹张器、捏鼻鼓气法或导管法。

2. 应用抗生素和糖皮质激素　可用头孢拉定、氧氟沙星、氨苄西林或罗红霉素等。糖皮质激素类药物可用地塞米松或泼尼松等，以口服为宜。

3. **病因治疗** 积极消除病因，彻底治疗原发病。

链 接 分泌性中耳炎的中医治疗

分泌性中耳炎相当于中医学的"耳胀""耳闭"等范畴，是因为外感风热或风寒及肝胆湿热，致耳窍经络阻塞，气血滞留而发病；或因肾虚，痰湿阻肺，脾虚湿困及气血郁滞所致。主要治疗方法：用消毒棉签将耳道清洗干净，纸卷成细管或用细塑料管吸入适量中耳炎散药粉，吹入耳道深部，每日 4～6 次，配方为乳香、没药、冰片、甘草。通过调和气血，入骨通经、清热解毒从而治愈中耳炎。

二、急性化脓性中耳炎

案例 34-1

患儿，男性，10 岁儿童。近 2 日感耳痛，听力下降，食欲缺乏。检查：T 38.4℃，鼓膜呈弥漫性充血，伴水肿，向外膨出，鼓膜标志改变或消失。音叉检查显示传导性耳聋。

问题思考： 1. 对患儿的初步诊断是？

2. 应如何指导家长正确用药？

急性化脓性中耳炎是中耳黏膜的急性化脓性炎症。好发于儿童，多发于冬春季节。

【病因病机】 主要致病菌为肺炎球菌、葡萄球菌、溶血性链球菌等。感染主要通过 3 种途径：

1. **咽鼓管途径** 最常见。

2. **鼓膜途径** 鼓膜穿刺、鼓膜置管、鼓膜外伤时致病菌由外耳道直接侵入中耳。

3. **血行途径** 极少见。

【临床特征】

1. **症状** 耳痛、耳流脓和听力减退。全身症状轻重不一，可有发热、畏寒、乏力及食欲缺乏，小儿常表现为哭闹不安、抓耳摇头，甚至出现呕吐、腹泻等胃肠道症状。

2. **体征** 鼓膜呈弥漫性充血，伴水肿，向外膨出，鼓膜标志改变或消失。鼓膜穿孔较小时，鼓膜表面可见灯塔征，即脓液从穿孔处呈搏动状流出，形成闪烁之亮点。较大时可见外耳道有脓性分泌物。

【辅助检查】 听力检查显示传导性耳聋。血常规检查白细胞总数增多。

【治疗原则】 治疗原则是控制感染、通畅引流、去除病因。

1. **全身治疗** 及早应用足量有效抗生素控制感染，一般可用青霉素类、头孢菌素类等药物。一般在症状缓解后，仍要用抗生素治疗 3～4 天，防止病情反复而转为慢性。注意休息，多饮水。全身症状重者给予补液等支持疗法。

2. **局部治疗**

（1）鼓膜穿孔前：可用 2%酚甘油滴耳，消炎止痛。

（2）鼓膜穿孔后：①先以 3%过氧化氢尽量彻底清洗并拭净外耳道脓液或用吸引器将脓液吸净。②局部用抗生素水溶液滴耳，如 0.25%氯霉素液、0.3%泰利必妥滴耳液、复方利福平液等，不主张采用粉剂，以免与脓液结块，影响引流。③穿孔长期不愈者，可行鼓膜修补术。

3. **病因治疗** 积极治疗鼻部及咽部慢性疾病，去除病因。

三、慢性化脓性中耳炎

慢性化脓性中耳炎是指中耳黏膜、骨膜或深达骨质的慢性化脓性炎症。严重者可引起颅内及颅外并发症。

【病因病机】 急性炎症迁延不愈、急性化脓性中耳炎未获得彻底的治疗，或细菌毒力强、患者的抵抗力低，病变迁延至慢性，此为常见原因。

常见致病菌为变形杆菌、溶血性链球菌、铜绿假单胞菌等，病程长者多为混合感染，甚至真菌感染。

【临床特征】 根据病理变化，慢性化脓性中耳炎可分为3型，即单纯型、骨疡型、胆脂瘤型。

1. **单纯型** 最多见。病变主要局限于中耳鼓室黏膜。耳间歇性流脓，脓液呈黏液性或黏脓性，不臭，鼓膜穿孔位于紧张部，多呈中央性穿孔，大小不一。一般有轻度传导性聋。

2. **骨疡型** 病变超出黏膜组织，有不同程度的骨质破坏。耳持续性流黏稠脓，常有臭味。鼓膜穿孔处可见听骨坏死缺损，鼓室内有肉芽或息肉。外耳道或鼓室脓不多，常带臭味，重者影响听力，有时伴头痛和眩晕。

3. **胆脂瘤型** 由于鼓膜、外耳道的复层扁平上皮在中耳腔生长堆积成团块，非真性肿瘤。其外层由纤维组织包围，内含脱落坏死上皮、角化物和胆固醇结晶，故称为胆脂瘤。胆脂瘤可产生类似肿瘤样的破坏作用，由骨质破坏处向周围扩散，导致颅内、外并发症。

【辅助检查】

1. **听力检查** 表现为不同程度的听力下降。

2. **影像学检查** 颞骨高分辨率CT可了解乳突的气化程度、听小骨的状态、中耳的各个部位及病变的范围。

【治疗原则】

1. **治疗原则** 控制感染，通畅引流，清除病灶，恢复听力，消除病因。

2. **病因治疗** 积极治疗引起中耳炎的上呼吸道的病灶性疾病。

3. **药物治疗** 根据脓液做细菌培养及药敏试验，选择敏感药物。如合并全身症状，需全身应用抗生素。

4. **手术治疗** ①单纯乳突切除术。②经典乳突根治术。③改良乳突根治术。④乳突切除伴鼓室成形术。⑤耳道径路上鼓室切开伴外侧壁重建术。

自 测 题

选择题（A 型题）

1. 婴幼儿易患急性化脓性中耳炎的主要原因是（　　）
   A. 咽鼓管短、宽、平直　　　B. 咽鼓管峡部较宽
   C. 咽鼓管发育不成熟　　　D. 婴幼儿抵抗力低
   E. 以上都不是

2. 反复单侧分泌性中耳炎除了检查耳部外，还应检查何部位（　　）
   A. 鼻腔　　　　　　　　B. 口咽部
   C. 鼻咽部　　　　　　　D. 喉部
   E. 喉咽部

3. 婴幼儿急性化脓性中耳炎最少见的原因是（　　）
   A. 血行感染　　　　　　B. 鼓膜外伤

C. 上呼吸道感染　　　　　D. 外耳道内进水
E. 急性传染病

4. 早期分泌性中耳炎的鼓膜表现为（　　）
   A. 弥漫性充血　　　　　B. 紧张部穿孔
   C. 松弛部穿孔　　　　　D. 鼓膜内陷
   E. 鼓膜钙化

5. 哪个项目不符合急性化脓性中耳炎（　　）
   A. 婴儿最常见
   B. 以耳鸣眩晕为主
   C. 可引起颅内、外并发症
   D. 咽鼓管途径感染最常见
   E. 可有高热、头痛

（刘艳芳）

第 35 章

鼻部疾病

第1节 鼻 炎

一、慢 性 鼻 炎

案例 35-1

患者，男性，20岁。自诉间歇性鼻塞和交替性鼻塞2年，白天、夏季或运动后减轻；夜间或寒冷时加重。现伴有嗅觉减退。检查见鼻黏膜肿胀，尤以下鼻甲为甚，表面光滑，呈暗红色，触之柔软有弹性。

问题思考： 1. 对患者初步诊断为？

2. 确诊后应给予哪些治疗？

慢性鼻炎是鼻黏膜和黏膜下组织的慢性炎症。病程长或反复发作。表现为鼻黏膜的慢性充血肿胀，称为慢性单纯性鼻炎。若发展为鼻黏膜和鼻甲骨的增生肥厚，称为慢性肥厚性鼻炎。

【病因病机】

1. 局部病因

（1）急性鼻炎：反复发作或治疗不彻底而演变成慢性鼻炎。

（2）慢性炎症：邻近的长期慢性炎症刺激或畸形，致鼻腔通气不畅或引流阻塞，如慢性鼻窦炎、鼻中隔偏曲、慢性扁桃体炎或腺样体肥大等。

（3）长期使用血管收缩剂：尤其是萘甲唑啉（滴鼻净），可导致药物性鼻炎。

（4）环境及职业因素：高温、寒冷、潮湿、长期或反复吸入粉尘或有害气体等均可诱发慢性鼻炎。

2. 全身病因

（1）长期慢性疾病：如内分泌失调、长期便秘、肾脏病和心血管疾病等，可致鼻黏膜长期淤血或反射性充血。

（2）烟酒过度、营养不良及维生素缺乏：可影响鼻黏膜血管舒缩而发生功能障碍或黏膜肥厚。

【临床特征】

1. 慢性单纯性鼻炎

（1）鼻塞：常有间歇性鼻塞和交替性鼻塞，白天、夏季或运动后减轻；夜间或寒冷时加重。由于鼻塞可伴有嗅觉减退。

（2）多涕：常为黏液性，偶呈脓性。脓性者多在继发感染后出现。

（3）检查：见鼻黏膜肿胀，尤以下鼻甲为甚，表面光滑，呈暗红色，触之柔软有弹性，探针轻压黏膜凹陷，移去探针凹陷立即恢复，对1%麻黄碱溶液反应敏感。

2. 慢性肥厚性鼻炎

（1）鼻塞：呈持续性，较重，常有闭塞性鼻音，伴明显的嗅觉减退。

（2）鼻涕少而稠：为黏液性或黏脓性，不易擤出。

（3）如肥大的下鼻甲压迫咽鼓管咽口，可引起耳鸣及听力障碍。

（4）检查：黏膜增生、肥厚，呈暗红色或淡紫红色，尤以下鼻甲前端及游离缘明显，表面不平，呈结节状或桑葚状，探针轻压凹陷不明显，触之有硬实感，对 1% 麻黄碱溶液反应不敏感。

慢性单纯性鼻炎及慢性肥厚性鼻炎鉴别要点，见表 35-1。

表 35-1 慢性单纯性鼻炎及慢性肥厚性鼻炎鉴别要点

	慢性单纯性鼻炎	慢性肥厚性鼻炎
鼻塞	间歇性或交替性	持续性
鼻涕	黏液性	黏液性或黏脓性
嗅觉减退	不明显	常有
头痛，头昏	可有	常有
鼻腔检查	下鼻甲黏膜充血肿胀，表面光滑	下鼻甲肿胀，可呈结节状、桑葚状或分叶状肥厚
对麻黄碱反应	黏膜收缩明显	黏膜不收缩或轻微收缩

【治疗原则】

1. **慢性单纯性鼻炎** 根除病因，消除黏膜肿胀，恢复鼻腔通气引流。

（1）1% 麻黄碱滴鼻液滴鼻或 0.05% 盐酸羟甲唑啉喷鼻，每日 3 次。

链 接

滴 鼻 法

患者取仰卧位或者坐位，坐位者头向后稍仰，并略偏向患侧，操作者用拇指将患者鼻尖向上翘起，滴管距前鼻孔 1～2cm 向鼻腔滴药。卧位者仰卧于床上，头垂于床缘，肩垫小枕，鼻孔朝上，然后向鼻腔滴药，两侧鼻腔交替进行，每侧每次 2～3 滴，然后用拇指、示指轻捏鼻翼数次，让药液流向鼻腔深处。

（2）短波或红外线理疗，可改善局部血液循环以减轻症状。

（3）寻找病因并及时治疗，锻炼身体增强抵抗力。

（4）根据病情选用千柏鼻炎片、霍胆丸等中成药。

2. **慢性肥厚性鼻炎** 可缩小鼻甲，恢复鼻腔通气功能。

（1）局部应用血管收缩剂反应尚好者，治疗同慢性单纯性鼻炎。

（2）局部治疗效果不好时，可行硬化剂注射或选用激光、微波、射频治疗。

（3）病情顽固者建议行下鼻甲部分切除术。现在多采用等离子射频消融术。

二、变应性鼻炎

变应性鼻炎又称过敏性鼻炎，是指特应性个体接触变应原后，主要由 IgE 介导的介质（主要是组胺）释放，并有多种免疫活性细胞和细胞因子等参与的鼻黏膜非感染性炎性疾病。

【病因病机】

1. **遗传因素** 变应性鼻炎患者具有特应性体质，通常显示出家族聚集性，已有研究发现某些基因与变应性鼻炎相关联。

2. **变应原暴露** 多来源于动物、植物、真菌或职业性物质，诱导产生特异性 IgE 抗体并与之发生 I 型变态反应。

【临床特征】 变应性鼻炎的典型症状主要是突发性鼻痒、阵发性喷嚏、清水样鼻涕和鼻塞。部分伴有嗅觉减退。

【辅助检查】

1. **皮肤点刺试验**

2. **血清特异性 IgE 检测** 抽患者静脉血，做免疫学检测，不受药物及皮肤状态的影响。可确诊变应性鼻炎的过敏原。

【治疗原则】

1. 避免接触变应原

2. 药物治疗 常用鼻内和口服给药。

（1）抗组胺药：口服或鼻用第 2 代或新型 H_1 抗组胺药，适用于轻度间歇性和轻度持续性变应性鼻炎，与鼻用糖皮质激素联合治疗中-重度变应性鼻炎。

（2）糖皮质激素：用糖皮质激素可有效缓解鼻塞、流涕和喷嚏等症状。

（3）抗白三烯药：对变应性鼻炎和哮喘有效。

（4）色酮类药：对缓解鼻部症状有一定效果，滴眼液对缓解眼部症状有效。

（5）鼻内减充血剂：对鼻充血引起的鼻塞症状有缓解作用，疗程应控制在 7 天以内。

（6）鼻内抗胆碱能药物：可有效抑制流涕。

（7）中药：部分中药对缓解症状有效。儿童和老年人的治疗原则与成人相同，但应特别注意避免药物的不良反应。

3. 免疫治疗

（1）适应证：主要用于常规药物治疗无效的变应性鼻炎患者。

（2）禁忌证：①哮喘发作期。②患者正使用 β 受体阻滞剂。③合并其他免疫性疾病。④妊娠期妇女。⑤患者无法理解治疗的风险性和局限性。

链 接

免 疫 治 疗

免疫治疗诱导了临床和免疫耐受，具有长期效果，可预防变应性疾病的发展。变应原特异性免疫治疗常用皮下注射和舌下含服。疗程分为剂量累加阶段和剂量维持阶段，总疗程不少于 2 年。应采用标准化变应原疫苗。

第 2 节 鼻 窦 炎

一、急性鼻窦炎

急性鼻窦炎是鼻窦黏膜的急性化脓性炎症。中医称为"鼻渊"。上颌窦因其窦腔大、腔底低、窦口高，引流条件差而最易发病。

【病因病机】 常见的致病菌有肺炎链球菌、溶血性链球菌、葡萄球菌和流感杆菌等，牙源性上颌窦炎多为厌氧菌感染，脓液有恶臭。

1. 局部病因

（1）急性鼻炎：最常见的原因。

（2）鼻窦引流障碍：如鼻中隔偏曲、中鼻甲肥大、鼻息肉、鼻肿瘤、异物或填塞物留置过久。

（3）外伤：前组鼻窦，特别是上颌窦和额窦位置表浅，易受外伤而发生骨折，细菌可由皮肤或鼻黏膜侵入鼻窦。游泳或跳水方法不当，可使污水经鼻腔进入鼻窦而发病。

（4）牙源性感染：上颌第二双尖牙及第一、第二磨牙的根尖感染或拔牙时损伤窦壁均可引起上颌窦炎。

（5）气压改变：航空、潜水、登山时，可因气压骤变，鼻腔内发生负压而引起气压创伤性鼻窦炎。

2. 全身病因 过度疲劳、营养不良、卫生条件差或身体患有慢性病，如贫血、结核、糖尿病、慢性肾炎等，身体抵抗力减弱，亦为鼻窦炎的诱因。

【临床特征】

1. 全身症状 因该病常继发于急性鼻炎或上呼吸道感染，故原症状加重，出现畏寒、发热、食欲减退、周身不适等，儿童较成人重，甚至发生呕吐、腹泻、抽搐等。

2. 局部症状

（1）鼻塞：多为持续性，常伴有嗅觉减退。

（2）流涕：大量黏液脓性或脓性涕，有擤之不尽感，牙源性感染者脓涕常有恶臭味。

（3）头痛和局部痛：通常各鼻窦引起的疼痛有特定的部位和规律性。

①急性上颌窦炎：前额部、同侧面颊部或上列牙痛。晨起轻，午后重。

②急性额窦炎：前额部周期性疼痛，晨起感头痛逐渐加重，午后减轻，晚间消失。

③急性筛窦炎：局限于内眦或鼻根部。

④急性蝶窦炎：颅底或眼球深处钝痛，可放射至头顶或枕部，晨起轻，午后重。

3. 体征

（1）局部红肿：多见于儿童，一般为受累鼻窦邻近部位的皮肤及软组织。

（2）压痛和叩痛：压迫受累鼻窦的窦壁或叩击其菲薄处可引起局部剧烈疼痛。

（3）鼻腔检查：见鼻黏膜充血、肿胀，尤以中鼻甲和中鼻道黏膜为甚，鼻腔内可见大量黏脓性或脓性分泌物。

【治疗原则】 根除病因，保证脓液引流通畅，控制感染，预防并发症。

1. **一般治疗** 卧床休息，保持室内适宜的温度和湿度，多饮水、清淡饮食。

2. **全身治疗** 全身应用足量的抗生素治疗，应首选青霉素类药物，也可根据药敏试验选用敏感的抗生素。

3. **局部治疗** 常用 1%麻黄碱滴鼻液等血管收缩药和类固醇皮质激素滴鼻或喷鼻。

4. **病因治疗** 查明病因，清除病灶。

5. **体位引流** 减少窦腔分泌物，缓解头痛。

二、慢性鼻窦炎

慢性鼻窦炎为鼻窦黏膜、黏膜下组织以及骨质的慢性化脓性炎症。多见于成人，常为双侧及多个鼻窦同时受累。

【病因病机】 多因对急性鼻窦炎治疗不当，或对其未予彻底治疗致反复发作，迁延不愈，使之转为慢性，此为本病的首要病因。鼻息肉、鼻甲肥大、鼻腔结石、鼻中隔偏曲、鼻腔肿瘤、鼻腔填塞等阻碍鼻腔鼻窦通气引流，可引发本病。某些毒力较强的致病菌，如患猩红热时的乙型溶血性链球菌，其所致的急性鼻窦炎，极易转为慢性。上列磨牙根尖与上颌窦底部毗邻，若上列磨牙根尖炎未根治，易引起牙源性慢性上颌窦炎。

【临床特征】

1. 症状

（1）全身症状：症状较轻或不明显，一般可有头昏、易倦、精神抑郁、萎靡不振、食欲缺乏、失眠、记忆力减退、注意力不集中、工作效率降低等症状。

（2）局部症状：①脓涕。鼻涕多为脓性或黏脓性，黄色或黄绿色。②鼻塞。轻重不等，多由鼻黏膜充血肿胀和分泌物增多所致。③嗅觉障碍。鼻塞和炎症反应可导致嗅觉障碍。④头痛。常表现为钝痛或头部沉重感，白天重，夜间轻。

（3）其他症状：可伴有慢性咽炎症状如异物感、咽干等。

2. **体征** 鼻腔黏膜慢性充血肿胀或增生肥厚，可有息肉样变。

【辅助检查】

1. **内镜检查** 即前、后鼻孔镜检查，用麻黄碱收缩鼻黏膜，然后仔细检查鼻腔各部。

2. **上颌窦穿刺冲洗术** 上颌窦穿刺冲洗术既是上颌窦炎的一种诊断方法，也是一种治疗措施。冲出液宜做需氧细菌培养和药敏试验。

3. **X 线鼻窦摄片** 对诊断不明确或怀疑有其他病变者，可协助诊断。

4. **鼻窦 CT**　有助于明确病变范围和局部骨质变化情况，有助于与鼻腔肿瘤相鉴别，是目前诊断慢性鼻窦炎的良好手段。

【治疗原则】

1. **全身治疗**　慢性期治疗神经衰弱，增强机体抵抗力。急性发作期用抗生素控制感染。
2. **改善鼻腔通气**　常用 1%麻黄碱液或呋喃西林麻黄碱液、氯霉素麻黄碱液滴鼻。
3. **上颌窦穿刺冲洗术**　适用于慢性化脓性上颌窦炎，每周 1～2 次，若连续多次穿刺冲洗无效；或冲出恶臭、多量溶水性脓，可考虑手术治疗。
4. **鼻窦负压置换法。**
5. **理疗**　一般用超短波透热疗法，以辅助治疗。
6. **中医中药**　以芳香通窍、清热解毒、祛湿排脓为治则，常用苍耳子散加味。
7. **手术治疗**　可行鼻中隔矫正术、上颌窦根治术和上颌窦鼻内开窗术等。

第3节　鼻　出　血

鼻出血是临床常见的症状之一，也称鼻衄。多为单侧，少数情况下可出现双侧鼻出血。

【病因病机】　引起鼻出血的原因很多，可由鼻腔本身疾病引起，也可由鼻腔周围或全身性疾病诱发。

1. **局部原因**

（1）鼻部损伤：①机械性创伤；②气压性损伤；③放疗性损伤。

（2）鼻中隔偏曲。

（3）鼻部炎症。

（4）鼻腔、鼻窦及鼻咽部肿瘤。

（5）鼻腔异物：常见于儿童，多为单侧鼻出血。

2. **全身原因**　①出血性疾病及血液病。②急性发热性传染病。③心血管系统疾病。④其他全身性疾病：妊娠、绝经前期、绝经期均可引起鼻出血，可能与毛细血管脆性增加有关。严重肝病患者可因肝脏合成凝血因子障碍引起鼻出血。尿毒症也可引起鼻出血。鼻出血可以是风湿热的早期表现之一。

【临床特征】　鼻出血由于原因不同其表现各异，多数鼻出血为单侧，亦可为双侧；可间歇反复出血，亦可呈持续性出血。出血量多少不一，轻者涕中带血、数滴或数毫升，重者可达几十毫升甚至数百毫升以上，导致失血性休克。反复出血可引发贫血。少数少量出血可自止或自行压迫后停止。

【治疗原则】　鼻出血属于急症，应首先维持生命体征，尽可能迅速止血，并对因治疗。

1. **鼻腔止血方法**　根据出血的轻重缓急、出血部位、出血量及病因，选择不同的止血方法。

（1）指压法（简易止血法）：对于易出血区的出血，嘱患者用示指和拇指紧捏住双侧鼻翼 10～15 分钟，同时用冷水袋或湿毛巾敷前额和后颈，促进血管收缩减少出血。

（2）局部使用止血药物：适用于较轻的鼻腔前段出血，此方法简单，患者痛苦较小。常用棉片浸以 1%麻黄碱、1‰肾上腺素、3%过氧化氢溶液或凝血酶，紧塞鼻腔数分钟至数小时，可达到止血的目的。

（3）烧灼法：常用的有化学药物烧灼法和物理烧灼法。

（4）前鼻孔填塞术：前鼻活动性出血剧烈或出血部位不明确时可应用。常用凡士林油纱条经前鼻孔填塞鼻腔，也可用明胶海绵、淀粉海绵等。

（5）后鼻孔填塞术：前鼻孔填塞后出血仍不止，向后流入咽部或从对侧鼻腔涌出，应选择后鼻孔填塞术。后鼻孔填塞纱球应预先制备，常将纱球做成锥形，其长度约 3cm，直径为 2cm，粗线缝紧，在其尖端有长约 20cm 的双线，消毒备用。

（6）血管结扎法及血管栓塞法：用于严重出血者。

2. 全身治疗　引起鼻出血的病因很多，出血的程度亦有不同。鼻出血的治疗及处理不能只是鼻腔止血，要根据病情采取必要的全身基本和特殊治疗，即止血期间要积极治疗原发病。

自 测 题

选择题（A 型题）

1. 关于慢性肥厚性鼻炎正确的是（　　　）
   A. 间歇性鼻塞　　　　B. 多涕
   C. 持续性鼻塞　　　　D. 对血管收缩剂敏感
   E. 鼻甲光滑

2. 关于慢性单纯性鼻炎正确的是（　　　）
   A. 间歇性鼻塞　　　　B. 鼻涕少而稠
   C. 持续性鼻塞　　　　D. 对血管收缩剂不敏感
   E. 鼻甲呈桑葚状

3. 最常见的急性鼻窦炎是（　　　）
   A. 上颌窦炎　　　　B. 蝶窦炎
   C. 筛窦炎　　　　　D. 额窦炎
   E. 以上都不是

4. 头痛晨起后逐渐加重，午后轻，晚间消失的是（　　　）

   A. 上颌窦炎　　　　B. 蝶窦炎
   C. 筛窦炎　　　　　D. 额窦炎
   E. 以上都不是

5. 确定变应原的最可靠的方法是（　　　）
   A. 变应原皮肤试验　　　B. 鼻黏膜激发试验
   C. 血特异性 IgE 检测　　D. IgA 检查
   E. 局部活检

6. 鼻出血的处理中下列哪一项不正确（　　　）
   A. 少量出血可采取局部止血的方法
   B. 出血点找不到时可先行前鼻孔填塞
   C. 有明确出血点者可予以冷冻或化学烧灼等
   D. 只要有鼻出血均采取后鼻孔填塞
   E. 局部止血的同时可适当配合全身用药

（刘艳芳）

第 *36* 章

咽喉部疾病

第1节 慢 性 咽 炎

案例 36-1

患者，女性，47岁，咽喉微痛，异物感一个多月，伴腰痛酸软，进食正常。检查：口咽部黏膜慢性充血，咽后壁淋巴滤泡散在增生，扁桃体未肿大。

问题思考：1. 对该患者可能的临床诊断是什么？

2. 如何治疗？

咽是呼吸道和消化道的共同通道，在我们的身体中起着非常重要的作用。饮食、环境、生活习惯等种种原因使得咽部经常受到伤害而发病。

慢性咽炎系咽部黏膜、黏膜下层及淋巴组织的慢性弥漫性炎症，常与其他慢性上呼吸道炎症同时存在，多见于成年人。其病因复杂，病程较长，不易治愈。

【病因病机】 多数因急性咽炎治疗不彻底或反复发作转为慢性；鼻腔及口腔慢性炎症也可向咽部蔓延；贫血、营养不良、内分泌功能紊乱、免疫功能降低、长期烟酒刺激等也与本病的发生有关。病理上慢性咽炎可分为慢性单纯性咽炎和慢性肥厚性咽炎两类。

【临床特征】

1. **症状** 主要症状有咽干燥感、咽痒、异物感、微痛感，部分患者晨起时频繁刺激性干咳，在清除咽部痰液时易恶心作呕。一般无明显全身症状。

2. **体征** 慢性单纯性咽炎表现为口咽部黏膜慢性充血肿胀，呈暗红色，咽后壁附有少量黏稠分泌物，淋巴滤泡散在增生。慢性肥厚性咽炎表现为咽黏膜慢性充血、咽侧索肥厚、咽后壁淋巴滤泡明显增生肥大，甚至融合成片。

【治疗原则】

1. **去除病因** 戒烟酒，积极治疗邻近器官慢性炎症及全身慢性疾病，加强营养，锻炼身体，增强机体抗病能力，急性发作时可给予抗生素治疗。

2. **局部治疗** 常用复方硼砂溶液、呋喃西林溶液含漱、含片含化治疗。慢性肥厚性咽炎也可采用激光、冷冻或10%硝酸银等清除增生的淋巴滤泡。

3. **中医中药治疗** 中医认为慢性咽炎多属阴虚火旺，治宜滋阴降火，常用增液汤加减治疗。

链接
咽喉含片可以当糖吃吗？

咽喉含片可清热解毒，消炎杀菌，润喉止痛，用来治疗咽喉炎有一定的作用。但有些人将咽喉含片当作糖果吃，不可取。含片多具有收缩口腔黏膜血管、减轻炎症水肿和疼痛的作用，但在口腔无炎症时，经常含服却会使黏膜血管收缩、黏膜干燥破损，导致口腔溃疡的发生。

第 2 节　急性扁桃体炎

急性扁桃体炎是腭扁桃体的一种非特异性急性炎症，常伴有一定程度的咽黏膜及咽淋巴组织的急性炎症。中医称为乳蛾或喉蛾。常发生于儿童及青少年。

【病因病机】　本病主要由细菌或病毒感染引起。细菌主要为乙型溶血性链球菌，其他细菌如葡萄球菌、肺炎链球菌等。病毒主要为腺病毒、鼻病毒等。在受凉、过度劳累、烟酒过度等情况下，机体免疫力下降，常可诱发此病。

【临床特征】　本病发病急，可分为急性卡他性扁桃体炎和急性化脓性扁桃体炎两种。

1. **全身症状**　起病急、恶寒、高热、呕吐、食欲缺乏及全身酸痛等，幼儿可因高热而抽搐或昏迷。

2. **局部症状**　咽痛明显，吞咽时尤甚，剧烈者可放射至耳部。幼儿常因不能吞咽而哭闹不安，严重时出现呼吸困难。

3. **体征**　患者呈急性病容，咽黏膜及咽腭弓弥漫性充血、肿胀，扁桃体肿大，表面有大量脓性分泌物。常伴有颌下淋巴结肿大及压痛。

4. **并发症**　常因感染扩散导致扁桃体周围脓肿、咽旁脓肿、急性中耳炎、急性喉炎等局部并发症；也可通过变态反应导致风湿热、急性肾炎、风湿性关节炎等全身并发症。

【治疗原则】

1. **一般治疗**　注意休息，多饮水，进流食或软食，利尿通便，止痛退热。

2. **抗炎治疗**　首选青霉素，配合磺胺及抗病毒类药物，重症者加用糖皮质激素，如氢化可的松、地塞米松等。

3. **局部治疗**　可用 1：5000 呋喃西林液或复方硼砂液漱口，或用薄荷喉片或含碘片含化，或用冰硼散或锡类散涂于咽部，还可以抗生素加激素雾化吸入。

4. **手术治疗**　脓肿形成时切开排脓，反复发作的扁桃体炎可考虑行扁桃体摘除术。

> **链接**
>
> 扁桃体摘除术
>
> 扁桃体摘除术适应证：慢性扁桃体炎反复急性发作或多次并发扁桃体周围脓肿；扁桃体肥大妨碍吞咽、呼吸及发声功能；慢性扁桃体炎已成为引起体内其他脏器病变的病灶，或与邻近器官的病变有明显关联；经内科治疗无效的白喉带菌者；各种扁桃体良性肿瘤，可连同扁桃体一并切除，对恶性肿瘤则应慎重选择病例。
>
> 扁桃体摘除术禁忌证：上呼吸道急性炎症期；出凝血功能障碍者；全身性疾病，病情未得到有效控制者；妇女月经期或妊娠期；粒细胞低下者。

第 3 节　急性喉炎

急性喉炎是指声门区喉黏膜的急性非特异性炎症，常为上呼吸道感染的一部分，是声音嘶哑的最常见原因之一。好发于冬春两季，成人、小儿均可发病，小儿急性喉炎好发于 6 个月到 3 岁的儿童，临床表现与成人不同，易发生呼吸困难。

【病因病机】

1. **感染因素**　常见的致病病毒包括流感病毒、副流感病毒、鼻病毒、腺病毒；常见的致病细菌包括溶血性链球菌、肺炎链球菌、流感嗜血杆菌、卡他球菌等。

2. **有害物质**　吸入过多的粉尘、有毒有害气体（如氯、氨、硫酸、硝酸等）。

3. **过度用嗓**　如教师、演员、售货员等使用嗓音较多或婴幼儿大声哭喊、剧烈久咳，引起声带充血水肿。

　　4. **外伤**　喉腔异物、喉腔器械检查或治疗。

　　5. **过敏**　特定的食物、气体或药物可引起特异性体质患者喉腔黏膜水肿，造成急性喉炎。

【临床特征】

　　1. **全身症状**　成人一般全身中毒症状较轻。较重的细菌感染者可伴有发热、畏寒、倦怠、食欲缺乏等全身症状。小儿全身症状较重，易于夜间出现突发吸气性呼吸困难而窒息。原因是小儿喉腔狭小，声门肿胀时容易阻塞；喉软骨柔软，吸气时容易塌陷；声门下区黏膜下组织疏松，炎症时容易肿胀；咳嗽功能差，痰液不易咳出；神经系统功能不稳定，容易诱发喉痉挛，故小儿急性喉炎，应高度警惕夜间病情加重，出现喉阻塞而窒息。

链接　　　　　　　　　　　　　　喉阻塞的分度

　　临床上为了帮助判断病情，根据呼吸困难的程度，将喉阻塞分为四度。

　　Ⅰ度：安静时无呼吸困难，活动或哭闹时出现轻度吸气性呼吸困难，稍有轻度三凹征。

　　Ⅱ度：安静时有轻度吸气性呼吸困难、吸气性喉鸣及三凹征，活动或哭闹时加重，但不影响睡眠及进食，无烦躁不安、皮肤黏膜发绀等缺氧表现，脉搏尚正常。

　　Ⅲ度：明显吸气性呼吸困难，喉鸣音甚响，有烦躁不安、脉搏加快、不易入睡、不愿进食、轻度皮肤黏膜发绀等缺氧表现。

　　Ⅳ度：极度吸气性呼吸困难，甚至不能呼吸，患者坐卧不安，手脚乱动，面色苍白，定向力丧失，心律不齐，脉搏细弱，血压下降，大小便失禁，全身发绀。若得不到及时救治，短时间内即可窒息死亡。

---

　　2. **局部症状**　表现为喉部疼痛、声音嘶哑、咳嗽咳痰。声音嘶哑是急性喉炎的主要症状，重者声音嘶哑，发声费力，更甚者仅能作耳语，或完全失声。喉部及气管前可有轻微疼痛，发声时喉痛加重，通常急性喉炎引起的疼痛不影响吞咽。分泌物刺激引起咳嗽咳痰。

　　3. **体征**　可见喉腔黏膜弥漫性充血，声带变红，有充血的血管纹，表面可有分泌物附着，小儿急性喉炎声门下区肿胀明显，而声带只有轻度充血。

　　4. **邻近器官的感染**　急性喉炎也可伴有气管、支气管、肺等下呼吸道感染症状。

【辅助检查】　间接喉镜、纤维喉镜或电子喉镜检查可见喉黏膜急性充血、肿胀，特点为双侧对称，呈弥漫性，声带运动正常，闭合有间隙。

【治疗原则】

　　1. **禁止发声**　让声带休息是最重要的治疗措施。

　　2. **抗感染**　尽早使用有效抗生素及时控制炎症，充血肿胀显著者可加用糖皮质激素。

　　3. **雾化吸入治疗**　用庆大霉素和地塞米松，进行超声雾化吸入，抗炎消肿。

　　4. **支持治疗**　应加强营养，维持体液平衡。加强夜间巡视。

　　5. **手术治疗**　出现严重喉阻塞时行气管切开术、环甲膜穿刺或气管插管。气管切开术是一种切开颈段气管前壁，并插入气管套管，使患者直接经套管呼吸的急救手术。用于解除喉源性呼吸困难、呼吸功能失常或下呼吸道分泌物潴留所致呼吸困难的一种常见手术。

链接　　　　　　　　　　　　　　环甲膜穿刺

　　环甲膜穿刺针，是一种能够快速准确地实施环甲膜穿刺术的急救产品，具有体积小、重量轻、携带方便、应急性强、操作简便、时间短和安全性高等优点。利用环甲膜穿刺针进行环甲膜穿刺，适合院前和院内的现场急救，特别适合于急性喉阻塞时快速建立气道通气的急救。

自 测 题

选择题（A 型题）

1. 急性扁桃体炎的主要致病菌为（　　）
   - A. 葡萄球菌
   - B. 肺炎链球菌
   - C. 乙型溶血性链球菌
   - D. 流感杆菌
   - E. 厌氧菌

2. 急性扁桃体炎治疗的首选药物为（　　）
   - A. 氯霉素
   - B. 青霉素
   - C. 中药
   - D. 激素
   - E. 红霉素

3. 有关急性扁桃体炎的治疗说法错误的是（　　）
   - A. 对症处理
   - B. 抗炎治疗
   - C. 局部治疗
   - D. 符合手术指征的可立即手术
   - E. 注意休息、多饮水

4. 急性喉炎的主要症状是（　　）
   - A. 声音嘶哑
   - B. 喉痛
   - C. 咽痛
   - D. 吞咽困难
   - E. 咳嗽

（刘艳芳）

第37章
口腔疾病

第1节 龋 病

龋病俗称虫牙、蛀牙，是在以细菌为主的多种因素影响下，牙齿硬组织发生慢性进行性破坏的一种疾病。龋病是一种常见病、多发病，对人类健康危害大，已被世界卫生组织列为重点防治的疾病。

【病因病机】 目前公认的龋病病因学说是四联因素论。

1. **细菌** 一般认为细菌致龋病离不开菌斑，它较紧密地附着于牙面上，不易被唾液冲洗掉，也不易在咀嚼时被除去，并吸附大量致龋菌，致龋菌产酸，导致牙体硬组织脱矿，条件适合便会致龋。

2. **食物因素** 蔗糖对龋病的发生起重要的促进作用。其程度与蔗糖的物理性状、摄入量、频率、时间和方式有关。

3. **宿主因素** 主要是指牙齿、唾液与机体的全身状态三个方面。

（1）牙齿：牙齿的结构、形态、排列以及牙齿的理化性质、钙化程度、微量元素的含量均与龋病的发生有很重要的关系。

（2）唾液：唾液分泌量少、流速慢，易致龋。

（3）全身状态：宿主的全身健康与龋病的发生有密切的关系，患有全身慢性病者，患龋率比健康人明显增高。

4. **时间因素** 龋病的发生和发展是一个较长的过程，一般需 1.5～2 年。因此保持口腔卫生、控制菌斑形成，减少糖类食物在口腔内停留的时间，可在龋病的预防工作中起重要作用。

【临床特征】 龋齿可致牙齿的色、形、质发生变化，为了便于诊断和治疗，临床上常根据龋坏程度分为浅、中、深龋。

1. **浅龋** 病变只在釉质内，牙齿的颜色本来应该是同个颜色，当表面开始有黑点或是脱钙的白点出现，或是某处老是塞住食物，表示此处牙齿的珐琅质已遭到破坏，患儿无不适感。

2. **中龋** 病变已达牙本质，形成浅层龋洞，此时小儿对冷、酸、热的刺激感觉明显，容易感到酸痛，或是食物一卡进牙缝，就觉得不舒服，但清掉后，不舒服就解除了。

3. **深龋** 病变已达牙髓腔，疼痛持续一段时间才会消失，如不进行治疗，细菌沿着牙根达到牙尖，会引起根尖炎，造成慢性病灶，引起牙槽骨、下颌骨炎质、骨髓炎及全身疾病。

【辅助检查】

1. **X 线牙片** 龋坏处可见黑色阴影。

2. **其他检查** 有条件者可用光纤维透照、电阻抗、超声波、弹性模具分离、染色等技术，以提高龋病早期诊断的准确性和灵敏性。

【治疗原则】 目的在于终止病变过程，恢复牙齿的固有形态和功能。

1. **药物治疗** 在磨除龋坏的基础上，应用药物抑制龋病发展的方法。常用药物包括氨硝酸银和氟化钠等。

2. **银汞合金充填术** 对已形成实质性缺损的牙齿，充填术是目前应用最广泛且成效较好的方法。

3. **复合树脂充填术**　适用于充填前牙和不承受咀嚼力量的后牙洞。

4. **酸蚀法光敏复合树脂充填术**　适应证同复合树脂充填术，还适用于牙体缺损较多、固位较差和遮盖变色牙等。

5. **嵌体**　用金属或其他材料制成与牙齿窝洞适合的修复体，镶嵌在洞内，称为嵌体；盖在合面的为盖嵌体。适用于：①后牙合面较大的窝洞或后牙有折裂可能者。②合面洞充填无法修复与邻牙的邻接关系者。③作为半固定桥基牙。

第 2 节　牙　龈　炎

牙龈是指围绕并覆盖在牙齿周围的软组织，发生于牙龈组织的急慢性炎症称为牙龈炎。

【病因病机】　龈缘附近的牙面上长期积聚的牙菌斑是引起牙龈炎的最初原因，牙垢、牙石、食物嵌塞、不良修复体等均可引发或加重牙龈炎。

【临床特征】

1. **牙龈出血**　常为牙龈炎患者的主要自觉症状，多在刷牙或咬硬物时发生，偶也可有自发性出血。

2. **牙龈颜色**　患龈缘炎时游离龈和龈乳头变为深红或暗红色。

3. **牙龈外形**　龈缘变厚，龈乳头变为圆钝肥大，与牙面不再紧贴。在以炎症和渗出为主要病变者，牙龈松软肥大，表面光亮，龈缘有时糜烂渗出；在以纤维增殖为主的病例，牙龈坚韧肥大，有时可呈结节状并盖过部分牙面。

4. **牙龈质地**　牙龈变得松软脆弱，缺乏弹性。有些慢性炎症时牙龈表面上皮增生变厚，胶原纤维增生，使牙龈表面看来坚硬肥厚，但牙周袋内壁有炎症，探诊有出血。

5. **牙周袋深度**　龈沟可加深达 3mm 以上，形成假性牙周袋。

6. **探诊出血**　健康的牙龈在刷牙或探测龈沟时均不引起出血。患牙龈炎时轻触即出血，探诊也出血。探诊后出血是诊断牙龈有无炎症的重要客观指标。

7. **龈沟液增多**　牙龈有炎症时，龈沟液渗出增多，其中的白细胞也明显增多，有些患者还可有龈沟溢脓。因此测量龈沟液量可作为判断炎症程度的指标。

8. 有些患者偶尔感到牙龈局部痒、胀等不适，并有口臭等。

【治疗原则】

1. **去除病因**　通过洁治术彻底清除牙菌斑、牙石，消除造成菌斑滞留和局部刺激牙龈的因素。

2. **局部治疗**　常用 1%过氧化氢、复方氯己定含漱液。

3. **手术治疗**　少数增生性龈炎的患者牙龈纤维增生明显，炎症消退后牙龈形态仍不能恢复正常，可施行牙龈成形术，以恢复牙龈的生理外形。

4. **防止复发**　指导患者正确刷牙，合理使用牙线、牙签，养成良好的口腔卫生习惯，定期（半年到一年）进行复查和维护，才能保持疗效，防止复发。

第 3 节　复发性口腔溃疡

复发性口腔溃疡，临床又称复发性阿弗他溃疡、复发性阿弗他口炎或复发性口疮，发病率居口腔黏膜病之首，是一种具有疼痛性、复发性、自限性、炎症性和病因不明等特征的口腔黏膜溃疡性损害。

案例 37-1

刘女士，26 岁。口内溃疡剧痛 2 天就诊。检查：下唇及舌前部可见小米粒大小的浅表溃疡十余个，溃疡中心微凹，周围红晕，散在分布。双侧颌下淋巴结肿痛。问诊得知，患者以往类似发作每年均有多次，但溃疡数目较本次少，且不治自愈。

问题思考：1. 患者初步诊断是什么疾病？

2. 确诊后如何指导患者正确用药？

【病因病机】 本病的病因仍不明确。多数学者认为，此病可能是一种自身免疫性疾病。可能与局部创伤、精神紧张、胃肠功能紊乱、激素水平改变，以及维生素或微量元素缺乏等有关。

【临床特征】 临床上将本病分为以下三种类型。

1. **轻型** 多见于青少年，好发于唇、舌、颊、前庭沟等部位。数个（1～5 个）溃疡同时或先后发生，直径 2～4mm，圆形或椭圆形，移行沟处可呈线状，表面覆以浅黄色假膜，四周黏膜充血形成红晕。初起疼痛尖锐，遇刺激疼痛加剧，影响患者说话与进食。7～14 天自行愈合，不留瘢痕。间歇期长短不同，严重时可数月不止，此起彼伏。

2. **重型** 多发生于口腔后部、软腭、扁桃体周围或颊部黏膜。一个或两三个溃疡同时或先后出现。直径 1～3cm 或更大，外形多不规则，深达黏膜下层甚至肌层，疼痛剧烈。病程持续数周或数月，愈合后遗留瘢痕或组织缺损。可同时伴发小溃疡。

3. **疱疹样溃疡** 好发于口底、舌腹黏膜。多数为 1～2mm 直径的小溃疡，可有数十个同时或先后出现。邻近溃疡可融合成片，黏膜充血，疼痛显著，可伴有头痛、低热、全身不适、局部淋巴结肿大。可持续数周或数月。愈合后不留瘢痕。

【治疗原则】

1. **全身治疗** 目的在防止或减少溃疡的复发。可用免疫抑制剂、免疫增强剂。其他可补充维生素、微量元素或中药等。

2. **局部治疗** 消炎、止痛、预防感染以及促进溃疡愈合，减轻患者的痛苦。可用各种含漱液，局部应用口腔溃疡药膜贴敷、金霉素甘油糊剂涂布，以及应用西瓜霜剂、养阴生肌散剂等。单个溃疡可用 10%硝酸银或 50%三氯乙酸等烧灼。

3. **预防** 避免和减少诱发因素的刺激，注意调整生活规律，调整情绪，均衡营养，少吃刺激性食物，多食新鲜的水果和蔬菜，注意口腔卫生，餐后漱口，早晚刷牙，避免和减少诱发因素，防止复发。

自 测 题

选择题（A 型题）

1. 龋病形成一般需（ ）

　A. 半年　　　　　　　　　B. 1 年

　C. 1.5～2 年　　　　　　 D. 5 年

　E. 3 个月

2. 龋病的病因不包括（ ）

　A. 细菌　　　　　　　　　B. 食物

　C. 宿主　　　　　　　　　D. 时间

　E. 病毒

3. 引起牙龈炎的最初原因是（ ）

　A. 牙菌斑　　　　　　　　B. 牙垢

　C. 牙石　　　　　　　　　D. 食物嵌塞

　E. 不良修复体

4. 轻型阿弗他溃疡临床表现错误的是（ ）

　A. 直径 2～4mm，圆形或椭圆形

　B. 表面覆有浅黄色假膜

　C. 经治疗后才能愈合

　D. 灼痛感明显

　E. 愈后不留瘢痕

5. 下列溃疡中愈合后会留下瘢痕的是（ ）

　A. 轻型阿弗他溃疡　　　　B. 重型阿弗他溃疡

　C. 疱疹样阿弗他溃疡　　　D. 白塞病口腔溃疡

　E. 以上均可以

（刘艳芳）

第8篇 传染病及性传播疾病

第38章 传染病概述

传染病是指由病原体感染人体后产生的有传染性、在一定条件下可以造成流行的疾病。性传播疾病是一类通过性行为传播的传染病。传染病不仅威胁着人类的健康和生命，而且影响着人类的文明进程，甚至改写过人类历史。人类在与传染病较量过程中，取得了许多重大战果，一些传染病已经被消灭，如天花等。许多传染病，如乙型脑炎、百日咳、新生儿破伤风的发病率已明显下降。然而，严重急性呼吸综合征、人感染 H7N9 禽流感、埃博拉出血热、新型冠状病毒肺炎等新的传染病相继出现，不断给人类敲响警钟。通过对本篇传染病的基础知识、常见传染病及性传播疾病的学习，掌握这些常见传染病的流行过程，从而对传染病的流行能采取有效的预防措施。

感染性疾病是指由病原体感染所致的疾病，传染病是有传染性的感染性疾病，属于感染性疾病的特殊类型。病原体包括病原微生物，如朊粒、病毒、衣原体、立克次体、支原体、细菌、真菌、螺旋体和寄生虫如原虫、蠕虫、医学昆虫等。病原体在人群中传播，常造成传染病流行。

一、感染的概念及感染过程的表现

感染是病原体和人体之间相互作用、相互斗争的过程。在一定的环境条件影响下，根据人体防御功能的强弱和病原体数量及毒力的强弱，感染过程可以出现五种不同的结局，即感染谱。

1. **病原体被清除**　病原体进入人体后，人体通过非特异性免疫或特异性免疫将病原体消灭或排除，人体不产生任何病理变化和临床症状。

2. **隐性感染**　又称亚临床感染，是指病原体感染人体后，仅诱导机体发生特异性免疫应答，而不引起或仅引起轻微的组织损伤，因而在临床上不显出任何症状和体征甚至生化改变，只能通过免疫学检查才能发现。在大多数病毒性传染病中隐性感染是最常见的表现形式，远远超过显性感染。

3. **显性感染**　又称临床感染，是指病原体侵入人体后，不但诱导机体发生免疫应答，而且通过病原体本身的作用或机体的变态反应，导致组织损伤，生理功能改变，临床出现传染病特有的临床表现。

4. **病原携带状态**　指病原体侵入人体后，可以停留在入侵部位，或侵入较远的脏器继续生长、繁殖，而不出现疾病的临床症状，但能携带并排出病原体，成为传染病流行的传染源。

5. **潜伏性感染**　又称潜在性感染，感染过程中，病原体和人体相互作用，保持暂时的平衡状态，不出现临床表现，病原体便可长期潜伏起来，待机体免疫功能下降时，则可引起显性感染。潜伏性感染期间，病原体一般不排出体外。潜伏性感染并不是在每种传染病中都存在。

感染过程的五种表现形式在一定条件下可互相转变，同一种疾病的不同阶段可以有不同的表现形式。一般来说，隐形感染最多见，病原携带状态次之，显性感染所占比例最少，但一旦出现，则最容易识别。

二、感染过程中病原体的作用及发病机制

（一）感染过程中病原体的作用

1. **侵袭力**　指病原体侵入机体并在机体内生长、繁殖的能力。有些病原体可直接侵入人体，有

些病原体黏附于特定的定居部位才产生毒素，有些细菌的表面成分有抑制吞噬作用的能力而促进病原体扩散。

2. **毒力**　是指病原体产生各种毒素的能力。包括毒素和其他毒力因子。毒素包括外毒素和内毒素，其他毒力因子有穿透能力（钩虫丝状蚴）、侵袭能力（志贺菌）、溶组织能力（溶组织内阿米巴）等。

3. **数量**　在同一传染病中，入侵病原体的数量一般与致病能力成正比。然而，在不同的传染病中引起疾病的最低病原体数量可有较大差别，如沙门菌需要数十亿至数百亿个菌体，而细菌性痢疾仅为 10 个菌体。

4. **变异性**　病原体可因环境、药物或遗传等因素而产生变异。

（二）发病机制

传染病中病原体导致组织损伤的方式有以下 3 种。

1. **直接损伤**　病原体借助机械运动及分泌的酶可直接破坏组织，或通过细胞病变而使细胞溶解，或诱发炎症过程而引起组织坏死。

2. **毒素作用**　外毒素选择性地损害靶器官或引起功能紊乱；内毒素可激活单核-巨噬细胞分泌肿瘤坏死因子和其他细胞因子而致发热、休克等现象。

3. **免疫机制**　有些传染病能抑制细胞免疫（如麻疹）或直接破坏 T 细胞（如艾滋病）；更多的病原体通过变态反应而导致组织损伤。

三、感染过程中机体的免疫反应

（一）非特异性免疫

非特异性免疫是机体对入侵异物的一种清除机制，并非针对某一抗原物质的免疫应答。包括天然屏障（皮肤、黏膜及其分泌物、血-脑屏障、胎盘屏障等）、吞噬作用（单核-巨噬细胞系统）、体液因子（包括补体、溶菌酶、各种细胞因子等）。

（二）特异性免疫

特异性免疫指由于对抗原特异性识别而产生的免疫。包括细胞免疫和体液免疫。特异性免疫通常只针对一种病原体。

四、传染病的流行过程及影响因素

传染病的流行过程是指传染病在人群中发生、发展和转归的过程。有 3 个基本条件（环节）。这 3 个环节必须同时存在，若切断任何一个环节，流行即告终止。

（一）流行过程的基本条件

1. **传染源**　指体内有病原体生存、繁殖并能将病原体排出体外的人和动物。传染源包括下列四个方面：

（1）患者：大多数传染病重要的传染源。

（2）隐性感染者：在病原体被清除前是重要的传染源。

（3）病原携带者：由于不出现症状，不易被识别，是重要的传染源。

（4）受感染的动物：某些动物间的传染病也可传染给人类。

2. **传播途径**　指病原体从传染源到达另一个易感者的途径，同一种传染病可以有多种传播途径。

（1）呼吸道传播：病原体存在于空气中的飞沫或气溶胶中。

（2）消化道传播：病原体污染食物、水源或食具，易感者于进食时获得。

（3）接触传播：易感者与被病原体污染的水或土壤接触；日常生活的密切接触；不洁性接触。

（4）虫媒传播：被病原体感染的吸血节肢动物，在叮咬时把病原体传给易感者。

（5）血液、体液传播：通过输注或接触被病原体污染的血液、血制品或体液而感染。

（6）医源性感染：在医疗工作中人为造成的某些传染病的传播。

（7）母婴传播：病原体通过母亲胎盘、分娩、哺乳等方式感染胎儿或婴儿。

3. 人群易感性　易感者是指对传染病病原体缺乏特异性免疫力的人。易感者在某一个特定人群中的比例决定该人群的易感性，人群中易感者越多，人群易感性越高，传染病越容易流行。

（二）影响流行过程的因素

1. 自然因素　主要包括地理、气象和生态环境因素等。

2. 社会因素　社会制度、经济状况、生活条件、风俗习惯、医疗卫生状况等可影响流行过程。

3. 个人行为因素　人类自身不文明、不科学的行为或生活习惯，体现在旅游、集会、打猎、豢养宠物等过程中。

五、传染病的基本特征及临床特点

（一）传染病的基本特征

1. 有病原体　每种传染病都由特异性病原体引起。特定病原体的检出在确定传染病的诊断和流行中有重大意义。由于新技术的应用，有可能发现新的传染病病原体。

2. 有传染性　传染性是传染病与其他感染性疾病的主要区别，也是传染病最主要的特征。传染病患者有传染性的时期称为传染期。它在每一种传染病中都相对固定，可作为隔离患者的依据之一。

3. 有流行病学特征

（1）流行性：指在一定条件下传染病能在人群中传播蔓延的特性。可分为①散发：指某传染病在某地的常年发病情况处于常年一般发病率水平。②暴发：指在某一局部地区或集体单位中，短期内突然出现许多同一疾病的患者，大多是同一传染源或同一传播途径。③流行：指某病发病率显著超过该病常年发病率水平或为散发发病率的数倍。④大流行：指某病在一定时间内迅速传播，波及全国各地，甚至超出国界或洲境。

（2）季节性：不少传染病的发病率每年都在一定的季节升高。

（3）地方性：有些传染病由于中间宿主的存在、地理条件、气温条件、人民生活习惯等原因，常局限在一定的地理范围内发生。

（4）外来性：指在国内或地区内原来不存在，而从国外或外地通过外来人口或物品传入的传染病。

4. 感染后免疫　人体感染病原体后，产生针对该病原体及其产物的特异性免疫。不同传染病免疫力的持续时间有很大差异，有的传染病患病一次后免疫力持续时间较长，甚至产生终身免疫。有的传染病免疫力持续时间较短。

（二）传染病的临床特点

1. 病程发展的阶段性　急性传染病的发生、发展和转归，通常分为潜伏期、前驱期、症状明显期、恢复期四个阶段。其中潜伏期指从病原体侵入人体起，至开始出现临床症状为止的时期，是检疫工作观察、留验接触者的重要依据。

有些传染病在病程中可出现复发与再燃。复发是指某些患者进入恢复期后，已稳定退热一段时间，由于体内残存的病原体再度繁殖而使临床表现再度出现的情形。再燃是指临床症状已缓解，体温尚未正常又再次升高，初发病的症状与体征再度出现的情形。复发与再燃见于伤寒、疟疾和细菌性痢疾等传染病。

2. 症状与体征

（1）发热：许多传染病最常见的症状。热型具有鉴别诊断意义。

（2）发疹：许多传染病在发热的同时伴有发疹，称为发疹性传染病。出疹时间、部位先后次序对传染病的诊断和鉴别诊断起重要参考价值。

（3）毒血症状：病原体的各种代谢产物可引起除发热以外的多种症状，如疲乏、全身不适、厌食、头痛、关节痛等，严重者可有意识障碍、呼吸衰竭、休克等，有的还可引起肝、肾功能的改变。

（4）单核-巨噬细胞系统反应：可出现出血、增生等反应，临床表现为肝、脾、淋巴结肿大。

3. **临床类型** 根据起病缓急及临床过程的长短可分为急性、亚急性和慢性；根据病情轻重可分为轻型、中型（典型或普通型）、重型和暴发型。

六、传染病的预防

传染病的预防工作主要针对流行过程的三个基本环节采取综合性措施。

（一）管理传染源

1. **对患者的管理** 要求做到五早，即早发现、早诊断、早报告、早隔离、早治疗。一旦发现传染病患者或疑似患者，应立即隔离治疗，应在临床症状消失后做 2～3 次病原学检查（每次间隔 2～3 天），结果均为阴性方可解除隔离。

我国法定的传染病分为三类共 40 种。

甲类传染病：鼠疫、霍乱。为强制管理的烈性传染病，要求发现后 2 小时内通过传染病疫情监测信息系统上报。

乙类传染病：新型冠状病毒肺炎、严重急性呼吸综合征、艾滋病、病毒性肝炎、脊髓灰质炎、人感染高致病性禽流感、麻疹、肾综合征出血热、狂犬病、流行性乙型脑炎、登革热、炭疽、细菌性和阿米巴痢疾、肺结核、伤寒和副伤寒、流行性脑脊髓膜炎、百日咳、白喉、新生儿破伤风、猩红热、布鲁菌病、淋病、梅毒、钩端螺旋体病、血吸虫病、疟疾、人感染 H7N9 禽流感。为严格管理的传染病，要求诊断后 24 小时内通过传染病疫情监测信息系统上报。

丙类传染病：流行性感冒、流行性腮腺炎、风疹、急性出血性结膜炎、麻风病、流行性和地方性斑疹伤寒、黑热病、棘球蚴病、丝虫病，除霍乱、痢疾、伤寒和副伤寒以外的感染性腹泻病，2008年 5 月增加了手足口病，2013 年将甲型 H1N1 流感由乙类调整到丙类（并入流行性感冒）。为监测管理传染病，采取乙类传染病的报告、控制措施。

值得注意的是在乙类传染病中肺炭疽、严重急性呼吸综合征、新型冠状病毒肺炎必须采取甲类传染病的预防、控制措施。

2. **对传染病接触者的管理** 根据该种疾病的潜伏期，分别按具体情况采取检疫措施，密切观察，并适当进行药物预防或预防接种。

3. **对病原携带者的管理** 做到早发现，早隔离，早治疗。特别是对食品生产、加工、销售人员及保育员进行定期带菌检查，及时发现、及时治疗和调换工作。

4. **对动物传染源的管理** 应根据动物的病种和经济价值予以隔离、治疗或杀灭。

（二）切断传播途径

根据传染病的不同传播途径，采取不同防疫措施。对于消化道传染病，应注重加强饮食卫生、个人卫生和粪便管理，保护水源，消灭苍蝇、蟑螂、老鼠等。对于呼吸道传染病，应注重进行空气消毒，提倡外出戴口罩，流行期间避免到公共场所。对于虫媒传染病，应有防虫设备，并采用药物杀虫、防虫、驱虫。加强血源和血制品的管理，防止血源性传染病的传播。

（三）保护易感人群

加强体育锻炼、改善营养、养成良好的卫生习惯、改善卫生条件、保持心情愉快等，可提高机体的非特异性免疫力。在传染病流行期间，应保护好易感人群，避免与患者接触。对有职业性感染可能的高危人群，及时给予预防性措施，一旦发生职业性接触，立即进行有效的预防接种或服药。儿童计划免疫在传染病的预防中起关键性作用。

自 测 题

选择题（A 型题）

1. 传染病的下列特征中最主要的是（ ）

A. 有病原体   B. 有传染性

C. 有地方性   D. 有季节性

E. 有感染免疫

2. 隐性感染的发现主要是通过（　　　）

　　A. 获得病原体　　　　　　　B. 生化检查

　　C. 体征发现　　　　　　　　D. 病理检查

　　E. 免疫学检查

3. 下列哪项不属于传染源（　　　）

　　A. 患者　　　　　　　　　　B. 病原携带者

C. 易感者　　　　　　　　D. 隐性感染者

E. 受感染的动物

4. 熟悉各种传染病的潜伏期，最重要的意义是（　　　）

　　A. 有助于诊断　　　　　　B. 预测疫情

　　C. 确定检疫期　　　　　　D. 估计病情严重程度

　　E. 推测预后

（白　洁）

第39章

常见传染病

第1节 病毒性传染病

一、病毒性肝炎

　　患者，男性，5 天前喝白酒 0.5kg 后感觉全身乏力、食欲缺乏伴上腹饱胀感，到当地医院就诊，检查：ALT1682U/L，血清总胆红素升高。7 年前体检发现"乙肝小三阳"，既往没有血液透析、外伤手术史。家族史：母亲有"乙肝小三阳"。收住院治疗。

问题思考：1. 对该患者诊断为？

　　　　　2. 该患者通过什么途径被传染了该病？

　　　　　3. 该病如何预防？

　　病毒性肝炎是由多种肝炎病毒引起的，以肝脏损害为主的一组全身性传染病。目前按病原学明确分类的有甲型、乙型、丙型、丁型、戊型 5 型肝炎病毒，分别引起甲、乙、丙、丁、戊型病毒性肝炎。甲型和戊型主要表现为急性感染，经粪-口途径传播；乙型、丙型、丁型主要经血液-体液传播，多呈慢性感染，并可发展为肝硬化和肝细胞癌。

【流行病学】

　　1. 传染源　甲型肝炎的传染源是急性期患者和隐性感染者。乙型肝炎的传染源是急、慢性患者及病毒携带者。丙型肝炎的传染源是急、慢性患者和无症状病毒携带者。丁型肝炎的传染源与乙型肝炎相似。戊型肝炎的传染源与甲型肝炎相似。

　　2. 传播途径

　　（1）甲型肝炎：主要经粪-口途径传播。粪便污染手、水、苍蝇和食物等经口感染引起流行，水源或食物污染可致暴发流行。以日常生活接触为主要传染方式的甲型肝炎通常为散发性发病。

　　（2）乙型肝炎：包括①输血、血制品、体液、器官移植、使用污染的注射器或针刺等。②母婴传播。③性传播。④生活上的密切接触。

　　（3）丙型肝炎：类似乙型肝炎，主要通过肠道外途径传播。如输血及血制品；注射、针刺、器官移植、骨髓移植、血液透析；性传播。

　　（4）丁型肝炎：与乙型肝炎相似。

　　（5）戊型肝炎：与甲型肝炎相似。

　　3. 人群易感性　人类对各型肝炎普遍易感。甲型肝炎感染后机体可产生较稳固的免疫力，在高发地区，发病者以儿童居多。感染后可产生持久免疫力。乙型肝炎在高发地区新感染者及急性发病者主要为儿童，成人患者则多为慢性迁延型及慢性活动型肝炎。丙型肝炎的发病以成人多见，常与输血与血制品、血液透析等有关。丁型肝炎的易感者为 HBsAg 阳性的急、慢性肝炎或无症状携带者。戊型肝炎各年龄普遍易感，感染后具有一定的免疫力。各型肝炎之间无交叉免疫，可重叠感染亦可先后感染。

【病因病机】

1. 病原学

（1）甲型肝炎病毒（HAV）：一种 RNA 病毒，在体外抵抗力较强，室温下可生存 1 周，干粪中 25℃能生存 30 天，在-20℃条件下保存数年。80℃ 5 分钟或 100℃ 1 分钟能完全使之灭活。

（2）乙型肝炎病毒（HBV）：一种嗜肝 DNA 病毒，抵抗力很强，对热、低温、干燥、紫外线及常用消毒剂均能耐受。对 0.2%苯扎溴铵、0.5%过氧乙酸敏感。100℃ 10 分钟或高压蒸汽消毒可被灭活。HBV 的抗原抗体系统：①乙型肝炎表面抗原（HBsAg）和表面抗体（抗 HBs）。HBsAg 在感染后 1～2 周出现，可在血液中测到，急性感染持续 1～6 周，可长达 20 周，慢性感染持续存在多年或终生。HBsAg 只有抗原性而无传染性。HBsAg 转阴后一段时间，可自血中测到抗 HBs，可持续存在多年。抗 HBs 阳性表示对 HBV 有免疫力，见于乙型肝炎恢复期、既往感染及乙肝疫苗接种后。②乙型肝炎核心抗原（HBcAg）和核心抗体（抗 HBc）。HBcAg 主要存在于受感染的肝细胞核内，血清中可出现抗 HBc 阳性，该抗体是非保护性抗体。抗 HBc-IgM 阳性提示急性期或慢性肝炎急性发作，IgG 型在感染后持续阳性。③乙型肝炎 e 抗原（HBeAg）和 e 抗体（抗 HBe）。HBeAg 仅存在于 HBsAg 阳性者的血液中，通常伴有肝内 HBV-DNA 的复制，HBeAg 阳性是病毒活动性复制的重要指标，传染性高。抗 HBe 在 HBeAg 消失后出现，提示病毒复制减少和传染性降低。④HBV-DNA。HBV DNA 聚合酶是病毒复制和有传染性最直接的证据。在急性乙肝的潜伏期内，血清 ALT 升高之前，血清 DNA 聚合酶活力即已升高，因此，DNA 聚合酶活力测定具有早期诊断意义。急性肝炎患者在发病 1 个月后若 HBV DNA 聚合酶活力仍持续升高，为肝炎转为慢性的征兆。

（3）丙型肝炎病毒（HCV）：一种 RNA 病毒。HCV 感染者血中的 HCV 浓度极低，抗体反应弱而晚，血清抗 HCV 在感染后平均 18 周转阳，至肝功能恢复正常时消退，而慢性患者抗 HCV 可持续多年。抗 HCV 不是保护性抗体，是 HCV 感染的标志。

（4）丁型肝炎病毒（HDV）：一种缺陷的嗜肝 RNA 病毒，需要 HBV 的辅助才能进行复制，因此，HDV 和 HBV 同时或重叠感染。感染 HDV 后，血液中可出现抗 HDV，该抗体无保护作用。HDV 有高度的传染性及很强的致病力。

（5）戊型肝炎病毒（HEV）：一种 RNA 病毒。对高热、氯仿、氯化铯敏感。血液中测不到 HEAg。抗 HEV-IgM 阳性是近期 HEV 感染的指标。

2. 病机　肝炎病毒经各种途径侵入人体，经短暂病毒血症，即进入肝脏和其他脏器复制，以肝细胞内复制最多，病变最显著，对肝细胞的直接作用和免疫病理反应在肝损害中起重要作用。

【临床特征】　潜伏期：甲型肝炎 2～6 周，平均 4 周；乙型肝炎为 1～6 个月，平均 3 个月；丙型肝炎为 2 周～6 个月，平均 40 天；丁型肝炎为 4～20 周；戊型肝炎为 2～9 周，平均 6 周。

1. 急性肝炎

（1）急性黄疸型肝炎：临床经过的阶段性较明显，总病程 2～4 个月。

1）黄疸前期：起病可急可缓，主要症状为全身乏力、食欲减退、厌油、恶心、呕吐、腹胀、尿色加深、ALT 升高。本期持续 5～7 天。

2）黄疸期：尿黄加深，巩膜、皮肤出现黄疸，1～3 周内达高峰。部分可有一过性粪色变浅、皮肤瘙痒、心率缓慢等梗阻性黄疸表现。肝大，质软，有压痛及叩痛，肝功能异常，部分患者有轻度脾大。本期持续 2～6 周。

3）恢复期：症状消失，黄疸逐渐消退，肝、脾回缩，肝功能恢复正常，本期持续 1～2 个月。

（2）急性无黄疸型肝炎：较黄疸型肝炎多见。临床症状较轻，有些患者常在普查时被发现。主要表现为全身不适、乏力、食欲减退、腹胀、肝区痛等，肝大，有压痛和叩痛，肝功能异常，但无黄疸。病程多在 3 个月内。

2. 慢性肝炎　急性病程超过半年，或原有乙型、丙型、丁型肝炎急性发作再次出现肝炎症状、体征及肝功能异常者。仅见于乙型肝炎、丙型肝炎、丁型肝炎。

（1）轻度：病情较轻，反复出现乏力、头晕、食欲减退、厌油、尿黄、肝区不适、睡眠欠佳、肝稍大有轻触痛，肝功能指标仅一项或两项轻度异常。

（2）中度：症状、体征、实验室检查居于轻度和重度之间。

（3）重度：一般情况较差，有明显或持续的肝炎症状，如乏力、食欲减退、腹胀、尿黄、便溏等，伴肝病面容、肝掌、蜘蛛痣、肝大而质较硬及脾大。

3. **重型肝炎**（肝衰竭） 是病毒性肝炎中最严重的一种类型，病死率高。

（1）急性重型肝炎：又称暴发性肝炎。常有身体过劳、精神刺激、营养不良、妊娠、合并感染、饮酒及应用损害肝的药物等诱因。病后 10 天内出现病情急剧恶化，有高热、极度疲乏、呕吐、嗜睡甚至昏迷，黄疸迅速加深，有出血倾向，肝进行性缩小及出现不同程度的肝性脑病。本型病死率高，病程不超过 3 周。

（2）亚急性重型肝炎：又称亚急性肝坏死。起病较急，发病 15 天～26 周出现上述症状。本型病程较长，常超过 3 周至数月。容易转化为慢性肝炎或肝硬化。

（3）慢加急性（亚急性）重型肝炎：在慢性肝病基础上出现的急性或亚急性肝功能失代偿。

（4）慢性重型肝炎：在肝硬化基础上，肝功能进行性减退导致的以腹水或门脉高压、凝血功能障碍和肝性脑病为主要表现的慢性肝功能失代偿。

4. **淤胆型肝炎** 临床上以梗阻性黄疸为主要表现，如皮肤瘙痒、黄疸、粪便颜色变浅、肝大。

【辅助检查】

1. **肝功能检查**

（1）胆红素测定：黄疸型肝炎尿"三胆"（胆红素、尿胆原及尿胆素）可升高。

（2）血清酶测定：ALT 最常用，其是判定肝细胞损害最敏感的指标。天冬谷草转氨酶升高表示病情易持久且较严重，与肝病严重程度正相关。

（3）血浆胆固醇测定：肝细胞损害时，血浆总胆固醇明显下降，胆固醇越低，预后越险恶。梗阻性黄疸时，胆固醇升高。

2. **病原学检查**

（1）抗 HAV-IgM：早期诊断甲型肝炎最简单而可靠的血清学标志。

（2）HBV 标志：HBsAg、HBeAg、HBcAg 及抗 HBs、抗 HBe、抗 HBc 对判断有无乙型肝炎感染有重大意义。HBV-DNA 是病毒复制和具有传染性的直接指标。

（3）丙型肝炎：血清抗 HCV-IgM 或（和）HCV-RNA 阳性可确诊。

（4）丁型肝炎：HDAg 阳性是诊断急性 HDV 感染的直接证据。血清抗 HDV-IgM 阳性是现正感染的指标。

（5）戊型肝炎：确诊有赖于血清抗 HEV-IgM 阳性或 PT-PCR 法粪便或血液中测到 HEV-RNA。

3. **肝组织病理检查** 对明确诊断、评估疗效具有重要价值。

链 接　　　　　　　　　乙型肝炎 "大三阳"、"小三阳"哪个更可怕？

"大三阳"是指乙型肝炎表面抗原、e 抗原、核心抗体同时阳性；"小三阳"是指乙型肝炎表面抗原、e 抗体、核心抗体同时阳性。乙型肝炎 "大三阳"和"小三阳"之间的区别在于中间一项不同。大三阳的乙肝患者体内病毒复制（繁殖）活跃，且传染性较强。小三阳的乙肝患者有无传染性要看 HBV-DNA 是否阳性，如果 HBV-DNA 阳性表明病毒有复制且具传染性，如果 HBV-DNA 阴性则传染性小。乙肝"大、小三阳"的检测结果只表明病毒感染存在的不同形式，与病情轻重并无对应关系，临床反映肝损害严重程度的指标是肝功能系列指标。"大三阳"乙肝患者可能终身只是携带病毒，始终不发病，"小三阳"乙肝患者却可能得肝硬化，甚至肝癌。

【诊疗原则】

1. **诊断**　各型肝炎的诊断必须依据流行病学资料、临床表现和实验室检查等综合分析作出诊断。病原学检查对各型肝炎有确诊价值，必要时可做肝穿刺病理检查。

2. **治疗**　病毒性肝炎目前仍缺乏特效治疗措施，治疗均以足够的休息、合理饮食，辅以适当药物，避免饮酒、使用肝毒性药物为原则。

（1）急性肝炎：多为自限性，多可完全康复。以一般治疗及对症支持治疗为主，急性期应进行隔离。尽早卧床休息，症状明显减轻后，可逐渐开始活动，但要避免过劳。饮食宜易消化清淡，但应注意含有适量的热量、蛋白质，适当补充维生素，热量不足者应静脉补充葡萄糖。避免饮酒和使用对肝脏有害的药物。一般不采用抗病毒治疗，急性丙型肝炎则例外。

（2）慢性肝炎：根据患者具体情况采用综合性治疗方案，包括合理的休息和营养、保持心理平衡、改善肝功能、调节机体免疫、抗病毒、抗纤维化等措施。可根据病情采用下列药物：①改善和恢复肝功能的药物，维生素类、五味子类、山豆根类、退黄药物等。②免疫调节剂，胸腺素、转移因子、免疫核糖核酸、猪苓多糖等。③抗病毒药物，包括干扰素和核苷类似物。

（3）重型肝炎：以支持、对症、抗病毒等内科综合治疗为基础，早期免疫控制，中、后期以预防并发症及免疫调节为主，辅以人工肝支持系统疗法，争取适当时期进行肝移植治疗。

（4）淤胆型肝炎：早期治疗同急性黄疸型肝炎，黄疸持续不退时，可加用泼尼松口服或静脉滴注地塞米松，2 周后如血清胆红素显著下降则逐渐减量。

3. **预防**

（1）管理传染源：急性患者应隔离治疗至病毒消失。慢性患者和携带者可根据病毒复制指标评估传染性大小。符合抗病毒治疗情况的尽可能给予抗病毒治疗。凡肝炎患者和病毒携带者不能从事食品加工、饮食服务、托幼保育等工作。对献血员应每次献血前进行体格检查，不合格者不得献血。

（2）切断传播途径：

1）甲型和戊型肝炎：搞好环境卫生和个人卫生，抓好水源保护、粪便管理，做好食品卫生、食具消毒等工作，防止"病从口入"。

2）乙、丙、丁型肝炎：加强托幼保育单位及其他服务行业的监督和管理工作，严格执行餐具、食具消毒制度。理发、美容、洗浴等用具应按规定进行消毒处理。医疗和预防用的注射器提倡使用一次性用具，各种医疗器械及用具实行"一人一用一消毒"措施。对带血清的污染物进行严格消毒处理。加强血制品管理。采取主动和被动免疫阻断母婴传播。

（3）保护易感人群

1）主动免疫：甲型肝炎可通过接种甲肝疫苗获得免疫力。接种乙肝疫苗是预防和控制乙型肝炎流行的最关键措施，现普遍采用 0、1、6 个月的接种程序，每次注射 10～20μg（基因工程疫苗），高危人群可适量加大剂量。

2）被动免疫：①在暴露于病毒之前或在潜伏期的最初两周内，肌内注射正常人免疫球蛋白，可防止甲型肝炎早期发病，或减轻临床症状，但对戊型肝炎无效。②对由各种原因已暴露于 HBV 的易感者，包括 HBV 感染母亲所分娩的新生儿，均宜用乙型肝炎免疫球蛋白（HBIG）进行被动免疫，保护期约 3 个月。

二、流行性乙型脑炎

案例 39-2

患者，女性，30 岁。5 天来无明显诱因发热，T 38～40℃，全身乏力、咳嗽、咳痰、恶心、呕吐。在当地医院给予利巴韦林、清开灵、氨苄西林等治疗，体温不降，尿蛋白++，1 天前意识不清，呈谵妄状态，半天后出现牙关紧闭，四肢屈曲，转入省级医院。病前无外耳道流脓史，无咽痛、无传染病接触史，亦未注射过乙脑疫苗。居住地蚊虫较多。血常规：白细胞升高、中性粒细胞升高。

脑脊液：白细胞增多、蛋白质增高。乙脑特异性抗体+。

问题思考：1. 该患者最可能的诊断是什么？
　　　　　2. 该病是如何传播的？该如何预防？

　　流行性乙型脑炎简称乙脑，是由乙型脑炎病毒引起的以脑实质炎症为主要病变的中枢神经系统急性传染病。

【流行病学】

　　1. **传染源**　乙脑是人畜共患的自然疫源性疾病。人和许多动物（如猪、牛、马、羊、鸡、鸭、鹅等）都可成为本病的传染源，其中猪是乙脑的主要传染源。

　　2. **传播途径**　主要通过蚊叮咬传播。

　　3. **易感人群**　人对乙脑普遍易感，以隐性感染最为常见。感染后可获持久免疫力。病例主要集中在 10 岁以下儿童。大多数成人因隐性感染而获得免疫力。

　　4. **流行特征**　东南亚和西太平洋地区是乙脑的主要流行区，我国除东北、青海、新疆及西藏外均有本病流行。乙脑常流行于夏秋季，呈高度散发性。

【病因病机】

　　1. **病原学**　乙脑病毒属虫媒病毒乙组的黄病毒科，易被常用消毒剂杀灭，不耐热，100℃ 2 分钟或 56℃ 30 分钟即可灭活。乙脑病毒的抗原性稳定，具有较好的免疫原性。

　　2. **病机**　带有乙脑病毒的蚊叮咬人后，病毒进入人体，先在单核-巨噬细胞系统内繁殖，随后进入血液循环，形成病毒血症。当机体免疫力强时，病毒很快被清除。临床上表现为隐性感染或轻型病例，并获得终身免疫力。当机体免疫力弱，病毒数量大且毒力强时，病毒可侵入中枢神经系统，引起脑实质病变。

【临床特征】　潜伏期一般为 10～14 天。

　　1. **典型的临床表现可分为四期**

　　（1）初期：病初的 1～3 天，起病急，体温在 1～2 天内上升至 39～40℃，伴精神萎靡、嗜睡、食欲缺乏、头痛、腹泻。

　　（2）极期：病程的第 4～10 天，突出表现为脑实质受损的症状。其中，高热、抽搐及呼吸衰竭是乙脑极期的严重表现，三者相互影响，呼吸衰竭为引起死亡的主要原因。

　　1）高热：体温高达 40℃以上，持续 7～10 日。

　　2）意识障碍：嗜睡、谵妄、昏迷、定向力障碍，持续 1 周左右。

　　3）惊厥或抽搐：可有局部或全身抽搐或强直性痉挛，历时数分钟至数十分钟不等，均伴有意识障碍。

　　4）呼吸衰竭：主要为中枢性呼吸衰竭，多见于重症患者。表现为呼吸节律不规则及幅度不均，最后呼吸停止。

　　5）其他神经系统症状和体征：多在病程 10 日内出现，浅反射减弱、消失，深反射先亢进后消失，病理征阳性；脑膜刺激征；大小便失禁或尿潴留；昏迷者尚可有肢体强直性瘫痪。

　　6）循环衰竭：少见，表现为血压下降、脉搏细速、休克和胃肠道出血。

　　（3）恢复期：体温逐渐下降，神经系统症状和体征逐渐好转，一般 2 周左右完全恢复。

　　（4）后遗症期：主要表现为失语、肢体瘫痪、意识障碍、精神失常及痴呆等。经积极治疗可有不同程度的恢复。

　　2. **临床分型**

　　（1）轻型：体温在 39℃以下，神志清楚或有轻度嗜睡，头痛及呕吐不严重。1 周左右恢复。

　　（2）普通型：体温 39～40℃，有嗜睡或浅昏迷，头痛、呕吐，脑膜刺激征明显。病程 7～14 天，多无恢复期症状。

（3）重型：体温持续在 40℃以上，昏迷、反复或持续抽搐，瞳孔缩小，浅反射消失，深反射先亢进后消失，病理征阳性，常有神经系统定位症状或体征。病程多在 2 周以上，部分留有后遗症。

（4）极重型：体温在 1～2 天内升至 40℃以上，强烈抽搐伴深昏迷，常出现呼吸衰竭和脑疝。病死率高，幸存者留有严重后遗症。

【辅助检查】

1. **血常规检查**　白细胞总数增高，一般在（10～20）×10^9/L，中性粒细胞在 80%以上，部分患者血常规始终正常。

2. **脑脊液检查**　压力增高，外观无色透明或微混，白细胞数多在（50～500）×10^6/L，蛋白质轻度增高，糖正常或偏高，氯化物基本正常。

3. **血清学检查**　①特异性 IgM 抗体：作为早期诊断指标（病后 3～4 日出现，2 周达到高峰）。②补体结合试验：主要用于回顾性诊断或流行病学调查。③血凝抑制试验：该试验操作简单，可用于临床诊断及流行病学调查。

4. **病原学检查**　①病毒分离：在病程第 1 周内死亡病例的脑组织中可分离到病毒。②病毒抗原或核酸的检测：在组织、血液或其他体液中可检测到乙脑病毒抗原或特异性核酸。

【诊疗原则】

1. **诊断**　根据流行病学资料、临床症状和体征以及实验室检查结果的综合分析进行诊断，但诊断主要依靠抗体检查、病原分离等。

2. **治疗**　目前尚无特效抗病毒药物，主要是对症、支持、综合治疗。必须重视对症治疗，要认真把好"三关"，即高热关、抽搐关和呼吸衰竭关。

（1）高热：以物理降温为主，药物降温为辅，同时降低室温。适当应用退热药物或采用亚冬眠疗法。降温过程中密切观察生命体征变化。

（2）抽搐：去除病因并给予镇静剂。

（3）呼吸衰竭：应根据引起的病因进行相应治疗，如氧疗；脑水肿者行脱水治疗；分泌物阻塞者吸痰、翻身拍背，痰液黏稠者给予药物超声雾化吸入，危重者可气管插管或气管切开建立人工气道；必要时使用呼吸兴奋剂及血管扩张剂。

（4）循环衰竭：补充血容量，应用升压药物、强心剂、利尿剂等，并注意维持水及电解质的平衡。

3. **预防**　采取以防蚊、灭蚊及预防接种为主的综合措施。

（1）控制传染源：及时隔离和治疗患者，患者隔离至体温正常。对家畜应搞好饲养场所的环境卫生，人畜居地分开。

（2）切断传播途径：应消灭蚊滋生地，灭越冬蚊和早春蚊，使用蚊帐、蚊香，涂擦驱蚊剂等防蚊叮咬。

（3）保护易感人群：预防接种是保护易感人群的根本措施。目前我国使用的是地鼠肾细胞灭活和减毒活疫苗，保护率可达 60%～90%。接种对象为 10 岁以下的儿童和从非流行区进入流行区的人员，可获得持久的免疫力。

第 2 节　细菌性传染病

一、细菌性痢疾

案例 39-3

患者，男性，2 天前在饭店吃凉拌菜后出现阵发性腹部隐痛不适，排稀水便 5～6 次，有黏液，无脓血，排便后腹痛有所缓解，伴里急后重。并出现寒战发热，恶心，未呕吐。自行服用小檗碱，症状无明显好转，急来就诊。

问题思考：1. 对该患者初步诊断为？

2. 欲进一步确定诊断，最应进行何种检查？

3. 该病如何预防？

细菌性痢疾简称菌痢，是由志贺菌引起的肠道传染病。主要表现为腹痛、腹泻、排黏液脓血便及里急后重等。菌痢主要通过消化道传播，终年散发，夏秋季可引起流行。

【流行病学】

1. **传染源**　患者及带菌者。非典型患者、慢性患者及无症状带菌者由于症状不典型而容易误诊或漏诊，在流行病学中有重要意义。

2. **传播途径**　主要经粪-口途径传播，苍蝇、蟑螂可作为媒介。另外还可通过生活接触传播。

3. **易感人群**　普遍易感。病后免疫力不持久，不同菌群和不同血清型之间无交叉免疫，易反复感染。

4. **流行特征**　全球每年志贺菌感染人次估计为 1.67 亿，其中绝大部分在发展中国家。我国目前菌痢的发病率仍显著高于发达国家，但总体看发病率有逐年下降的趋势。本病全年散发，以夏秋季最多见。

【病因病机】

1. **病原学**　志贺菌属俗称痢疾杆菌，属于肠杆菌科志贺菌属。志贺菌血清型繁多，我国以福氏和宋内志贺菌占优势。本菌抵抗力弱，60℃加热 10 分钟可被杀死，对酸和一般消毒剂敏感。志贺菌可产生内毒素和外毒素，内毒素引起全身中毒症状；外毒素有神经毒性、细胞毒性与肠毒性，分别导致相应的临床症状。

2. **病机**　痢疾杆菌侵入肠黏膜上皮细胞和固有层中繁殖，使肠黏膜出现炎症、坏死、溃疡，产生腹痛、腹泻及脓血便。内毒素入血后引起发热和毒血症，并释放各种血管活性物质，引起急性微循环衰竭，进而引起感染性休克、弥散性血管内凝血和重要脏器衰竭，临床表现为中毒性菌痢。外毒素能不可逆地抑制蛋白质合成，从而导致上皮细胞损伤，可引起出血性结肠炎和溶血性尿毒症综合征。

【临床特征】　潜伏期一般 1～4 天，短者数小时，长者可达 7 天。

1. **急性菌痢**

（1）普通型（典型）：起病急，高热伴寒战、头痛、乏力、食欲减退，并出现腹痛、腹泻，多由稀水样便转成黏液脓血便，每日十余次至数十次不等，量少，里急后重明显。常伴左下腹压痛，肠鸣音亢进。自然病程 1～2 周。

（2）轻型（非典型）：全身中毒症状轻微。表现为急性腹泻，每天排便 10 次以内，稀便有黏液但无脓血。腹痛、里急后重均不明显，1 周左右可自愈。

（3）重型：多见于年老体弱、营养不良患者，急性发热，腹泻每天达 30 次以上，为稀水脓血便，腹痛、里急后重明显。后期可出现严重腹胀及中毒性肠麻痹。

（4）中毒性菌痢：以 2～7 岁体质较好的儿童多见。起病急骤，突起畏寒、高热，可有反复惊厥、嗜睡、昏迷，迅速发展为循环衰竭和呼吸衰竭；而病初肠道症状很轻。临床以严重毒血症状、休克和（或）中毒性脑病为主。按临床表现分为 3 型：休克型、脑型、混合型。

2. **慢性菌痢**　反复发作或迁延不愈达 2 个月以上者。

（1）慢性迁延型：急性菌痢发作后，迁延不愈，时轻时重。

（2）急性发作型：有慢性菌痢病史，间隔一段时间又出现急性菌痢症状，但发热等全身毒血症状不明显。

（3）慢性隐匿型：有急性菌痢史，无明显临床症状，但粪便培养可检出病原菌，乙状结肠镜检查可见肠黏膜病变。

【辅助检查】

1. 一般检查

（1）血常规：急性菌痢白细胞总数及中性粒细胞数有升高。慢性患者可有轻度贫血。

（2）粪便常规：粪便外观多为黏液脓血便，镜检可见白细胞、脓细胞和少数红细胞，如有巨噬细胞则有助于诊断。

2. 病原学检查 粪便培养出痢疾杆菌可以确诊。

3. 免疫学检查 检测抗原具有早期、快速的优点，但易出现假阳性。

【诊疗原则】

1. 诊断 通常根据流行病学史、临床表现及实验室检查进行综合诊断，确诊依赖于病原学检查。①菌痢一般发生在夏秋季，有不洁饮食史或与患者接触史。②急性期有发热伴腹痛、腹泻、里急后重及黏液脓血便；左下腹压痛明显等。慢性患者有急性菌痢史，病程超过 2 个月未愈。中毒性菌痢有高热、惊厥、意识障碍及呼吸、循环衰竭。③粪便常规检查：外观黏液脓血便，镜检有大量脓细胞或白细胞、红细胞、巨噬细胞更有助于诊断。粪便培养出痢疾杆菌可确诊。

2. 治疗

（1）急性菌痢：①一般治疗和对症治疗。患者应予消化道隔离至症状消失，大便培养连续两次阴性为止。饮食以流质或半流质为宜，忌食多渣多油或有刺激性的食物。有水和电解质丢失者须口服或静脉补液。高热者以物理降温为主。②抗菌治疗。常用药物有磺胺类、喹诺酮类、庆大霉素、小檗碱等，药敏试验可指导合理用药。

（2）中毒性菌痢：选择敏感抗菌药物，联合用药，先采用静脉给药，好转后改口服。对症治疗包括：①高热应用物理降温或酌用退热剂；高热伴烦躁、惊厥者采用亚冬眠疗法。②休克型须迅速扩充血容量纠正酸中毒，改善微循环障碍，保护重要脏器功能。③脑型可给予甘露醇、血管活性药物及肾上腺皮质激素。呼吸衰竭时使用洛贝林等，必要时应用呼吸机。

（3）慢性菌痢：除一般治疗外，通常联合两种不同类型的抗菌药物，疗程适当延长；也可药物保留灌肠使高浓度的药物直接作用于病变部位，增强杀菌作用。

3. 预防 应采用以切断传播途径为主的综合措施。

（1）控制传染源：早期发现患者和带菌者，及时隔离，彻底治疗，直至粪便培养阴性。

（2）切断传播途径：贯彻执行"三管一灭"，即饮水、食物、粪便的卫生管理及灭苍蝇，养成良好的卫生习惯。

（3）保护易感人群：我国主要采用口服菌痢疫苗。

二、流行性脑脊髓膜炎

案例 39-4

患儿，男性，11 岁，因高热、头痛、频繁呕吐 3 天，于 1 月 20 日来诊。患儿 3 天前无明显诱因突然高热达 40℃，伴畏寒、寒战，同时出现剧烈头痛，频繁呕吐，呈喷射性。所在学校有类似患者发生。查体：T 39.2℃，急性病容，皮肤散在少量出血点，咽充血+，颈部有抵抗，克氏征+。

问题思考：1. 对该患者最可能的诊断是什么？

2. 对本病最有诊断价值的检查是什么？

3. 本病最有效的预防措施是什么？

流行性脑脊髓膜炎简称流脑，是由脑膜炎奈瑟菌引起的急性化脓性脑膜炎。好发于冬春季，儿童多见。临床表现为发热、头痛、呕吐、皮肤黏膜瘀点瘀斑及脑膜刺激征。重症可有败血症休克和脑实质损害而危及生命。

【流行病学】

1. **传染源**　带菌者和患者。本病隐性感染率高,感染后无症状不易被发现。

2. **传播途径**　主要经咳嗽、打喷嚏借飞沫由呼吸道传播,密切接触对 2 岁以下婴儿感染有重要意义。

3. **易感人群**　人群普遍易感,从 2~3 个月开始,以 5 岁以下儿童尤其是 6 个月至 2 岁发病率最高。

4. **流行特征**　本病遍布全球,流行具有明显的地区性、季节性和周期性。在冬春季节会出现发病高峰,但全年均可有病例散发。

【病因病机】

1. **病原学**　脑膜炎奈瑟菌(又称脑膜炎球菌)属奈瑟菌属,根据本菌的荚膜多糖抗原的不同,本菌分为 A、B、C 等 13 个血清型。我国流行菌群以 A 群为主。

2. **病机**　脑膜炎奈瑟菌自鼻咽部侵入人体,细菌释放的内毒素是本病致病的重要因素。内毒素引起全身炎症反应,激活补体,血清炎症介质明显增加,产生循环障碍和休克。同时可激活凝血系统出现弥散性血管内凝血(DIC)及继发性纤溶亢进,最终造成多器官衰竭。细菌侵犯脑膜,内毒素引起脑膜和脊髓膜化脓性炎症及颅内压升高。严重脑水肿时形成脑疝,可迅速致死。

【临床特征】　潜伏期一般 1~2 天,最短 1 天,最长 7 天。按病情分为:

1. **普通型**　占 90% 左右。

(1)前驱期(上呼吸道感染期):大多数患者无症状,少数患者有上呼吸道感染症状,如低热、鼻塞、咽痛、流涕等,本期持续 1~2 天,常被忽视。

(2)败血症期:高热、寒战、体温迅速升高至 40℃ 以上,伴全身中毒症状,头痛、肌肉酸痛,精神极度萎靡。幼儿则有哭啼吵闹、烦躁不安、皮肤感觉过敏及惊厥等。70%~90% 的患者皮肤黏膜可见瘀点或瘀斑。初呈鲜红色,迅速增多,扩大,且因血栓形成发生大片坏死,常见于四肢、软腭、眼结膜及臀等部位。本期持续 1~2 天。

(3)脑膜炎期:大多数败血症患者于 24 小时左右出现脑膜刺激征,此期持续高热,头痛剧烈、喷射性呕吐频繁,继之出现抽搐及意识障碍。本期经治疗在 2~5 天内进入恢复期。

(4)恢复期:体温逐渐降至正常,皮肤瘀点、瘀斑消失,症状逐渐好转,神经系统检查正常,患者一般在 1~3 周内痊愈。

2. **暴发型**　少数患者起病急骤,病势凶险,如不及时治疗,常于 24 小时内危及生命,病死率高。临床分为三型。

(1)休克型:急起寒战、高热、头痛、呕吐,短期内出现瘀点、瘀斑,且迅速融合成大片。循环衰竭是本型的主要特征,表现为 24 小时内迅速出现面色苍白,唇周及指端发绀,四肢厥冷,皮肤发花,脉搏细速,呼吸急促,血压下降,甚至不可测出,少尿,昏迷。

(2)脑膜脑炎型:本型以脑实质损害为特征。患者高热、头痛、呕吐、意识障碍,可迅速出现昏迷。颅内压增高,极易出现脑疝。

(3)混合型:兼有两种暴发型的临床表现,常同时或先后出现,是本病最严重的一型,病死率极高。

3. **轻型**　多见于流脑流行后期,表现为低热、轻微头痛及咽痛等上呼吸道症状,皮肤出血点少。

4. **慢性型**　本型不多见,成人患者多见,病程迁延数周甚至数月。反复出现寒战、高热、皮肤瘀点、瘀斑,常伴关节疼痛。

【辅助检查】

1. **血常规检查**　白细胞总数明显增加,一般在 $(10\sim20)\times10^9$/L 或以上。中性粒细胞在 0.80~0.90 或以上。发生 DIC 者血小板减少。

2. **脑脊液检查**　是确诊的重要方法。典型的脑膜炎期,压力升高,外观混浊似米汤样;白细胞数增高常达 1.0×10⁹/L 以上，以多核细胞为主；蛋白质显著增高，糖及氯化物减少明显。

3. 细菌学检查　是确诊的重要手段。

（1）涂片检查：皮肤瘀点处组织液的检查阳性率为 60%～80%，操作简便，在应用抗生素早期就可获得阳性结果，是早期诊断的重要方法。脑脊液沉淀涂片阳性率为 60%～70%。

（2）细菌培养：应在使用抗生素前取瘀斑组织液、血或脑脊液培养。

4. 血清免疫学检查　脑膜炎奈瑟菌抗原的检测如对流免疫电泳法、ELISA 等，用于早期诊断。

【诊疗原则】

1. 诊断　有流脑流行病学史，临床表现及脑脊液检查符合化脓性脑膜炎表现，伴皮肤瘀点、瘀斑。细菌学或流脑特异性血清免疫学检查阳性。

2. 治疗

（1）普通型

1）一般治疗：早诊断，早就地住院隔离治疗，密切监护，是治疗本病的基础。做好护理，预防并发症。保证足够液体量、热量及电解质。

2）对症治疗：高热时可用物理降温和药物降温；颅内压高者给予甘露醇。

3）病原治疗：常选用青霉素 G、头孢菌素或氯霉素。

（2）暴发型

1）休克型的治疗：尽早应用抗菌药，可联合用药。迅速纠正休克，扩充血容量，纠正酸中毒以及应用血管活性药物。对于 DIC 的治疗，应用肝素后可输新鲜血液以补充被消耗的凝血因子。

2）脑膜脑炎型的治疗：抗生素的应用同暴发型休克的治疗。此外，应积极减轻脑水肿、防止脑疝和呼吸衰竭。

3）混合型的治疗：针对病情，在积极抗感染的同时抗休克，治疗脑水肿。

3. 预防

（1）控制传染源：早期发现患者就地隔离治疗，隔离至症状消失后 3 日，但不少于发病后 7 日；密切接触者医学观察 7 日。

（2）切断传播途径：流行期间搞好个人及环境卫生，保持室内通风，减少大型集会和集体活动，外出时戴口罩。

（3）保护易感人群：15 岁以下儿童，新兵入伍及免疫缺陷者均应注射疫苗。我国已开始采用 A+C 群流脑多糖疫苗预防接种。与患者密切接触者，应用磺胺甲噁唑进行药物预防，每日成人 2g，儿童 50～100mg/kg，连用 3 天。

自 测 题

选择题（A 型题）

1. 输血不是作为主要传播途径的病毒性疾病为（　　）

　　A. 乙型肝炎　　　　　　　B. 丙型肝炎

　　C. 戊型肝炎　　　　　　　D. 艾滋病

　　E. 丁型肝炎

2. 护士给 HBeAg 阳性患者采血时，不慎刺破手指，下列哪项处理最为重要（　　）

　　A. 立即乙醇消毒

　　B. 接种乙肝疫苗

　　C. 肌内注射高效价乙肝免疫球蛋白

　　D. 肌内注射高效价乙肝免疫球蛋白，接种乙肝疫苗

　　E. 定期复查肝功能和 HBV-IgM

3. 下列哪一项不是乙型肝炎的传播途径（　　）

　　A. 消化道传播　　　　　　B. 输血或血制品

　　C. 注射途径　　　　　　　D. 母婴传播

　　E. 密切接触

4. 流行性乙型脑炎的主要传染源是（　　）

　　A. 患者　　　　　　　　　B. 蚊虫

　　C. 猪　　　　　　　　　　D. 鼠类

　　E. 病毒携带者

5. 预防流行性乙型脑炎的综合措施应是（　　）

　　A. 管理好动物传染源及治疗患者

　　B. 早期发现患者及时隔离、治疗

　　C. 抓好灭蚊、防蚊工作

D. 管理动物传染源及预防接种

E. 灭蚊与疫苗接种为主

6. 细菌性痢疾患者的典型粪便呈（　　　）

A. 稀水样便　　　　　　　B. 糊状便

C. 黏液脓血便　　　　　　D. 果酱样便

E. 柏油样油

7. 鉴别流行性脑脊髓膜炎和流行性乙型脑炎，具有很大意义的依据是（　　　）

A. 意识障碍的出现和程度

B. 生理反射异常和出现病理反射

C. 皮肤瘀点

D. 发病季节

E. 颅内压增高的程度

8. 确诊流脑最重要的依据是（　　　）

A. 剧烈头痛、频繁呕吐、神志变化

B. 脑脊液压力升高及化脓性改变

C. 冬春季发病

D. 血或脑脊液检查阳性

E. 出现典型的脑膜刺激征

（白　洁）

第 40 章

性传播疾病

性传播疾病指主要通过性接触、类似性行为及间接接触传播的一组传染性疾病。主要发生在泌尿生殖器官，也可通过淋巴系统侵犯泌尿生殖器官所属的淋巴结，甚至通过血行播散侵犯全身各组织和器官。性传播疾病是在全世界范围内流行的一组常见的传染病，我国目前重点防治的性传播疾病包括淋病、梅毒、尖锐湿疣、非淋菌性尿道炎（宫颈炎）、生殖器疱疹、软下疳、性病性淋巴肉芽肿和艾滋病等八种。

第 1 节　淋　　病

案例 40-1

患者，男性，因尿道口有脓性分泌物入院。自述几天前发生过性接触行为，2 天前尿道口红肿痒感，小便时灼痛、有血丝，今晨起发现尿道口有黄色分泌物并伴恶臭。检查：龟头红肿，分泌物为黄色脓性；T 36℃；分泌物涂片检查示淋球菌++。

问题思考：1. 该患者通过什么途径被传染？
　　　　　2. 该病治疗的首选药是什么？

淋病是淋病奈瑟菌（简称淋球菌）引起的一种泌尿生殖黏膜传染性疾病，以泌尿生殖系统的化脓性感染为主，也包括眼、咽、直肠感染和播散性淋球菌感染。淋病潜伏期短，传染性强，可导致多种并发症和后遗症。

【流行病学】

1. **传染源**　患者是主要传染源。

2. **传播途径**　①主要通过性接触传播。②少数通过接触污染的物品间接传染，如内裤、便盆、浴盆、被褥等。③垂直传播：分娩时新生儿经患淋病母亲的产道感染，引起淋菌性眼炎。妊娠期女性患者可累及羊膜腔导致胎儿感染。

3. **易感人群**　人群普遍易感，不洁性生活的成人居多。

【病因病机】

1. **病原学**　淋病奈瑟菌是革兰氏阴性球菌，对外界理化因素的抵抗力差。60℃ 1 分钟内死亡，在完全干燥的环境中仅存活 1~2 小时，但在不完全干燥的环境（如微湿的衣服和被褥中）和脓液中则能存活 10 余小时甚至数天。

2. **病机**　淋病奈瑟菌首先侵入前尿道或宫颈黏膜，借助外膜上的菌毛和蛋白质黏附到阴茎或阴道上皮细胞上，然后直接侵入上皮细胞或刺激上皮细胞吞饮而进入。淋病奈瑟菌进入上皮细胞后大量繁殖，并使上皮细胞溶解破裂，进而进入黏膜下间隙，从而突破黏膜屏障，引起黏膜上皮的皮下感染。淋病奈瑟菌的内毒素和外膜脂多糖可引起急性炎症反应。偶尔细菌入血引起播散性淋菌感染，治疗不当转为慢性炎症。

【临床特征】　潜伏期一般为 2~10 天。

1. **男性淋病**　表现为淋菌性尿道炎，大多数患者开始为尿道瘙痒及烧灼感，尿道口红肿，有稀薄透明黏液流出，24 小时后病情加重，分泌物为黄色脓性，量多，可有尿道刺激症状、双侧腹股沟淋巴结炎。

2. **女性淋病**　开始症状轻微或无症状。常见的症状表现为外阴瘙痒，阴道内轻微疼痛或烧灼感，阴道分泌物异常和增多，经期不正常出血和中下腹疼痛。

3. **泌尿生殖器外的淋病**　以淋菌性结膜炎常见，新生儿自孕妇阴道感染，出生后 2～3 天出现症状，眼睑水肿、发红，有脓性分泌物，一旦延误治疗，则角膜呈蒸汽状，可能穿透角膜，导致失明。还可出现淋菌性肛门直肠炎、淋菌性咽炎。

【辅助检查】　取患者分泌物或脓液涂片，可见大量多形核白细胞，细胞内可找到革兰氏阴性双球菌；细菌培养用于进一步确诊和需行药物敏感试验者，为确诊淋病的主要方法；也可采用免疫荧光抗体法鉴定。

【诊疗原则】

1. **诊断**　有可疑的性病接触史及其他直接或间接接触患者的分泌物史、典型临床表现和实验室检查结果即可诊断。

2. **治疗**　尽早诊断、及时治疗，正确、足量、规则、全面治疗，禁止性生活，同时检查、治疗其性伴侣。药物用于淋菌性尿道炎、宫颈炎、直肠炎、咽炎的治疗，如头孢曲松、大观霉素、氧氟沙星等。

3. **预防**　宣传性传播疾病知识，严禁嫖娼卖淫。在公共浴池洗浴时，提倡淋浴。公共场所如浴池、游泳池，应做好卫生消毒工作。患病后要及时治疗，以免传染给配偶及他人。新生儿要预防性滴眼，防止发生淋菌性眼炎。

第 2 节　梅　毒

案例 40-2

患者，男性，39 岁，因全身多处皮疹就诊。自述发病前数月有过多次异性接触史，后在躯干、四肢出现不痛不痒的红色皮疹。2 个月前，其生殖器有过不痛的溃疡，未治疗，1 个月后自愈。检查：全身多处红色斑丘疹，排列无规律，表面有少许皮屑。手掌、足底处见有硬性脓疱，边缘有鳞屑，颈、腋等处淋巴结肿大，外生殖器检查未见皮损。梅毒螺旋体血凝试验（TPHA）阳性，快速血浆反应素环状卡片实验（RPR）阳性。

问题思考：本病诊断的主要依据是什么？

梅毒是由梅毒螺旋体引起的慢性传染病，主要通过性接触传播。可损害皮肤、黏膜及全身多系统多脏器，是一种复杂的全身性疾病。

【流行病学】

1. **传染源**　梅毒是人类特有的疾病，显性和隐性患者均是传染源。

2. **传播途径**　①主要通过性接触传播。②垂直传播。③其他途径：输入冷藏 3 天以内的梅毒患者血液；少数通过医源性途径、接吻、握手、哺乳或接触污染衣物、用具而感染。

3. **易感人群**　人群普遍易感，卖淫、同性恋等性乱行为者及吸毒者均为梅毒的高危人群。

【病因病机】

1. **病原学**　梅毒螺旋体是一种小而纤细的螺旋状微生物，梅毒螺旋体的抵抗力极弱，在体外不易生存，煮沸、干燥、肥皂水及一般消毒剂均可将其杀灭。对青霉素敏感。

2. **病机**　梅毒的发病机制尚不完全明确。梅毒螺旋体表面的黏多糖酶可能与致病性有关，此外，在梅毒螺旋体感染的不同病期，细胞免疫和体液免疫均部分地涉及。

【临床特征】

1. **潜伏梅毒**　感染梅毒后经过一定的活动期，由于机体免疫性增强或不规则治疗的影响，症状暂时消退，梅毒血清反应仍为阳性，脑脊液检查正常，此阶段称为潜伏梅毒。

2. **获得性梅毒**

（1）一期梅毒：标志性特征是硬下疳。感染后 2～4 周出现，典型硬下疳为单发、无痛无痒的丘疹，很快破溃形成具有特征性的溃疡，上有渗出物，触之边缘及基底为软骨样硬度，内含大量梅毒螺旋体，传染性极强。好发部位在阴茎、龟头、冠状沟、包皮、尿道口；大小阴唇、阴蒂、宫颈；肛门、肛管等，也可见于唇、舌、乳房等处。出现硬下疳 1 周内，大部分患者出现腹股沟或患部近处淋巴结肿大、质硬、不粘连、不化脓破溃、无痛，表面皮肤无红肿，称为硬化性淋巴结炎。

（2）二期梅毒：以梅毒疹为特征。皮疹常见的为斑疹和斑丘疹。分布广泛、对称，全身皮肤均可发生。特征部位是掌跖部及外阴部，皮疹不痒、铜红色和对称分布是其特征。同时可见脱发、扁平湿疣、梅毒性咽炎、梅毒性舌炎、梅毒性骨膜炎、梅毒性睫状体炎、梅毒性视网膜炎及神经系统受累之相应表现。

（3）三期梅毒：主要表现为皮肤黏膜的溃疡性损害或内脏器官的肉芽肿病变。①梅毒性树胶肿：三期梅毒的标志，常发生在面部、肩胛和四肢，表现为单发的皮下或深部硬结，逐渐增大，中心变软，破溃后流出胶样分泌物。溃疡愈合形成瘢痕。发生在上额及鼻中隔时，导致上颚及鼻中隔穿孔和马鞍鼻。②主动脉瓣闭锁不全和冠状动脉狭窄。③神经梅毒：分为无表现神经梅毒、脑膜梅毒、脑膜血管梅毒、脑实质梅毒和树胶肿性神经梅毒。

3. **先天梅毒**　系母体的梅毒螺旋体经胎盘传给胎儿，引起胎儿的各种病变。

（1）早期先天梅毒：多在出生后 2～10 周发病，病变类似于成人的严重二期梅毒，有传染性。

（2）晚期先天梅毒：2 岁后发病，无传染性，多表现为骨骼、感觉器官（眼、耳）的损害。

【辅助检查】

1. **暗视野显微镜检查**　可见梅毒螺旋体，对梅毒有病原学诊断的价值。

2. **梅毒血清学检测**

（1）非螺旋体抗原血清试验：可用于临床筛选，并可定量，用于疗效观察。

（2）螺旋体抗原血清试验：检测抗螺旋体抗体。

【诊疗原则】

1. **诊断**　不洁性接触史或其配偶及父母有梅毒病史；根据体格检查（皮肤黏膜及全身各系统检查）及实验室检查结果，进行综合分析诊断。

2. **治疗**　强调早诊断、早治疗，疗程规则，剂量足够。

青霉素（常用水剂青霉素 G、普鲁卡因青霉素 G、苄星青霉素）为首选药物。近年来对青霉素过敏者优选头孢曲松。梅毒治疗后应定期随访，第一年内应每 3 个月复查一次，第 2 年内每 6 个月复查一次，第 3 年在年末复查 1 次，共检查 3 年。

3. **预防**　早发现，早治疗。防止播散。发现梅毒患者必须强迫其进行隔离治疗。加强性病知识的教育，倡导正确的性道德观，洁身自爱，杜绝不正当的性行为，提倡使用性隔离工具。

第 3 节　尖 锐 湿 疣

案例 40-3

一位妇女来信称结婚半年，3 个月前与丈夫同房时出现接触出血，当时以为是碰伤没在意，一直持续了 2 个月才就医，诊断为宫颈糜烂Ⅱ～Ⅲ度，用洗必泰栓、洁尔阴洗液、麦迪霉素治疗了半个月没有效果。后来她丈夫在医院查出是尖锐湿疣，她检查了外阴，发现阴道内有成团成片的尖状突起，而且面积很大，有肿痛的感觉。

问题思考： 1. 她患的是何病，该进一步做何检查?

2. 她与丈夫染病的可能原因有哪些?该如何预防?

尖锐湿疣是由人乳头瘤病毒（HPV）感染引起的一种性传播疾病。常发生在肛门及外生殖器等部位，主要通过性接触传播。

【流行病学】 尖锐湿疣主要通过性行为传染，少数可因直接接触或经污染的内裤、浴巾、浴盆、便盆感染。性活跃的中青年人群 HPV 感染率最高。

【病因病机】

1. **病原学** HPV 属 DNA 病毒，适合于在温暖潮湿的环境中生存繁殖，且只能感染人类，不能感染动物。人是 HPV 的唯一宿主。

2. **病机** HPV 感染表皮引起的增生性病变称为"疣"，感染黏膜鳞状上皮引起的增生性病变称为"乳头瘤"。病毒入侵细胞核引起细胞分裂，同时伴随病毒颗粒的繁殖与播散，形成特征性的乳头瘤。

【临床特征】 潜伏期 2 周~8 个月，平均 3 个月。男性患者好发于包皮、系带、冠状沟、龟头、尿道口、阴茎体、肛周、阴囊等处。女性患者好发于大小阴唇、阴道、宫颈、尿道口、会阴及肛周。病初为小而柔软的淡红色小丘疹，顶端尖锐，以后逐渐增大，数目增多，可融合成乳头状或菜花样赘生物。疣体表面比较粗糙，呈白色或粉红色，易发生糜烂，有渗液、浸润及破溃，可合并出血或感染。多数患者无明显自觉症状，少数可伴有异物感、灼痛、刺痒或性交不适。绝大多数生殖肛门 HPV 感染是潜伏感染或亚临床感染，与尖锐湿疣的复发有关。

【辅助检查】

1. **醋酸白试验** 用来检测亚临床的 HPV 感染，特别对女性宫颈亚临床 HPV 感染诊断有一定意义。

2. **免疫组织学检查** 常用过氧化物酶抗过氧化物酶方法（即 PAP），显示湿疣内的病毒蛋白，以证明疣损害中有病毒抗原。

3. **组织病理学检查** 出现特征性凹空细胞或角化不良细胞和角化过度细胞。

4. **基因诊断** PCR 方法具有特异、敏感、简单、快速的优点。

【诊疗原则】

1. **诊断** 根据病史、典型临床表现和实验室检查进行诊断。

2. **治疗**

（1）外用药物治疗：0.5%足叶草毒素酊、10%~25%足叶草酯酊、50%三氯乙酸或二氯乙酸液等。

（2）物理治疗：常用冷冻疗法、CO_2 激光疗法、电灼治疗、微波治疗。

（3）内用药物治疗：可配合使用干扰素。

3. **预防** 目前尚无特异的预防方法，切断传播途径是有效的措施。①避免不安全性生活，注意个人卫生（尤其是经期卫生、房事卫生）。②患者应及早治疗，避免性生活，必要时可使用避孕套进行防护。

第4节 艾 滋 病

案例 40-4

患者，男性，40 岁。低热伴乏力、食欲缺乏及消瘦月余。因血友病有多次血制品输注史。查体见唇周苍白，口腔黏膜布满白色膜状物，四肢大关节畸形。实验室检查血常规 WBC $2.3×10^9$/L，Hb 78g/L。

问题思考： 1. 患者最可能的诊断是什么?

2. 本例患者首先应做何实验室检查建立病因诊断?

3. 患者口腔所见提示有什么?

艾滋病是获得性免疫缺陷综合征（AIDS）的简称，是由人免疫缺陷病毒（HIV）所引起的慢性传染病。临床表现为明显的后天获得性免疫缺陷。以发生各种机会性感染及恶性肿瘤为特征。具有传播迅速、发病缓慢、病死率高的特点。

【流行病学】

1. **传染源**　患者及 HIV 感染者，无症状病毒携带者危险性更大。

2. **传播途径**

（1）性接触传播：为本病的主要传播途径，包括同性、异性和双性性接触。

（2）经血液及血液制品传播：输入血液、血液制品里有病毒或共用针具静脉吸毒以及介入性医疗操作等均会被感染。

（3）母婴传播：感染 HIV 的孕妇可经胎盘将病毒传给胎儿，产道及产后血性分泌物、哺乳可使婴儿感染。

（4）其他途径：接受 HIV 感染者的器官或人工授精，医务人员被 HIV 污染的针头刺伤或被病毒污染皮肤破损处而感染。

3. **易感人群**　人群普遍易感。男性同性恋者、静脉吸毒成瘾者、性乱交者、血友病及多次接受输血及其他血制品者为高危人群。

【病因病机】

1. **病原学**　HIV 是 RNA 病毒，属反转录病毒科，目前已知有两型，即 HIV-1 型和 HIV-2 型，两者均能引起艾滋病，我国以 HIV-1 为主要流行株。HIV 对外界抵抗力低，100℃ 20 分钟可将其完全灭活，能被 75%乙醇、0.2%次氯酸钠及漂白粉灭活。HIV 感染人体后产生抗体，血清中病毒和抗体同时存在，故抗体阳性者的血清具有传染性。

2. **病机**　HIV 主要侵犯人体免疫系统，有选择性地损伤和破坏 CD4$^+$T 淋巴细胞，病毒在细胞内大量复制，导致细胞溶解或破裂，使 CD4$^+$T 淋巴细胞数量不断减少，导致免疫功能缺陷。引起各种机会性感染和恶性肿瘤的发生。目前研究发现艾滋病的发病主要与 CD4$^+$T 淋巴细胞、自然杀伤细胞、单核吞噬细胞和 B 淋巴细胞的损伤有关。

【临床特征】　潜伏期通常为 8～9 年，可短至数月，长达 15 年。根据我国有关艾滋病的诊疗标准和指南，将艾滋病分为 3 期：

1. **急性期**　初次感染 HIV 的 2～4 周，临床表现以发热最为常见，伴有咽痛、皮疹、乏力、出汗、恶心、呕吐、腹泻、肌痛、关节痛、淋巴结肿大等，此期持续 1～3 周后缓解。大多数患者临床症状轻微、无特异性，容易被忽略。此期血清可检出病毒及抗原。

2. **无症状期**　可由急性期延伸而来，或无明显的急性期症状而直接进入此期。临床患者无症状，但血清中能检出 HIV 及 HIV 抗体，具有传染性。此期持续一般 6～8 年。

3. **艾滋病期**　是该病的终末期。

（1）HIV 相关症状表现：持续 1 个月以上的发热、盗汗、腹泻，体重下降达 10%以上；伴持续性全身淋巴结肿大，其特点为除腹股沟以外有两个或两个以上部位的淋巴结肿大，直径≥1cm，无压痛，无粘连，移动性好，一般持续 3 个月以上。部分可出现记忆力减退、精神淡漠、性格改变、头痛、癫痫、进行性痴呆等神经精神症状。

（2）各种机会感染及肿瘤：由于细胞免疫缺陷而出现多种条件致病性微生物感染，如人肺孢子菌、隐球菌、白色念珠菌、结核分枝杆菌、隐孢子虫、弓形虫、巨细胞病毒、疱疹病毒等。卡氏肺孢子虫性肺炎占艾滋病肺部感染的 70%～80%，且是引起艾滋病患者死亡的主要原因。肿瘤以卡波西肉瘤及恶性淋巴瘤多见。

【辅助检查】

（1）一般检查：白细胞、红细胞、血红蛋白及血小板可不同程度减少。尿蛋白呈阳性。

（2）免疫学检查：主要测得 T 细胞总数下降，CD4$^+$T 淋巴细胞进行性减少。可以了解 HIV 感染者机体免疫状况和病情进展，确定疾病分期和治疗时机，判断治疗效果和临床合并症。

（3）病原学检查：①病毒分离主要用于科研。②HIV 抗体检测是 HIV 感染诊断的金标准。经筛查试验（初筛和复检）和确证试验两步。采用酶联免疫吸附试验检测抗 HIV 作为初筛/复检，对连续两次阳性者，再用蛋白质印迹检测确认，即确证试验。但近年全球出现了数十例 HIV 抗体阴性的艾滋病患者。③HIV 抗原检测有助于抗体产生窗口期和新生儿早期感染的诊断。④近年蛋白质芯片技术发展较快，能同时对 HIV、HBV、HCV 联合感染者检测核酸和相应的抗体，有较好的应用前景。

【诊疗原则】

1. 诊断　结合流行病学史、临床表现和实验室检查（诊断 HIV 感染必须是经确证试验证实 HIV 抗体阳性）等进行综合分析，慎重作出诊断。

2. 治疗　目前尚无根治 HIV 感染的有效药物，强调综合治疗。

（1）抗病毒治疗：高效抗反转录酶病毒治疗（HAART），是针对病原体的特异治疗，可最大限度地抑制病毒复制。

（2）免疫重建：通过抗病毒治疗及其他医疗手段使 HIV 感染者受损的免疫功能恢复或接近正常。

（3）机会性感染疾病的治疗：针对相应的病原体，选择有效药物。

（4）对症支持治疗：加强营养、补充维生素等。有条件可辅以心理治疗。

3. 预防

（1）管理传染源：对患者和无症状病毒携带者，应及时发现并做好隔离。高危人群普查 HIV 感染有助于发现传染源。同时加强国境检疫。

（2）切断传播途径：加强艾滋病防治知识宣传教育；加强性道德教育；严格筛查血液及血制品，使用一次性注射器；对患者用过的医疗器械严格消毒，对职业暴露采取及时干预；注意个人卫生，不共用牙刷、剃须刀等；感染 HIV 的孕妇采用产科干预（如终止妊娠、选择剖宫产等）加抗病毒药物干预，分娩者不喂母乳。

（3）保护易感人群：艾滋病疫苗仍在试验研究阶段。

自 测 题

选择题（A 型题）

1. 关于淋病的确诊，下列哪项正确（　　　）

　　A. 必须有尿道口溢脓

　　B. 涂片检查找到革兰氏阳性双球菌

　　C. 涂片检查阳性即可排除诊断

　　D. 细菌培养阳性即可确诊

　　E. 为尿道炎

2. 下列关于梅毒的传播方式，错误的是（　　　）

　　A. 梅毒患者是唯一的传染源

　　B. 性接触是主要的传染方式

　　C. 输血可传染梅毒

　　D. 接吻、哺乳不会传染

　　E. 可垂直传播

3. 临床上最常用哪个试验来辅助诊断尖锐湿疣（　　　）

　　A. 组织病理学检测　　　　　B. 醋酸白试验

　　C. HPV 分子生物检测　　　　D. 血清抗体检测

　　E. 免疫荧光试验

4. 确诊艾滋病的依据是（　　　）

　　A. 周围血常规淋巴细胞减少

　　B. 血清艾滋病病毒抗体阳性，病毒分离阳性

　　C. 咽拭子涂片检查

　　D. 血培养阳性

　　E. 行分泌物培养

5. 艾滋病最重要的预防措施是（　　　）

　　A. 治疗和隔离患者

　　B. 治疗和隔离无症状的病毒携带者

　　C. 切断传播途径

　　D. 对高危人群进行人工主动免疫

　　E. 对接触者采用人工被动免疫

（白　洁）

实训指导

实训 1　病史的问诊和体格检查

一、病史的问诊

运用问诊的方法和技巧采集病史，内容系统、完整，并按正确格式记录病史。

【案例设计】

患者，女性，26 岁，饭后上腹部不适半月，来院就诊。

问题：1. 问诊的目的有哪些？

2. 问诊的内容是什么？

讨论：问诊的方法和技巧。

【实训目的】

1. **了解**　问诊的目的。

2. **熟悉**　问诊记录病史的格式。

3. **掌握**　问诊的方法和技巧并采集病史。

【实训准备】

1. **用物准备**　笔、纸。

2. **操作者准备**　提前复习问诊的相关内容。

3. **患者准备**　选择典型病史的患者。

【操作流程及护理配合】

1. **方法**　应态度和蔼，语言亲切，耐心细致，尽量做到完整、准确。

2. **内容**

（1）一般项目：姓名、性别、年龄、籍贯、职业、民族、住址、入院日期。

（2）主诉：描述主要症状及病因。

（3）现病史：描述此次疾病的发生、发展和治疗的全过程。

（4）月经史：初潮、月经周期、经期、经期表现、绝经期。

（5）婚育史：婚次及结婚年龄。妊娠次数及分娩、终止妊娠的方式等。

（6）过去史：既往健康状况、输血史、吸烟史及药物过敏史。

（7）个人史：个人生活及居住情况。

（8）家族史：注意有无遗传性疾病、精神疾病及传染病。

【实训评价】

1. 问诊是否态度和蔼，语言亲切。

2. 问诊记录病史的格式是否正确。

3. 采集病史是否完整、准确。

【注意事项】

1. 注意患者是否配合询问。

2. 评估患者有无隐瞒相关信息。

【实训作业】 完成实训报告。

二、体 格 检 查

体格检查是医生运用感官和借助一些简单的工具（如体温计、血压计、压舌板、听诊器、叩诊锤等）来检查患者身体状况的方法。

【案例设计】

患者，男性，55岁，反复咳嗽、咳痰10年，活动后气促，加重5天，来院就诊。

问题：1. 体格检查的目的有哪些？

2. 体格检查的内容是什么？

讨论：体格检查应注意哪些问题？

【实训目的】

1. **了解** 体格检查的目的。

2. **熟悉** 体格检查中每项检查的正常表现。

3. **掌握** 正确运用视、触、叩、听、嗅诊方法，并按顺序对患者进行体格检查。

【实训准备】

1. **用物准备** 体格检查的工具。

2. **操作者准备** 提前复习体格检查的相关内容，着装整洁。

3. **患者准备** 选择阳性体征的患者。

【操作流程及护理配合】

1. 体格检查的基本内容

（1）体位：患者取舒适体位。

（2）检查方法：用视、触、叩、听、嗅诊方法，按顺序对患者进行体格检查。

2. 头颈部检查、胸部检查、腹部检查和神经系统检查

（1）体位：患者取舒适体位。

（2）检查方法：用视、触、叩、听、嗅诊方法，按顺序对患者进行体格检查。

【实训评价】

1. 体格检查时是否态度和蔼，语言亲切。

2. 体格检查的手法是否正确。

3. 体格检查的项目是否完整、结果是否准确。

【注意事项】

1. 动作要轻柔。

2. 注意保暖和遮挡患者。

3. 检查数据要准确。

【实训作业】 完成实训报告。

实训 2   内科疾病（一）

通过对内科常见案例进行分析，培养学生的临床思维能力。

【案例设计】

案例1 患者，男性，35岁。咳嗽、咳痰伴发热20天，痰中带血3天。20天前无明显诱因出现咳嗽、咳少量白色黏痰，痰无异味，伴发热，多于午后出现，次日可自行恢复正常，夜间盗汗明显，自觉乏力，无畏寒。间断口服止咳药物治疗，效果不佳。3天前出现痰中带血，为红色血块，无胸痛、呼吸困难。

案例 2 患者，男性，69 岁。近十年来每年在秋冬季时都会出现反复发作的咳嗽，咳白色泡沫痰，一般没有发热和气急等其他不适，他也没有重视，到社区医院买点"消炎药"吃几天，好一些就不再治疗了，每年总会持续 2～3 个月的时间，天气转暖后咳嗽也会慢慢好转。这次，2 天前洗澡时受凉后咳嗽加剧，痰量明显增多，偶尔有些气急。平时有抽烟的习惯，一般每天 1～2 包。有高血脂，平时也服用降脂药。本次发病数天来患者一般情况尚可，食欲正常，夜间睡眠差，二便正常。在看病时医生检查后发现：神志清，R 24 次/分，心率 116 次/分，律齐，BP 136/88mmHg，口唇轻度发绀。两肺叩诊过清音，两肺可闻及散在以呼气相为主的哮鸣音，及少量湿啰音。双下肢无水肿。

案例 3 患者，男性，55 岁。反复反酸 3 个月，加重 10 天。患者 3 个月前，多于餐后 1 小时出现反酸，上腹部不适，无腹胀、呕血、恶心等。自己在药店买药治疗无效，病情加重，来院就诊。发病以来，体重下降，有吸烟史，否认其他病史。

案例 4 患者，男性，21 岁。3 周前咽部不适，有咳嗽，无发热，近 5 天出现双眼睑水肿，晨起明显，同时尿量减少，600～700ml。为进一步诊治到我院检查。查体：T 36.6℃，P 78 次/分，R 18 次/分，精神差，口唇无发绀，心肺无异常，双肾区无叩击痛，肝脾肋下未触及，双下肢踝关节可凹性轻度水肿。

讨论： 1. 各案例在患者问诊方面还应补充哪些方面的内容？

2. 各案例需做哪些实验室和其他检查？

3. 各案例初步诊断是什么？

4. 各案例应采取哪些治疗措施？

【实训目的】

1. 通过案例分析，锻炼学生发现问题、分析问题、解决问题的能力。

2. 通过实践，学生能对内科常见病、多发病进行病史询问及体格检查，能正确分析检查结果，能提出诊断依据和合适的治疗方案。

【实训准备】

1. 选择典型案例，打印材料，实训前分给每个学生。

2. 准备相关案例影像资料。

【实训评价】

1. 学生派本组代表说出疾病的诊断依据及最后的治疗原则。

2. 教师对讨论结果综合评议，完善补充。

【注意事项】

1. 选取临床案例要典型、有代表意义。

2. 影像资料与案例内容匹配度高。

【实训作业】 完成实训报告。

实训 3　内科疾病（二）

通过对内科常见案例进行分析，培养学生的临床思维能力。

【案例设计】

案例 5 患者，女性，53 岁。1 年前活动后气短，休息可缓解，间断口服药物治疗，15 天前"感冒"后症状加重，并出现双下肢水肿，夜间不能平卧。查体：T 36.6℃，P 102 次/分，R 28 次/分，精神差，口唇发绀，面颊部紫红色，呼吸急促，双肺下部闻及湿啰音，心尖部可闻及舒张期隆隆样杂音，腹胀，双下肢可凹性水肿。

案例 6 患者，女性，75 岁。发作性胸憋半年余，常在生气或劳累时发作，呈憋闷感，伴左上肢内侧不适，休息后好转，每次发作约 5 分钟。

案例 7 患者，男性，39 岁，出租车司机，高血压病史 10 年，间断口服药物治疗。早晨起床时发现右半侧肢体无力，说话口齿不清，神志清楚。

案例 8 患者，男性，66 岁，高血压病史 10 余年，口服药物控制。1 小时前活动中突感头痛、头晕，呕吐胃内容物后迅速昏迷。查体：BP 180/125mmHg，呼之不应，颈强直，尿失禁。两眼左侧凝视，呼吸深慢，伴鼾音，脉搏缓慢有力，右上下肢瘫痪，心肺无明显异常。

讨论：1. 各案例在患者问诊方面还应补充哪些方面的内容？

2. 各案例急需做哪些实验室和其他检查？

3. 各案例初步诊断是什么？

4. 各案例应采取哪些治疗措施？

【实训目的】

1. 通过案例分析，锻炼学生发现问题、分析问题、解决问题的能力。

2. 通过实践，学生能对内科常见病、多发病进行病史询问及体格检查，能正确分析检查结果，能提出诊断依据和合适的治疗方案。

【实训准备】

1. 选择典型案例，打印材料，实训前分给每个学生。

2. 准备相关案例影像资料。

【实训评价】

1. 学生派本组代表说出疾病的诊断依据及最后的治疗原则。

2. 教师对讨论结果综合评议，完善补充。

【注意事项】

1. 选取临床案例要典型、有代表意义。

2. 影像资料与案例内容匹配度高。

【实训作业】 完成实训报告。

实训 4　外科疾病（一）

通过对外科案例进行分析，锻炼学生的临床思维能力。

【案例设计】

案例 1 患者，女性，26 岁，因不慎从摩托车上摔下致昏迷入院，伤后 3 小时出现头痛、呕吐、神志模糊等症状。

问题：如何进行确诊？诊疗措施是什么？

案例 2 患者，女性，35 岁，自诉于 1 个月前无意中发现右颈部有一无痛性包块，随吞咽上下活动，无声嘶及饮水呛咳。查体：右颈前直径 3cm 类圆形包块，光滑、界清、无压痛。超声显示右甲状腺直径 3cm 包块伴囊性病变。

问题：该患者初步诊断是什么？诊断依据是什么？

案例 3 患者，女性，49 岁，因右侧乳房发现一肿块 2 个月而就诊。自诉 2 个月前无意发现右侧乳房有一肿块，无疼痛，遂不在意，近来发现肿块不断增大伴乳房皮肤肿胀，急来就诊。触诊可触及直径约 3cm×5cm 大小肿块，质较硬，表面不光滑，活动性差。右侧腋下可扪及 1～2 个肿大的淋巴结，无触痛。

问题：各案例对患者的初步诊断是什么？应如何治疗？

讨论：如何对以上患者进行确诊？诊疗措施是什么？

【实训目的】

1. 通过对案例进行分析，锻炼学生的临床思维能力。

2. 通过对典型案例的分析，加深学生对于相关疾病理论知识的理解。

【实训准备】

1. 选择较为典型案例，课前提前准备。

2. 选取相关内容的视频进行播放。

【实训评价】

1. 学生分组进行案例讨论及结果展示。

2. 教师对学生的讨论结果进行评价与补充。

3. 完成实训报告内容。

【注意事项】

1. 需选取较为典型的临床案例。

2. 提前进行案例准备。

【实训作业】 完成实训报告内容。

实训 5　外科疾病（二）

通过对腹部、泌尿生殖系统、运动系统常见案例进行分析，培养学生的临床思维能力。

【案例设计】

案例 4　患者，男性，15 岁。发现右侧腹股沟区反复突出无痛性肿物 1 个月余，平卧时肿物可自行消失。查体：在右侧腹股沟区可扪及一约 2.5cm×2.5cm×3cm 椭圆梨形带蒂肿物，质地软，无触压痛，咳嗽冲击试验阳性，透光试验阴性。

案例 5　患者，女性，55 岁。既往有乙型病毒性肝炎病史 35 年，近 1 个月来出现食欲差、消瘦，肝区疼痛。查体：中度黄疸，右腹部膨隆，可扪及质地坚硬、表面凹凸不平的肿块。辅助检查：血清甲胎蛋白（AFP）为 650μg/L。

案例 6　患者，男性，35 岁。突发左腰部绞痛 3 小时，伴恶心、呕吐，无发热。腹痛发作时剧烈难忍，并向右下腹股沟放射，伴尿频、尿急等症状。查体：腹软，左腰部轻度压痛，无肌紧张，叩击痛明显。实验室检查：见镜下血尿。

案例 7　患者，女性，25 岁。跌倒后右手肿痛 2 小时来诊。查体：右腕肿胀，皮下瘀斑，关节上约 5cm 处有"刺刀"样畸形，局部明显压痛。

案例 8　患者，男性，50 岁。因腰痛伴左下肢放射痛 10 天来就诊。疼痛从左腰骶部向同侧臀部、大腿后方、小腿外侧足背或足外侧放射，并伴麻木感；咳嗽、用力排便时疼痛加剧。查体：左腰骶部压痛和叩击痛，左小腿肌力减弱，直腿抬高试验及加强试验阳性。

讨论：1. 各案例患者最可能的诊断是什么？

2. 各案例应进行什么检查以明确诊断？

3. 各案例应采取哪些处理措施？

【实训目的】

1. 通过案例分析，锻炼学生分析问题、解决问题的能力。

2. 通过对典型案例的了解，加深对外科几种常见病、多发病的了解，如腹股沟斜疝、原发性肝癌、肾结石、尺桡骨骨折和腰椎间盘突出症的诊断及处理。

【实训准备】

1. 选择典型案例，打印材料，实训前分发给每个学生。

2. 准备相关案例影像资料。

【实训评价】

1. 学生派本组代表说出疾病的诊断依据及最后的治疗原则。

2. 教师对讨论结果综合评议，完善补充。

【注意事项】

1. 选取临床案例要典型、有代表意义。

2. 影像资料与案例内容匹配度高。

【实训作业】 完成实训报告。

实训 6 妇 科 疾 病

一、妊娠期腹部检查

妊娠期腹部检查可了解子宫大小、胎产式、胎先露、胎方位以及胎先露部是否衔接。正常胎心率是 120～160 次/分。

【案例设计】

患者，女性，26 岁，孕 1 产 0，妊娠 20 周，来诊进行产前检查。

问题：1. 产前检查的项目有哪些？

2. 正确操作流程是什么？

【实训目的】

1. 了解妊娠期腹部检查的目的。

2. 熟悉四步触诊法步骤。

3. 掌握胎心音听诊部位，正常胎心音的频率。

【实训准备】

1. **用物准备** 软尺一根、胎心木质听筒或多普勒胎心音监测仪、高级电脑孕妇检查模型。

2. **操作者准备** 着装整洁、戴无菌手套，检查者站立于孕妇右侧。

3. **患者准备** 孕妇排尿后仰卧于检查床上，头部稍垫高，露出腹部。

【操作流程】

（一）测量子宫底高度

1. **体位** 孕妇仰卧于检查床上，两腿略屈曲稍分开。

2. **测量方法**

（1）用软皮尺自耻骨联合上缘量至子宫底高处距离（单位：cm）。

（2）采用手测量子宫底高度（横指）。

（二）四步触诊法

1. **体位** 做第一、二、三步手法时，检查者站于孕妇右侧、面向孕妇头端，行第四步手法时，检查者面向孕妇足端。

2. **检查方法及内容**

（1）第一步手法：双手置于子宫底部，了解子宫外形，摸清子宫底高度，然后以两手指腹相对交替轻推，判断子宫底部的胎儿部分。

（2）第二步手法：两手分别平放于孕妇腹部的左右两侧，一手固定，另一手轻轻深按检查，两手交替，分辨胎背及胎儿四肢位置。

（3）第三步手法：右手置于耻骨联合上方，拇指与其他四指分开握住先露部，进一步检查是胎头还是胎臀，左右推动以确定是否衔接。

（4）第四步手法：两手分别置于胎先露两侧，轻向骨盆入口方向向下深压，复核先露部诊断是否正确，确定先露入盆程度。

（三）胎心音听诊

1. 体位　孕妇两腿放平伸直。

2. 听诊部位　枕先露在孕妇脐（左或右）下方、臀先露在孕妇脐（左或右）上方，肩先露在靠近脐部下方听得最清楚。

【实训评价】

1. 胎产式、胎先露、胎方位是否判断准确。

2. 根据胎先露选择的胎心听诊位置是否正确。

3. 胎心率是否正常。

【注意事项】

1. 四步触诊检查时，前三步检查者面向孕妇头端，第四步面向孕妇足端。

2. 检查者认真、仔细触诊，判断应准确。

3. 胎心需与子宫动脉杂音、腹主动脉音及脐带杂音相鉴别。

【实训作业】　完成实训报告。

二、骨盆外测量

骨盆大小及形状对分娩有直接影响，是决定胎儿能否经阴道分娩的重要因素之一，故骨盆测量是产前检查必不可少的任务。

【案例设计】

孕妇，25 岁，孕 1 产 0，妊娠 18 周，来医院进行初次产前检查，孕妇骨盆外测量结果：髂棘间径 26cm，髂嵴间径 28cm，骶耻外径 19.5cm，出口横径 9.5cm。

问题：1. 该孕妇骨盆检查结果是否正常？

2. 骨盆外测量的步骤及注意事项有哪些？

【实训目的】

1. 了解女性骨盆各平面的特点及其径线。

2. 熟悉骨盆外测量的方法。

3. 掌握骨盆外测量各径线的正常数值。

【实训准备】

1. 用物准备　骨盆外测量器、坐骨结节测量器。

2. 操作者准备　着装整洁、戴无菌手套，检查者站立于孕妇右侧。

3. 患者准备　孕妇平卧位，两腿伸直，腹部裸露充分。

【操作流程】

1. 测量髂棘间径　正常值为 23～26cm。

（1）体位：孕妇平卧位，两腿伸直，腹部裸露充分。

（2）测量方法：用两手分别触摸到两髂前上棘外缘，持骨盆测量器两端固定在测量点上测量，看清测量器上刻度数值。

2. 测量髂嵴间径　正常值为 25～28cm。

（1）体位同上。

（2）测量方法：同上手法测量两髂嵴外缘最宽距离。

3. 测量骶耻外径　正常值为 18～20cm。

（1）体位：孕妇左侧卧位，左腿屈曲，右腿伸直。

（2）测量方法：测量器分别置于耻骨联合上缘中点和第五腰椎棘突（即髂嵴后连线中点下 1～1.5cm）轻按压，测得数值。

4.测量坐骨结节间径（出口横径） 正常值为 8.5～9.5cm。

（1）体位：孕妇仰卧位。两腿弯曲，双手抱膝，双腿贴近腹部，暴露臀部。

（2）测量方法：测量器两端分别置于两坐骨结节内侧缘，测得其数值。

【实训评价】

1. 骨盆外测量各条径线的起止是否正确。

2. 骨盆外测量方法是否正确。

3. 明确骨盆外测量各径线的正常数值。

【注意事项】

1. 动作要轻柔。

2. 注意保暖和遮挡患者。

3. 测量数据要准确。

【实训作业】 完成实训报告。

三、妇 科 检 查

妇科检查又称盆腔检查，是妇科特有的检查方法，常常在采集病史后进行，与妇科疾病诊断有直接的关系。

【案例设计】

患者，女性，59 岁，孕 2 产 2，人流 2 次。因为绝经 8 年，阴道分泌物多伴血性白带 1 个月来医院就诊。患者无下腹痛，无发热。

问题：1. 对此案例应首先进行的检查是什么？

2. 检查的主要步骤及注意事项有哪些？

【实训目的】

1. 了解妇科检查的目的。

2. 熟悉妇科检查的方法、步骤。

3. 掌握各项检查过程中的要点。

【实训准备】

1. **用物准备** 妇科检查模型、无菌窥阴器、无菌手套、无齿长镊子、无菌持物钳、有盖敷料缸若干只（分别盛放消毒肥皂水或液体石蜡、消毒纱布块、长棉签）、臀垫、器具浸泡桶、污物桶、照明灯等。

2. **操作者准备** 着装整洁、洗净双手、戴无菌手套，戴帽子和口罩。

3. **患者准备** 操作前嘱患者排空膀胱，脱去一条裤腿，仰卧于检查床上。

【操作流程】

1. **外阴检查** 主要通过视诊进行。观察外阴的发育，阴毛多少、分布，有无畸形、炎症、赘生物，阴道口处女膜的情况等。嘱患者向下用力屏气，观察有无阴道前后壁膨出、子宫脱垂及尿失禁等。

2. **阴道窥器检查** 将窥阴器上下两叶合拢，涂上肥皂液或液体石蜡，沿阴道后壁插入阴道内，逐渐推入摆正后，缓慢张开两叶，暴露子宫颈、阴道壁及穹隆部，观察有无异常，注意不要损伤宫颈，以免引起出血。窥器检查内容包括宫颈、阴道，观察宫颈大小、颜色、形状，有无出血、糜烂、息肉、畸形，宫颈管内有无出血或分泌物，观察阴道黏膜及分泌物有无异常。

3. **双合诊** 指阴道和腹壁的联合检查。检查者将一手的示、中指伸入阴道，了解阴道深度，有无畸形、肿块和穹隆部情况，然后查清子宫的大小、位置、硬度、活动度和有无压痛，最后检查附件和子宫旁组织。

4. **三合诊** 指经阴道、直肠与腹部的联合检查。弥补双合诊的不足，主要用于检查盆腔后部、直肠子宫陷凹情况以及子宫和直肠的关系。

5. **记录检查结果**　盆腔检查结果按女性生殖系统解剖部位顺序记录。

（1）外阴：婚、产类型，发育情况，阴毛分布及异常发现。

（2）阴道：是否通畅，黏膜情况，分泌物量、色、质、味等。

（3）宫颈：大小、硬度，有无举痛、糜烂、接触出血及其他异常发现。

（4）子宫：位置、大小、活动度、形态、硬度及有无压痛。

（5）附件：有无增厚、压痛及包块。

6. **整理用物**　检查结束后，整理用物及床铺，协助患者采取舒适的卧位。

【实训评价】

1. 阴道窥器操作方法是否判断准确。

2. 双合诊操作是否正确。

3. 三合诊操作是否正常。

【注意事项】

1. 检查者态度和蔼、语言亲切，要做好解释工作，以解除患者思想顾虑，注意保护患者的隐私。

2. 应有良好光线，以自然光线为最好，并备有照明设备。

3. 为防止交叉感染，所用器械应严格消毒，臀垫应每人更换一次。

4. 阴道流血或阴道手术后短期内，一般不做阴道检查。必须检查时，应消毒外阴，戴无菌手套。

5. 对于未婚者，应行肛腹诊，若必须进行阴道检查，应征得患者及其家属同意，然后将一指插入阴道内进行检查。

6. 男医生不得单独给女患者检查，应有其他医护人员在场。

【实训作业】　完成实训报告。

实训 7　儿 科 疾 病

通过对儿科常见 4 种疾病佝偻病、肺炎、腹泻、贫血的案例分析，培养学生的儿科临床思维能力。

【案例设计】

案例 1　患儿，女性，10 个月，因"哭闹、多汗 1 个月，至今不能扶站"入院。体格检查：T 36.5℃，P 110 次/分，R 32 次/分，体重 9kg，身长 70cm，发育营养尚可，前囟 2cm×1.5cm，枕秃，未出牙，肋缘外翻，轻度"O"形腿。肌张力正常，神经系统未见异常。

案例 2　患儿，男性，2 岁，患儿于入院前 6 个月无明显原因出现喜食泥土，并出现逐渐加重的皮肤黏膜苍白，以唇、口腔、甲床最明显，精神食欲差就诊。查体：皮肤、黏膜苍白，心率 130 次/分，肝肋下 3cm，脾肋下 1cm。实验室检查：Hb 85g/L，WBC $2.8×10^{12}$/L。

案例 3　患儿，男性，1 岁 6 个月，发热、咳嗽 3 天，加重伴气喘 1 天。3 天前患儿发热，T 38.5℃，咳嗽，痰少，今日就诊，咳嗽加剧，伴气喘，精神食欲欠佳，大便黄色稀糊状，3～4 次/天，偶有吐奶。自服"阿莫西林""小儿止咳糖浆"3 天，无效。查体：T 38.3℃，P 120 次/分，心率 40 次/分，神志清楚，急性热病容，精神萎靡，咽部充血，双侧扁桃体Ⅰ°肿大，双肺呼吸音粗，腋下及肺底部可闻及中小水泡音及哮鸣音。腹稍胀，质软，肝、脾未触及。

案例 4　患儿，男性，10 个月。人工喂养。3 天来腹泻，大便 15～20 次/日，蛋花汤样粪便，伴低热，偶有呕吐，1 天来明显少尿。查体：T 38℃，精神萎靡，口干，眼窝及前囟明显凹陷，皮肤弹性差，四肢凉，BP 64/40mmHg，血钠 132mmol/L。

讨论：1. 各案例患者最可能的诊断是什么？

2. 各案例应进行什么检查以明确诊断？

3. 各案例应采取哪些处理措施？

【实训目的】

1. 通过案例分析，锻炼学生分析问题、解决问题的能力。

2. 通过对典型案例的了解，加深学生对儿科常见病、多发病的理解，如佝偻病、腹泻、肺炎、缺铁性贫血的诊断及处理。

【实训准备】

1. 选择典型案例，打印材料，实训前分给每个学生。

2. 准备相关录像资料。

【实训评价】

1. 学生派本组代表说出疾病的诊断依据及最后的治疗原则。

2. 教师对讨论结果综合评议，完善补充。

【注意事项】 选取临床案例要典型、有代表意义。

【实训作业】 学生完成实训报告。

参 考 文 献

陈孝平，汪建平，2013. 外科学. 8 版. 北京：人民卫生出版社.

迟玉香，2016. 临床疾病概要. 3 版. 北京：人民卫生出版社.

葛均波，徐永健，王辰，2018. 内科学. 9 版. 北京：人民卫生出版社.

贺平泽，2016. 病理学基础. 4 版. 北京：科学出版社.

贾建平，陈生弟，2018. 神经病学. 8 版. 北京：人民卫生出版社.

江景芝，王海平，2016. 疾病概要. 2 版. 北京：科学出版社.

李兰娟，任红，2018. 传染病学. 9 版. 北京：人民卫生出版社.

王卫平，2013. 儿科学. 8 版. 北京：人民卫生出版社.

赵堪兴，2018. 眼科学. 9 版. 北京：人民卫生出版社.

教学基本要求

一、课程任务

　　疾病概要是中等卫生职业教育中一门重要的专业课。本课程的内容是介绍临床医学基础以及临床各科的常见病、多发病的病因病机、临床特征、辅助检查、诊断及防治原则，基本上涵盖了药剂及相关专业学生必需的临床知识。其主要任务是使学生对临床各科常见疾病有概括性的认识，以更好地理解药物、辅助检查技术在临床病例中的作用机制、适应证、禁忌证及不良反应，为将来从事相关专业工作岗位夯实基础。

二、课程目标

1. 了解临床各科疾病的病因、发病机制。
2. 掌握疾病的临床特征、辅助检查及诊疗原则。
3. 能运用相关医学的基本知识，对人体的健康状态和疾病提出初步诊断。
4. 初步有识别和分析疾病临床特征的能力。
5. 具有专业人员应有的职业道德，科学、严谨、细致的学习方法和工作作风。

三、教学内容与要求

篇	章	了解	熟悉	掌握	教学活动参考
第1篇 绪论	第1章 疾病概述	√			理论讲授
					多媒体演示
第2篇 诊断学基础	第2章 问诊		√		理论讲授
	第3章 常见症状			√	多媒体演示
	第4章 体格检查			√	示教
	第5章 辅助检查		√		
第3篇 内科疾病	第6章 呼吸系统疾病		√		理论讲授
	第7章 循环系统疾病		√		多媒体演示
	第8章 消化系统疾病		√		案例分析
	第9章 泌尿系统疾病		√		讨论
	第10章 血液系统与造血系统疾病	√			
	第11章 内分泌系统与代谢性疾病		√		
	第12章 结缔组织疾病		√		
	第13章 神经系统疾病	√			

篇	章	教学要求			教学活动参考
		了解	熟悉	掌握	
第4篇　外科疾病	第14章　外科学基础	√			理论讲授
	第15章　颅脑疾病		√		多媒体演示
	第16章　颈部疾病		√		案例分析
	第17章　胸部疾病		√		讨论
	第18章　腹部疾病		√		
	第19章　泌尿及男性生殖系统疾病		√		
	第20章　运动系统疾病	√			
第5篇　妇产科疾病	第21章　生理产科	√			理论讲授
	第22章　妊娠并发症		√		多媒体演示
	第23章　女性生殖系统炎症		√		案例分析、讨论
	第24章　女性生殖系统肿瘤		√		
	第25章　女性生殖系统其他疾病		√		
	第26章　计划生育		√		
第6篇　儿科疾病	第27章　营养障碍性疾病		√		理论讲授
	第28章　小儿肺炎		√		多媒体演示
	第29章　小儿腹泻			√	案例分析
	第30章　风湿热		√		
	第31章　急性肾小球肾炎	√			
	第32章　小儿传染病		√		
第7篇　眼耳鼻喉口腔疾病	第33章　眼部疾病		√		理论讲授
	第34章　耳部疾病		√		案例分析
	第35章　鼻部疾病		√		
	第36章　咽喉部疾病		√		
	第37章　口腔疾病		√		
第8篇　传染病及性传播疾病	第38章　传染病概述		√		理论讲授
	第39章　常见传染病		√		多媒体演示
	第40章　性传播疾病	√			案例分析、讨论
实训指导	实训1　病史的问诊和体格检查		√		示教
	实训2　内科疾病（一）			√	实践技能
	实训3　内科疾病（二）			√	
	实训4　外科疾病（一）			√	实践技能
	实训5　外科疾病（二）			√	
	实训6　妇科疾病			√	示教
					实践技能
	实训7　儿科疾病		√		示教

四、学时分配建议（120 学时）

篇	参考学时	
	理论	实践
第 1 篇　绪论	2	
第 2 篇　诊断学基础	8	
第 3 篇　内科疾病	26	
第 4 篇　外科疾病	22	
第 5 篇　妇产科疾病	12	
第 6 篇　儿科疾病	12	
第 7 篇　眼耳鼻喉口腔疾病	10	
第 8 篇　传染病及性传播疾病	10	
实训指导		18
合计	102	18

五、说　　明

（一）适用对象与参考学时

本教材可供药剂、医学检验技术、康复技术、医学影像技术、口腔修复工艺等相关专业使用，总学时为 120 学时，其中理论教学 102 学时，实践教学 18 学时。

（二）教学要求

1. 本课程对理论教学部分要求有掌握、熟悉、了解 3 个层次。掌握指对所学的基本知识、基本理论有较深刻的认识，并能熟练应用所学知识，分析、解决临床病例中的相关问题；熟悉指能够清楚地知道所学知识点，并能记住；了解指能够简单理解，并对所学知识有初步的认识。

2. 本课程在实践教学中始终贯穿以能力为本位的教学理念，以达到学会的目的。所谓学会是能够在临床教师的指导下查看患者，查阅、分析病例，注重患者阳性体征，践行与患者的沟通，增强良性医患关系，以培养职业道德。

（三）教学建议

1. 在教学过程中，要结合课程特点，积极采用现代化教学手段，采用理论教授、多媒体演示、案例分析讨论等教学形式，充分发挥教师的主导作用和学生的主体作用。

2. 教学中教师要积极改进教学方法，根据专业特点，按照学生学习的规律，阐明要点，分析难点，理论联系实际，强化学生深入临床的感受，提高学习效率。

3. 教学评价可通过课堂提问、布置作业、章节自测试题、典型案例分析讨论等多种形式，对学生进行学习能力、实践能力和应用新知识能力的综合考核，以达到教学目标提出的预期目的。

自测题参考答案

第1章

1. D　2. A　3. B　4. D　5. E　6. C　7. B　8. B
9. D　10. A　11. B　12. C　13. C

第2章

1. A　2. C

第3章

1. A　2. A　3. E　4. A　5. D　6. B

第4章

1. E　2. B　3. B　4 C　5. C　6. D　7. B　8. C
9. C　10. D　11. D　12. A　13. D　14. B　15. B
16. D

第5章

1. C　2. A　3. C　4. E　5. A　6. C

第6章

1. C　2. A　3. A　4. A　5. B　6. A　7. C　8. A
9. A

第7章

1. D　2. A　3. A　4. B　5. E　6. B　7. C　8. A
9. C　10. D　11. C　12. D　13. D

第8章

1. B　2. D　3. A　4. C　5. C　6. D　7. B　8. A
9. E

第9章

1. B　2. A　3. C　4. B　5. A

第10章

1. D　2. E　3. D　4. E　5. E　6. E　7. D　8. B
9. D　10. A　11. C

第11章

1. A　2. D　3. B　4. D　5. D　6. A　7. C　8. E

9. D　10. D　11. A　12. E　13. B

第12章

1. B　2. B　3. D　4. C　5. C　6. B　7. E　8. A
9. B　10. D

第13章

1. E　2. D　3. E　4. E　5. B　6. D　7. C　8. E
9. E

第14章

1. D　2. C　3. D　4. B　5. A　6. B　7. A　8. B
9. D　10. A

第15章

1. D　2. D　3. C　4. D　5. C　6. C　7. D　8. A
9. C　10. D

第16章

1. C　2. A　3. C　4. A　5. C

第17章

1. A　2. D　3. A　4. C　5. C　6. A　7. A　8. C

第18章

1. D　2. C　3. C　4. E　5. E　6. E　7. E　8. C
9. E　10. A　11. E　12. E　13. E

第19章

1. C　2. B　3. C　4. A　5. B　6. C　7. C

第20章

1. E　2. A　3. A　4. D　5. C　6. D　7. C　8. B
9. E　10. A

第21章

1. B　2. D　3. D

第22章

1. A　2. B　3. B　4. B　5. E　6. E　7. A

第 23 章

1. B　2. C　3. E　4. D　5. B　6. E

第 24 章

1. C　2. C　3. D　4. C　5. B　6. E

第 25 章

1. E　2. E　3. B　4. D

第 26 章

1. A　2. D　3. A　4. C

第 27 章

1. A　2. D　3. B　4. A　5. C　6. A　7. B　8. D
9. C

第 28 章

1. D　2. E　3. A　4. B　5. C　6. C　7. C

第 29 章

1. B　2. D　3. C　4. C　5. E　6. B　7. E

第 30 章

1. E　2. D　3. D　4. A

第 31 章

1. C　2. D　3. A　4. D　5. B　6. C　7. C

第 32 章

1. B　2. C　3. D　4. E　5. D　6. A　7. D　8. E
9. A　10. D　11. C　12. A

第 33 章

1. C　2. E　3. A　4. C　5. C　6. C　7. D　8. A
9. D　10. A　11. C　12. D　13. B

第 34 章

1. A　2. C　3. A　4. D　5. C

第 35 章

1. C　2. A　3. A　4. D　5. C　6. D

第 36 章

1. C　2. B　3. D　4. A

第 37 章

1. C　2. E　3. A　4. C　5. B

第 38 章

1. B　2. E　3. C　4. C

第 39 章

1. C　2. D　3. A　4. C　5. E　6. C　7. D　8. D

第 40 章

1. D　2. D　3. B　4. B　5. C